PROMPT

PRactical Obstetric Multi-Professional Training, Kurs-Handbuch

Der PROMPT-Kurs (*Practical Obstetric Multi-Professional Training*) behandelt das Management einer Reihe geburtshilflicher Notfallsituationen. In den letzten fünf Jahren gab es zunehmend Hinweise darauf, dass das PROMPT-Training einen erheblichen Einfluss auf die geburtshilflichen Outcomes im Vereinigten Königreich und international hat.

Im Jahr 2016 wurde PROMPT im ‚NHS England: National Maternity Review' ausgezeichnet.

Das PROMPT-Trainingspaket besteht aus interaktiven Vorträgen, Übungen und Workshops, die praktische Erfahrungen, Kommunikation und Teamarbeit in simulierten geburtshilflichen Notfallsituationen vermitteln.

Diese dritte Ausgabe wurde im Rahmen neuester Erkenntnisse sowie nationaler und internationaler Leitlinien umfassend aktualisiert, um die jüngsten Forschungsergebnisse und die aktuelle klinische Praxis abzubilden. Es enthält neue Module, Algorithmen, Implementierungstools, Szenarien und Videos.

Das Kurshandbuch ist eine unerlässliche Lektüre für alle, die an einem lokalen PROMPT-Kurs teilnehmen. Zudem ist es als eigenständiges Lehrbuch nützlich und bietet evidenzbasierte, aktuelle Informationen für alle Mitarbeiter in Gesundheitsberufen aus der Geburtshilfe.

Verkaufsstellen (Eigenschaften und Vorteile des Buches):

• Das Kurs-Handbuch für den PROMPT-Kurs.• Ein Trainer-Handbuch ist im Rahmen eines PROMPT ‚Train-the-Trainer'-Kurses erhältlich.• Das Kurs-Handbuch wurde vollständig aktualisiert, um die neueste Forschung und klinische Praxis abzudecken.

Biografie des Autors: Constantin von Kaisenberg ist Universitätsprofessor sowie Leiter der Geburtshilfe und Pränatalmedizin der Medizinischen Hochschule Hannover. Er wurde u.a. am Harris Birthright Research Centre for Fetal Medicine und am Rayne Institute for Molecular Medicine am King's College London ausgebildet. Er ist klinischer Experte für Pränatalmedizin und Geburtshilfe sowie Grundlagenwissenschaftler mit Schwerpunkt im ersten Trimenon der Schwangerschaft. Außerdem besitzt er ausgedehnte Kenntnisse im Management seltener geburtshilflicher Komplikationen und Schwangerschaften, die durch mütterliche Erkrankungen wie Herzinsuffizienz oder Organtransplantationen kompliziert werden. Er ist der erste deutsche Absolvent des Diploma in Fetal Medicine der Fetal Medicine Foundation und gehört zum Kreis der DEGUM III Ultraschallexperten. In jüngster Zeit hat er eine Initiative zur Verbesserung des multi-professionellen Trainings im Management geburtshilflicher Komplikationen begonnen und die PROMPT Germany gUG (haftungsbeschränkt) gegründet.

Institutszugehörigkeit: Medizinische Hochschule Hannover

PROMPT

PRactical Obstetric Multi-Professional Training, Kurs-Handbuch

3. Auflage

Editoren:
Cathy Winter, Joanna Crofts, Timothy Draycott und Neil Muchatuta

Deutsche Bearbeitung:
Constantin von Kaisenberg

Constantin von Kaisenberg
Medizinische Hochschule Hannover

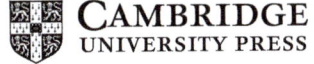

CAMBRIDGE UNIVERSITY PRESS

University Printing House, Cambridge CB2 8BS, United Kingdom

One Liberty Plaza, 20th Floor, New York, NY 10006, USA

477 Williamstown Road, Port Melbourne, VIC 3207, Australia

314–321, 3rd Floor, Plot 3, Splendor Forum, Jasola District Centre, New Delhi – 110025, India

103 Penang Road, #05–06/07, Visioncrest Commercial, Singapore 238467

Cambridge University Press ist ein Teil der University of Cambridge.

Sie fordert die Mission der Universitat, Wissen mit dem Ziel der Ausbildung, des Lernens und der Forschung auf den international hochstmoglichen Exzellenz-Level zu verbreiten.

www.cambridge.org
Information uber dieses Buch: www.cambridge.org/9781009208703
DOI: 10.1017/9781009208673

© 2023 PROMPT Maternity Foundation
Registered Charity in England and Wales No. 1140557
Registered Company No. 7506593
Registered Office: Stone King LLP, 13 Queen Square, Bath, BA1 2HJ
www.promptmaternity.org

PROMPT Training Bewilligungen und Lizenzen

Abteilungen oder Institutionen, die dafur bezahlt haben, dass ein multi-professionelles Team an einem autorisierten PROMPT Train the Trainers (T3) Kurs teilnimmt, durfen nur innerhalb ihrer eigenen Abteilung oder Institution, unter Verwendung des PROMPT Kurs Materials, PROMPT multi-professionelle geburtshilfliche Notfall-Training-Kurse durchfuhren.

Ein jegliches PROMPT Training, welches auserhalb der Abteilung oder Institution durchgefuhrt wird, das hierzu die Erlaubnis hat (s.a. oben), benotigt eine Lizenz der PROMPT Maternity Foundation (PMF), z.B. eine professionelle Organisation oder eine Korperschaft, die ein PROMPT Training innerhalb einer Region oder eines Landes ausrollen mochte, oder eine Abteilung, die ein PROMPT Training an anderen Krankenhausern auserhalb ihres eigenen Krankenhauses durchfuhren mochte (PROMPT in Deutschland, osterreich, Schweiz: PROMPT Germany gUG).

PMF steht jederzeit fur Gesprache bezuglich einer Lizensierung zur Verfugung oder beantwortet Fragen bezuglich der Ausbildungserlaubnis. Bitte kontaktieren Sie info@promptmaternity.org unter Angabe von Details des Trainings, das vorgesehen ist.

Alle Training Methoden in diesem Handbuch basieren, wo verfugbar, auf nationalen Leitlinien, die PROMPT Maternity Foundation ist jedoch keine nationale Institution. Wir empfehlen daher, dass die lokale Anwendung dieser Methoden durch Ihre Steuerungsinstitutionen, nach Adaptation an die lokalen Gegebenheiten, anerkannt wird.

Registrierte Namen: die Verwendung registrierter Namen, Handelsnahmen, etc. in dieser Veroffentlichung bedeutet nicht, selbst in der Abwesenheit eines spezifischen Statement, dass solche Namen von den relevanten Gesetzen und Regulierungen befreit sind und daher einer allgemeinen Nutzung zugangig seien.

Die Rechte von Cathy Winter, Joanna Crofts, Timothy Draycott und Neil Muchatuta, als Autoren dieser Arbeit im Namen der PROMPT Maternity Foundation identifiziert zu werden, wurden durch Sie in Ubereinkunft mit dem Copyright, Designs und Patents Act, 1988 bestatigt.

Diese Veroffentlichung unterliegt dem copyright. Abhangig von satzungsgemasen Ausnahmen und entsprechend der Bestimmungen der relevanten kollektiven Lizensierungsvereinbarungen darf keine Reproduktion eines Teils stattfinden, ohne die schriftliche Erlaubnis von Cambridge University Press einzuholen.

1. Auflage 2018: deutschsprachige Adaptation der 1. & 2. Auflage des 'UK PRPOMPT Course Manual'
3. Auflage 2023: deutschsprachige Adaptation der 3. Auflage des 'UK PRPOMPT Course Manual'

Gedruckt von TJ Books Limited, Padstow Cornwall, United Kingdom

Eine Katalog-Aufzeichnung dieser Publikation ist durch die British Library verfügbar.

Library of Congress Cataloging-in-Publication Data
Names: von Kasienberg, Constantin, editor. | PROMPT Maternity Foundation.
　Title: PROMPT : practical multiprofessional training, Kurs Handbuch /
　Constantin von Kaisenberg, Hannover Medical School.
Other titles: PROMPT. Course manual. German | Practical multiprofessional
　training, Kurs Handbuch | PROMPT. Course manual.
Description: Cambridge, United Kingdom ; New York, NY, USA :
　Cambridge University Press, [2022] | Includes bibliographical
　references and index.
Identifiers: LCCN 2022003098 (print) | LCCN 2022003099 (ebook) |
　ISBN 9781009208703 (paperback) | ISBN 9781009208673 (ebook)
Subjects: LCSH: Obstetrics--Handbooks, manuals, etc. |
　Gynecology--Handbooks, manuals, etc.
Classification: LCC RG571 .P723 2022 (print) | LCC RG571 (ebook) |
　DDC 618--dc23/eng/20220411
LC record available at https://lccn.loc.gov/2022003098
LC ebook record available at https://lccn.loc.gov/2022003099

ISBN 978-1-009-20870-3 Paperback

Cambridge University Press ubernimmt keine Verantwortung fur die Fortdauer oder Richtigkeit von URLs fur externe oder dritte Parteien Internet-Websites, auf die in dieser Veroffentlichung hingewiesen wird, und garantiert nicht, das jeglicher Inhalt solcher Websites richtig oder angemessen ist oder bleiben wird.

Es wurde jede auch nur mogliche Anstrengung bei der Erstellung dieses Buches unternommen, korrekte und zeitgemase Informationen zu liefern, welche sich in Ubereinkunft mit akzeptierten Standards und Praktiken zum Zeitpunkt der Publikation befinden. Obgleich Fallberichte von aktuellen Fallen Verwendung fanden, wurde alle Anstrengungen unternommen, die Identitaten der involvierten Personen zu verschleiern. Nichtsdestotrotz konnen weder die Autoren und Editoren noch der Verlag Garantien ubernehmen, dass die hier enthaltenen Informationen vollkommen fehlerfrei sind, nicht zuletzt, da sich klinische Standards durch Forschung und Regulierungen permanent verandern. Die Autoren, Editoren und Verleger lehnen daher jede Haftung fur direkte oder indirekte Schaden, durch Verwendung von Material, das in diesem Buch enthalten ist, ab. Den Lesern wird ausdrucklich empfohlen, den Beipackzetteln jeglicher Medikamente oder Bedienungsanleitungen von Ausrustungsgegenstanden, die sie zu verwenden planen, Aufmerksamkeit zu schenken und sie zu beachten.

Inhalt

Editoren und Koautoren	*Seite* vii
Danksagungen	x
Liste der Abkürzungen und Begriffe	xii
Vorwort	xix
Vorwort der deutschschprachigen Ausgabe	xxi
Modul 1 Teamwork	1
Modul 2 Basic Life Support und mütterlicher Kollaps	15
Modul 3 Mütterlicher Herzstillstand und Advanced Life Support	33
Modul 4 Mütterliche anästhesiologische Notfälle	53
Modul 5 Fetales Monitoring unter der Geburt	73
Modul 6 Präeklampsie und Eklampsie	111
Modul 7 Mütterliche Sepsis	133
Modul 8 Schwere geburtshilfliche Blutung	151
Modul 9 Mütterliche Intensivpflege	197
Modul 10 Schulterdystokie	217
Modul 11 Nabelschnurvorfall	247
Modul 12 Vaginale Beckenendlagengeburt	259
Modul 13 Zwillingsgeburt	277
Modul 14 Akute Uterusinversion	293
Modul 15 Erstversorgung und Neugeborenenreanimation	303
Modul 16 Messung von Qualität in der Geburtshilfe	327
Modul 17 Übersetzung & Anpassung an den deutschsprachigen Raum	341
Index	353

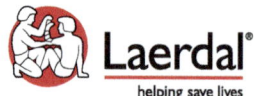

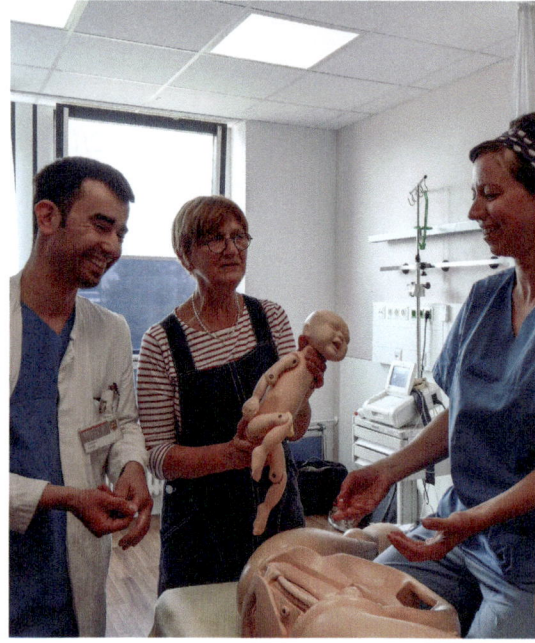 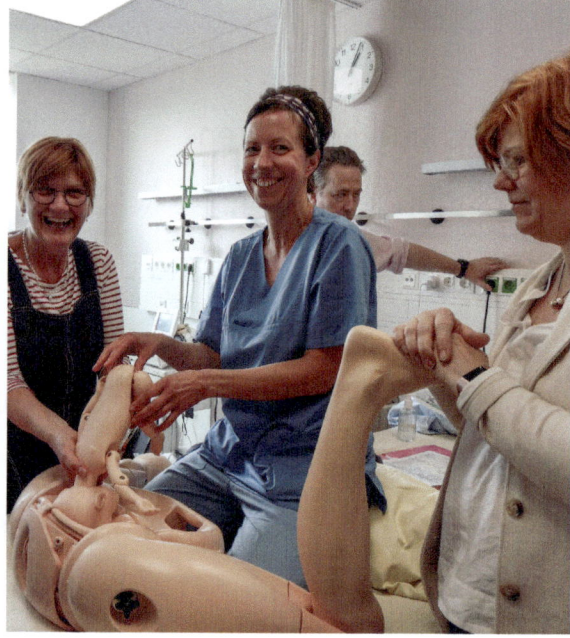

PROMPT Flex & PROMPT Training
(PROMPT Kurs-Handbuch 3.0)

Ein effektives Training in der Geburtshilfe bedeutet das gemeinsame multi-professionelle Training von Hebammen, Geburtshelfern, Neonatalogen und Anästhesisten, basierend auf der wissenschaftlichen Grundlage von Studien sowie Team- und Kommunikationstraining.

Studien haben gezeigt, dass die Qualität der Simulatoren und Manekins einen wesentlichen Einfluss auf das Training besitzt (Crofts et al., 2016).

RCOG-Leitlinie zur Schulterdystokie (2017):
Ein Schulterdystokie-Training, welches mit Verbesserungen des klinischen Managements und der neonatalen Outcomes assoziiert ist, war multi-professionell und die Manöver wurden an qualitativ hochwertigen Simulationsmodellen gezeigt und geübt.

PROMPT Flex Vorteile:
- Training seltener risikoreicher Geburtskomplikationen wie Schulterdystokie, Beckenendlage oder PPH
- vielseitiger und modularer Aufbau ermöglicht umfassendes Erleben aller Geburtsphasen
- PROMPT Flex als Stand-alone-Lösung, mit Patientendarsteller oder mit Patientensimulator (SimMom) einsetzbar
- PROMPT Flex Baby Trainingsmodell ermöglicht Messung der einwirkenden Kräfte am Hals bei Entwicklung
- Erheben des Untersuchungsbefundes (Muttermund) und Simulation von Kaiserschnitten

- **Haben Sie Fragen?** Besuchen Sie unsere Website oder senden Sie eine E-Mail an info@laerdal.de.

www.laerdal.com

©2022 Laerdal Medical. #22202-846152313

Editoren und Koautoren

PROMPT-Editorenteam

Joanna Crofts	Consultant Obstetrician, Bristol
Timothy Draycott	Consultant Obstetrician, Bristol
Neil Muchatuta	Consultant Anaesthetist, Bristol
Cathy Winter	Senior Research Midwife, Bristol

Mitwirkende

Frau Mary Alvarez	Senior Research Midwife, Bristol
Lt.-Col. Tracy-Louise Appleyard	Consultant Obstetrician and Gynaecologist, Bristol/RAMC
Dr. Sonia Barnfield	Consultant Obstetrician, Bristol
Frau Andrea Blotkamp	Clinical Fellow in Midwifery, RCOG
Dr. Christy Burden	NIHR Academic Clinical Lecturer, University of Bristol
Dr. Yealin Chung	Academic Research Fellow, Bristol
Dr. Kate Collins	PMF Research Fellow, Bristol
Dr. Katie Cornthwaite	NIHR Academic Clinical Fellow, Bristol
Dr. Joanna Crofts	Consultant Obstetrician, Bristol
Herr Max Crofts	PMF Volunteer, Bath
Dr. Ishita Das	Specialty Trainee in Obstetrics and Gynaecology, Bristol
Dr. Fiona Donald	Consultant Anaesthetist, Bristol
Professor Timothy Draycott	Consultant Obstetrician, Bristol

Editoren und Koautoren

Dr. Sian Edwards	Specialty Trainee in Obstetrics and Gynaecology, Gloucester
Dr. Islam Gamaleldin	NIHR Academic Clinical Lecturer, University of Bristol
Dr. Kiren Ghag	PMF Research Fellow, Bristol
Frau Susan Hughes	Senior Midwife, Bristol
Dr. Judith Hyde	Consultant Obstetrician, Bristol
Herr Mark James	Consultant Obstetrician and Gynaecologist, Gloucester
Frau Sharon Jordan	Senior Midwife, Bristol
Dr. Christina Laxton	Consultant Anaesthetist, Bristol
Dr. Erik Lenguerrand	Medical Statistician, University of Bristol
Frau Mary Lynch	Senior Midwife, Bristol
Frau Lisa Marshall	PMF Midwife Project Manager, Bristol
Dr. Neil Muchatuta	Consultant Anaesthetist, Bristol
Dr. Helen van der Nelson	Specialty Trainee in Obstetrics and Gynaecology, Gloucester
Dr. Stephen O'Brien	PMF Research Fellow, Bristol
Dr. Kate O'Connor	Consultant Anaesthetist, Bristol
Dr. David Odd	Consultant Neonatologist, Bristol
Frau Beverley Osborne	Senior Midwife, Bristol
Dr. Mark Scrutton	Consultant Anaesthetist, Bristol
Frau Debbie Senior	Practice Development Midwife, Bristol
Dr. Dimitrios Siassakos	Clinical Lecturer in Obstetrics, University of Bristol
Dr. Thabani Sibanda	Consultant Obstetrician, New Zealand
Dr. Rebecca Simms	Consultant Obstetrician, Bristol
Frau Debbie Sirett	PMF Support Manager
Frau Angie Sledge	Senior Midwife, Bristol

Editoren und Koautoren

Frau Ellie Sonmezer	Senior Midwife, Gloucester
Dr. Maria Tsakmakis	Consultant Neonatologist, Bristol
Dr. Tim Walker	Specialty Doctor in Anaesthetics, Bristol
Dr. Nicky Weale	Consultant Anaesthetist, Bristol
Frau Heather Wilcox	Senior Midwife, Bristol
Herr Nigel Williams	PMF Voluntary Legal Advisor, Wales
Frau Cathy Winter	PMF Senior Research Midwife, Bristol
Frau Meg Winter	PMF Volunteer, Bristol
Frau Stephanie Withers	Practice Development Midwife, Bristol
Frau Elaine Yard	Senior Midwife, Bristol
Dr. Christopher Yau	PMF Research Fellow, Bristol

Danksagungen

Die PROMPT Maternity Foundation (PMF) ist eine gemeinnützige Stiftung in England und Wales (Charity Nr. 1140557).

Das Ziel dieser Wohltätigkeitsorganisation ist es, das Bewusstsein zu verbessern und so umfassend wie möglich die Ausbreitung eines effektiven, multi-professionellen, geburtshilflichen Notfall-Trainings in Regionen der Welt zu ermöglichen, die Zugang zu einem wirtschaftlichen und nachhaltigen Trainingsmodell wünschen.

Seit den letzten fünf Jahren liegt eine zunehmend Evidenz dafür vor, dass die PROMPT-Trainingsmethode für mütterliche Notfälle einen signifikanten Einfluss hat, nicht nur im UK, sondern auch international. Im Jahre 2016 wurde das PROMPT- Training im NHS-England National Maternity Review, *Better Births*, ausgezeichnet.

Das Wachstum und die zunehmende Anerkennung des PROMPT-Trainings wird durch robuste Forschung untermauert. Dies sammelt weitere Evidenz dafür, dass Verbesserungen in den Outcomes zu erzielen sind, welche in einigen Geburtshilfeabteilungen im UK und über den Globus verteilt beobachtet werden können. Forschungsprojekte der PMF werden über Spenden finanziert, durch Partnerschaften mit Unternehmen und durch Forschungsstipendien sowohl im UK als auch international.

Derzeit wird PROMPT international in den USA, Australien, Neuseeland, Simbabwe, Laos, Abu Dhabi und UAE, Singapur, Hong Kong, den Philippinen, der Schweiz, Frankreich, Deutschland, Spanien und den Westindischen Inseln gelehrt.

Dies ist die dritte Auflage des *PROMPT Kurs-Handbuches*. Sie wurde entwickelt und produziert mit der Hilfe von:

- den Mitarbeitern der Geburtshilfe des North Bristol NHS Trusts,
- den PROMPT-Maternity-Foundation-Vorständen, -Mitgliedern, -Forschern und -Kursleitern,
- den Geburtshilfeteams, die das PROMPT 3 Pilot T3 Training des South West Obstetric Network des Boltoner NHS Trusts und des St Thomas' Hospital in London besucht haben,
- Limbs & Things,

Danksagungen

- Laerdal Medical und
- The Health Foundation.

Die finale Produktion der dritten Auflage des *PROMPT Course in a Box* wäre nicht möglich gewesen ohne den unschätzbaren Einsatz und die Unterstützung von:

- dem Louise Stratton Memorial Fund – dessen Spendenaktionen die Produktion des allerersten PROMPT-Trainingspackets ermöglichten,
- all den ehrenamtlichen Helfern und Unterstützern, die im Auftrag der PROMPT Maternity Foundation Fundraising durchgeführt haben,
- Christopher Eskell – Chief Executive Oficer (CEO) der PROMPT Maternity Foundation (2011–2016), der im Oktober 2016 nach kurzer Krankheit verstarb. Er war für 5 Jahre CEO der PMF; dank seiner Fähigkeiten und Hingabe hat sich PROMPT aus einem kleinen Projekt in Bristol zu einem internationalen Goldstandard des Trainings entwickelt. Dank an Christopher für seinen Beitrag, diese Stiftung zu erschaffen und für seine akribische Arbeit, die diesen Erfolg untermauert.

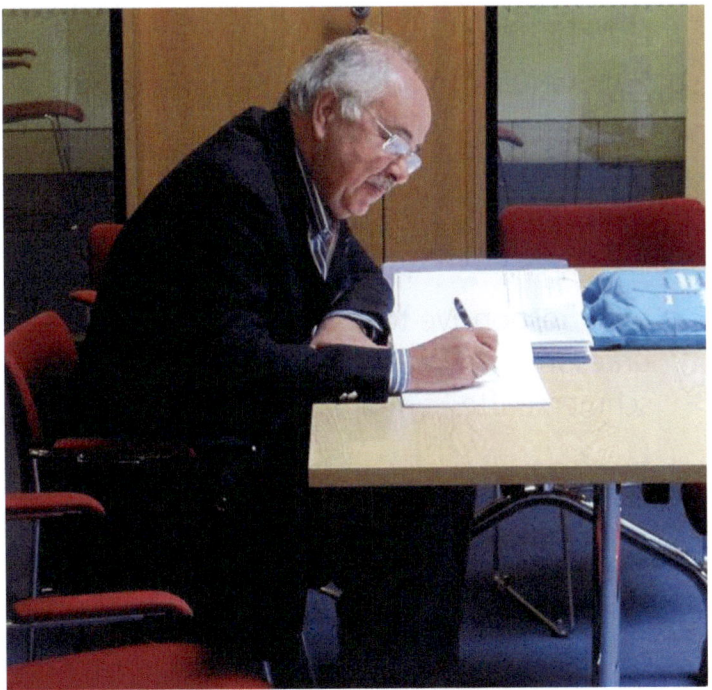

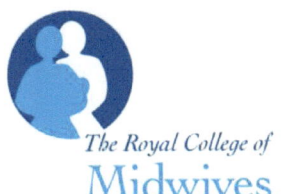
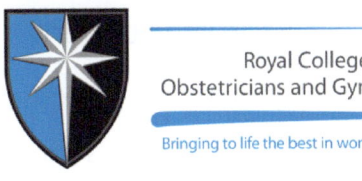
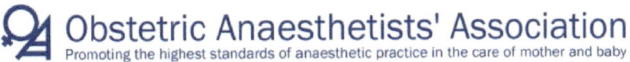

Abkürzungen und Begriffe

ABC	airway, breathing, circulation (Atemwege, Atmung, Kreislauf)
AED	automated external defibrillator (automatisierter externer Defibrillator)
AFE	amniotic fluid embolism (Fruchtwasserembolie)
ALS	Advanced Life Support
ALT	alanine aminotransferase (GPT)
AOI	Adverse Outcome Index (Index für ungünstigen Ausgang)
APH	antepartum haemorrhage (antepartale Hämorrhagie)
APTT	activated partial thromboplastin time (aktivierte partielle Thromboplastinzeit)
AST	aspartate aminotransferase (GOT)
AVPU	alert, responsive to voice, responsive to painful stimuli or unresponsive (wach, spricht auf Stimme an, spricht auf schmerzhafte Stimuli an oder antwortet nicht)
bd.	twice daily (zweimal täglich)
BE	base excess (Basenüberschuss)
BEL	Beckenendlage
BIPAP	bi-level positive airway pressure (zweistufig positiver Atemwegsdruck)
BLS	Basic Life Support
BMI	body mass index (Body-Mass-Index)
BP	blood pressure (Blutdruck)
BPI	brachial plexus injury (Plexus-Brachialis-Verletzung)

Liste der Abkürzungen und Begriffe

bpm .... beats per minute (Schläge pro Minute)

Ca2+ .... Calcium

CMACE .... Centre for Maternal and Child Enquiries (Zentrum für Mutter-und-Kind-Untersuchungen)

CNST .... Clinical Negligence Scheme for Trusts (Schema für klinische Fahrlässigkeit für Stiftungen)

CO_2 .... Kohlendioxid

CPAP .... continuous positive airway pressure (kontinuierlicher positver Atemwegsdruck)

CPR .... cardiopulmonary resuscitation (kardio-pulmonale Reanimation)

CQC .... Care Quality Commission (Versorgungs-Qualitäts-Kommission)

CRM .... crew resource management (Mitarbeiter-Ressourcen-Management)

CRP .... C-reaktives Protein

CT .... computed tomography (Computertomographie)

CTG .... cardiotocograph (Kardiotokographie)

CTPA .... computed tomography pulmonary angiography (computertomographisch pulmonale Angiographie)

CUSUM .... cumulative sum control chart (kumulative Summe-Kontroll- Graphik)

CVE .... cerebrovascular event (zerebrovaskuläres Ereignis)

CVP .... central venous pressure (zentraler Venendruck)

DAS .... Difficult Airway Society

DIC .... disseminated intravascular coagulation (disseminierte intravaskuläre Koagulation)

DVT .... deep vein thrombosis (tiefe Venenthrombose)

ECG .... electrocardiogram (Elektrokardiogramm)

ECV .... external cephalic version (äußere Wendung in Schädellage)

Liste der Abkürzungen und Begriffe

EFM	electronic fetal heart rate monitoring (elektronisches fetales Herzfrequenz-Monitoring, CTG)
eGFR	estimated glomerular filtration rate (geschätzte glomeruläre Filtrationsrate)
EK	Erythrozyten-Konzentrat
EKG	Elektrokardiogramm
EUA	examination under anaesthetic (Narkoseuntersuchung)
FBC	full blood count (Blutbild)
FBS	fetal blood sample (fetale Blutprobe, Nabelschnurpunktion)
FFP	fresh frozen plasma (frisch gefrorenes Plasma)
FH	fetal heart (fetales Herz)
FHR	fetal heart rate (fetale Herzfrequenz, FHF)
FIGO	International Federation of Gynecology and Obstetrics
FSE	fetal scalp electrode (fetale Kopfschwartenelektrode)
FSS	fetal scalp stimulation (fetale Kopfhautstimulation)
G	Gauge (Außendurchmesser von Injektionsnadel)
GA	general anaesthesia (Vollnarkose)
GAS	group A *Streptococcus* (Gruppe A Streptokokken)
GDG	guideline development group (Gruppe zur Leitlinienentwicklung)
GI	gastrointestinal (gastrointestinal)
GMC	General Medical Council
GTN	glyceryl trinitrate (Glyceroltrinitrat)
HELLP syndrome	haemolysis, elevated liver enzymes and low platelets (Hämolyse, erhöhte Leberenzyme, niedrige Thrombozyten)
HELP	Head Elevating Laryngoscopy Pillow (Kissen um Kopf für Laryngoskopie anzuheben)
HES	Hospital Episode Statistics (Hospitale-Episoden-Statistik)

Liste der Abkürzungen und Begriffe

HF	Herzfrequenz
HIE	hypoxic-ischaemic encephalopathy (hypoxisch-ischiämische Enzephalopathie)
HIV	Humanes Immundefizienz-Virus
HVS	high vaginal swab (Zervixabstrich)
IA	intermittent auscultation (intermittierende Auskultation)
ICU	intensive care unit (Intensivstation)
IM	intramuscular (intramuskulär)
IMox Study	Intramuscular Oxytocics Study
IO	intraosseous (intraossär)
IOL	induction of labour (Einleitung)
IPPV	intermittent positive pressure ventilation (intermittierende positive Druckbeatmung)
IV	intravenous (intravenös)
IVF	in-vitro fertilisation (In-vitro-Fertilisation)
J	Joule
K^+	Kalium
LCAs	legal claim analyses (Rechtsanspruch-Analyse)
LFT	liver function test (Leberfunktionstest)
LL	Leitlinie
LMA	laryngeal mask airway (Atemwegszugang über Larynxmaske)
MBRRACE-UK	Mothers and Babies: Reducing Risk through Audits and Confidential Enquiries across the UK (Mütter und Babys: Risikoreduktion durch Audits und vertrauliche Untersuchungen im Vereinigten Königreich)
mcg	Mikrogramm
MLU	midwife-led unit (hebammengeleiteter Kreißsaal)
MOEWS	modified obstetric early warning score (modifizierter geburtshilflicher Frühwarn-Score)

Liste der Abkürzungen und Begriffe

MRI .... magnetic resonance imaging (Magnetresonanztomographie)

Na+ .... Natrium

NEWS .... neonatal early warning score (neonataler Frühwarn-Score)

NHS .... National Health Service (Nationaler Gesundheitsservice)

NHSLA .... NHS Litigation Authority (seit 2017 NHS Resolution genannt) (Abteilung des Ministeriums für Gesundheit und Soziales bzw. NHS Rechtsstreitsabteilung)

NICE .... National Institute for Health and Care Excellence (Nationales Institut für Gesundheit und Exzellenz in der Versorgung)

NIHR .... National Institute for Health Research (Nationales Institut für Gesundheitsforschung)

NMC .... Nursing and Midwifery Council (Pflege- und Hebammenrat)

NPSA .... National Patient Safety Agency (Nationale Patienten-Sicherheitsagentur)

OA .... Oberarzt

OAA .... Obstetric Anaesthetists' Association (Gesellschaft der Geburtshilflichen Anästhesisten)

ODP .... operating department practitioner (Praktikant in der OP-Abteilung)

OR .... Odds-Ratio

OVB .... operative vaginal birth (operative vaginale Geburt)

$PaCO_2$ .... arterial partial pressure of carbon dioxide (arterieller Kohlendioxid-Partialdruck)

PACS .... picture archiving and communication system (Bildarchivierungs- und Kommunikationssystem)

PaO_2 .... arterial partial pressure of oxygen (arterieller Sauerstoff-Partialdruck)

PCI .... percutaneous coronary intervention (perkutane Coronarintervention)

Liste der Abkürzungen und Begriffe

PDA — Periduralanästhesie

PEA — pulseless electrical activity (pulslose elektrische Aktivität)

PEEP — positive end-expiratory pressure (positiver endexpiratorischer Druck)

PO — per os (oral)

PPH — postpartum haemorrhage (postpartale Blutung)

PPROM — preterm pre-labour rupture of membranes (vorzeitiger Blasensprung)

PR — per rectum (rektal)

PROMs — patient-reported outcome measures (durch Patienten berichtete Messungen der Outcomes)

PV — per vaginam (vaginal)

qds — four times daily (viermal am Tag)

QI — quality indicator (Qualitätsindikator)

RAG — red/amber/green (rot, orange, grün)

RCM — Royal College of Midwives (Royal College für Hebammen)

RCOG — Royal College of Obstetricians and Gynaecologists (Royal College der Geburtshelfer und Gynäkologen)

RCT — randomised controlled trial (randomisierte kontrollierte Studie)

RDS — respiratory distress syndrome (Atemnotsyndrom)

rFVIIa — recombinant factor VIIa (rekombinanter Faktor VIIa)

RR — respiratory rate, relative risk (Atemfrequenz, relatives Risiko)

SI — Severity Index (Index für Schwere)

SBAR — Situation, Background, Assessment and Recommendation/Response (Situation, Hintergrund, Bewertung und Empfehlung/Antwort)

SC — subcutaneous (subkutan)

SPM — Schläge pro Minute

SpO_2 — Sauerstoffpartialdruck

Liste der Abkürzungen und Begriffe

SRM	spontaneous rupture of membranes (spontaner Blasensprung)
tds	three times daily (dreimal täglich)
TXA	tranexamic acid (Tranexamsäure)
U&Es	urea and electrolytes (Harnstoff und Elektrolyte)
UK	United Kingdom (Vereinigtes Königreich)
UKOSS	United Kingdom Obstetric Surveillance System (Vereinigtes Königreich Geburtshilfe-Überwachungs-System)
VBAC	vaginal birth after caesarean (vaginale Geburt nach Sektio)
VE	vaginal examination (vaginale Untersuchung)
VF	ventricular fibrillation (Kammerflimmern)
V/Q scan	ventilation/perfusion scan (Ventilations-/Perfusions-Scan)
VT	ventricular tachycardia (ventrikuläre Tachykardie)
VTE	venous thromboembolism (venöse Thromboembolie)
WAOS	Weighted Adverse Outcome Score (gewichteter ungünstiger Outcome-Score)
WBC	white blood cell count (Leukozyten)
WHO	World Health Organization (Weltgesundheitsorganisation)
WOMAN trial	World Maternal Antifibrinolytic trial
ZVD	zentraler Venendruck
ZVK	zentraler Venenkatheter

Vorwort

Neun Jahre nach der ersten Auflage ist dies die dritte und erweiterte Auflage des PROMPT *Kurs-Handbuches*. Es ist Teil des PROMPT multi-professionellen geburtshilflichen Notfal-Training Packets und wird für alle Regionen der Erde hilfreich sein, die Zugang zu einem wirtschaftlichen und nachhaltigen Traingsmodell wünschen.

Training für geburtshilfliche Notfälle sowie der Erwerb des erforderlichen Wissens und der Fähigkeiten muss multi-professionell sein, da die Kooperation zwischen den Mitgliedern der Berufe im Kreissaal wesentlich ist und die schwachste Stelle der Kette über das mütterliche und perinatale outcome entscheiden kann. Aus diesem Grund ist das erste Modul des *Kurs-Handbuches* dem Teamworking gewidmet. Die weiteren 14 Module behandeln sowohl ein breites Spektrum mütterlicher Notfälle als auch das fetale Monitoring unter der Geburt, komplizierte Entbindungen und die Neugeborenen-Reanimation.

Das PROMPT Trainings Packet besteht aus dem 'Course in a Box' welches das *Kurs-Handbuches*, das *Trainer-Handbuch* sowie zusätzliche herunterladbare Vorlesungen, Videos und Algorithmen enthält. Es liefert Kursmaterialien, um die Mitarbeiter vor Ort in die Lage zu versetzen, in-house multi-professionelle geburtshilfliche Notfall-Kurse in ihrer eigenen Geburtshilfe-Abteilung oder unter anderen lokalen Gegebenheiten durchzuführen.

Das Trainings Packet wurde durch ein Team von Experten und klinischen Forschern geschrieben, das seit vielen Jahren Erfahrung in der Durchführung des PROMPT Trainings hat, sowohl lokal als auch weltweit. PROMPT wurde sowohl im gesamten UK, als auch in Nordamerika, Australasien, Teilen von Afrika, Asien und Europa eingeführt. Die Trainings Materialien können an settings mit hohen oder niedrigen Resourcen angepasst werden.

Die Evaluation der Effektivität des Trainings hinsichtlich der Verbesserungen im klinischen outcome ist eine Priorität des PROMPT Teams. Das letzte Kapitel unterstreicht die Bedeutung davon, outcomes zu messen und zu monitoren, um sicher zu stellen, dass die qualitativ bestmögliche Versorgung geliefert wird.

Vorwort

Die Verbesserung der Sicherheit und Qualität durch besseres Wissen, Fähigkeiten, Teamwork und Führung ist unsere Verantwortung. Weltweit kann noch viel verbessert werden.

Ich bin sicher, dass das PROMPT Trainings-Programm und die Materialien einem solchen Zweck dienen.

Gerard H. A. Visser

Emeritus Professor für Geburtshilfe, Utrecht, Niederlande

Vorsitzender des FIGO Committes für sichere Mutterschaft und Neugeborenengesundheit

Vorwort der deutschsprachigen Ausgabe

Die erste Auflage des deutschsprachigen PROMPT *Kurs-Handbuches* ist im Jahre 2017 erschienen. Sie bestand aus der ersten und z.T. aus der zweiten englischsprachigen Ausgabe. Dies ist eine vollständige Übersetzung und Anpassung der dritten englischsprachigen Ausgabe des *Kurs-Handbuches*, deren Erstellung bereits drei Jahre nach der ersten deutschen Veröffentlichung notwendig wurde.

Gemeinsam mit der dritten Auflage des *Trainer-Handbuches* (2020) erschienen zusätzliche herunterladbare Vorträge, Algorithmen und Materialien zur Kursdurchführung, ist sie Teil des *Course in a Box*, das die Einrichtung und Durchführung des multi-professionellen Geburtshilflichen Notfall-Trainings ermöglicht.

Wie die erste Auflage wurde diese Auflage zunächst übersetzt. Sie wurde dann jedoch gegen die AWMF-Leitlinien sowie *Die Geburtshilfe* von Schneider, Husslein, Schneider (fünfte Auflage 2016) gegengelesen, um eine möglichst vollständige Eindeutschung zu ermöglichen. Es wurden außerdem – wo möglich – im deutschsprachigen Raum übliche Gerätschaften, z.B. Perfusorspritzen, verwendet und Medikamente angepasst, die in Deutschland, Österreich oder der Schweiz zugelassen sind.

Abweichungen von der originalen englischen Übersetzung wurden in einem Appendix aufgelistet und können dort eingesehen werden.

An der deutschsprachigen Version des Kursmanuals haben Hebammen, Geburtshelfer, Neonatologen und Anästhesisten der MHH in Hannover mitgeschrieben:

Vorwort der deutschsprachigen Ausgabe

1	Teamworking	Nina Meier
2	Basic Life Support und Mütterlicher Kollaps	Christina Quandt
3	Mütterlicher Herzstillstand und Advanced Life Support	Markus Flentje
4	Mütterliche anästhesiologische Notfälle	Susanne Greve
5	Fetales Monitoring unter der Geburt	Matthias Jentschke
6	Präeklampsie und Eklampsie	Elna Kühnle
7	Mütterliche Sepsis	Bettina Hertel
8	Schwere geburtshilfliche Blutung	Janina Bartels
9	Mütterliche Intensivpflege	Lara Higgins-Wood
10	Schulterdystokie	Sudip Kundu
11	Nabelschnurvorfall	Lars Brodowski
12	Vaginale Beckenendlagengeburt	Rüdiger Klapdor
13	Zwillingsgeburt	Ursula Hille-Betz
14	Akute Uterusinversion	Johanna Kampers
15	Erstversorgung und Neugeborenenreanimation	Corinna Peter / Carolin Böhne
16	Messung der Qualität in der Geburtshilfe	Rüdiger Klapdor

Hannover, im April 2022

Prof. Dr. med Constantin von Kaisenberg

Univ.-Prof. für Gynäkologie und Geburtshilfe

Leiter der Geburtshilfe & Pränatalmedizin

Medizinische Hochschule Hannover

CEO der PROMPT Germany gUG

Modul 1
Teamwork

> **Wichtige Lerninhalte**
>
> - Gute Teamarbeit ist wichtig, weil schlecht funktionierende Teams mit vermeidbaren Schäden verbunden sind.
> - Effektive Teams erkennen Notfälle früher und verwenden Closed-Loop-Kommunikation.
> - Teamwork-Training kann das klinische Outcome verbessern, wenn es in das klinische Training einbezogen wird.
> - Effektive Teams erkennen die unterschiedlichen Rollen und Verantwortlichkeiten der Teammitglieder an sowie die Bedeutung der gemeinsamen Entscheidungsfindung. Sie sind außerdem in der Lage, in einer Notfallsituation zurückzutreten, um einen Überblick zu bekommen. (Situationsbewusstsein).
> - Ein lokales multi-professionelles Training für alle Mitarbeiter ist mit verbessertem Teamworking, einer verbesserten Einstellung gegenüber Sicherheit und – am wichtigsten – einem verbesserten perinatalen Outcome verbunden.
> - Jüngste nationale Berichte empfehlen, dass Teams, die zusammen arbeiten, auch zusammen trainiert werden sollen.

Probleme mit dem lokalen Training

- nicht alle Gruppen und Dienstgrade zusammen zu trainieren
- nicht das Teamwork-Training in das klinische Training zu inkorporieren
- Mitarbeiter, die im ‚Elfenbeinturm' arbeiten und nicht den Wert einer gemeinsamen Entscheidungsfindung verstehen

PROMPT PRactical Obstetric Multi-Professional Training

Einführung

Ein schlechtes Teamwork ist direkt mit vermeidbarer Morbidität und Mortalität für Mütter und Babys assoziiert. Die Bereiche Kommunikation, Verantwortung, Führung und Teamwork wurden im MBRRACE-UK-Report aus den Jahren 2009–12[1] als problematische Themen identifiziert. In den nationalen Berichten wurden wiederholt Empfehlungen für ein intensiviertes und verbessertes Teamwork-Training ausgesprochen[1,2,3] und in den letzten Jahren wurde ein Anwachsen der Zustimmung für ein Human-Factor-Training beobachtet.[4] Es gibt jedoch einige Studien, die gezeigt haben, dass ein isoliertes Teamwork-Training, klinisches Ressourcen-Management, (CRM)-Training und/oder Human-Factor-Training allein wahrscheinlich nicht mit einer Verbesserung der klinischen[5,6] oder Prozess[7]-Outcomes assoziiert ist. Daher sollte das Teamwork-Training und Human-Factor-Training an sich nicht als Allheilmittel für alle gegenwärtigen Probleme angesehen werden.

Dennoch scheinen einige Formen des Teamwork-Trainings einschließlich des Human-Factor-Trainings klinisch nicht effektiv zu sein.[8] Daher ist es wichtig, die Unterschiede von Teamwork-Training-Interventionen zu verstehen, die mit Verbesserungen im Outcome assoziiert sind, und solchen, die es nicht sind. Darüber hinaus ist es wichtig, die Barrieren zu verstehen, die Teams daran hindern, effektiv zusammenzuarbeiten, damit sinnvolle Interventionen und Lösungen identifiziert werden können.

Teamwork-Training

Teamwork, einschließlich des geburtshilflichen Teamwork-Trainings, ist komplex und mehr als einfach eine Summe der Kenntnisse oder Fähigkeiten.[9] In einer Studie über simulierte Eklampsie haben die effizienteren Teams den Notfall früher ausgerufen (erkannt und verbalisiert, z. B.: ‚dies ist eine Eklampsie') und haben Closed-Loop-Kommunikation verwendet, sodass jede Aufgabe klar delegiert, akzeptiert und ausgeführt wurde und die Erledigung der Aufgabe rückgemeldet wurde.[10]

Die Lehre und Integration dieser einfachen Team-Verhaltensweisen in simulierten Notfallübungen scheint klinisch effektiv zu sein.[8,11] Dies wurde von einer US-amerikanischen Studie bekräftigt, in der eine statistisch signifikante und anhaltende Verbesserung der perinatalen Morbidität in einem Krankenhaus festgestellt wurde, welches an einem Programm zur Kombination von Teamtraining und klinischen Übungen teilnahm, während in einer anderen Studie in einem Krankenhaus keine Verbesserungen erzielt werden konnten – weder in der Gruppe, die nur ein Teamtraining erhielt, noch in der Kontrollgruppe.[12]

Die Verbesserung des Teamworks ist wichtig. Die Evidenz spricht dafür, jährlich ein lokales, multi-professionelles Training für alle Mitarbeiter durchzuführen, welches das Teamwork-Training in das klinische Training integriert.[13]

Definition

Teamwork ist die kombinierte effektive Zusammenarbeit einer Gruppe mit einem gemeinsamen Ziel. Es erfordert Individuen in unterschiedlichen Rollen, die effektiv kommunizieren und koordiniert zusammenarbeiten, um ein erfolgreiches Outcome zu erreichen.

Lokales Training

Die aktuelle Evidenz unterstützt ein lokales Training für geburtshilfliche Notfälle in multi-professionellen Teams innerhalb des Kreißsaals.[14]

Die Hauptmerkmale eines Trainingsprogramms, welches mit einer Verbesserung des perinatalen Outcomes assoziiert ist, sind:[13,15]

- Das Training wird inhouse durchgeführt.
- 100% der Mitarbeiter werden regelmäßig trainiert.
- Alle Mitarbeiter der Geburtshilfe werden zusammen trainiert, Teamwork-Prinzipien werden in klinische Szenarien inkorporiert.
- Systemveränderungen werden eingeführt, häufig durch Mitarbeiter vorgeschlagen, die am Training teilnehmen.
- Finanzielle Anreize für die Bereitstellung des lokalen Trainings.

Das Inhouse-Training scheint das effizienteste und kosteneffektivste Mittel zu sein, Mitarbeiter einer Institution zu trainieren. Das Inhouse-Training kann auch spezifische lokale Themen adressieren und kann als Antrieb für Systemveränderungen verwendet werden.[16,17]

Das lokale Training kann auch zusätzliche Benefits aufweisen. Es ist ein Mittel, durch das eine Organisation inhärente Risiken identifizieren kann, die in Folge einer klinischen Unvorhersagbarkeit auftreten, sowie Erfahrungen sammeln kann, die hierfür Lösungen bieten können.[18]

Die lokale Simulation unvorhersehbarer intrapartaler Notfälle stellt eine Quelle organisatorischer Stabilität und organisatorischer Anpassung dar,

PROMPT PRactical Obstetric Multi-Professional Training

z.B. die Standardisierung der klinischen Praxis, wo immer möglich, während gleichzeitig eine ausreichende Flexibilität bewahrt wird, damit sich klinische Teams an unterschiedliche klinische Herausforderungen anpassen können.

Hohe Zuverlässigkeit und Belastbarkeit

Ein unabhängiger Forscher hat drei durch PROMPT unterstützte Kernprozesse identifiziert, die eine hohe Zuverlässigkeit und Belastbarkeit unterstreichen: Erproben von Beziehungen, Systemstrukturierung und Vervollkommnung der Praxis:[19]

- **Erproben von Beziehungen** repräsentiert einen sozialen Prozess, der daran mitwirkt, gemeinsame Erwartungen aufzubauen, Muster der kollektiven Zusammenarbeit zu etablieren und Vertrauen zwischen den diversen Professionen zu bewahren, die schnell zusammenkommen müssen, um auf einen geburtshilflichen Notfall zu reagieren.
- **Systemstrukturierung** betrifft die Prozesse, die die organisatorischen Systeme testen und verbessern, welche schnelle und adaptive Antworten auf Notfallsituationen unterstützen.
- **Vervollkommnung der Praxis** ist, wenn klinische Praktiken untersucht, verfeinert, verbessert und eingegliedert werden, um zeitnahe und effektive Antworten auf eine Vielzahl von Notfällen zu erlauben.

Kosten des effektiven lokalen Trainings

Das lokale Training in Kliniken ist wahrscheinlich billiger und effektiver als das Training in Simulationszentren.[20] Obgleich die Trainingsmaterialien, Simulationspuppen und Räume Kosten verursachen, besteht der Hauptkostenfaktor des lokalen Trainings darin, Mitarbeiter sowohl als Trainer als auch als zu Trainierende freizustellen. Für wenige Programme wurden formal die Kosten in Rechnung gestellt. Ein mit Verbesserungen im Outcome assoziiertes UK-Trainingsprogramm erforderte jedoch mehr als 400 multi-professionelle Mitarbeitertage (Hebammen, Anästhesisten, Geburtshelfer und Pflegehelfer), um alle Mitarbeiter einer großen geburtshilflichen Abteilung im UK zu trainieren. Dies hat geschätzt 120000 £ (ca. 134000 €) pro Jahr gekostet.[21,22]

Ein effektives Training ist nicht billig. Außerdem werden die Kosten des Trainings meist lokal durch die Geburtshilfeabteilungen getragen, während der Benefit eines verbesserten intrapartalen Outcomes in anderen Bereichen des Gesundheitssystems außerhalb der Geburtshilfe wahrgenommen wird. Daher ist ein ganzheitlicher Ansatz erforderlich, um für ein effektives Training durch existierende finanzielle Hebel Anreize zu schaffen.

Ein Wort der Vorsicht: Eine nicht-angekündigte Simulation in einem lokalen Setting wurde ebenfalls vorgeschlagen. Die Vorteile sind verringerter Bedarf an Ressourcen, erhöhte Realität und eine breitere multi-professionelle Teampartizipation.[2,23,24,25,26,27,28] Die Vorteile scheinen jedoch auf Vergleichen von Training in Simulationszentren mit lokalen multi-professionellen Trainingsmodellen zu beruhen, anstatt mit lokalen Ad-hoc-Trainingsplänen. Eine nicht angekündigte Simulation in der Geburtshilfe wurde von einer signifikanten Minderheit als stressig und unangenehm empfunden, häufig von Hebammen. Außerdem ist die Planung und Durchführung unangekündigter Simulationen zeitkonsumierend und eine Herausforderung.[29,30,31]

Der jüngste ‚NHS England National Maternity Review', *Better Births*, hat den Benefit des lokalen multi-professionellen Trainings erkannt und empfiehlt: ..., that those who work together should train together'.[32] Außerdem sollte das multi-professionelle Training ein fester Bestandteil der anhaltenden beruflichen Entwicklung sein, sowohl in Routinesituationen als auch bei Notfällen.

Kommunikation

Kommunikation ist der Transfer von Information und das Teilen von Inhalten. Häufig ist das Ziel der Kommunikation zu Klarifizieren oder den Empfang von Informationen zu bestätigen. Kommunikation ist häufig unter Stress beeinträchtigt. Es ist wichtig, effektive Techniken zu lernen, die das Bewusstsein hierfür erhöhen und dabei helfen, diese Limitationen zu überwinden.

In dem MBRRACE-UK Bericht von 2009–12 wurden Kommunikationsprobleme identifiziert, welche direkt die Behandlung von Frauen mit Blutung betreffen, einschließlich einem Mangel an Kommunikation die Höhe des Blutverlusts betreffend und eine fehlende Informationsweitergabe an erfahrene Mitarbeiter, wenn eine Verschlechterung des Zustands der Frau auftrat. MBRRACE-UK empfiehlt, dass in dieser Situation ein erfahrener Arzt zugeteilt wird, der die weiterführende Betreuung sicherstellt.[1]

Die fünf Anforderungen für effektive Kommunikation und effektive Teamperformance sind:[33,34]

PROMPT PRactical Obstetric Multi-Professional Training

1. Formuliert

Gebe eine klare Nachricht ab. Sie sollte knapp und nicht weitschweifend sein. Der Begriff SBAR (Situation, Background, Assessment, Recommendation/Response) ist eine hilfreiche Abkürzung, um Nachrichten zu formulieren und Informationen zu übergeben und kann bei den effektivsten geburtshilflichen Teams nahezu natürlich beobachtet werden. Zum Beispiel:

> Mary Norton hat eine antepartuale Hämorrhagie (S). Sie ist eine Nullipara und dreißig Wochen schwanger (B). Sie hat starke Schmerzen, ist hypotensiv und tachykard und ihre klinische Beobachtung löst drei rote Trigger auf dem MOEWS-Chart aus (A). Ich möchte, dass ein erfahrener Geburtshelfer und eine erfahrene Hebamme sie sofort visitieren (R).

Abbildung 1.1 ist ein Beispiel für ein mütterliches SBAR-Übergabeformular. MBRRACE-UK empfiehlt, dass die Verwendung dieses strukturierten Kommunikationstools in Situationen hilfreich und effektiv sein kann, welche sofortige Entscheidungen und Maßnahmen erfordern, wie z.B. bei einer schweren Blutung oder Schulterdystokie.

2. An bestimmte Individuen addressiert (delegiert)

Verwende die Namen der Mitarbeiter und/oder suche Augenkontakt. Ordne entsprechende Aufgaben bestimmten Empfängern zu.

> ‚Kate [Hebamme], können Sie bitte die PPH-Notfallbox holen.'

> ‚Kiren [Hebammenschülerin], können Sie bitte die Uhrzeiten und Maßnahmen schriftlich auf diesem laminierten Formular dokumentieren, wenn sie ausgerufen werden. Danke.'

3. Ausgerufen

Das Problem sollte klar, kurzgefasst und ruhig benannt werden. Wenn das geburtshilfliche Team im Kreißsaal ankommt, sage:

> ‚Dies ist eine Schulterdystokie. Können Sie bitte sofort das geburtshilflliche Notfallteam und den Neonatologen rufen.'

SBAR geburtshilfliches Übergabeprotokoll für Notfallsituationen

S — **Situation**
Ich rufe an wegen (Name der Frau): _____ Station: _____ Krankenhaus No: _____
Das Problem wegen dem ich anrufe ist: _____
Ich habe gerade eine Untersuchung durchgeführt:
Die Vitalzeichen sind: Atemzüge ____ Blutdruck ____ / ____ Puls ____ SPO_2 ____ % Temperatur ____ °C

Ich bin besorgt weil:
- ☐ die **Atemzüge** wie folgt sind:
  - ☐ unter 10
  - ☐ über 30
  - ☐ die Schwangere O_2 erhält mit _____ L/Min
- ☐ der **Blutdruck** ist:
  - ☐ systolisch über 160
  - ☐ diastolisch über 100
  - ☐ systolisch unter 90
- ☐ der **Puls** ist:
  - ☐ über 120
  - ☐ unter 40
- ☐ die **Urinproduktion**:
  - ☐ kleiner als 100 ml in den letzten 4 Stunden ist
  - ☐ eine signifikante Proteinurie (+++) besteht
- ☐ **Blutung**:
  - ☐ antepartal
  - ☐ postpartal
- ☐ **Fetales Wohlbefinden**:
  - ☐ fetale Bradykardie
  - ☐ pathologisches CTG
- ☐ **MBU** Ergebnis ist: pH _____ Zeitpunkt der MBU: ___ h ___ '

Geburtshilflicher Frühwarnscore: ☐ ☐

B — **Background** (kreuze relevante Abschnitte an)
Die Frau ist:
- ☐ Primipara ☐ Multipara ☐ vielfache Multipara
- ☐ Gestationsalter: _____ SSW ☐ Einling ☐ Mehrlinge
- ☐ früherer Kaiserschnitt oder Chirurgie am Uterus

☐ **Fetal Wohlbefinden**
- ☐ Abdominale Palpation:
- ☐ Fundus: ____ cm ☐ Lage: _____ ein Fünftel palpierbar: _____ FHR: ____ SpM
- ☐ Intrapartuales CTG: ☐ normal ☐ suspekt ☐ pathologisch

☐ **Antenatal**
- ☐ antenataler Risikobogen (Details) _____
- ☐ antenatales CTG: ☐ normal ☐ abnormal

☐ **Geburt**
- ☐ spontaner Beginn ☐ eingeleitet
- ☐ IUGR ☐ Präeklampsie ☐ verringerte Kindsbewegungen ☐ Diabetes ☐ APH
- ☐ Oxytocin
- ☐ die letzte vaginale Untersuchung: Zeit _____ h _____ '
- ☐ MM: _____ cm ☐ Höhenstand des VT: _____ ☐ Position: _____
- ☐ Blasensprung ☐ Mekonium gefärbtes Fruchtwasser ☐ hellrote vaginale Blutung
- ☐ III. Stadium vollständig ☐ Plazentaretention

☐ **Details zur Geburt / Postnatal**
- ☐ Geburtsdatum: _____ Zeitpunkt: ___ H ___ '
- ☐ Geburtsmodus: _____ ☐ Geburtsverletzung: _____
- Blutverlust: _____ ml ☐ Oxytocininfusion
- ☐ Fundus: ☐ hoch ☐ atonisch ☐ Uterus tonisiert ☐ abdominale/perineale Blutung aus Verletzung

A — **Assessment**
Das Problem scheint zu sein: ☐ Sepsis (*red flag*) ☐ kardial ☐ respiratorisch ☐ Hämorrhagie
☐ schwere Präeklampsie ☐ HELLP ☐ Lungenembolie ☐ Lungenödem ☐ schwere fetale Gefährdung
☐ Ich bin nicht sicher, was das Problem ist, aber die Patientin verschlechtert sich und wir müssen etwas unternehmen
☐ verabreichte Therapie/es läuft gerade: _____

R — **Recommendation**
Anforderung:
- ☐ Bitte, kommen Sie sofort, um die Patientin anzusehen
- ☐ Ich denke, die Geburt sollte beschleunigt werden
- ☐ Ich denke, die Patientin sollte auf den Kreißsaal verlegt werden
- ☐ Ich hätte gerne Rat

berichtet an: _____ Antwort: _____

die ausfüllende Person (Name): _____ Datum: _____ Uhrzeit: _____

Abbildung 1.1 Beispiel für ein SBAR-Übergabeprotokoll

anstatt:

> 'Clemmie hat nach einer langen Austreibungsperiode und viel Pressen gerade den Kopf des Babys geboren, es sieht aus als könnte das Baby sehr groß sein, ich denke ich könnte gut etwas Hilfe gebrauchen.'

4. Rückgemeldet

Mit ausreichender Lautstärke rückgemeldet:

> 'OK. Sie möchten, dass ich helfe, bei Clemmie das McRoberts-Manöver durchzuführen.'

5. Danach gehandelt

Bedeutung verstanden und Maßnahme durchgeführt:

> 'Bei Clemmie wurde um 13:21 das McRoberts-Manöver durchgeführt. Mary [Hebamme], könnten Sie bitte die Uhrzeit in das laminierte Formular eintragen?'

Die Verwendung nonverbaler Kommunikation, z.B. Augenkontakt mit Personen, hilft, Missverständnisse zu vermeiden und fördert ein gemeinsames Wissen über die Intention. Unangemessene oder ungenaue Terminologie, unhörbare Kommunikation, Durcheinanderreden und unvollständige Berichte sollten vermieden werden.

Kommunikation mit der Frau, dem Partner und Verwandten

Frauen, ihre Partner und Familien möchten in einem Notfall die gleichen Informationen wie das übrige Team erhalten. In nacherzählten Erfahrungen hatten häufig die Begleiter die Frauen über die Situation und die Behandlungszielle informiert, da sie laute und klare Aussagen eines zwar kleinen aber effektiven Teams empfangen hatten.[35] Wenn zusätzliche Mitarbeiter verfügbar sind, ist es eine gute Idee, ein ausgewiesenes Teammitglied damit zu beauftragen, mit der Frau und den Verwandten zu sprechen. Noch wichtiger als *wer* mit der Frau und ihrem Partner kommuniziert ist der *Inhalt* der überbrachten Nachricht: die Ursache des Notfalls, der Zustand des Babys und die Ziele der unmittelbaren und schlussendlichen Therapie.[35]

Es scheint, dass ein SBAR-Stil der Kommunikation während des Notfalls nicht nur für die Teams, sondern auch für die Eltern hilfreich sein kann und wahrscheinlich dazu führen wird, dass die Patientin eine Athmosphäre von Sicherheit und guter Kommunikation wahrnimmt.[33]

Führung: Rollen und Verantwortlichkeiten

Gute Führung wird in Berichten häufig erwähnt, kann in der Praxis jedoch schwer zu definieren sein. In jüngeren Arbeiten sind die Charakteristika von guter Führung in simulierten und aktuellen Notfällen jedoch analysiert worden. Diese Studien zeigen, dass Führung am besten durch die Person etabliert wird, die die größte Erfahrung für den Notall besitzt.[35] Führung ist auch effektiver, wenn der Führer alle Mitglieder des multi-professionellen Geburtshilfeteams und ihre relevanten Rollen aus früherer Zusammenarbeit oder durch eine Übergabe kennt, bevor der Notfall eintritt. Der Führer sollte gegenüber den gleichen drei Komponenten der Situation so aufmerksam sein wie das übrige Team (Team, Situation, Fokus auf die Patientin), und Feststellung der Situation (SBAR) sowie kritische Aufgaben mit Closed-Loop-Kommunikation zuordnen (adressiert-bestätigt-rückgemeldet) und zudem, wenn notwendig, Führung an andere Teammitglieder weitergeben, die in dem vorliegenden Notfall erfahrener sind.[35]

Andere Teammitglieder sollten so früh wie möglich ihre individuellen Rollen einnehmen und dieser Rolle zustimmen. Der Führer sollte kritische Aufgaben weiteren Teammitgliedern zuweisen, einschließlich einer hierfür ernannten Person, die mit der Frau/dem Partner/den Verwandten spricht.[33,34] Teammitglieder sollten wechselseitig unterstützend sein, klar kommunizieren und regelmäßige Updates geben. Sie sollten vermeiden, sich auf unwichtige Details zu fixieren oder ziellos herumzulaufen.[35,36]

> **Schlüsseleigenschaften guter Teammitglieder**
>
> - guter Kommunikator
> - gutes Verständnis und Akzeptanz der eigenen Grenzen
> - Bewusstsein der Umgebung und der Limitationen der anderen
> - durchsetzungsfähig
> - nicht-konfrontierend aber bereit zur Veränderung
> - empfänglich für die Vorschläge aller anderen Teammitglieder
> - klar denken

Situationsbewusstsein: zurückzutreten, um eine Übersicht zu erhalten

Situationsbewusstsein ist, wie wir wahrnehmen, verstehen und vorausdenken – in einer sich konstant verändernden hektischen Situation. Es ist dieses Bauchgefühl oder der sechste Sinn, der gute Hebammen, Geburtshelfer oder Anästhesisten ausmacht. Das bedeutet, wichtige Hinweise zu erkennen und zu verstehen sowie Probleme vorherzusehen und mit dem Team zu teilen, damit die Ziele und *shared decision-making* erreicht werden können.

Ein Mangel an Situationsbewusstsein wurde in dem 2009–12 MBRRACE-UK-Bericht als wesentlicher Humanfaktor hervorgehoben, der für einige der Todesfälle durch Blutung verantwortlich war. Der Bericht identifizierte Verzögerungen im Erkennen der Schwere des Problems und Mitarbeiter, die anhaltend mit ineffektiver oder unzureichender Therapie fortfuhren, da sie versäumt hatten, die Situation der Frau und ihre Behandlung kontinuierlich zu reevaluieren.

Es wurden drei Ebenen des Sitationsbewusstseins vorgeschlagen. Diese Ebenen sind wie folgt:

1. Bemerke

Sei Dir des Zustands der Frau, der Teammitglieder und aller verfügbaren Resourcen bewusst. Siehe mögliche Fehler durch die Beachtung von Hinweisen voraus, begegne ihnen mit einer geteilten Entscheidungsfindung.

2. Verstehe

Teile Informationen mit dem Team. Bedenke, was die Hinweise und Anhaltspunkte bedeuten können, sei Dir häufiger Fallstricke bewusst, reevaluiere. Tritt zurück und betrachte in regelmäßigen Intervallen das größere Bild. Beteilige andere Teammitglieder an Entscheidungen.

3. Denke voraus

Siehe voraus, plane und priorisiere. Das Situationsbewusstsein ermöglicht den Teammitgliedern ‚Herr der Lage' zu sein. Erfahrene Kliniker haben meist ein gutes Situationsbewusstsein; sie greifen häufig subtile Hinweise auf, verstehen ihre Bedeutung und verwenden sie, um Probleme vorherzusehen und vorwegzunehmen.[10,35]

Hinweise für einen Verlust des Situationsbewusstseins erkennen

In Extremsituationen können Personen manchmal in eine Verfassung geraten, in der ihre Fähigkeit nachzudenken durch den Stress der Arbeitsbelastung so stark eingeschränkt ist, dass sie nicht mehr in der Lage sind, mit den übrigen Mitgliedern des Teams interaktiv zu funktionieren: Blackout.

Charakteristische Zeichen hierfür schließen ein:

- eingeschränkte Kommunikation
- Unfähigkeit vorauszuplanen
- Tunnelblick
- Fixierung auf irrelevante Themen (zum Beispiel auf suboptimale Ausstattung) oder Verlegung der Aktivitäten auf unnötige Dispute mit Kollegen.

Im Extremfall kann der Zustand des Blackouts dazu führen, dass sogar gute Teamplayer vollständig ‚gefrieren'.

Behalten/Wiedergewinnen des Situationsbewusstseins

Einer der Vorschläge, um ein Bewusstsein der Situation zu behalten (*situational awareness*), ist die Philosophie des nicht-teilnehmenden Führers einzunehmen: Versuche Dich nicht in praktische Aufgaben zu engagieren, die von anderen übernommen werden können. Dies erlaubt dem Führer einen Schritt zurückzutreten und einen erweiterten Blick auf die sich entwickelnde Krise zu werfen. In der Praxis fällt dies Teamleadern manchmal schwer, da sie oft die speziellen manuellen Fähigkeiten besitzen um das Problem zu lösen.

Um die Situation wieder unter Kontrolle zu bringen sollten folgende Strategien versucht werden:[10,33,35]

- Nimm eine ‚Helikoptersicht' ein: Trete zurück um das größere Bild zu sehen.
- Rufe einen Notfall frühzeitig aus. Damit erhältst Du die allgemeine Aufmerksamkeit und kannst die verfügbaren menschlichen Ressourcen maximal einsetzen. Eine frühe Erklärung eines Notfalls ist mit einer verbesserten klinischen Teamperformance und Effizienz assoziiert, aber auch mit einer verbesserten Patientenwahrnehmung der Versorgung.
- Kommuniziere klar und einfach; beginne mit den kritischen Aufgaben für jeden Notfall.

PROMPT PRactical Obstetric Multi-Professional Training

- Plane voraus: Bereite Dich z.B. frühzeitig auf einen perimortalen Kaiserschnitt vor (innerhalb der ersten 5 Minuten), für den Fall eines mütterlichen Kollapses.
- Delegiere die kritischen Aufgaben angemessen.

Teamworking unter Druck

Stressige Situationen geben uns das Gefühl, dass alles sofort erledigt werden muss, weshalb die Tendenz besteht, sich zu beeilen. Wenn Aufgaben übereilt und unter Druck absolviert werden, nimmt das Potential zu, Fehler zu machen. Daher sollte ein guter Teamleader versuchen, den Notfall gleichmäßig, aber mit effizienter Geschwindigkeit zu managen.

Literaturstellen

1. Knight, M, Kenyon S, Brocklehurst P, et al. MBRRACE-UK. *Saving Lives, Improving Mothers' Care: Lessons Learned to Inform Future Maternity Care from the UK and Ireland Confidential Enquiries into Maternal Deaths and Morbidity 2009–12*. Oxford: National Perinatal Epidemiology Unit, University of Oxford, 2014.
2. Cantwell R, Clutton-Brock T, Cooper G, et al. Saving Mothers' Lives: Reviewing Maternal Deaths to Make Motherhood Safer: 2006–2008. The Eighth Report of the Confidential Enquiries into Maternal Deaths in the United Kingdom. *BJOG* 2011; 118 (Suppl. 1): 1–203.
3. Institute of Medicine Committee on Quality of Health Care in America. *Crossing the Quality Chasm: A New Health System for the 21st Century*. Washington, DC: National Academies Press, 2001.
4. Carthey J, Clarke J. *The 'How to Guide' for Implementing Human Factors in Healthcare*. London: Patient Safety First, 2009.
5. Nielsen PE, Goldman MB, Mann S, et al. Effects of Teamwork Training on Adverse Outcomes and Process of Care in Labor and Delivery: A Randomized Controlled Trial. *Obstet Gynecol* 2007; 109: 48–55.
6. Timmons S, Baxendale B, Buttery A, et al. Implementing Human Factors in Clinical Practice. *Emerg Med J* 2015; 32: 368–72.
7. Wears RL. Improvement and Evaluation. *BMJ Qual Saf* 2015; 24: 92–4.
8. Siassakos D, Hasafa Z, Sibanda T, et al. Retrospective Cohort Study of Diagnosis-Delivery Interval with Umbilical Cord Prolapse: The Effect of Team Training. *BJOG* 2009; 116: 1089–96.
9. Siassakos D, Draycott T, Crofts J. More to Teamwork than Knowledge, Skill and Attitude. *BJOG* 2010; 117: 1262–9.
10. Siassakos D, Bristowe K, Draycott T, et al. Clinical Efficiency in a Simulated Emergency and Relationship to Team Behaviours: A Multisite Cross-Sectional Study. *BJOG* 2011; 118: 596–607.
11. Mann S, Pratt S. Role of Clinician Involvement in Patient Safety in Obstetrics and Gynecology. *Clin Obstet Gynecol* 2010; 53: 559–75.

12. Riley W, Davis S, Miller K, et al. Didactic and Simulation Nontechnical Skills Team Training to Improve Perinatal Patient Outcomes in a Community Hospital. *Jt Comm J Qual Patient Saf* 2011; 37: 357–64.
13. Draycott TJ, Collins KJ, Crofts JF, et al. Myths and Realities of Training in Obstetric Emergencies. *Best Pract Res Clin Obstet Gynaecol* 2015; 29: 1067–76.
14. Bergh AM, Baloyi S, Pattinson RC. What is the Impact of Multi-Professional Emergency Obstetric and Neonatal Care Training? *Best Pract Res Clin Obstet Gynaecol* 2015; 29: 1028–43.
15. Siassakos D, Crofts JF, Winter C, Weiner CP, Draycott TJ. The Active Components of Effective Training in Obstetric Emergencies. *BJOG* 2009; 116: 1028–32.
16. Thompson S. Clinical Risk Management in Obstetrics: Eclampsia Drills. *BMJ* 2004; 328: 269–71.
17. Sutcliffe KM, Paine L, Pronovost PJ. Re-Examining High Reliability: Actively Organising for Safety. *BMJ Qual Saf* 2017; 26: 248–51.
18. Hollnagel E, Wears RL, Braithwaite J. *From Safety-I to Safety-II: A White Paper*. Resilient Health Care Net, 2015. www.england.nhs.uk/signuptosafety/wp-content/uploads/sites/16/2015/10/safety-1-safety-2-whte-papr.pdf (aufgerufen Juni 2017).
19. MacRae C, Draycott T. Delivering High Reliability in Maternity Care: In Situ Simulation as a Source of Organisational Resilience. *Saf Sci* 2016 Nov. https://doi.org/10.1016/j.ssci.2016.10.019 (aufgerufen Juni 2017).
20. Ellis D, Crofts J, Hunt LP, et al. Hospital, Simulation Center, and Teamwork Training for Eclampsia Management: A Randomized Controlled Trial. *Obstet Gynecol* 2008; 111: 723–31.
21. Draycott T, Sibanda T, Owen L, et al. Does Training in Obstetric Emergencies Improve Neonatal Outcome? *BJOG* 2006; 113: 177–82.
22. Yau CW, Pizzo E, Morris S, et al. The Cost of Local, Multi-Professional Obstetric Emergencies Training. *Acta Obstet Gynecol Scand* 2016; 95: 1111–19.
23. Walker ST, Sevdalis N, McKay A, et al. Unannounced In Situ Simulations: Integrating Training and Clinical Practice. *BMJ Qual Saf* 2013; 22: 453–8.
24. Hankins GD, Clark SL, Pacheco LD, O'Keeffe D, D'Alton M, Saade GR. Maternal Mortality, Near Misses, and Severe Morbidity. *Obstet Gynecol* 2012; 120: 929–34.
25. Saucedo M, Deneux-Tharaux C, Bouvier-Colle MH. Ten Years of Confidential Inquiries into Maternal Deaths in France, 1998–2007. *Obstet Gynecol* 2013; 122: 752–60.
26. MRC Research Unit for Maternal and Infant Health Care Strategies. *Saving Babies 2003–2005: Fifth Perinatal Care Survey of South Africa*. Pretoria: South African Medical Research Council, 2006.
27. Mavalankar D, Singh A, Patel SR, Desai A, Singh PV. Saving Mothers and Newborns Through an Innovative Partnership with Private Sector Obstetricians: Chiranjeevi Scheme of Gujarat, India. *Int J Gynaecol Obstet* 2009; 107: 271–6.
28. Nossal Institute for Global Health, World Vision. *Reducing Maternal, Newborn and Child Deaths in the Asia Pacific: Strategies that Work*. Melbourne: Nossal Institute and World Vision, 2008.
29. NHS Litigation Authority. *Ten Years of Maternity Claims: An Analysis of NHS Litigation Authority Data*. London: NHSLA, 2012.
30. Sorensen JL, Lottrup P, van der Vleuten C, et al. Unannounced In Situ Simulation of Obstetric Emergencies: Staff Perceptions and Organisational Impact. *Postgrad Med J* 2014; 90: 622–9.
31. Andreasen S, Backe B, Jørstad RG, Øian P. A Nationwide Descriptive Study of Obstetric Claims for Compensation in Norway. *Acta Obstet Gynecol Scand* 2012; 91: 1191–5.
32. National Maternity Review. *Better Births: Improving Outcomes of Maternity Services in England*. London: NHS England, 2016.

33. Siassakos D, Bristowe K, Hambly H, et al. Team Communication with Patient Actors: Findings from a Multisite Simulation Study. *Simul Healthc* 2011; 6: 143–9.
34. Siassakos D, Draycott T, Montague I, Harris M. Content Analysis of Team Communication in an Obstetric Emergency Scenario. *J Obstet Gynaecol* 2009; 29: 499–503.
35. Bristowe K, Siassakos D, Hambly H, et al. Teamwork for Clinical Emergencies: Interprofessional Focus Group Analysis and Triangulation with Simulation. *Qual Health Res* 2012; 22: 1383–94.
36. Fox R, Crofts J, Hunt LP, Winter C, Draycott T. The Management of a Simulated Emergency: Better Teamwork, Better Performance. *Resuscitation* 2011; 82: 203–6.

Modul 2
Basic Life Support und mütterlicher Kollaps

Wichtige Lerninhalte

- Erkennen des mütterlichen Kollapses und früzeitiges Rufen des Rea-Teams (innerklinisches Notfallteam, Rapid-Response-Team) bei klinischen Notfällen, Peri-Arrest und/oder Herzstillstand
- Herzerkrankungen als die häufigste Ursache mütterlicher Todesfälle im UK
- Erkennen und Überprüfen des mütterlichen Kollapses sowie Wiederbelebung:
  - ABC-Regel
  - manuelle Linksverlagerung des Uterus (oder 15–30° Drehung auf rotierbarer Unterlage, z.B. einem OP-Tisch) zur Reduzierung der aortokavalen Kompression
  - Verwendung eines automatischen externen Defibrillators (AED) oder Defibrillators, falls verfügbar
- nach Hilfe rufen: effektive Kommunikation des Problems an das Team
- Ausrüstung: Wissen, wo der Notfallwagen, der Defibrillator und die Notfallmedikamente aufbewahrt werden
- angemessene Dokumentation

Häufige bei Übungen beobachtete Schwierigkeiten

- keine erfahrene Hilfe zu rufen im Fall einer sich verschlechternden schwangeren oder postpartalen Patientin
- den Basic Life Support nicht zu beginnen
- Vergessen, die Frau während der Reanimationsmaßnahmen (CPR) in Rückenlage mit manueller Linksverlagerung des Uterus zu halten
- keine hochdosierte Sauerstoffgabe an die Mutter
- keinen automatisierten externen Defibrillator (AED) zu benutzen, um den Herzrhythmus zu überprüfen und zu defibrillieren, falls nötig

Einführung

Ein mütterlicher Kollaps kann bei einer Vielzahl von Umständen auftreten. Das Spektrum reicht von einem isolierten und vorübergehenden Abfall des Blutdrucks zu Herzstillstand und Tod. Es ist zwingend notwendig, dass alle Mitarbeiter des Gesundheitssystems unabhängig von deren Ursache basale Wiederbelebungsmaßnahmen durchführen können. In Berichten zur Müttersterblichkeit wurden die Reanimationsmaßnahmen als unzureichend angesehen, resultierend in einer inakzeptabel hohen Rate an mütterlichen Todesfällen.[1] Aktuelle Berichte zur Müttersterblichkeit empfehlen wiederholt, dass alle klinischen Berufsgruppen regelmäßig Training erhalten sollten, um Fähigkeiten in Basismaßnahmen und erweiterten Maßnahmen der Wiederbelebung zu verbessern.[2,3]

Das geburtshilfliche Personal im Krankenhaus sollte daran denken, dass sie das klinische Notfallteam (oder Herzstillstand-Team) schon vor einem Herzstillstand alarmieren können, zum Beispiel für einen klinischen Notfall oder eine Peri-Arrest-Situation. Mitarbeiter im ambulanten Bereich außerhalb des Krankenhauses sollten die 112 für den Rettungsdienst rufen.

Basic-Life-Support-Algorithmus

Alle Mitglieder des Gesundheitssystems sollten mit den Prinzipien des Basic Life Support vertraut sein. Frühes Erkennen eines Herzstillstandes und Beginn des Basic Life Support sind Schlüsselpunkte in der ‚Überlebenskette' bei einem Herzstillstand,[4,5] genauso wie eine frühzeitige Alarmierung des Notfallteams (Rea-Teams).[4,5] Der 2009–12 MBRRACE-UK-Bericht hebt hervor, dass die Einleitung von Reanimationsmaßnahmen bei einer Vielzahl von Frauen inakzeptabel verzögert wurde.[3] Ein plötzlicher, nicht anderweitig

Modul 2   Basic Life Support und mütterlicher Kollaps

erklärbarer Bewusstseinsverlust bei einer nicht normal atmenden Mutter ist ein deutlicher Indikator für ein unzureichendes Herzzeitvolumen. Basis-Reanimationsmaßnahmen sollten sofort begonnen werden.

Eine Übersicht des Basic-Life-Support-Algorithmus (BLS-Algorithmus) zeigt Abbildung 2.1. Diese ist jedoch nicht als komplette Anleitung gedacht;

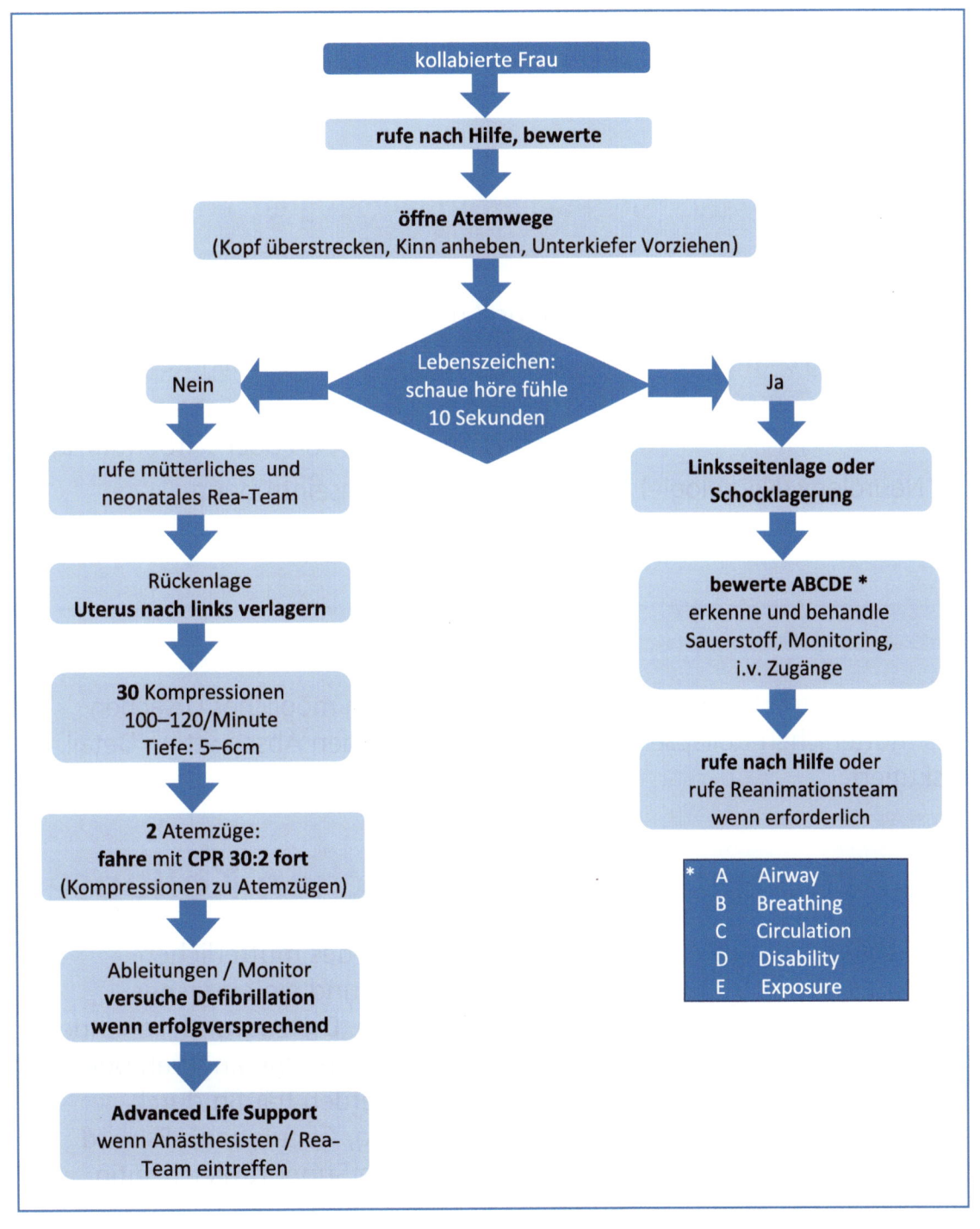

Abbildung 2.1 Basic-Life-Support-Algorithmus (BLS-Algorithmus, basierend auf den Leitlinien des Resuscitation Councils [UK], 2015)[4].

weitere Informationen können vom Resuscitation Council (UK) (www.resus.org.uk) oder vom Deutschen Rat für Wiederbelebung (www.grc-org.de) bezogen werden.[4,5]

Was ist mit ‚mütterlichem Kollaps' gemeint?

Ein mütterlicher Kollaps ist eine schwere Störung der Atmung/des Kreislaufs, der zu einer akuten Bewusstseinsverschlechterung oder unbehandelt zu einem Herzstillstand führen kann. Jedes Vitalzeichen aus Box 2.1 sollte eine Notfallbehandlung veranlassen.

Box 2.1 Beobachtungen, die Notfallmaßnahmen nach sich ziehen

Airway (Atemwege)	verlegt und geräuschvoll
Breathing (Atmung)	Atemfrequenz < 5 oder > 35/Minute
Circulation (Kreislauf)	Herzfrequenz < 40 oder > 140 Schläge/Minute systolischer Blutdruck < 80 oder > 180 mmHg
Neurology (Neurologie)	plötzliche Bewusstseinseintrübung keine Reaktionen/nur bei schmerzhaften Stimuli Krampfanfälle

Abb 2.2 illustriert eine systematische Klassifikation möglicher Ursachen des mütterlichen Kollapses. Sie werden im folgenden Abschnitt im Detail diskutiert.

Management des mütterlichen Kollapses

Der Schlüssel zu einem effektiven Management des mütterlichen Kollapses ist das frühe Erkennen der Eskalation und ein einfacher strukturierter Ansatz für Diagnose und Therapie. Die zugrundeliegenden Prinzipien des Managements jeder kritisch kranken schwangeren oder postpartalen Patientin sind die gleichen und werden häufig durch den ABC-Ansatz beschrieben (Airway, Breathing, Circulation). Es wird empfohlen, dass alle Maßnahmen des Basic Life Support gleichzeitig begonnen werden. Dazu werden idealerweise mindestens vier Teammitglieder[6] benötigt, die im Falle eines Kollapses im Krankenhaus-Setting erreichbar sein sollten.

Modul 2 — Basic Life Support und mütterlicher Kollaps

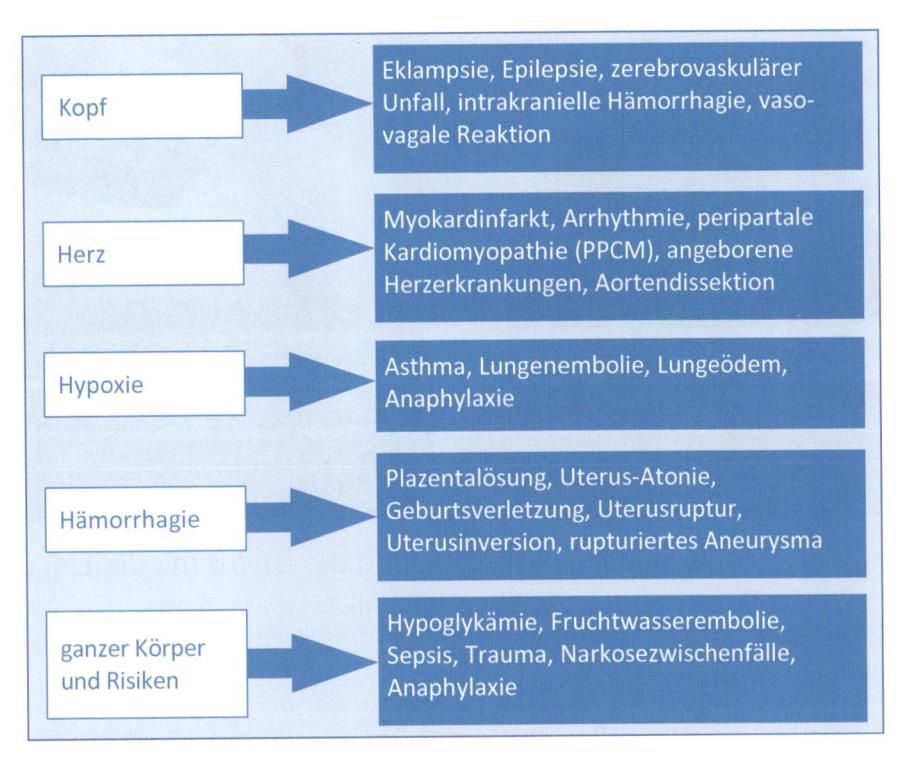

Bereich	Mögliche Ursachen
Kopf	Eklampsie, Epilepsie, zerebrovaskulärer Unfall, intrakranielle Hämorrhagie, vasovagale Reaktion
Herz	Myokardinfarkt, Arrhythmie, peripartale Kardiomyopathie (PPCM), angeborene Herzerkrankungen, Aortendissektion
Hypoxie	Asthma, Lungenembolie, Lungeödem, Anaphylaxie
Hämorrhagie	Plazentalösung, Uterus-Atonie, Geburtsverletzung, Uterusruptur, Uterusinversion, rupturiertes Aneurysma
ganzer Körper und Risiken	Hypoglykämie, Fruchtwasserembolie, Sepsis, Trauma, Narkosezwischenfälle, Anaphylaxie

Abbildung 2.2 Mögliche Ursachen des mütterlichen Kollapses

Initiales Management

- Überprüfe die Ansprechbarkeit der Frau durch sanftes Schütteln und frage sie nach ihrem Befinden. Bei fehlender Ansprechbarkeit rufe unmittelbar nach Hilfe und löse den Rea-Alarm aus.
- Drehe sie auf den Rücken und bitte einen Assistenten, den Uterus mit einer oder zwei Händen nach links zu verlagern, um die aortocavale Obstruktion zu verringern (Abb 2.3).[4]
- Öffne die Atemwege durch Manöver wie leichtes Überstrecken des Kopfes und Anhebung des Kinns.
- Überprüfe die Atmung durch Beobachtung des Hebens des Brustkorbs, höre bis zu 10 Sekunden nach Atemgeräuschen oder achte auf Luftzug an Deiner Wange (suche, höre, fühle). Unregelmäßige, langsame oder geräuschvolle Atemzüge (Schnappatmung) treten meist in den ersten Minuten nach einem plötzlichen Herzstillstand auf. Sie stellt eine Indikation dafür dar, sofort eine Herz-Lungen-Massage zu beginnen und sollte nicht mit normaler Atmung verwechselt werden.
- Während die Atmung untersucht wird, achte auf andere Lebenszeichen wie Hautfarbe und Bewegung.
- Bei fehlenden Lebenszeichen beginne mit dem Basic Life Support (Abb. 2.1) bis Hilfe eintrifft (um Advanced Life Support durchzuführen) oder die Frau beginnt, Lebenszeichen zu zeigen.

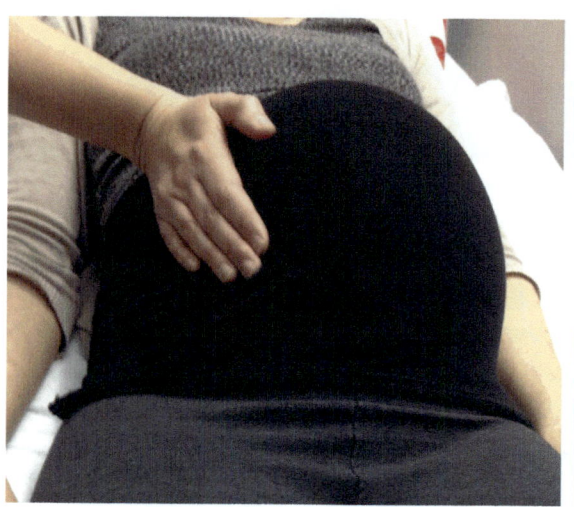

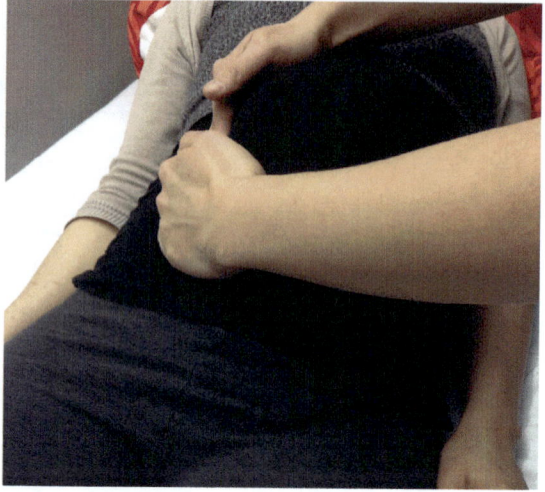

PROMPT PRactical Obstetric Multi-Professional Training

Abbildung 2.3 Manuelle Linksverlagerung des Uterus mit der Ein- oder Zweihandtechnik

- Thoraxkompressionen sollen mit einer Frequenz von mindestens 100 pro Minute und einer Eindrücktiefe von 5–6 cm mit vollständiger Entlastung durchgeführt werden. Es soll ein Verhältnis von 30 Thoraxkompressionen zu zwei Atemzügen verwendet werden (30:2). Unterbrechungen der Thoraxkompressionen sollen vermieden werden.[4]
- Im Krankenhaus soll mit einem selbstaufblasenden Beutel (z.B. Ambu-Beutel) und 100% Sauerstoff beatmet werden (eine Zweihandtechnik wird empfohlen[2]). Außerhalb des Krankenhauses, ohne verfügbares Equipment, kann eine Mund-zu-Mund-Beatmung, falls diese sicher ist, oder ausschließlich eine Herzdruckmassage durchgeführt werden.[4]
- Automatisierte Externe Defibrillatoren (AEDs) werden als Teil des Basic Life Supports empfohlen,[4] da der Herzrhythmus rasch bestimmt werden muss. Den Aufforderungen des AED folgend, soll defibrilliert werden, wenn ein schockbarer Rhythmus vorliegt.[6]
- Wenn die Frau Lebenszeichen zeigt, platziere sie in einer stabilen Linksseitenlage und verabreiche High-Flow-Sauerstoff über eine Reservoir-Maske (ein selbstfüllender Beutel ist beim spontan atmenden Patienten nicht geeignet, da das Ventil den Luftfluss blockieren und beschränken kann). Lege einen venösen Zugang, Blutentnahmen (großes Blutbild, Gerinnung, Harnstoff, Elektrolyte, Blutzucker, Leberenzyme, Blutgruppe und Kreuzprobe) und verabreiche intravenöse Flüssigkeit.

Monitore die Vitalzeichen: EKG, Atmung, Puls, Blutdruck und Pulsoximetrie. Dann führe eine geburtshilfliche Untersuchung durch.

Primäre geburtshilfliche Untersuchung

Eine primäre geburtshilfliche Untersuchung soll sich an einer logischen Abfolge orientieren, z.B. am Kopf beginnend abwärts. Dieses initiale Management sollte zu einer Arbeitsdiagnose und zum Behandlungsbeginn der Ursache führen. In Box 2.2. sind die Fragen aufgeführt, welche während der Untersuchung Berücksichtigung finden sollen. Es ist wichtig, dass erfahrene geburtshilfliche und anästhesiologische Unterstützung gesucht wird, wenn sie nicht bereits anwesend ist.

Entscheide über weiterführende Behandlung

Nach der primären Untersuchung können die Ursache des Kollapses und die hierfür nötige Behandlung bereits feststehen, z.B. Eklampsie oder Hämorrhagie. Wenn der Grund nicht offensichtlich ist, sind lediglich einige Schlüssel-Behandlungsentscheidungen nötig.

Box 2.2 Primäre geburtshilfliche Untersuchung

Kopf	Wie ist die Patientin orientiert? Ist sie wach, spricht auf Ansprache an? Auf schmerzhafte Stimuli, oder gar nicht? (AVPU = **A**lert, **V**erbal response, **P**ainful stimuli, **U**nresponsive)
Herz	Wie ist die kapilläre Füllungszeit? Wie sind Herzfrequenz und Rhythmus? Wie ist der Blutdruck? Besteht ein Herzgeräusch?
Thorax	Ist die Lunge seitengleich belüftet? Wie ist die Atemfrequenz? Wie ist die Sauerstoffsättigung? Wie klingen die Atemgeräusche? Liegt die Trachea zentral? Klagt die Patientin über Brustschmerzen?

Box 2.2 Primäre geburtshilfliche Untersuchung (fortgesetzt)	
Abdomen	Besteht ein ‚akutes Abdomen' (Schutzhaltung, Loslassschmerz)?
	Besteht Abwehrspannung (uterin oder nicht-uterin)?
	Ist der Fetus vital?
	Besteht eine Indikation zur Laparotomie oder zügige Entbindung?
Vagina	Besteht eine Blutung?
	Welches Stadium der Geburt liegt vor?
	Ist der Uterus invertiert?
Beine	Bestehen Hinweise für eine tiefe Beinvenenthrombose (TVT)?

1. Ist die Gabe von Flüssigkeit eine Priorität oder kontraindiziert? Im Zweifel ist Flüssigkeit nützlich. Die Ausnahme ist ein bestehendes Lungenödem oder erhöhte Risiken eines solchen, wie es bei der schweren Präeklampsie oder Niereninsuffizienz der Fall ist.
2. Ist eine Laparotomie zu Diagnosestellung oder Behandlung nötig? Liegen Beweise für ein akutes Abdomen vor? Muss die Geburt beschleunigt werden, um die Wiederbelebung zu unterstützen?
3. Ist eine Sepsis wahrscheinlich, ist daher Antibiotikagabe eine Priorität?
4. Ist eine Intensivbehandlung erforderlich, um Atemwege, Atmung oder Kreislauf zu unterstützen?

Sekundäre geburtshilfliche Untersuchung

Das weitere Management hängt von der Ursache des Kollapses ab. Nachdem die Patientin stabilisiert wurde, sollte eine sekundäre geburtshilfliche Untersuchung durchgeführt werden (Box 2.3).

Weitere Behandlungsstrategie

Reevaluiere und unterstütze Atemwege, Atmung und Kreislauf der Frau. Ist eine Behandlung auf der Intensivstation notwendig? Reevaluiere regelmäßig die Arbeitsdiagnose, um sicher zu gehen, dass die Symptome weiterhin dazu passen und die Behandlung anschlägt.

Modul 2   Basic Life Support und mütterlicher Kollaps

Box 2.3 Sekundäre geburtshilfliche Untersuchung

Maßnahme	Detail
Anamnese	Überprüfe die Vorgeschichte des Kollapses und die Anamnese der Patientin. Lies die Krankengeschichte, befrage Partner oder Verwandte.
Untersuche	Wiederhole die Untersuchung von Kopf bis Fuß.
Erforsche	Bestimme arterielle Blutgase, Troponin, Glukose, Laktat, Blutkulturen, EKG, Röntgen Thorax, Ultraschall des Abdomens und Cervixabstriche.
Monitoring	Kontinuierliche Ableitung von EKG, Atmung, Herzfrequenz, RR und Pulsoximetrie. Erwäge arterielle und zentralvenöse Druckmessungen, um das Monitoring/die Therapie zu unterstützen.
Pausiere	Erwäge weitere Untersuchungen u. a. CT/MRI/Echo. Frage relevante Experten nach ihrer Meinung.

Spezielle Ursachen des mütterlichen Kollapses

Ein mütterlicher Kollaps kann als ein direktes Ergebnis von Komplikationen der Schwangerschaft oder einer sich verschlechternden mütterlichen Grunderkrankung auftreten. Der MBRRACE-UK-Bericht hat identifiziert, dass 75% der mütterlichen Todesfälle bei Patientinnen mit vorbestehenden internistischen oder psychischen Vorerkrankungen aufgetreten sind[3]. Außerdem besteht eine Assoziation zwischen höherem mütterlichen Alter und Mortalität[2,3]. Dies ist relevant, da das mütterliche Alter weiterhin steigt. Eine Adipositas (BMI > 30) ist ein unabhängiger Risikofaktor für mütterliche Morbidität und Mortalität.[3]

Pulmonale Thrombembolie (LAE)

Eine Lungenembolie tritt während Schwangerschaft und Wochenbett häufiger auf, was an der gerinnungsfördernden Wirkung der Schwangerschaft und der mechanischen Obstruktion des venösen Rückflusses von der unteren Körperhälfte durch den im Abdomen liegenden Uterus liegt. Pulmonale Emboli können klein und asymptomatisch sein, oder aber groß und sofortigen Kollaps und raschen Tod verursachen. Die Thromboembolie bleibt ein häufiger Grund für den direkten mütterlichen Tod im UK.[7]

Eine Lungenembolie kann mit Kurzatmigkeit, pleuritischen Brustschmerzen (scharfe, sich bei Inspiration oder Husten verschlechternd), Bluthusten oder plötzlichem Kollaps bei einer Patientin mit oder ohne Anzeichen einer tiefen Venenthrombose einhergehen. Die klinischen Zeichen sind Tachykardie, Tachypnoe, Hypoxie und Zeichen der Rechtsherzbelastung im EKG (S1, Q3, T3) mit erhöhtem zentralvenösen Druck/gestauten Halsvenen. Die Diagnose kann schwierig sein. Initiale Untersuchungen und die Behandlung sollte sich an Symptomen und Zeichen sowie arteriellen Blutgasen, EKG und Röntgen-Thorax[7,8] orientieren.

Die Behandlung ist supportiv mit Sauerstoffapplikation über Gesichtsmaske, wenn notwendig mit Beatmung und Kreislaufuntersützung. Bei klinischen Zeichen einer tiefen Venenthrombose soll eine Dopplerultraschalluntersuchung durchgeführt werden. Bei fehlenden Zeichen einer tiefen Venenthrombose sollte entweder eine Ventilations-Perfusions-Szintigraphie (VQ scan) oder eine CT-Pulmonale-Angiographie (CTPA) gestellt werden. [8,11]
Eine mobile Echokardiographie ist bei der akuten lebensbedrohlichen Lungenarterienembolie hilfreich für die Diagnose und eine Lysetherapie sollte erwogen werden.[8] Falls die Lungenarterienembolie zum Herzstillstand führt und eine Lyse gegeben wurde, sollen die Reanimationsbemühungen mindestens 60–90 Minuten durchgeführt werden.[9]

Hämorrhagie

Die häufigste Ursache für Schock bei geburtshilflichen Patientinnen ist Hypovolämie nach Blutungen. Zeichen für Hypovolämie sind:

- Tachykardie und Tachypnoe
- kalte blasse Haut
- Hypotension
- verlängerter Capillary Refill (mehr als 2 Sekunden)
- verringerte Diurese
- Bewusstseinsstörungen
- angenäherter Pulsdruck (< 35 mmHg Unterschied zwischen systolischen und diastolischen Werten) (wird im deutschsprachigen Raum meist nicht verwendet)

Der sofortige wiederbelebende Flüssigkeitsersatz ist essentiell. Bei signifikanter Blutung kann die Anlage von zentralvenösen Zugängen sowie die arterielle Kanülierung zwecks invasiver Blutdruckmessung eine wichtige Ergänzung des Monitorings sein. Im UK wird ein ZVK empfohlen, in Deutschland nicht.[12] Die Blutungsursache ist fast immer geburtshilflicher Natur (Uterusatonie, Geburtsverletzungen, vorzeitige Plazentalösung, Uterusruptur), aber nicht-geburtshilfliche Gründe sollten ebenfalls in Betracht gezogen werden.

Selten kann es zu einer Aneurysma-Ruptur kommen (aortal, renal, splenisch, iliakal). Häufig wird dies nicht erkannt, aber in den Confidential Enquiries als Ursache der mütterlichen Mortalität identifiziert.[3] Eine Notfall-Laparotomie sollte erwogen werden, wenn Zeichen eines akuten Abdomens in Verbindung mit Hypovolämie auftreten.

Eklamptische Krampfanfälle und Koma

Eklamptische Kampfanfälle und Koma können den Anfällen bei Epilepsie, intrazerebralen Ereignissen, Synkopen/Herzstillstand und metabolischen Störungen ähnlich sein, aber eine detaillierte Anamnese und das Auftreten einer Hypertension und Proteinurie bei der eklamptischen Frau hilft diese Diagnosen zu unterscheiden. Für weiterführende Informationen über Diagnose und Therapie siehe **Modul 6**.

Cerebrovaskuläre Erkrankungen

Cerebrovaskuläre Erkrankungen können durch eine Vielzahl neurologischer Symptome auffallen, klassischerweise jedoch mit der Schwäche einer Körperseite oder des Gesichts, oder einer Verschlechterung des Bewusstseins. Sie können einen embolischen oder hämorrhagischen Ursprung haben. Ein erhöhter Blutdruck, wie z.B. bei der schweren Präeklampsie, ist ein Risikofaktor für eine cerebrovaskuläre Erkrankung und jede schwangere Frau mit einem systolischem Blutdruck über 160 mmHg benötigt eine sofortige antihypertensive Therapie, um das Risiko einer Gehirnblutung zu reduzieren.[3] Migräneattacken können eine cerebrovaskuläre Erkrankung imitieren, aber auf Nachfrage berichten die Frauen typischerweise vorangegangene Migräneanfälle mit den ihnen bekannten Symptomen. Ein craniales CT oder ein MRT kann bei der Diagnose und direkten Behandlung hilfreich sein.

Sepsis

Sepsis bleibt eine führende direkte und indirekte Ursache für mütterliche Todesfälle.[3] Es ist von entscheidender Bedeutung, dass die Symptome und Zeichen erkannt werden und sofort darauf reagiert wird. Für weitere Informationen über die Diagnose und Behandlung siehe **Modul 7**.

Disseminierte intravasale Gerinnung (DIC)

Die disseminierte intravaskuläre Gerinnung (disseminated intravascular coagulation, DIC) kann sekundär nach einer schweren Blutung, schweren Infektion, Fruchtwasserembolie oder Plazentalösung auftreten. Wenn eine DIC auftritt, kommt es zu einem exzessiven Verbrauch von Blutplättchen und Gerinnungsfaktoren, was zu einer verlängerten Gerinnungszeit, niedrigen Blutplättchen, niedrigem Fibrinogen und Blutung führt. Eine spontane Blutung kann dann aus Nadeleinstichstellen, i.v. Zugängen oder Einstichstellen für eine PDA, beobachtet werden. Es kann auch zu einer vaginalen Blutung und Zahnfleischbluten kommen.

Frühes Einbeziehen eines Hämatologen sowie erfahrenen Mitarbeitern aus Geburtshilfe, Anästhesie und Intensivmedizin ist von vitaler Bedeutung, wenn eine DIC vermutet wird. Das Blut der Patientin sollte auf ein Blutbild, Gerinnung, Kreuzblut, Fibrinogen und D-Dimere untersucht werden. Die Gabe von Tranexamsäure sollte erwogen werden. Point-of-Care-Gerinnungsanalysen können bei der Auswahl der Blutprodukte helfen. Ein Hämatologe sollte konsultiert werden, um zu entscheiden, welche Blutprodukte verwendet werden sollten, um die Gerinnung zu korrigieren. Die Ursache der DIC sollte umgehend untersucht und entsprechend behandelt werden.

Hypo- oder Hyperglykämie

Frauen mit Diabetes können in ein hypoglykämisches Koma fallen. Ein Diabetes mellitus Typ 1 kann sich erstmalig in der Schwangerschaft manifestieren, wenn auch selten. Bei einer kollabierten oder krampfenden Frau sollte immer der Blutzucker gemessen werden, wenn die Ursache nicht offensichtlich ist. Der Urin sollte auf Ketone hin untersucht werden, wenn eine diabetische Ketoazidose vermutet wird. Eine akute Fettleber kann auch mit mütterlicher Hypoglykämie einhergehen. Wenn die Blutglukose unter 3,3 mmol/l liegt (< 60 mg/dl)[14], sollten 50 ml einer 20%igen (oder 100 ml einer 10%igen) Glukoselösung intravenös verabreicht werden.

Herzkrankheiten

Herzkrankheiten sind sowohl die führende Todesursache der indirekten mütterlichen Todesfälle im UK, als auch die häufigste mütterliche Todesursache überhaupt.[3,7] Im jüngsten MBRRACE-UK-Bericht (2016) hatten über 25% der Todesfälle, die sich in der Schwangerschaft oder postpartum ereigneten, eine kardiovaskuläre Ursache[7]. Der Bericht identifiziert viele Fälle, in denen schwangere oder postpartale Frauen eindeutige Symptome einer Herzerkrankung aufwiesen, die nicht erkannt worden waren, oftmals weil die Diagnose Herzerkrankung bei einer jungen schwangeren Frau nicht in Betracht gezogen wurde.[7] Es ist essentiell, das frühzeitig erfahrene Kollegen aus dem geburtshilflichen und kardiologischen multi-professionellen Team involviert werden, wenn sich eine schwangere oder postpartale Frau mit verdächtigen kardialen Symptomen vorstellt, insbesondere wenn sie in die Notfallaufnahme kommt.[7] Manche Frauen haben eine bekannte Herzanamnese, Thoraxschmerz mit EKG-Veränderungen oder ein neu aufgetretenes Herzgeräusch, wodurch die Diagnose erleichtert wird. Jede Frau mit einer erhöhten Atemfrequenz, Thoraxschmerzen, anhaltender Tachykardie und Orthopnoe benötigt weiterführende Untersuchung. Diese sollte nicht wegen der Schwangerschaft verzögert werden, da die schnelle Diagnose lebensrettend ist.[7] Die Untersuchungen sollten fortgeführt werden, bis die Ursache gefunden wurde.

Risikofaktoren für eine ischämische Herzerkrankung sind in Box 2.4. aufgelistet. Sie umfassen ein zunehmendes mütterliches Alter, Rauchen und Begleiterkrankungen wie Diabetes und Adipositas.[6]

Box 2.4 Risikofaktoren für ischämische Herzerkrankung[6]

- höheres Alter
- Rauchen
- Adipositas
- Diabetes
- Bluthochdruck
- familiäres Risiko für koronare Herzerkrankung
- Hypercholesterinämie

Die Symptome der Angina pectoris (AP) sind in Box 2.5 aufgelistet. Angina pectoris strahlt bei Frauen häufiger in den Hals, Rücken und zwischen die Schulterblätter aus. Frauen und Angehörige in Gesundheitsberufen sollten die kardialen Symptome und ihre Bedeutung kennen.[7] Wenn AP-Beschwerden angegeben werden, soll das Troponin sechs Stunden nach dem Schmerzbeginn abgenommen werden. Ein normales EKG und negative Troponinwerte schließen jedoch ein akutes Koronarsyndrom nicht aus.[7]

Wenn eine kardiale Ischämie vermutet wird, sollen ≥ 250 mg Aspirin i.v. oder 150–300 mg Aspirin oral, sowie 70 I.E. Heparin/kgKG (max. 5000 I.E.) oder Enoxaparin Bolus 30 mg i.v. + 1 mg/kgKG s.c. alle 12 h verabreicht werden, sofern es keine Kontraindikationen gibt. Die hinzugezogenen Kardiologen werden über weitere medikamentöse Therapie mit Echokardiographie und ggf. Herzkatheteruntersuchung mit perkutaner Coronarintervention (PCI) beraten.[8]

Box 2.5 Symptome der Angina pectoris, die koronare Ischämie anzeigen können[6]

- sich über Minuten entwickelnde Beschwerden in der Brust oder im Epigastrium
- bandartiges Druckgefühl, Engegefühl
- Ausstrahlung in Kiefer, Arme, Schultern
- Ausstrahlung in den Rücken
- verbunden mit Atemnot
- verbunden mit Übelkeit und/oder Schwitzen
- verbunden mit einer Synkope

Pulmonale Aspiration von Mageninhalt

Eine Schwangerschaft erhöht das Risiko einer pulmonalen Aspiration von Mageninhalt. Dies liegt an der progesteroninduzierten Relaxation des Ösophagussphinkters und der verzögerten Magenentleerung; ein Problem das besonders unter der Geburt auftritt. Die H_2-Antagonisten wie z.B. das Ranitidin können das Risiko minimieren.

Eine Aspiration tritt am wahrscheinlichsten bei der bewusstlosen Patientin auf (z.B. während der Ein- und Ausleitens der Vollnarkose), durch den Verlust des Hustenreflexes. Eine Aspiration von Mageninhalt kann sich durch Husten, Zyanose, Tachypnoe, Tachykardie, Hypotension oder ein Lungenödem bemerkbar machen. Um einer Aspiration vorzubeugen, benötigt eine bewusstlose Patientin einen Schutz des Atemwegs durch Intubation.

Anaphylaktische oder toxische Reaktion auf Medikamente oder Allergene

Eine anaphylaktische oder toxische Reaktion auf Medikamente oder Allergene kann sich als Krämpfe oder als Kollaps bemerkbar machen. Der enge zeitliche Zusammenhang der Verabreichung des Medikamentes oder Allergens (wie z.B. Antibiotika, intravenösen Eisenpräparaten, Latex) zum Kollaps kann auf eine anaphylaktische oder toxische Reaktion hinweisen.

Eine schwere Anaphylaxie sollte behandelt werden mit:

- Entfernung der Trigger Agens
- Positionierung in Linksseitenlage (erwäge Kopftieflage, wenn möglich) oder flach mit angehobenen Beinen, wenn postpartal
- 100% Sauerstoff über Reservoir-Maske
- Adrenalin (Epinephrin) 500 µg (0,5 ml der Ampulle 1 mg/1 ml) i.m. seitlich in den Oberschenkel, alle 5 Minuten Wiederholung wenn nötig
- oder, **wenn ein Anästhesist anwesend ist**, können 50–100 µg Adrenalin (Epinephrin) i.v. unter laufender Blutdruck-, Puls- und EKG-Kontrolle verabreicht werden, wenn dies sicher ist (0,5–1 ml einer Lösung von 1 mg Adrenalin in 10 ml NaCL, empfohlen wird die Verwendung einer entsprechenden Fertigspritze)[5]
- intravenöse Flüssigkeitsgabe: Kristalliode 500–1000 ml Bolus
- Vorbereitung weiterer Medikamente: Dimetinden (0,1 mg/kg) oder Clemastin (0,05 mg/kg) und 500–1000 mg Prednisolon (i.v.); vernebeltes Salbutamol, 2–4 Hübe DA über Spacer[13]

Einen Algorithmus für das Management der Anaphylaxie in der Schwangerschaft zeigt Abb. 2.4.

Anaphylaxie-Algorithmus

V.a. Anaphylaxie

Diagnose akuter Beginn:
- **Atemweg:** Heiserkeit, Stridor, Schwellung
- **Atmung:** rasch, Pfeiffen, Zyanose, Erschöpfung, SpO_2 < 92%
- **Kreislauf:** niedriger RR, Ohnmacht, Schwindel/Koma, Verwirrtheit, Agitation
- **Hautveränderungen:** blass, feuchtkalt, Ausschlag

↓

rufe nach Hilfe (Notsectio/Rea-Alarm /112)

↓

entferne Trigger-Agens (wenn bekannt)

↓

High-flow-**Sauerstoff**

↓

schwanger: Linksseitenlage, Schocklagerung
postpartal: flach, Beine anheben

↓

Adrenalin 500 μg i.m.
(0.5 mL von 1 mg/1 ml Ampulle)
(Injektion seitlich in den Oberschenkel kann alle 5 Min wiederholt werden, wenn keine Besserung)

↔ **nur** erfahrener Spezialist kann erwägen 0.5-1 mL von 1 mg Adrenalin in 10 ml NaCl (50-100 μg) wenn dies sicher ist

↓

i.v. Flüssigkeit
500–1000 mL Kristalloide

↓

Dimetinden (0,1 mg / kgKG) i.v.
Clemastin (0,05 mg / kgKG)
Prednisolon 250-1000 mg i.v.*

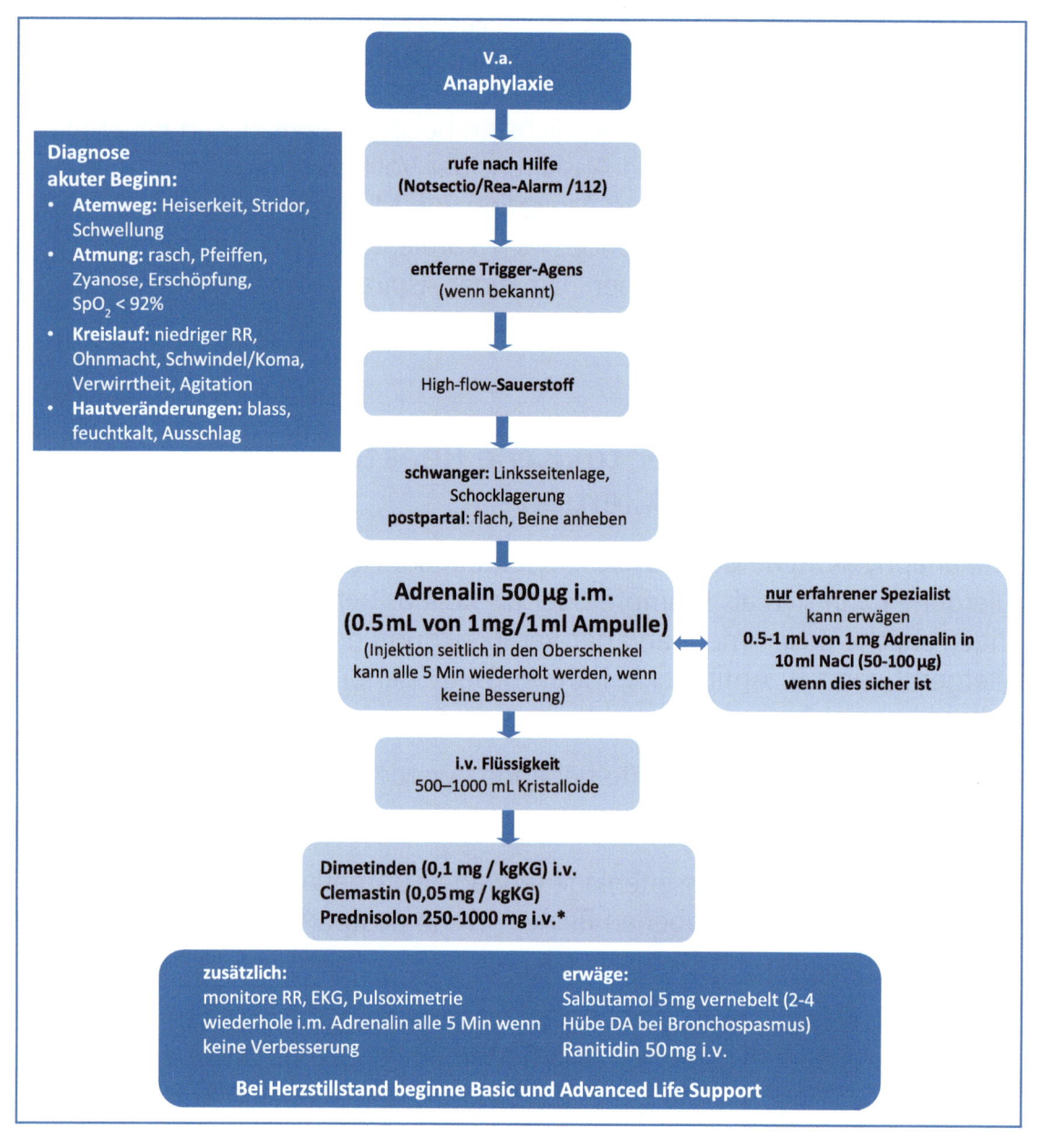

zusätzlich:
monitore RR, EKG, Pulsoximetrie
wiederhole i.m. Adrenalin alle 5 Min wenn keine Verbesserung

erwäge:
Salbutamol 5 mg vernebelt (2-4 Hübe DA bei Bronchospasmus)
Ranitidin 50 mg i.v.

Bei Herzstillstand beginne Basic und Advanced Life Support

Abbildung 2.4 Algorithmus für das Management der Anaphylaxie (basierend auf den Leitlinien des Resuscitation Councils [UK], 2015 und AWMF LL 061–025 Akkuttherapie anaphylaktischer Reaktionen)

Fruchtwasserembolie

Es wird geschätzt, dass im UK 1 von 50000 Geburten von einer Fruchtwasserembolie betroffen ist.[3] Es handelt sich um eine ernste und unvermeidbare Situation, die jedoch glücklicherweise im UK in jüngerer Zeit mit einer Verbesserung der Überlebensraten verbunden ist. Dies kann sowohl an einer verbesserten Identifikation der Frauen, die eine Fruchtwasserembolie überleben, als auch an der verbesserten Behandlung liegen.[3] Man glaubt, dass die Fruchtwasserembolie Folge einer abnormalen und übersteigerten Reaktion auf das in den mütterlichen Blutkreislauf übergetretene Fruchtwasser ist, was zu einem mütterlichem Kollaps und häufig zu Herzstillstand führt. Sechs von den elf der im UK zwischen 2009 und 2014 infolge einer Fruchtwasserembolie verstorbenen Frauen hatten eine Wehenaugmentation erhalten, 50% von ihnen entwickelten eine Hyperstimulation.[6]

Zu Beginn der Symptome ist die Patientin häufig noch bei Bewusstsein. Das Krankheitsbild ist hochakut, mit Angst und Unruhe, Husten sowie Kurzatmigkeit, gefolgt von Atemnot, Kreislaufkollaps (Hypotension, Tachykardie, möglicherweise mit Arrhythmien) und Herzstillstand. Eine Disseminierte intravasale Gerinnung (DIC) kann sich schnell entwickeln, was zu starken mütterlichen Blutungen führt. Pulmonaler Hypertonus und Rechtsherzversagen sind häufig.

Es wird zunächst nur eine Verdachtsdiagnose gestellt. Die Behandlung umfasst Beatmung und Kreislaufunterstützung sowie die frühe Korrektur der pathologischen Blutgerinnungswerte durch Blutprodukte. Die frühe Kontaktaufnahme zu Intensivmedizin und Hämatologie ist lebensrettend. Die Daten aus dem UK Obstetric Surveillance System (UKOSS) deuten darauf hin, dass unter optimalen Bedingungen, eine exzellente Reanimation und weiterführende Behandlung, viele Frauen mit Fruchtwasserembolie überleben.[3]

Luftembolie

Eine Luftembolie kann nach einer Uterusruptur, während der Gabe von intravenöser Flüssigkeit oder von Blutprodukten unter Druck oder nach der Manipulation an der Plazenta bei einem Kaiserschnitt auftreten. Eine Luftembolie ist mit Brustschmerzen und Kollaps assoziiert. Die Diagnose wird klassischerweise durch die Auskultation eines typischen Mühlradgeräusches über dem Präcordium gestellt. Eine Echokardiographie kann auch hilfreich sein.

Das initiale Management besteht darin, zu verhindern, dass weitere Luft in den Kreislauf eintritt (z.B. durch Stoppen der Druckinfusion, Oberkörperhochlagerung um den venösen Druck erhöhen, das Fluten des OP-Gebietes mit Kochsalzlösung). Anschließend ist die weitere Therapie supportiv.

Literaturstellen

1. Lewis G (Hrsg.). *The Confidential Enquiry into Maternal and Child Health (CEMACH). Saving Mothers' Lives: Reviewing Maternal Deaths to Make Motherhood Safer 2003–2005. The Seventh Report on Confidential Enquiries into Maternal Deaths in the United Kingdom.* London: CEMACH, 2007.

2. Cantwell R, Clutton-Brock T, Cooper G, et al. Saving Mothers' Lives: Reviewing Maternal Deaths to Make Motherhood Safer: 2006–2008. The Eighth Report of the Confidential Enquiries into Maternal Deaths in the United Kingdom. *BJOG* 2011; 118 (Suppl. 1): 1–203.
3. Knight M, Kenyon S, Brocklehurst P, et al. (Hrsg.). MBRRACE-UK. *Saving Lives, Improving Mothers' Care: Lessons Learned to Inform Future Maternity Care from the UK and Ireland Confidential Enquiries into Maternal Deaths and Morbidity 2009–12*. Oxford: National Perinatal Epidemiology Unit, University of Oxford, 2014.
4. Resuscitation Council (UK). *Adult Basic Life Support and Automated External Defibrillation. Resuscitation Guidelines*, 2015. www.resus.org.uk/resuscitation-guidelines/adult-basic-life-support-and-automated-external-defibrillation/ (aufgerufen Juni 2017).
5. Deutscher Rat für Wiederbelebung. *Reanimationsleitlinien*, 2021: https://www.grc-org.de/wissenschaft/leitlinien (aufgerufen April 2022).
6. Jeejeebhoy FM, Zelop CM, Lipman S, et al. Cardiac Arrest in Pregnancy: A Scientific Statement from the American Heart Association. *Circulation* 2015; 132: 1747–73.
7. Knight M, Nair M, Tuffnell D, et al. (Hrsg.). MBRRACE-UK. *Saving Lives, Improving Mothers' Care: Surveillance of Maternal Deaths in the UK 2012–14 and Lessons Learned to Inform Maternity Care from the UK and Ireland Confidential Enquiries into Maternal Deaths and morbidity 2009–14*. Oxford: National Perinatal Epidemiology Unit, University of Oxford, 2016.
8. Deutsche Gesellschaft für Kardiologie. *Pocket-Leinlinien. Akutes Koronarsyndrom (ACS)*. https://leitlinien.dgk.org/2021/pocket-leitlinie-akutes-koronarsyndrom-ohne-st-strecken-hebung-nste-acs-version-2020/.
9. Royal College of Obstetricians and Gynaecologists. *Thromboembolic Disease in Pregnancy and the Puerperium: Acute Management. Greentop Guideline No. 37B.* London: RCOG, 2015. www.rcog.org.uk/en/guidelines-research-services/guidelines/gtg37b (aufgerufen Juni 2017).
10. Truhlář A, Deakin CD, Soar J, et al. European Resuscitation Council Guidelines for Resuscitation 2015: Section 4. Cardiac Arrest in Special Circumstances. *Resuscitation* 2015; 95: 148–201.
11. Dt. Gesellschaft für Angiologie – Gesellschaft für Gefäßmedizin. *AWMF 065–002 S2k LL Venenthrombose und Lungenembolie:* Diagnostik und Therapie (gültig bis 9.10.2020). https://www.awmf.org/uploads/tx_szleitlinien/065-002l_S2k_VTE_2016-01.pdf.
12. AWMF 001–020 S3 LL Intravasale Volumentherapie beim Erwachsenen (abgelaufen 30.6.2017, in Überprüfung).
13. AWMF 061–025 S2kLL Anaphylaxie, Akuttherapie und Management (abgelaufen 31.12.2018, in Überprüfung).
14. AWMF 057–023 l S3 LL Diabetes und Schwangerschaft (abgelaufen seit 31.12.2019).

Modul 3
Mütterlicher Herzstillstand und Advanced Life Support

Wichtige Lerninhalte

- Rekapitulation der Gründe für den mütterlichen Herzstillstand
- Management des mütterlichen Herzstillstands mit dem Advanced-Life-Support-Algorithmus (ALS-Algorithmus)
- Bedeutung der Linksverlagerung des Uterus zur Vermeidung der aortocavalen Kompression nach 20 Schwangerschaftswochen
- umgehende Durchführung einer perimortalen Sektio (oder instrumentellen Entbindung), wenn die Reanimation nicht erfolgreich ist
- genaue, klar verständliche und lesbare Dokumentation der Details des Managements

Häufige bei Übungen beobachtete Schwierigkeiten

- Versagen, den Herzstillstand zu erkennen und fehlender zeitgerechter Beginn der Herz-Lungen-Wiederbelebung
- Konzentration auf den Advanced Life Support (ALS) und Vernachlässigen eines qualitativ guten Basic Life Support (BLS)
- fehlende Verlagerung des Uterus

PROMPT PRactical Obstetric Multi-Professional Training

- fehlender Anschluss des Defibrillators
- unnötige Unterbrechungen der Herzdruckmassage
- fehlendes Verständnis dafür, dass eine perimortale Sektio primär durchgeführt wird, um die mütterliche Wiederbelebung zu erleichtern
- Transport der Frau in den OP zur Durchführung der perimortalen Sektio
- verspäteter Beginn der perimortalen Sektio
- Vergessen, ein neonatologisches Team zu rufen

Einführung

Ein mütterlicher Herzstillstand ist selten. Über die Hälfte der Opfer werden jedoch mit qualitativ guten BLS und ALS, die an die physiologischen Veränderungen der Schwangerschaft angepasst sind, überleben.[1]

Dieses Modul gibt einen Überblick über den Advanced Life Support (ALS) bei der schwangeren Frau. Weiterführende Informationen über fortgeschrittene Wiederbelebungstechniken und ein spezifisches Training können durch das Resuscitation Council (UK)[2] und das European Resuscitation Council bezogen werden.[3]

Mögliche geburtshilfliche und anästhesiologische Gründe eines Herzstillstands in der Schwangerschaft und in der Nachgeburtsphase schließen ein:

- Hämorrhagie
- Präeklampsie/Eklampsie
- Lungenembolie
- Fruchtwasserembolie
- Sepsis
- totale Spinalanästhesie
- Lokalanästhetika-Toxizität
- Magnesium-Überdosierung

Diese Schwangerschaftsassoziierten Gründe sollten zusätzlich zu den anderen allgemeinen Gründen des Herzstillstands der nichtschwangeren Frau (Herzerkrankung, Medikamentenabusus, Anaphylaxie, Trauma) in Erwägung gezogen werden. Potentiell reversible Gründe des Herzstillstands (die vier Hs und die vier Ts) werden später in diesem Modul diskutiert.

Kardiorespiratorische Veränderungen in der Schwangerschaft

In Rückenlage kann Druck des schwangeren Uterus die Aorta und V. cava komprimieren (aortocavale Kompression). Am Termin ist die Vena cava inferior bei 90% der in Rückenlage liegenden Frauen vollständig verlegt, was das kardiale Auswurfvolumen (die Blutmenge, die mit jeder Kontraktion des Herzens gepumpt wird) um bis zu 70% reduziert. Dies hat signifikante Auswirkungen auf den kardialen Output, der während der kardiopulmonalen Wiederbelebung (CPR) erzielt werden kann.

Um sicherzustellen, dass die aortocavale Kompression auf ein Minimum reduziert wird, während gleichzeitig qualitativ hochwertige und effektive Thoraxkompressionen durchgeführt werden, sollte die Frau in Rückenlage verbleiben, während ein Assistent mit ein oder zwei Händen den Uterus manuell nach links verlagert (Abbildung 3.1).[4,5] Alternativ kann eine 15–30°-Linksseitenlage hergestellt werden, wenn sich die Frau auf einem Operationstisch oder einer anderen festen drehbaren Unterlage befindet.

Die schwangere Frau weist am Termin eine Verringerung der pulmonalen funktionellen Residualkapazität von 20%, sowie einen Anstieg des Sauerstoffbedarfes von 20% auf. Sie wird daher schneller als die nichtschwangere Frau hypoxisch.[6] Der vergrößerte Uterus, zusammen mit der daraus resultierenden Aufwärtsverlagerung der abdominalen Organe, verringert die Lungencompliance während der Atmung, was eine adäquate Ventilation während des Herzstillstands schwierig macht.

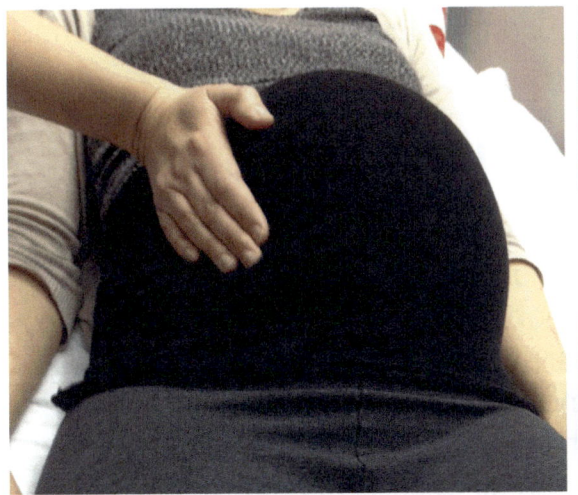

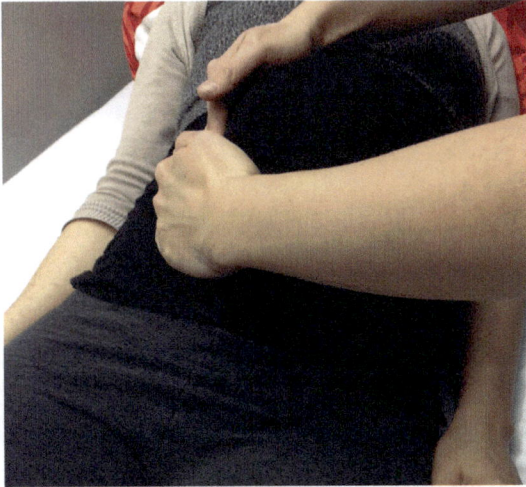

Abbildung 3.1 Manuelle Verlagerung des Uterus nach links mittels Einhand- oder Zweihandmethode

Eine Schwangerschaft erhöht zudem das Risiko der pulmonalen Aspiration von Mageninhalt. Eine frühzeitige tracheale Intubation verringert dieses Risiko. Die Oxygenierung der Patientin hat jedoch immer Priorität und wiederholte Intubationsversuche sollten vermieden werden.

Wenn die Wiederbelebung nicht sofort erfolgreich ist, sollte ein Plan für eine beschleunigte Entbindung gemacht werden (perimortale Geburt). Es ist allgemeine Lehrmeinung, dass eine perimortale Geburt bei vier Minuten beginnen sollte, damit das Kind innerhalb von fünf Minuten geboren werden kann. Jedoch deuten neuere Erkenntnisse drauf hin, dass eine Zeit von drei Minuten oder darunter für die Kollaps-Entbindungszeit des Babys mit einem besseren mütterlichen Outcome assoziiert sind. Daher sollten Versuche, die Geburt zu beschleunigen, nicht verzögert werden, wenn die Wiederbelebungsmaßnahmen als erfolglos eingeschätzt werden.[1,5,7]

Wenn sich die Frau in der Austreibungsperiode befindet und das Baby tief genug in das Becken eingetreten ist, kann eine vaginal-operative Geburt durchgeführt werden; andernfalls sollte ein perimortaler Kaiserschnitt vorgenommen werden. Die Entbindung des Babys wird unmittelbar das Vena-cava-Kompressionssyndrom entlasten, das durch den schwangeren Uterus verursacht wird, und die Effektivität der Thoraxkompressionen erhöhen. Sie wird zusätzlich Versuche zur Beatmung verbessern. Darüber hinaus verringert die Entbindung die Aufwärtsverlagerung der Lungen und reduziert den totalen Sauerstoffbedarf, da eine fetale Oxygenierung nicht weiter erforderlich ist. Die perimortale Geburt wird durchgeführt, um die Überlebenswahrscheinlichkeit der Mutter zu verbessern; auch das Baby überlebt mit höherer Wahrscheinlichkeit.[8,9,10] Um die Geburt rechtzeitig beenden zu können, müssen die Teammitglieder bereits ab dem Zeitpunkt, an dem ein Herzstillstand erklärt wird, Vorbereitungen für die Geburt treffen.

Außerklinischer Herzstillstand

Wenn ein mütterlicher Herzstillstand außerhalb des Krankenhauses auftritt, müssen sich die Mitarbeiter der Rettungsdienste bewusst sein, wie wichtig der sofortige Beginn des Basic Life Support (BLS) mit der linksseitigen Verlagerung der Gebärmutter sowie der schnelle Transport der Frau ins Krankenhaus für den Beginn der perimortalen Sektio sind. Protrahierte Reanimationsmaßnahmen vor Ort – ohne perimortale Geburt – verringern die Erfolgswahrscheinlichkeit. Ebenso müssen die Mitarbeiter der Notaufnahme, insbesondere solche, die nicht zu einer Geburtshilfeabteilung gehören, chirurgisches Personal und alle weiteren zur perimortalen Sektio benötigten Personen zusammenrufen, um so schnell wie möglich nach der Ankunft der Patientin mit Herzstillstand eine perimortale Sektio durchführen zu können.[5]

Management des mütterlichen Herzstillstands

Ein Algorithmus für das Management des mütterlichen Herzstillstandes ist in Abbildung 3.2 dargestellt. Eine umfassendere Liste der Maßnahmen, die für den Fall des mütterlichen Herzstillstands erforderlich sind, ist in der Textbox 3.1 dargestellt.

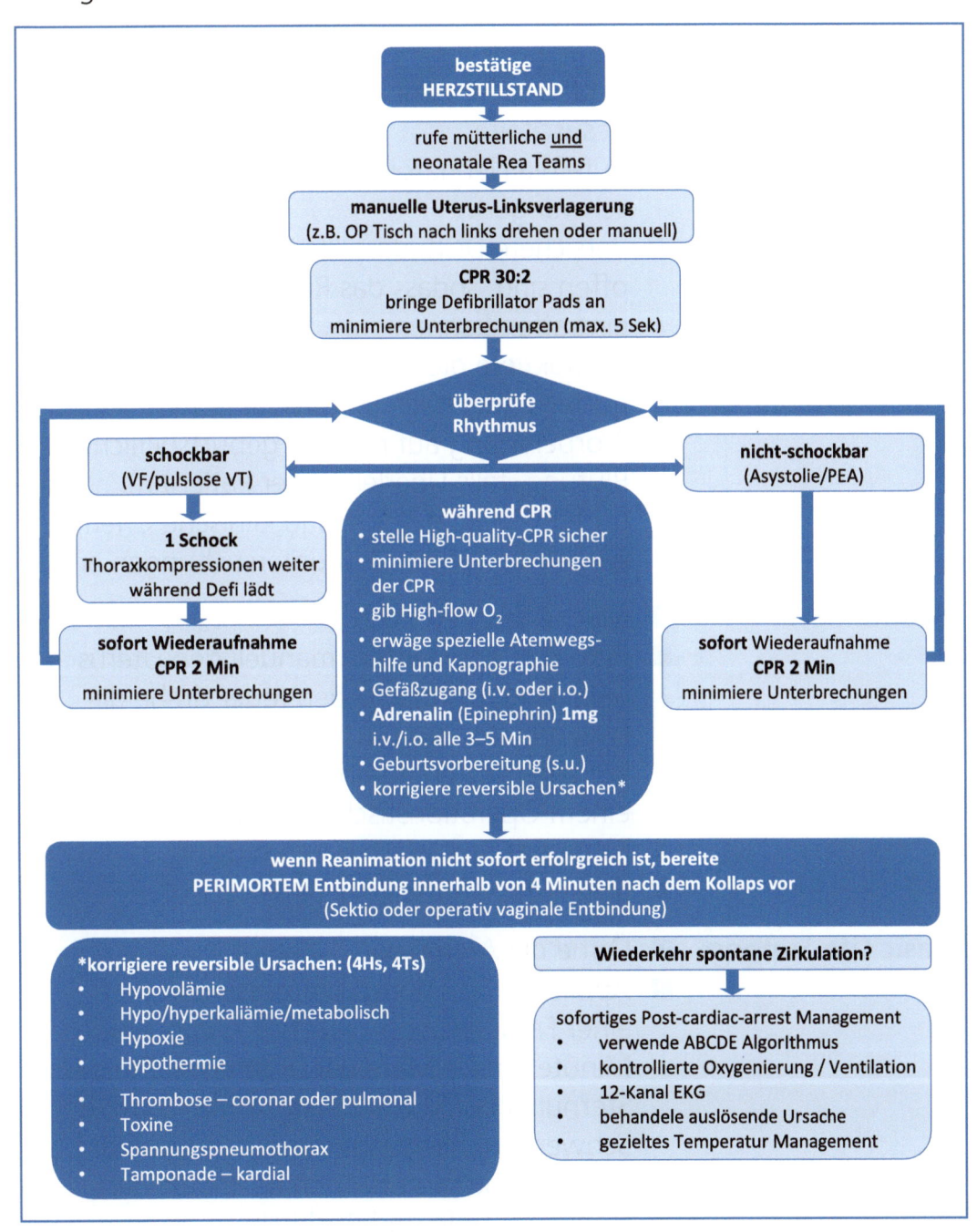

```
                        bestätige
                     HERZSTILLSTAND
                            │
                            ▼
                  rufe mütterliche und
                    neonatale Rea Teams
                            │
                            ▼
              manuelle Uterus-Linksverlagerung
         (z.B. OP Tisch nach links drehen oder manuell)
                            │
                            ▼
                        CPR 30:2
                  bringe Defibrillator Pads an
             minimiere Unterbrechungen (max. 5 Sek)
                            │
                            ▼
                        überprüfe
                         Rhythmus
                    ◄──              ──►
        schockbar                          nicht-schockbar
      (VF/pulslose VT)                     (Asystolie/PEA)

                        während CPR
         1 Schock    • stelle High-quality-CPR sicher
  Thoraxkompressionen  • minimiere Unterbrechungen
    weiter während       der CPR
      Defi lädt       • gib High-flow O₂
                      • erwäge spezielle Atemwegs-    sofort Wiederaufnahme
  sofort Wiederaufnahme   hilfe und Kapnographie        CPR 2 Min
       CPR 2 Min      • Gefäßzugang (i.v. oder i.o.)  minimiere Unterbrechungen
  minimiere Unterbrechungen  • Adrenalin (Epinephrin) 1mg
                           i.v./i.o. alle 3–5 Min
                      • Geburtsvorbereitung (s.u.)
                      • korrigiere reversible Ursachen*

   wenn Reanimation nicht sofort erfolgreich ist, bereite
   PERIMORTEM Entbindung innerhalb von 4 Minuten nach dem Kollaps vor
            (Sektio oder operativ vaginale Entbindung)
```

*korrigiere reversible Ursachen: (4Hs, 4Ts)
- Hypovolämie
- Hypo/hyperkaliämie/metabolisch
- Hypoxie
- Hypothermie
- Thrombose – coronar oder pulmonal
- Toxine
- Spannungspneumothorax
- Tamponade – kardial

Wiederkehr spontane Zirkulation?

sofortiges Post-cardiac-arrest Management
- verwende ABCDE Algorithmus
- kontrollierte Oxygenierung / Ventilation
- 12-Kanal EKG
- behandele auslösende Ursache
- gezieltes Temperatur Management

Abbildung 3.2 Adaptierter Algorithmus für das Management des mütterlichen Herzstillstands (Leitlinien des Resuscitation Councils [UK], 2015)
\# UKOSS 2017: Jüngere Evidenz lässt vermuten, dass kurze Kollaps-zu-Entbindungs-Intervalle mit einem besseren Outcome assoziiert sind.

PROMPT PRactical Obstetric Multi-Professional Training

Box 3.1 Management des mütterlichen Herzstillstands

Ereignis	Maßnahme
Hilfe	■ Rufe nach Hilfe. ■ Rufe die Nummer des Reanimationsteams und melde ‚mütterlichen Herzstillstand' und den Ort des Vorfalls. ■ Frage nach dem Reanimationswagen, dem Sektioset für perimortalen Kaiserschnitt und Resuscitaire. ■ Rufe die Neonatologen (wenn Patientin schwanger). ■ Versichere Dich, dass die Sicherheitstüren offen sind, sodass das Reanimationsteam eintreffen kann. ■ Kontaktiere die Blutbank und frage notfallmäßig nach Blutprodukten (Vorbereitung auf massive geburtshilfliche Blutung, falls Überleben der Patientin). ■ Rufe die Hämatologie und klinische Chemie wegen dringender Blutuntersuchungen an.
Positionierung	■ Mache das Bett flach. ■ Bitte den Assistenten, manuell den Uterus nach links zu verschieben (oder drehe die Patientin um 30° nach links, wenn sie sich auf einer festen drehbaren Unterlage, z.B. einem Operationstisch, befindet). ■ Fahre das Bett in die Raummitte. ■ Nimm das Kopfteil des Bettes ab.
Basic Life Support	■ Öffne die Atemwege. ■ Appliziere **30** Thoraxkompressionen (mit einer Frequenz von **100–120** Kompressionen/Minute) in der Mitte der unteren Hälfte des Sternums bis zu einer Tiefe von 5–6 cm; der Schwerpunkt liegt auf der guten Qualität der Thoraxkompressionen bezüglich der Frequenz, Tiefe und Rückkehr.

Modul 3　　　　　　　　　　　Mütterlicher Herzstillstand und ALS

Box 3.1 Management des mütterlichen Herzstillstands (fortgesetzt)

	■ Verabreiche **2** Atemzüge unter Verwendung einer Taschenmaske oder Beatmungs Maske/Beutels.
	■ Fahre mit einem Rhytmus von **30** Thoraxkompressionen pro **2** Atemzüge fort (30:2) (jeder Atemzug etwa 1 Sekunde lang).
Ausrüstung	■ Defibrillator – bringe die Pads an und prüfe den Rhythmus um zu entscheiden, ob ein Schock gegeben werden sollte (bei Verwendung eines AEDs folge den Intstruktionen). Fahre mit der Thoraxkompression fort, während die Pads angebracht werden.
	■ Verabreiche Schock wenn erforderlich (oder nach AED); fahre mit den Thoraxkompressionen fort, während der Defibrillator lädt.
	■ Ausrüstung für perimortale Entbindung – öffne das perimortale Sektiopacket und Einmalskalpell oder vaginales Entbindungsset und sei bereit, die Geburt zu Beschleunigen, wenn CPR nicht erfolgreich.
	■ Resucitaire bereitstellen und einschalten, für eine Rea vorbereitet; das neonatale Team sollte gerufen werden.
Untersuchungen	■ Großlumige i.v. Zugänge sollten so schnell wie möglich gelegt werden. Wenn nicht möglich, kann ein intraossärer Zugang gelegt werden (proximaler Humerus oder Femur), wenn Nadeln verfügbar sind.
	■ Venenblutentnahmen: Blutbild, Elektrolyte und Harnstoff, GOT, GOP, Gerinnung, Kreuzblut, Calcium und Magnesium
	■ arterielle Blutgase für die sofortige Bestimmung von Hämoglobin, K^+, Na^+, Ca^{2+} und Glukose und pH, PaO_2 und $PaCO_2$ (ggf. BGA-Gerät im KRS)

PROMPT PRactical Obstetric Multi-Professional Training

Box 3.1 Management des mütterlichen Herzstillstands (fortgesetzt)

Advanced Life Support
- Sobald das Reanimationsteam eintrifft, sollte ein Teamleader benannt werden. In den meisten Krankenhäusern nimmt ein zuvor festgelegtes Mitglied des Reanimationsteams diese Rolle ein. Dieser Teamleader sollte die Maßnahmen koordinieren, einschließlich der Vergabe bestimmter Aufgaben an Mitglieder des Teams.
- Die CPR sollte nicht unterbrochen werden, auch nicht während der perimortalen Sektio. Ausnahmen sind die Verabreichung von Schocks und Rhythmusanalysen (jede Unterbrechung sollte unter 5 Sekunden sein).
- Der Anästhesist wird normalerweise Atemwege und Atmung sicherstellen. Nachdem die Frau intubiert wurde, sollten die Thoraxkompressionen kontinuierlich weiter appliziert werden. Eine Kapnographie sollte erwogen werden (Montitoring des pCO_2).
- Schocks: alle 2 Minuten, wenn ventrikuläre Fibrillation (VF) oder pulslose ventrikuläre Tachykardie (VT) (schockbare Rhythmen)
- Adrenalin (Epinephrin): 1 mg i.v./i.o. mit mindestens 20 ml einer 0,9%igen Kochsalzlösung oder Wasser für Injektionszwecke nachgespült (in Abhängigkeit von lokalen mütterlichen Wiederbelebungsleitlinien, nach dem 3. Schock wenn VF/pulslose VT), alle 3–5 Minuten wiederholt

Beschleunige Geburt des Babys
- Führe, sobald der Herzstillstand eingetreten ist, Vorbereitungen zur Beschleunigung der Geburt durch, falls die Reanimationsmaßnahmen nicht erfolgreich sind; in jedem Fall innerhalb von 4 Minten nach Beginn der CPR, wenn möglich früher, auf dem schnellsten Wege (Notsektio oder vaginal-operative Geburt).

| Modul 3 | Mütterlicher Herzstillstand und ALS |

> **Box 3.1 Management des mütterlichen Herzstillstands (fortgesetzt)**
>
> | | |
> |---|---|
> | | ■ Setze die CPR während der Entbindung fort.
 ■ Stelle sicher, dass die Neonatologen bereit stehen. |
> | **Dokumentation** | ■ Notiere den Zeitpunkt des Herzstillstands, des Eintreffens des Reanimationsteams, die Zeitpunkte der Defibrillation, die Zeitpunkte der Medikamentengabe, den Zeitpunkt der Geburt des Babys sowie den Zeitpunkt, zu dem ein suffizienter Kreislauf wieder hergestellt werden konnte. |

Die Rolle des Teamleaders

In der Krankenhausumgebung wird der Teamleader durch einen Arzt des Reanimationsteams gestellt, potentiell jedoch auch von jedem in Advanced Life Support Trainiertem. Der Teamleader sollte das Team anleiten und die Sicherheit aller gewährleisten.

Dies kann am besten dadurch erreicht werden, dass der Teamleader einen Schritt zurück tritt, bestimmte Aufgaben an Mitglieder des Teams delegiert und sicher stellt, dass klare Anweisungen gegeben werden. Der Teamleader muss überprüfen, ob eine korrigierbare Ursache des Herzstillstandes vorliegt und entscheiden, ob die Verabreichung von Medikamenten (Tabelle 3.1) nützlich ist.

Wenn ein mütterlicher Herzstillstand auftritt, ist es wichtig, dass der Teamleader, oder jedes andere Mitglied des Teams, unmittelbar nach dem Herzstillstand ausruft, dass eine perimortale Entbindung durchgeführt werden muss, wenn die Reanimationsmaßnahmen nicht erfolgreich sind. Diese erfolgt durch eine perimortem Sektio, es sei denn, die Frau hat einen vollständigen MM und eine vaginal-operative Entbindung ist rasch möglich. In jedem Fall ist jedoch der Ausruf innerhalb von 4 Minuten seit Beginn der CPR wesentlich. Die perimortale Geburt sollte dort stattfinden, wo die Mutter kollabiert ist. Bringe die Patientin nicht in den OP, da dies eine effektive Reanimation stark erschwert und die Geburt verzögert. Beides setzt die Chancen einer erfolgreichen Reanimation herab. Die Instrumente zur Durchführung der Entbindung sollten

Table 3.1 Medikamente zur Verwendung bei Herzstillstand

Merkmal	Medikament
Herzstillstand	1 mg Adrenalin (Epinephrin) i.v./i.o alle 3–5 Minuten (nach 3. Schock, wenn schockbarer Rhythmus)
VF/VT	300 mg Amiodaron i.v./i.o. nach 3. Schock
Opiat-Überdosierung	0,4–0,8 mg Naloxon i.v./i.o. (Initialdosis)
Magnesium-Toxizität	10mg Calcium Glukonat (10 ml einer 10% Lösung) i.v./i.o
Lokalanästhetika-Toxizität	1,5 ml/kg Intralipid 20% i.v./i.o. und kontinuierliche Infusion: 0,25 ml/kg pro Minute über 10 Minuten, ggf. 2x wiederholen (off-label)

Die Medikamente sollten intravenös oder intraossär verabreicht werden. Die Gabe über die Trachea wird nicht mehr empfohlen.

unmittelbar verfügbar sein (ein Skalpell ist die einzige Ausrüstung, die zu Beginn einer perimortalen Notsektio benötigt wird (Abbildung 3.3). Ein perimortales Sektioset (Inhalt des Sets s.a. Tabelle 3.2), oder ein Sektio-Sieb, sollte gemeinsam mit der Ausrüstung zur Reanimation in allen Bereichen vorgehalten werden, in denen mit einer Reanimation einer zu rechnen ist (z.B. Schwangerenambulanz, Schwangerenstation, Kreißsaal, Notaufnahme).

Tabelle 3.2 Vorgeschlagener Inhalt eines perimortalen Sektiosets

steriles Einwegskalpell (an der Außenseite des Sets angebracht, um die Sterilität des Verpackungsinhaltes beizubehalten)
eine Packung große Kompressen
Fritsch'sche Haken
2–3 Klemmen (z.B. Kocher, Spencer Well oder vergleichbare)
1 große Präparierschere (z.B. Mayoschere)
1 Präparierpinzette
Handschuhe und Kittel für Operateur (kann außerhalb gelagert werden)

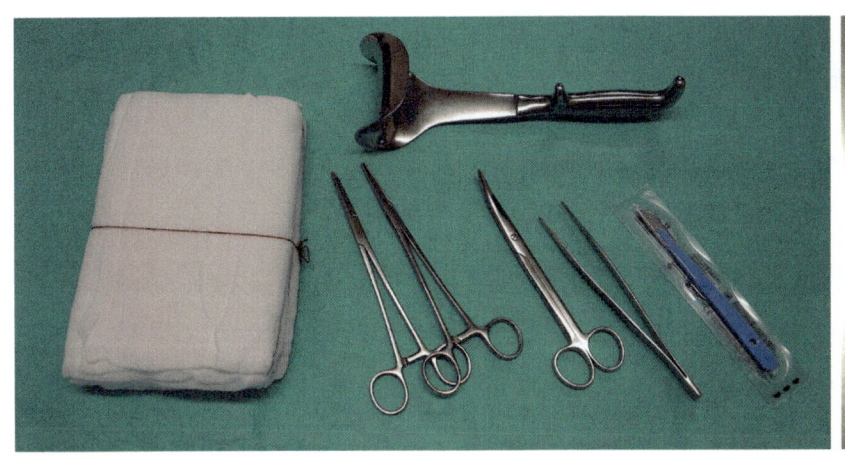

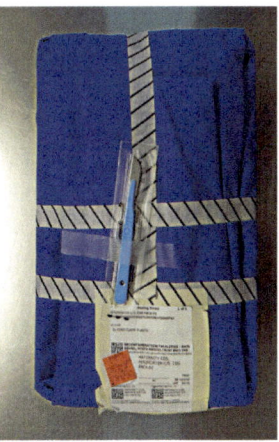

Abbildung 3.3. Für den perimortalen Kaiserschnitt erforderliches Material mit an der Außenseite des Sets befestigtem Einwegskalpell

Wenn die Wiederbelebung nach der Geburt erfolgreich ist, sollte der Bauchraum gepackt und die Mutter in den nächstgelegenen OP-Bereich gebracht werden, wo der Bauchraum von einem Geburtshelfer oder einem Chirurgen verschlossen werden kann.

Es ist wichtig, die Neonatologen so früh wie möglich zu rufen, da sie die Wiederbelebung des Babys durchführen müssen und etwas Zeit brauchen, um den Resuscitaire und weitere Gegenstände, die für die Reanimation nötig sind, vorzubereiten.

Der Teamleader des Reanimationsteams sollte – im Einvernehmen mit den übrigen Teammitgliedern – entscheiden, wann ein Wiederbelebungsversuch beendet werden soll. Das Management des Herzstillstands sollte vollständig dokumentiert werden. Mitarbeiter und Angehörige sollten anschließend unterstützt werden. Es entspricht einer guten Praxis, dass jemand während des Herzstillstands bei den Angehörigen bleibt und sie so gut wie möglich informiert hält.

Erkennung des Herzrhythmus

Alle Wiederbelebungsversuche sollten dem vorgegebenen evidenzbasierten Algorithmus folgen, der durch das Resuscitation Council (UK) publiziert wurde.[1] Der Advanced-Life-Support-Algorithmus (Abbildung 3.2) hat zwei Hauptpfade: Schwangere mit Herzstillstand, die eine direkte elektrische Kardioversion benötigen (schockfähige Rhythmen), und solche, für die dies unangebracht wäre (nicht-schockfähige Rhythmen) (Box 3.2). Der kardiale Rhythmus (oder AED) gibt vor, welchem Pfad gefolgt werden sollte.

PROMPT PRactical Obstetric Multi-Professional Training

> **Box 3.2 Bei Herzstillstand auftretende Herzrhythmen**
>
> **Schockfähige Rhythmen** (*shockable* rhythms)
>
> ventrikuläre Fibrillation (VF)
>
> pulslose ventrikuläre Tachykardie (VT)
>
> **Nicht-schockfähige Rhythmen** (*non-shockable* rhythms)
>
> Asystolie
>
> pulslose elektrische Aktivität (PEA)

Nachdem der Herzstillstand bestätigt wurde, sollte ein Defibrillator verwendet werden, um rasch den Herzrhythmus der Frau zu untersuchen. Selbstklebende Pads werden auf dem Brustkorb der Patientin angebracht und können sowohl für das kardiale Monitoring als auch zur Defibrillation verwendet werden. Unterbrich nicht die Herzdruckmassage während des Anbringens der Pads. Der Herzhythmus kann mit dem AED unter Verwendung der an dem Throax der Frau angebrachten selbsklebenden Defibrillatorpads bestimmt werden (Abbildung 3.4).

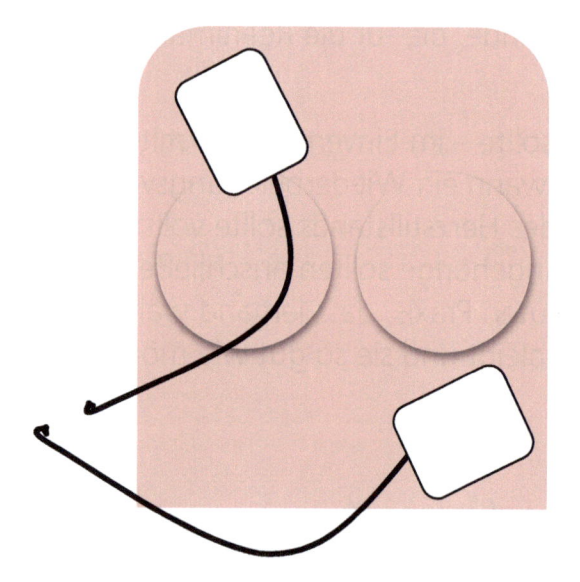

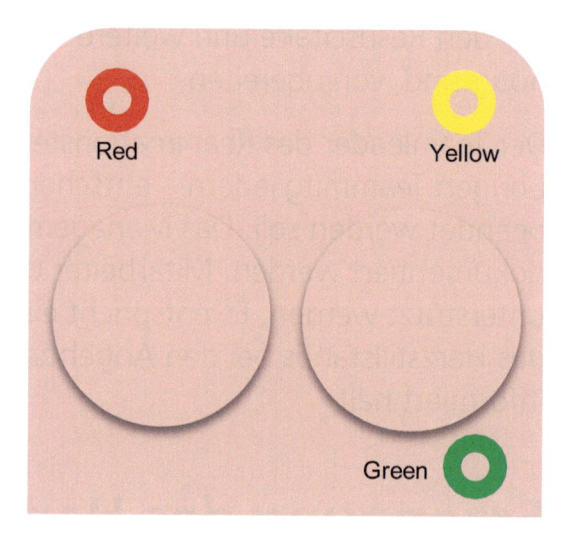

Abbildung 3.4 Platzierung der Defibrillatorpads und EKG-Elektroden

Wenn keine Defibrillatorpads verfügbar sind, kann ein 3-Kanal-EKG genutzt werden, um den Rhythmus zu monitorieren. Die EKG-Elektroden sind farbkodiert und sollten so angebracht werden, dass die rote Elektrode an der rechten Schulter liegt (*red to right*), die gelbe Elektrode an der linken Schulter (*yellow to left*) und die grüne Elektrode unterhalb des M. pectoralis (*green* for sp*leen*) (Abbildung 3.4). Der Defibrillator sollte so eingestellt sein, dass der EKG-Rhythmus durch das Kabel II gelesen wird.

Bei einem Herzstillstand wird der Herzrhythmus in schockbar und nicht-schockbar kategorisiert (Box 3.2).

Schockfähige (defibrillierbare) Rhythmen

Die Mehrheit der Überlebenden eines Herzstillstands entstammen der defibrillierbaren Kategorie (ventrikuläre Fibrillation, Kammerflimmern [VF] und pulslose ventrikuläre Tachykardie [VT]). Ein typisches Beispiel der VF ist in Abbildung 3.5 gezeigt.

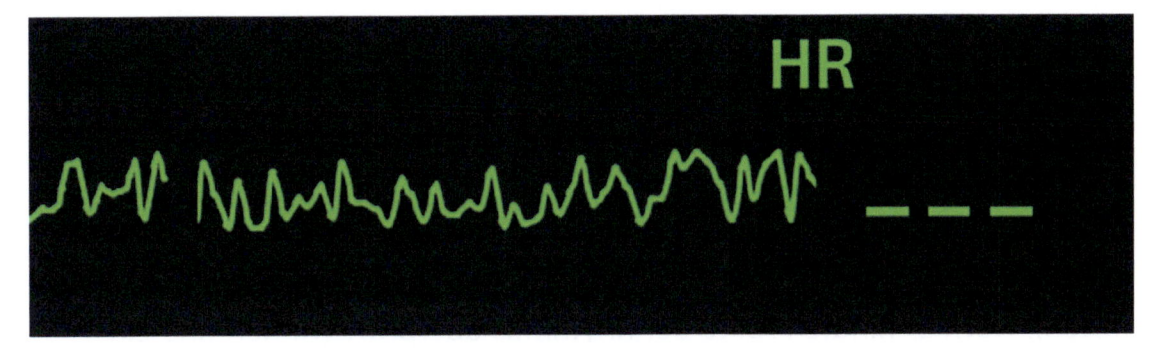

Abbildung 3.5 Beispiel für Kammerflimmern

Eine VT wird durch eine reguläre Tachykardie mit breiten Komplexen charakterisiert (Abbildung 3.6). Eine VT kann einen schweren Verlust der kardialen Auswurfleistung auslösen und plötzlich in ein Kammerflimmern konvertieren. Eine pulslose VT wird wie ein Kammerflimmern behandelt.

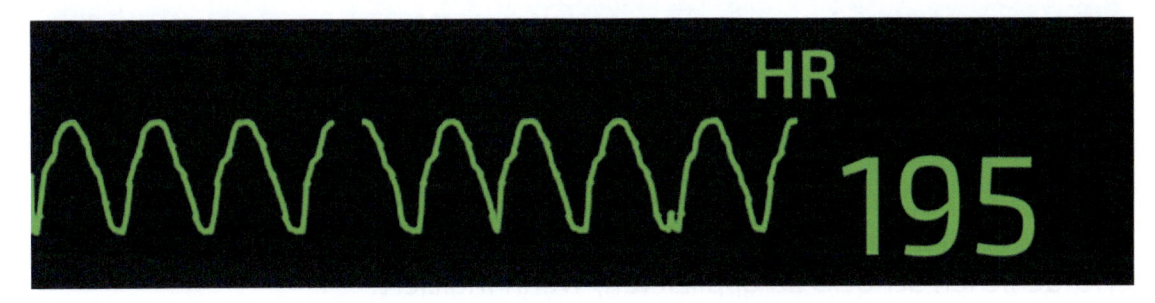

Abbildung 3.6 Ventrikuläre Tachykardie

Schockfähige Herzrhythmen müssen durch Defibrillation behandelt werden. Dies bedeutet, elektrischen Strom durch das Herz zu schicken, um simultan eine kritische Masse des Myokards zu depolarisieren, sodass das natürliche

Erregungssystem des Herzens die Kontrolle wiedergewinnen kann. Der Versuch der Defibrillation stellt die wichtigste Einzelmaßnahme in der Behandlung von VF/VT dar. Die Zeitspanne zwischen dem Auftreten der VF/VT und der Defibrillation ist der wichtigste Faktor für das Überleben des Patienten. Das Überleben sinkt um 7–10% für jede Minute nach dem Kollaps.

Die meisten Defibrillatoren senden nun einen biphasischen Strom. Dieser besitzt eine höhere Effizienz, sodass weniger Energie nötig ist, um das Herz zu Depolarisieren. Wenn ein biphasischer Defibrillator verwendet wird, sollte ein Strom von 150–200 Joule (J) für den ersten Schock und 150–360 J für weitere Schocks verwendet werden. Für einen monophasischen Defibrillator sollten 360 J für den ersten und alle weiteren Schocks verwendet werden.

> **Kenne Dein Gerät: Wenn unsicher, schocke mit 200 J.**

Merke: nur ein Schock pro Zyklus für schockfähige Rhythmen; dem Schock folgt unmittelbar eine CPR für zwei Minuten mit einer Ratio von 30 Kompressionen zu 2 Ventilationen (ohne einen Rhythmus oder Puls zu tasten). Nach 2 Minuten sollte der Rhythmus überprüft werden und ein zweiter Schock verabreicht werden falls nötig. Der Puls sollte nur dann überprüft werden, wenn ein nicht-schockfähiger Rhythmus vorliegt.

> **Adrenalin (Epinephrin) mg i.v./i.o. sollte nach abwechselnden Schocks gegeben werden (alle 3–5 Minuten, unmittelbar nach dritten Schock beginnend).**
>
> **Amiodaron 300 mg i.v./i.o. sollte auch nach dem dritten Schock gegeben werden.**

Die meisten Kliniken haben heute automatisierte externe Defibrillatoren (AEDs), die in der Lage sind, den Herzrhythmus zu analysieren und die erforderlichen Schocks zu applizieren, wenn indiziert.

Es ist äußert wichtig, vor der Gabe des Schocks und während der Defibrillator lädt, die Thoraxkompressionen fortzusetzen. Wenn ein AED verwendet wird, folge den Anweisungen der Maschine. In Abbildung 3.7 wird das Beispiel eines AEDs gezeigt, der für Trainingszwecke verwendet wird.

Modul 3　　　　　　　　　　　Mütterlicher Herzstillstand und ALS

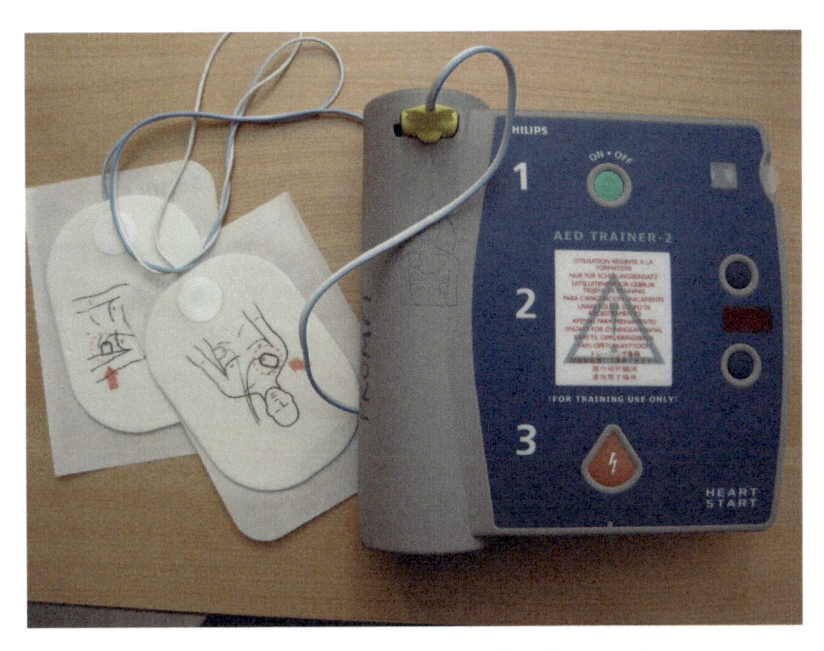

Abbildung 3.7 Ein Beispiel eines AED-Defibrillators für Trainingszwecke

Nicht-schockfähige (defibrillierbare) Rhythmen

Die pulslose elektrische Aktivität (PEA) entspricht der klinischen Abwesenheit eines Herzauswurfes (z.B. kein Puls) trotz kardialer elektrischer Aktivität, welche normal sein kann (Sinusrhythmus oder nahezu normaler Befund). Beispielsweise kann bei der Ausblutung die elektrische Aktivität des Herzens fortwährend einen normalen Sinusrhythmus anzeigen, wie in Abbildung 3.8 gezeigt. Da jedoch kein zirkulierendes Blut vorhanden ist, besteht auch kein Puls. PEA ist der in der Schwangerschaft am häufigsten gefundene Rhythmus bei Herzstillstand.

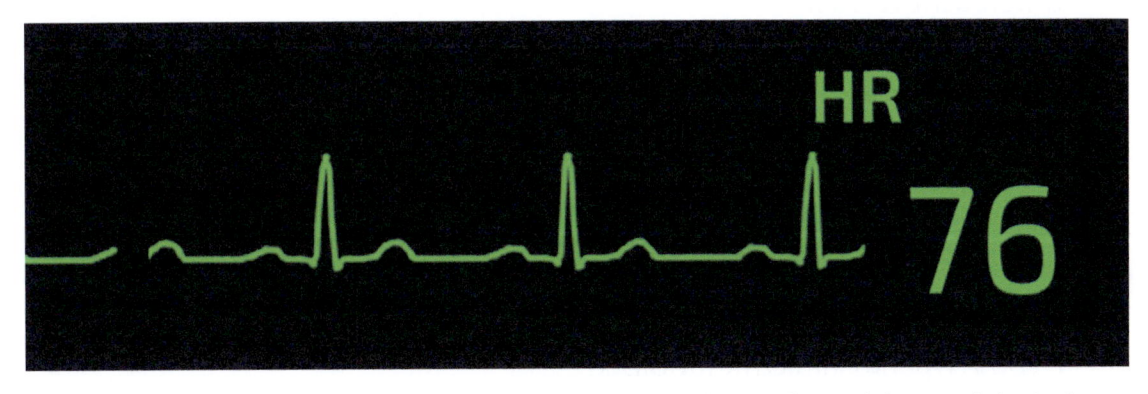

Abbildung 3.8 Normaler Sinusrhythmus, der auch bei der pulslosen elektrischen Aktivität gefunden werden kann

Die Asystolie ist eine leicht unruhige Nullline. Ein Beispiel ist in Abbildung 3.9 dargestellt. Anstatt für eine Asystolie ist bis zum Beweis des Gegenteils eine vollständig horizontale Linie ein Hinweis dafür, dass die Elektroden nicht korrekt platziert sind. Erwachsene mit Asystolie haben eine sehr schlechte Prognose.

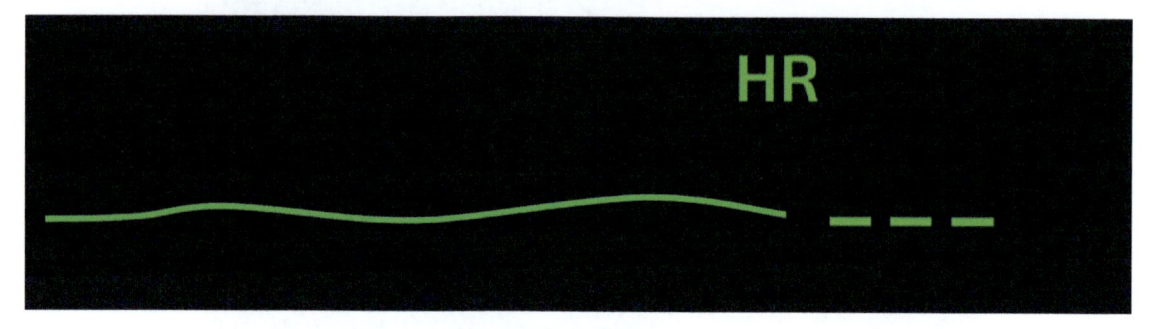

Abbildung 3.9 Beispiel einer Asystolie

Potentiell reversible Gründe

Wenn der kardiale Rhythmus nicht VF oder VT ist, wird die Prognose ungünstig sein, es sei denn, ein potentiell reversibler Grund kann gefunden und behandelt werden. Potentiell reversible Gründe für Herzstillstand kann man sich anhand der vier ‚Hs' und vier ‚Ts' merken.

Die vier Hs

1. Hypoxie sollte durch eine adäquate Beatmung des Patienten während des Stillstands minimiert werden. Basic Life Support gefolgt von sofortiger Intubation und Ventilation mit 100% Sauerstoff wird die Sauerstoffabgabe an die Frau maximieren. Sie sollte auf eine Anhebung des Brustkorbs und beidseitigen Lufteinstrom während der Beatmung untersucht werden.

2. Hypovolämie wird in der Schwangerschaft am Häufigsten durch eine massive Blutung verursacht (Abruptio plazentae oder postpartale Hämorrhagie). Denke daran, dass eine Blutung versteckt sein kann. Die intravenöse Verabreichung von Flüssigkeit und Blutprodukten sollte sofort beginnen, um das intravaskuläre Volumen wiederherzustellen. Es sollte auch eine notfallmäßige Operation erwogen werden, mit dem Ziel, die Ursache der Blutung abzustellen (s.a. Modul 8).

3. Hypo-/Hyperkaliämie/metabolisch

   - Hypoglykämie kann bei einer diabetischen Mutter auftreten. Wenn die Blutglukose < 3 mmol/l liegt, verabreiche 50 ml einer 20%igen Glukoselösung (oder 100 ml einer 10%igen) i.v.

- Hyperkaliämie (hohes Kalium im Serum) kann sich sekundär bei Niereninsuffizienz entwickeln.
- Hypermagnesiämie (hohes Magnesium im Serum) kann Folge der Behandlung der Präeklampsie mit i.v. Magnesiumsulfat sein, besonders bei gleichzeitiger Niereninsuffizienz.
- Hypocalziämie (niedriges Calcium im Serum) kann aus der Überdosierung eines Calciumkanalblockers wie z.B. Nifedipin resultieren.
- Hohe Spiegel von Kalium oder Magnesium und niedrige Spiegel von Calcium sollten mit 10 ml einer 10%igen Calciumgluconat-Injektion i.v. (oder oder 10% Calciumchlorid) behandelt werden.

4. Hypothermie ist ein unwahrscheinlicher Grund für einen mütterlichen Herzstillstand im Krankenhaus. Es sollten Versuche unternommen werden, Patienten in der Situation um den Herzstillstand warm zu halten, warme intravenöse Infusionen und gewärmte Decken zu verwenden. Wenn jedoch der Herzstillstand einmal eingetreten ist, kann eine milde therapeutische Hypothermie (32–36 °C) und die Vermeidung von Fieber eine Neuroprotektion darstellen.[4,11]

Die vier Ts

1. Thromboembolie ist in der Schwangerschaft wegen des prokoagulatorischen Effekts der Schwangerschaft und der mechanischen Obstruktion des venösen Rückflusses, durch den gravierenden Uterus, häufiger. Ein massiver pulmonaler Embolus kann einen plötzlichen Kollaps und Herzstillstand auslösen. Die Behandlung ist schwierig, aber eine Thrombolyse, ein kardiopulmonaler Bypass oder eine Entfernung des Gerinnsels sollten erwogen werden. Eine Fruchtwasserembolie ist ebenfalls ein Grund eines plötzlichen Kollapses und Herzstillstands. Die Behandlung ist supportiv und es sollte darauf geachtet werden, eine Gerinnungsstörung zu korrigieren, da eine disseminierte intravaskuläre Koagulopathie (DIC) eine häufige Folge ist. Eine frühe Kontaktaufnahme mit Intensivmedizinern und Gerinnungsspezialisten ist essentiell.

2. Spannungspneumothorax kann Kollaps und anschließende pulslose elektrische Aktivität verursachen. Ein Spannungspneumothorax tritt am ehesten bei dem Versuch der Anlage eines ZVKs oder nach einem Trauma auf (Verkehrsunfall). Die Behandlung besteht in der akuten Dekompression der betroffenen Seite durch die Einführung einer

dicken i.v.-Kanüle in die Thoraxhöhle im zweiten Intercostalraum der Medioklavikularlinie, gefolgt von der Einlage einer Thoraxdrainage.
3. Therapeutische oder toxische Substanzen (z.B. die versehentliche intravenöse Administration von Bupivacain oder eine Opiat-Überdosis) können einen Herzstillstand auslösen. Spezifische Antidote oder Behandlungskonzepte sollten verwendet werden, z.B. für die Opiat-Überdosierung Naloxon 0,4–0,8 mg i.v. oder für die Bupivacain-Überdosierung i.v. Intralipid (s. **Modul 4**).
4. Kardiale Tamponade ist ein seltener Grund des mütterlichen Herzstillstands, sollte aber bei Trauma erwogen werden, besonders wenn es zu penetrierenden Thoraxverletzungen gekommen ist. Die Behandlung besteht in der Entlastung der Tamponade durch wiederbelebende Thorakotomie oder durch eine Perikardiozentese mithilfe einer Nadel.

Medikamente bei Herzstillstand

Das Adrenalin (Epinephrin) 1 mg sollte i.v./i.o. alle 3–5 Minuten während des Herzstillstands gegeben werden. Weitere Medikamente sind in Tabelle 3.1 aufgelistet.

Alle Medikamente sollten mit mindestens 20 ml Flüssigkeit nachgespült werden, um sicherzugehen, dass sie die zentrale Zirkulation erreichen. Die häufigsten bei einem Herzstillstand benötigten Medikamente werden auf dem Reanimationswagen in aufgezogenen Spritzen gelagert, sodass sie im Falle eines Notfalls sehr rasch verabreicht werden können. Es ist äußerst wichtig, dass alle Mitarbeiter wissen, wo sich der Reanimationswagen und der Defibrillator in ihrer Abteilung befinden. Es ist auch von wesentlicher Bedeutung, dass sich alle Mitarbeiter mit der Verwendung der Notfallausrüstung und der Medikamente vertraut machen, da sich die Ausstattung an unterschiedlichen Stellen unterscheiden kann.

Versorgung nach Wiederbelebung

Ein umfassendes, strukturiertes Post-Reanimations-Protokoll ist wichtig und enthält normalerweise die Verlegung auf eine Intensivstation:

- ABCDE-Ansatz
- Kontrollierte Oxygenierung und Beatmung: es sollte sorgfältig eine Hyperoxie vermieden werden. Die inspiratorische Sauerstoffkonzentration

soll nach der Sauerstoffsättigung von 94–98% (gemessen durch Pulsoxymetrie oder arterielle Blutgasmessung) titriert werden.

- Temperatur- und Glukosekontrolle: Es sollte eine therapeutische Hypothermie erwogen werden (32–36 °C). Glukosespiegel > 10 mmol/L sollten behandelt, aber eine Hypoglykämie vermieden werden.
- Ein 12-Kanal-EKG sollte durchgeführt werden.
- Zugrundeliegende Ursachen sollten behandelt werden.

Nachwirkungen

Ein Herzstillstand in der Schwangerschaft kann für alle Beteiligten ein traumatisches Erlebnis sein. Viele Mitarbeiter im Bereich der Geburtshilfe werden mit dieser Situation noch nicht konfrontiert gewesen sein. Es sollte auf das Wohl aller an der Wiederbelebung Beteiligten geachtet werden. Dies schließt das gesamte Personal ein, das sich zu diesem Zeitpunkt im klinischen Bereich aufgehalten hat (auch diejenigen, die nicht direkt involviert waren) und kann auch Personal der Ambulanz- und Notaufnahme, Transport-, Haus-, und Laborpersonal umfassen.

Einige Tage nach dem Ereignis sollte allen Beteiligten deshalb die Möglichkeit gegeben werden, an einer Nachbesprechung teilzunehmen. Diese sollte ein sachliches Resümee der Ereignisse enthalten, da Missverständnisse nach solchen Vorkommnissen häufig sind. Es kann ein Update über den gesundheitlichen Zustand der Mutter und/oder des Kind gegeben werden, wenn sie überlebt haben. Dem Personal sollte die Gelegenheit gegeben werden, ihre Gefühle und Gedanken auszutauschen und Fragen in einer angenehmen und unterstützenden Umgebung zu stellen. Darüber hinaus können potenzielle Lernpunkte ohne Schuldzuweisung und mit dem Ziel, mögliche Verbesserungen des Systems zu erreichen, diskutiert werden.

Allen Mitarbeitern steht der Zugang zu professioneller Hilfe für Angehörige des Gesundheitssystems offen und Informationen zur Kontaktaufnahme sollten verfügbar gemacht werden.

Literaturstellen

1. Beckett VA, Knight M, Sharpe P. The CAPS Study: Incidence, Management and Outcomes of Cardiac Arrest in Pregnancy in the UK: A Prospective, Descriptive Study. *BJOG* 2017; 24. Februar 2017. doi: 10.1111/1471-0528.14521.
2. Resuscitation Council (UK). *Resuscitation Guidelines*, 2015. www.resus.org.uk (aufgerufen Juni 2017).

3. European Resuscitation Council. www.erc.edu (aufgerufen Juni 2017).
4. Resuscitation Council (UK). *Frequently Asked Questions (FAQs): Adult Advanced Life Support.* www.resus.org.uk/faqs/faqs-adult-advanced-life-support/ (aufgerufen Juni 2017).
5. Knight M, Kenyon S, Brocklehurst P, et al. (Hrsg.). MBRRACE-UK. *Saving Lives, Improving Mothers' Care: Lessons Learned to Inform Future Maternity Care from the UK and Ireland Confidential Enquiries into Maternal Deaths and Morbidity 2009–12*. Oxford: National Perinatal Epidemiology Unit, University of Oxford, 2014.
6. Zakowski MI, Ramanathan S. CPR in Pregnancy. *Curr Rev Clin Anesth* 1990; 10: 106.
7. National Perinatal Epidemiology Unit. UK Obstetric Surveillance System (UKOSS). www.npeu.ox.ac.uk/ukoss (aufgerufen Juni 2017).
8. Marx G. Cardiopulmonary Resuscitation in Late-Pregnant Women. *Anaesthesiology* 1982; 56: 156.
9. Oates S, Williams GL, Res GA. Cardiopulmonary Resuscitation in Late Pregnancy. *Br Med J* 1988; 297: 404–5.
10. Page-Rodriguez A, Gonzalez-Sanchez JA. Perimortem Caesarean Section of Twin Pregnancy: Case Report and Review of the Literature. *Acad Emerg Med* 1999; 6: 1072–4.
11. Arrich J, Holzer M, Havel C, Müllner M, Herkner H. Hypothermia for Neuroprotection in Adults after Cardiopulmonary Resuscitation. *Cochrane Database Syst Rev* 2016; 2: CD004128.

Modul 4
Mütterliche anästhesiologische Notfälle

Wichtige Lerninhalte

- Verstehen der Schwierigkeiten bei der Intubation der geburtshilflichen Patientin
- Management der schwierigen Atemwege
- Verstehen der Rolle der intrauterinen fetalen Reanimation für die potentielle Vermeidung einer Vollnarkose
- Erkennung und Management einer hohen regionalen Blockade
- Anzeichen und Symptome der Lokalanästhetika-Toxizität
- Management des Herzstillstands bei einer Patientin mit Lokalanästhetika-Toxizität

Hintergrund

In der *Confidential Enquiry into Maternal Deaths* im UK in den Jahren 2009–12 gab es 78 Fälle, die direkten Todesursachen zuzurechnen waren; vier (5%) davon waren aus der Anästhesie. Die Rate an direkten Todesfällen im Zusammenhang mit der Anästhesie lag demnach bei 0,17/100000 Schwangerschaften, was einen Rückgang gegenüber dem Dreijahreszeitraum 2006–08 anzeigt. Zwei der Todesfälle standen im Zusammenhang mit einer Hypoventilation nach einer Vollnarkose, und zwei traten in Folge einer unbeabsichtigten Duraperforation auf.[1] Die Bedeutung praktischer Übungen für das Management von Atemwegsproblemen und der Benutzung der Kapnographie wurden betont. Darüber hinaus müssen Anästhesisten jederzeit in der Lage sein, mit den Nebenwirkungen von Lokalanästhetika umzugehen.

‚Human factors', wie die Kommunikation innerhalb und zwischen den Teams, sowie Führung und Fixierungsfehler, wurden hervorgehoben. Wiederholte Schulungen zu Kommunikation, Teamwork und Reflexion, z.B. mit Hilfe von Simulationen, werden als entscheidend angesehen, um die Kultur guter Teamarbeit innerhalb von Gruppen weiterzuentwickeln. Die Rolle des Anästhesisten im multidisziplinären Team schließt einzigartige Herausforderungen ein; seine spezifischen Fähigkeiten werden häufig in Situationen mit hohem Stresslevel gefordert, in denen der Zeitfaktor kritisch ist und das mütterliche und/oder fetale Leben auf dem Spiel stehen. Unter diesen Umständen kann die Hilfe des übrigen Teams der Geburtshilfe unschätzbar sein.

Schwieriger Atemweg

Einführung

Für den Kaiserschnitt ist die Vollnarkose selten geworden. Von den 172594 Kaiserschnitten in England in den Jahren 2015–16 wurden 6,6% (11372) in Vollnarkose durchgeführt.[2] Der größte Anteil der Intubationsnarkosen wurde in Notfallsituationen vorgenommen. In Box 4.1 sind die Indikationen für eine Vollnarkose aufgeführt.

Box 4.1 Indikationen für eine Vollnarkose

- schwere mütterliche oder fetale Gefährdung, die eine sofortige Entbindung erfordern
- Kontraindikationen für eine Regionalanästhesie (z.B. Koagulopathie, hämodynamische Instabilität)
- fehlgeschlagene oder nicht ausreichend wirksame Regionalanästhesie
- mütterlicher Wunsch

Die Mehrheit der Komplikationen im Zusammenhang mit einer Vollnarkose hängen mit den Atemwegen zusammen. Wenn eine Atemwegssicherung bei einer schwangeren oder postpartalen Patienten notwendig wird, muss eine endotracheale Intubation erfolgen (ein Tubus mit einem Cuff wird

Modul 4 — Mütterliche anästhesiologische Notfälle

durch die Stimmritze geschoben und darunter geblockt, um den Atemweg offen zu halten), da Schwangere ein erhöhtes Risiko für Regurgitation und Aspiration von Mageninhalt aufweisen.

Ein schwieriger Atemweg ist eine anästhesiologische Notfallsituation, für die es mehrere Definitionen gibt. Eine für das geburtshilfliche Team nützliche Definition ist: ein schwieriger Atemweg liegt dann vor, wenn der Anästhesist es nach zwei Versuchen nicht geschafft hat, den Endotrachealtubus zu platzieren. An diesem Punkt beginnt die Übung ‚schwieriger Atemweg', bei der die Hilfe der übrigen Teammitglieder benötigt wird, obgleich es vorausschauender wäre, sich bereits nach dem ersten misslungenen Intubationsversuch auf eine Assistenz vorzubereiten.

Ein schwieriger Atemweg im Rahmen einer geburtshilflichen Allgemeinanästhesie (AA) hat eine Inzidenz von 2,6 pro 1000 AAs oder 1 zu 390, mit einer geschätzten Letalität von 1 zu 90 fehlgeschlagenen Intubationen.[3] Ein schwierige Intubation tritt in der geburtshilflichen Population aus verschiedenen Gründen häufiger auf, zum Beispiel wegen einer kompletten Dentition (das heißt, die meisten Schwangeren haben ein vollständiges Gebiss), vermehrten pharyngealen oder laryngealen Ödemen, einer durch die Schwangerschaft vergrößerten Zunge oder die mit einer Schwangerschaft assoziierten größeren Brüste. Zusätzlich entsättigen Schwangere wegen des zusätzlichen Sauerstoffbedarfs schneller. Adipositas ist ein Risikofaktor für eine schwierige Intubation und für eine postoperative Hypoventilation. Beide Frauen, die laut dem ‚2009–12 Report on Maternal Deaths in the UK' nach einer Allgemeinanästhesie gestorben sind, waren übergewichtig.[1] Das ‚National Audit 2009' zeigte, dass 5% aller schwangeren Frauen im UK einen BMI über 35 und 2% über 40 hatten. Bei 37% der Frauen mit einem BMI von über 35 wurde ein Kaiserschnitt durchgeführt.[4]

Im Idealfall sollten die meisten schwierigen Intubationen bereits vor der Geburt antizipiert werden, sodass ein Plan vor dem Eintreten der Situation erstellt werden kann. Die antenatale Untersuchung sollte darauf abzielen, Frauen mit einem erhöhten Risiko für eine schwierige Intubation zu identifizieren, und es sollte eine Vorstellung bei einem geburtshilflichen Anästhesisten vereinbart werden (Box 4.2).

Leider sind die meisten Tests zur Identifizierung von Patientinnen mit potentiell schwierigen Atemwegen unzuverlässig, besonders in der geburtshilflichen Population. Dadurch ist es möglich, dass der Anästhesist mit einer unerwartet schwierigen oder unmöglichen Intubation konfrontiert wird. Um die Komplikationen während dieser seltenen Ereignisse zu minimieren, ist ein klarer Algorithmus hilfreich. Die Obstetric Anaesthesists'

> ### Box 4.2 Risikofaktoren für eine schwierige Intubation
>
> - bekannte frühere schwierige Intubation
> - Adipositas
> - Prä-/Eklampsie
> - kongenitale Atemwegsveränderungen mit eingeschränkter Nackenbeweglichkeit und limitierter Mundöffnung (z.B. Klippel-Feil-Syndrom, Pierre-Robin-Syndrom)
> - erworbene Atemwegsveränderungen mit eingeschränkter Nackenbeweglichkeit und limitierter Mundöffnung (z.B. rheumatoide Arthritis, ankylosierende Spondylitis, zervikale Wirbelkörperfusionen)

Association (OAA) und die Difficult Airway Society (DAS) haben 2012 eine Arbeitsgruppe gebildet, um nationale Leitlinien für das Management des schwierigen Atemwegs zu entwickeln.[5] Im Jahre 2015 wurden eine umfassende Leitlinie und ein Algorithmus veröffentlicht, die ein hilfreiches Werkzeug für die einzelnen Einrichtungen darstellen.[6] Die Bedeutung einer Planung im Team vor der Narkoseeinleitung wird ebenso betont wie die Ausrüstung für Routinefälle und für den schwierigen Atemweg im geburtshilflichen OP.[7,8]

Management und Reduktion potentieller Komplikationen

Das Management einer schwierigen Intubation bei einer schwangeren Patientin sollte das frühzeitige Erkennen eines potentiell schwierigen Atemwegs einschließen. Es wird z.B. empfohlen, für Mütter mit krankhafter Adipositas frühzeitig eine Periduralanästhesie anzulegen.[9] Dies eröffnet die Möglichkeit einer Top-Up-Injektion in den Periduralkatheter, sollte ein Notfallkaiserschnitt notwendig werden, da eine schnelle Spinalanästhesie zu diesem Zeitpunkt technisch schwierig sein und ggf. fehlschlagen könnte.

Eine Allgemeinanästhesie hat ein höheres Risiko für die Mutter als eine Regionalanästhesie und wird meist dann durchgeführt, wenn die Entbindung wegen einer kindlichen Kompromittierung schnell erfolgen muss. Durch eine Verbesserung des kindlichen Zustands vor einer notfallmäßigen Entbindung kann ausreichende Zeit für eine Regionalanästhesie geschaffen werden. Maßnahmen zur intrauterinen

Modul 4   Mütterliche anästhesiologische Notfälle

> **Box 4.3 Intrauterine fetale Reanimation für den kompromittierten Feten**
>
> **S** *Stop syntocinon*: Stoppe jegliche Oxytocininfusion.
>
> **P** *Position*: Linksseitenlage, um die aortocavale Kompression zu verringern.
>
> **I** *Intravenous fluid bolus*: 250–500 ml Kristalloide, um die uteroplazentare Durchblutung zu verbessern.
>
> **L** *Low blood pressure*: Behandle, falls niedrig (z.B. mit Flüssigkeit, Vasopressoren).
>
> **T** *Tocolysis*: Erwäge eine Tokolyse, um die Wehen zu stoppen und dadurch den uteroplazentaren Blutfluss zu steigern.

fetalen Reanimation, wie zum Beispiel eine vollständige Linksseitenlage, ein Flüssigkeitsbolus oder eine Tokolyse (Box 4.3), sollten in Betracht gezogen und können gegebenenfalls bereits durchgeführt werden, während die Mutter in den OP gebracht wird. Bei Ankunft im OP kann der Status des Feten erneut überprüft werden, um festzustellen, ob ausreichend Zeit für eine Regionalanästhesie zur Verfügung steht.

Die Wahrscheinlichkeit einer Aspiration von Mageninhalt ist bei einer schwierigen Intubation, bei Notfällen und bei Schwangeren mit Adipositas erhöht. Daher sollte besondere Aufmerksamkeit darauf gelenkt werden, das Volumen und den Säuregrad des Mageninhalts bei Risikoschwangeren während der Geburt zu verringern. Lokale Leitlinien für Risikoschwangere (z.B. mit Adipositas) sollten nur eine begrenzte Nahrungsaufnahme während der Geburt empfehlen. Isotonische Sportgetränke können erlaubt und übliche prophylaktische H_2-Rezeptor-Antagonisten gegeben werden, z.B. Ranitidin oral 150 mg, alle 6 Stunden. Diese prophylaktischen Vorkehrungen stellen eine weitere Sicherheitsmaßnahme zur Verringerung der potentiellen Morbidität und Mortalität im Zusammenhang mit notfallmäßiger geburtshilflicher Chirugie und Anästhesie dar.

Für den Fall einer notfallmäßigen Vollnarkose kann die Vorbereitung den Unterschied zwischen Erfolg und fehlgeschlagener Intubation ausmachen. Es ist wichtig, eine Teambesprechung vor Einleitung der Anästhesie anzustreben, um ausreichend auf alle Eventualitäten vorbereitet zu sein. Eine optimale Lagerung der Mutter ist wichtig, insbesondere bei einer krankhaft adipösen Patientin. Der Kopf der Patientin sollte so nah wie möglich am Anästhesisten sein, das Kissen sollten so positioniert werden, dass ihr Hals überstreckt ist und ihr Kinn nach oben zur Decke zeigt (Abbildung 4.1).

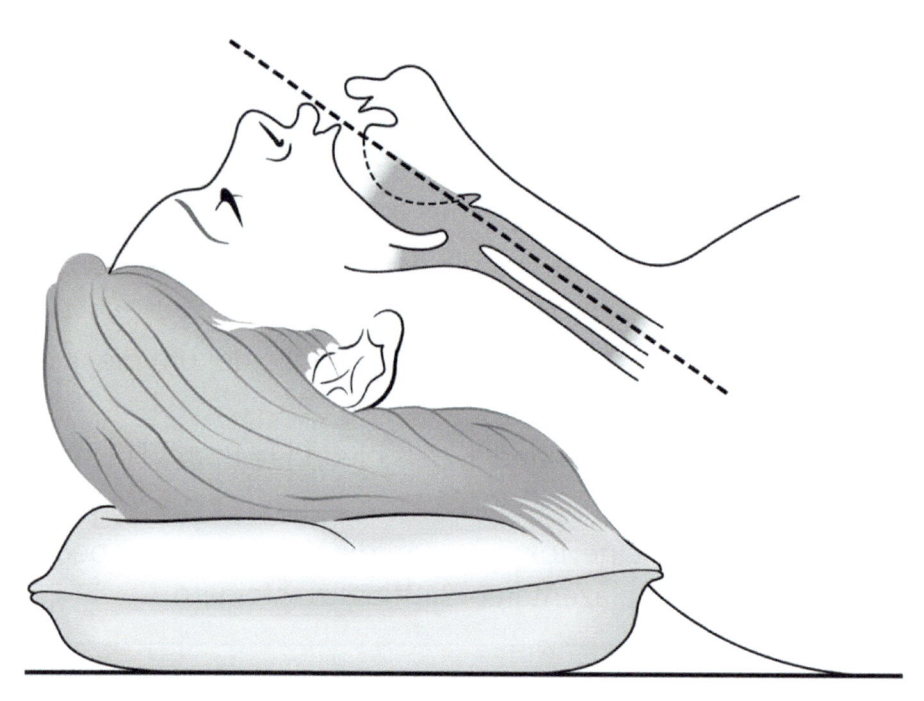

PROMPT PRactical Obstetric Multi-Professional Training

Abbildung 4.1 Optimale anatomische Position für eine erfolgreiche Laryngoskopie

Bei schwangeren Frauen, insbesondere solchen mit großen Brüsten oder Adipositas, kann es sinnvoll sein, eine *ramped position* anzuwenden. Diese verbessert den Blick auf die Stimmlippen während der Laryngoskopie und vereinfacht so die Intubation.[10] Die ‚ramped-position' zielt darauf ab, eine horizontale Linie zwischen der Sternumoberkante und dem äußeren Gehörgang herzustellen, wie in Abbildung 4.2 dargestellt.[9,10] Diese Position kann durch maßangefertigte Kissen wie dem Oxford HELP (Head Elevating Laryngoscopy Pillow) erzielt werden oder durch die Anpassung des OP-Tisches unter Verwendung zusätzlicher Kissen oder Keile.

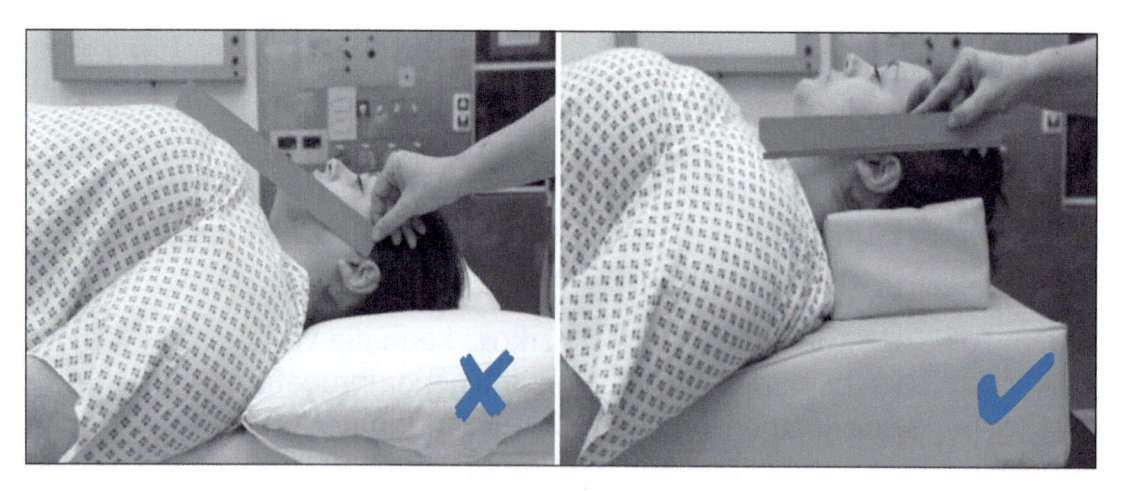

Abbildung 4.2 Anatomische Lagerung unter Verwendung des Oxford HELP, um die Intubationsbedingungen zu verbessern (Copyright Alma Medical Products 2010, mit Erlaubnis reproduziert)

Nachdem die Frau auf dem OP-Tisch gelagert wurde, beginnt die Präoxygenierung. Die Präoxygenierung ist wichtig, um eine Desaturierung während der Intubation zu verhindern, die bei schwangeren Frauen rasch eintreten kann. Ziel ist es, die Lungen mit so viel Sauerstoff wie möglich zu füllen und Stickstoff zu entfernen, damit, wenn die Patientin nach der Narkoseeinleitung apnoeisch ist (d. h. aufgehört hat zu atmen), genügend Sauerstoff für den Gasaustausch zur Verfügung steht – für die Zeit, bis der Tubus geblockt und die künstliche Beatmung begonnen wurde. Für eine effektive Präoxygenierung muss die Beatmungsmaske dicht auf das Gesicht der Patientin gehalten werden, damit kein Spalt entsteht, durch welchen Luft eintritt und verabreichter Sauerstoff verdünnt wird. In Fall einer notfallmäßigen Vollnarkose kann Hilfe durch das Team beim Anschluss des Monitorings (für i.v. Zugänge) zur Desinfektion und Abdeckung des Abdomens die Zeit für die Präoxygenierung maximieren, während gleichzeitig die Entbindung beschleunigt wird.

Während der Narkoseeinleitung sollten sich alle Teammitglieder im OP leise verhalten und darauf vorbereitet sein, im Fall einer schwierigen Intubation zu helfen. Wenn die Intubation nicht gelingt, sollte der Anästhesist sofort den Notfall ausrufen und einen ‚schwierigen Atemweg' deklarieren. Während des Notfalls können die individuellen Rollen variieren. Der Anästhesist und die Anästhesiepflegekraft werden die Frau nicht verlassen können, sodass andere Teammitglieder benötigt werden, um zu helfen. Alle Mitarbeiter im OP sollten wissen, wo sich die Ausrüstung für den schwierigen Atemweg (Atemwegswagen) befindet und in der Lage sein, sie bei Bedarf zu holen. Alle Mitarbeiter im OP sollten außerdem wissen, wie zusätzliche anästhesiologische Unterstützung gerufen werden kann. Ein schwieriger Atemweg ist in jedem Fall eine äußerst stressige Situation, in der eine klare Kommunikation erforderlich ist. Der Algorithmus für den schwierigen Atemweg wird in Abbildung 4.3 dargestellt.

Bei einem schwierigen Atemweg hat das Leben der Frau für den Anästhesisten absolute Priorität. Die OAA/DAS-Guidelines von 2015 bieten ein Instrument zur Entscheidung, ob eine Frau aufwachen soll oder ob es sinnvoll ist, mit der Operation fortzufahren, sobald Oxygenierung und Beatmung möglich sind. (Abbildung 4.4).[8]

Wenn die Operation ohne Intubation fortgeführt wird, entscheidet der Anästhesist, ob die Frau spontan atmen soll oder relaxiert wird (falls eine Notfallreversierung der neuromuskulären Blockade verfügbar ist). Wenn die Frau spontan atmet, ist die Sektio möglicherweise schwieriger, weil der Zugang zum Uterus erschwert ist. Außerdem kann die Verwendung hoher Narkosegaskonzentrationen eine uterine Relaxation verursachen,

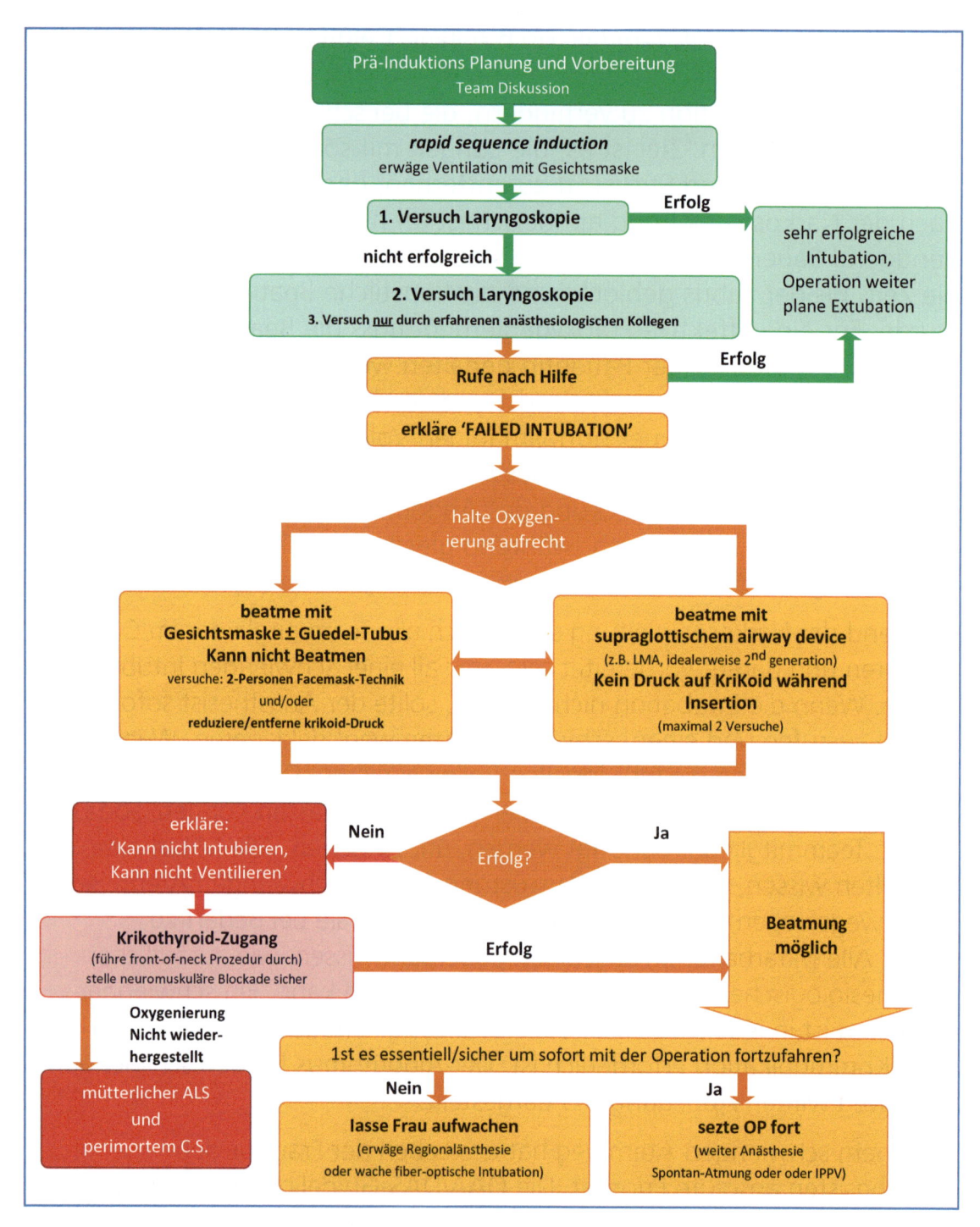

Abbildung 4.3 Algorithmus für das Management des schwierigen Atemweges (basierend auf den Leitlinien der Obstetric Anaesthetists' Association/Difficult Airway Society). [8] Alternativ kann auch das OAA/DAS-Tableau der AWMF LL 001 038 verwendet werden (s.a. Addendum zur Eindeutschung der englischen PROMPT-Texte).

Modul 4 — Mütterliche anästhesiologische Notfälle

Table 1 – proceed with surgery?

Factors to consider	WAKE ←	→ PROCEED
Before induction		
Maternal condition	• No compromise	• Mild acute compromise • Haemorrhage responsive to resuscitation • Hypovolaemia requiring corrective surgery • Critical cardiac or respiratory compromise, cardiac arrest
Fetal condition	• No compromise	• Compromise corrected with intrauterine resuscitation, pH < 7.2 but > 7.15 • Continuing fetal heart rate abnormality despite intrauterine resuscitation, pH < 7.15 • Sustained bradycardia • Fetal haemorrhage • Suspected uterine rupture
Anaesthetist	• Novice	• Junior trainee • Senior trainee • Consultant/specialist
Obesity	• Supermorbid	• Morbi • Obese • Normal
Surgical factors	• Complex surgery or major haemorrhage anticipated	• Multiple uterine scars • Some surgical difficulties expected • Single uterine scar • No risk factors
Aspiration risk	• Recent food	• No recent food • In labour • Opioids given • Antacids not given	• No recent food • In labour • Opioids not given • Antacids not given	• Fasted • Not in labour • Antacids given
Alternative anaesthesia • regional • securing airway awake	• No anticipated difficulty	• Predicted difficulty • Relatively contraindicated • Absolutely contraindicated or has failed • Surgery started
After failed intubation		
Airway device/ventilation	• Difficult facemask ventilation • Front-of-neck	• Adequate facemask ventilation • First generation supraglottic airway device • Second generation supraglottic airway device
Airway hazards	• Laryngeal oedema • Stridor	• Bleeding • Trauma • Secretions • None evident

Criteria to be used in the decision to wake or proceed following failed tracheal intubation. In any individual patient, some factors may suggest waking and others proceeding. The final decision will depend on the anaesthetist's clinical judgement.
© Obstetric Anaesthetists' Association/Difficult Airway Society 2015

Abbildung 4.4 Hier wird eine Tabelle der OAA/DAS gezeigt, um bei der Entscheidung zu helfen, nach einer fehlgeschlagenen Intubation bei Sektio die Frau aufwachen zu lassen oder mit der Operation fortzufahren (reproduziert von Mushambi MC et al. Anaesthesia 2015; 70: 1286–306,[6] mit Erlaubnis der Obstetric Anaesthetists' Association/Difficult Airway Society).

die das Blutungsrisiko erhöht. Druck auf den Uterusfundus während der Kindesentwicklung erhöht des Risiko einer Regurgitation sowie Aspiration und sollte minimiert werden.[6] Der erfahrenste Geburtshelfer sollte die Operation so schnell wie möglich durchführen, um die Narkosezeit zu begrenzen.

Box 4.4 gibt die wichtigsten praktischen Schritte für die tracheale Intubation wieder.

Box 4.4 Empfohlenes Vorgehen für die tracheale Intubation

- Identifiziere Frauen mit Risiken und stelle sie bereits vor der Geburt anästhesiologisch vor.
- Evaluiere ihre Atemwege vor Einleitung einer Vollnarkose.
- Anästhesisten und Anästhesiepflegekräfte sollten die Ausrüstung zur Intubation und den Atemwegswagen täglich überprüfen sowie mit der Anwendung und Lokalisation vertraut sein.
- Es sollte eine Teambesprechung zur Planung einer schwierigen Intubation stattfinden.
- Lagere die Patientin vor der Narkoseeinleitung richtig.
- Präoxygeniere sorgfältig.
- Rufe frühzeitig nach Hilfe.
- Denk dran, dass die Oxygenierung wichtiger als die Intubation ist.

Extubation und Erholung nach der Vollnarkose

Die Extubation (das Entfernen des Endotrachealtubus, üblicherweise am Ende der Operation) ist ein weiterer Zeitpunkt, zu dem ein Atemwegsnotfall auftreten kann. Das OP-Personal sollte den OP nicht verlassen, bis der Tubus sicher entfernt worden ist und die normale Atmung wieder eingesetzt hat, da die Frau bei Problemen möglicherweise reintubiert werden muss. Die Extubation sollte erst erfolgen, wenn die Frau weitestgehend wach ist, da dies das Risiko von Atemwegsproblemen minimiert. Üblicherweise wird die Frau dafür entweder aufgesetzt oder auf die Seite gelegt. Eventuell braucht der Anästhesist Hilfe bei der Positionierung der Frau für die Extubation.

Frauen können auch während der Erholungsphase nach einer Vollnarkose weiterhin Risiken für Atemwegs- und Atmungsprobleme aufweisen. Der ‚Maternal Mortality'-Report des UK wies auch Frauen auf, die durch respiratorisches Versagen nach einer Allgemeinanästhesie für einen Kaiserschnitt starben.[1] Für schwangere oder postpartale Frauen, die sich einer Vollnarkose unterzogen haben, gelten die gleichen Standards bezüglich Personal und Monitoring wie für die postoperative Phase in der nicht-schwangeren Population. Es ist wichtig, dass das Personal, das sich um eine Mutter kümmert welche sich einer Vollnarkose unterzogen hat, in postoperativer Versorgung geübt ist und seine Kompetenzen durch regelmäßige Schulungen in postoperativer Überwachung aufrecht erhält.[1,5]

Hohe regionale Blockade

Einführung

Eine exzessiv hohe Blockade nach einer Spinalanästhesie oder Periduralanästhesie, die eine Intubation der schwangeren Patientin erforderlich macht, wurde als ‚schwieriger Atemweg des neuen Jahrtausends' bezeichnet.[11] Durch die seltener eingesetzten Vollnarkosen und die häufiger eingesetzten Regionalanästhesien nimmt das Risiko einer hohen regionalen Blockade zu.

Die Höhe der Blockade bei einer Spinal- oder Periduralanästhesie variiert unter den Patientinnen. Der Begriff ‚hohe Blockade' umfasst ein ganzes Spektrum klinischer Ereignisse. Am einen Ende des Spektrums kann eine Patientin milde Symptome zeigen und lediglich etwas Beruhigung mit oder ohne zusätzlichen Sauerstoff benötigen; am anderen Ende kann die Patientin aufhören zu atmen, was zu einem Herzstillstand führen kann.

Der Begriff ‚totale Spinale' impliziert, dass zusätzlich eine Bewusstlosigkeit aufgetreten ist. Eine totale Spinale wird als kardiorespiratorischer Zusammenbruch, verursacht durch die direkte Wirkung des Lokalanästhetikums auf die hohen zervikalen Nervenwurzeln und den Hirnstamm, definiert. Sie ist eine seltene Komplikation der Peridural- und Spinalanästhesie, mit einer Inzidenz von etwa 1 zu 16000.[12,13]

Eine hohe rückenmarksnahe Blockade kann auf unterschiedliche Weise entstehen. Sie kann eine übersteigerte Reaktion auf eine korrekt platzierte und dosierte Lokalanästhetikagabe sein, oder auf eine unabsichtliche Überdosis des Lokalanästhetikums bei der spinalen oder periduralen Injektion zurückgeführt werden. Außerdem kann sie Ergebnis einer akzidentellen Injektion des Lokalanästhetikums an falscher Stelle sein, z.B. eine subdurale oder intrathekale (spinale) Injektion einer periduralen Dosis.

> **Sowohl eine totale Spinale als auch eine hohe Blockade mit inadäquater Atmung, welche eine Intubation erfordert, sind anästhesiologische Notfälle.**

Symptomatik

Die Symptomatik einer hohen regionalen Blockade kann zwischen dem raschen Verlust des Bewusstseins und (Kreislauf-)Kollaps und dem langsamen Anstieg der Blockadehöhe mit oder ohne Bewusstseinsverlust variieren. Es ist wichtig, Frauen nach einer Peridural- oder Spinalanästhesie engmaschig zu überwachen (auch nach epiduralen Top-Up-Gaben) und Warnzeichen gegenüber wachsam zu sein, dass der Block sich bis oberhalb der gewünschten Höhe ausdehnen könnte (Box 4.5).

Einige Frauen haben eine Blockade, die bis zu den unteren zervikalen Wurzeln reicht, insbesondere bei einer Spinalanästhesie. Eine Beruhigung ist oft ausreichend, aber es ist wichtig, nach Hilfe zu rufen, die Frau genau zu beobachten (ihren Puls, Blutdruck, Atemfrequenz und Sauerstoffsättigung zu messen) und nach den in Box 4.5 aufgeführten Warnzeichen zu schauen.

Box 4.5 Warnzeichen einer aufsteigenden Blockade

- Übelkeit
- sich ‚nicht richtig' fühlen
- Atemnot
- Kribbeln, Taubheitsgefühl oder Schwäche in Fingern oder Armen
- Sprachschwierigkeiten
- Schluckstörungen
- Sedation

Wenn das Lokalanästhetikum die oberen zervikalen Nervenwurzeln erreicht und die Nerven blockiert, die das Zwerchfell versorgen, wird die Frau große Atemschwierigkeiten haben und rasch hypoxisch werden. Wenn der Hirnstamm betroffen ist (totale Spinale), wird es zusätzlich wahrscheinlich zu einer schweren Hypotension und Bradykardie kommen. Eine fetale Bradykardie kann als Folge des reduzierten plazentaren Blutflusses auftreten.

Modul 4 — Mütterliche anästhesiologische Notfälle

Es gibt mehrere Risikofaktoren für die hohe regionale Blockade, was bedeutet, dass es sich um keine Komplikation handelt, die nur auf den Sektio-OP beschränkt ist, bei der ein Anästhesist präsent ist (Box 4.6). Eine hohe regionale Blockade sollte eine Differentialdiagnose des mütterlichen Kollapses bei jeder Frau sein, die eine Periduralanästhesie erhalten hat.

> **Box 4.6 Riskofaktoren für eine hohe regionale Blockade**
>
> - akzidentelle Duraperforation (erkannt oder unerkannt) bei der periduralen Punktion
> - versehentliche subdurale Platzierung des Periduralkatheters
> - große oder schnelle peridurale Top-Ups (z.B. für die Notsektio)
> - spinale Injektion bei liegender Periduralanästhesie
> - peridurale Top-Ups nach kürzlicher spinaler Injektion

Management

In einer Situation, in der die Frau Warnzeichen eines hohen Blocks zeigt (Box 4.5), ist es absolut wichtig, bei ihr zu bleiben und früh nach Hilfe zu rufen, für den Fall, dass sie sich weiter verschlechtert (Abbildung 4.5).

Im Falle einer hohen Blockade mit inadäquater Atmung oder einer totalen Spinalanästhesie mit kardiorespiratorischem Kollaps sollte der Notsektio-Alarm ausgelöst werden, um sofort Hilfe herbeizurufen. Es kann notwendig sein, das Reanimations-Team herbeizurufen, um sicher zu sein, dass genügend erfahrene Personen vor Ort sind, um die Frau zu intubieren, zu beatmen und den Kreislauf zu unterstützen, sowie die Geburt zu beschleunigen und ALS-Maßnahmen durchzuführen, falls ein Herzstillstand eingetreten ist (siehe Module 2 und 3).

> **Denk dran: Rufe nach Hilfe, überprüfe ABC und verabreiche 100% Sauerstoff.**

Die Frau sollte intubiert und beatmet werden. Eine Kreislaufunterstützung in Form von intravenöser Flüssigkeit, Vasopressoren und/oder inotrop wirkenden Substanzen kann nötig sein, insbesondere bei einer totalen Spinalen. Die Hypotension und Bradykardie können sich katastrophal verschlechtern und in einen Herzstillstand münden, sodass sofortige Thoraxkompressionen begonnen werden müssen, mit manueller uteriner Linksverlagerung (bzw. Linksseitenlage auf einem OP-Tisch) und

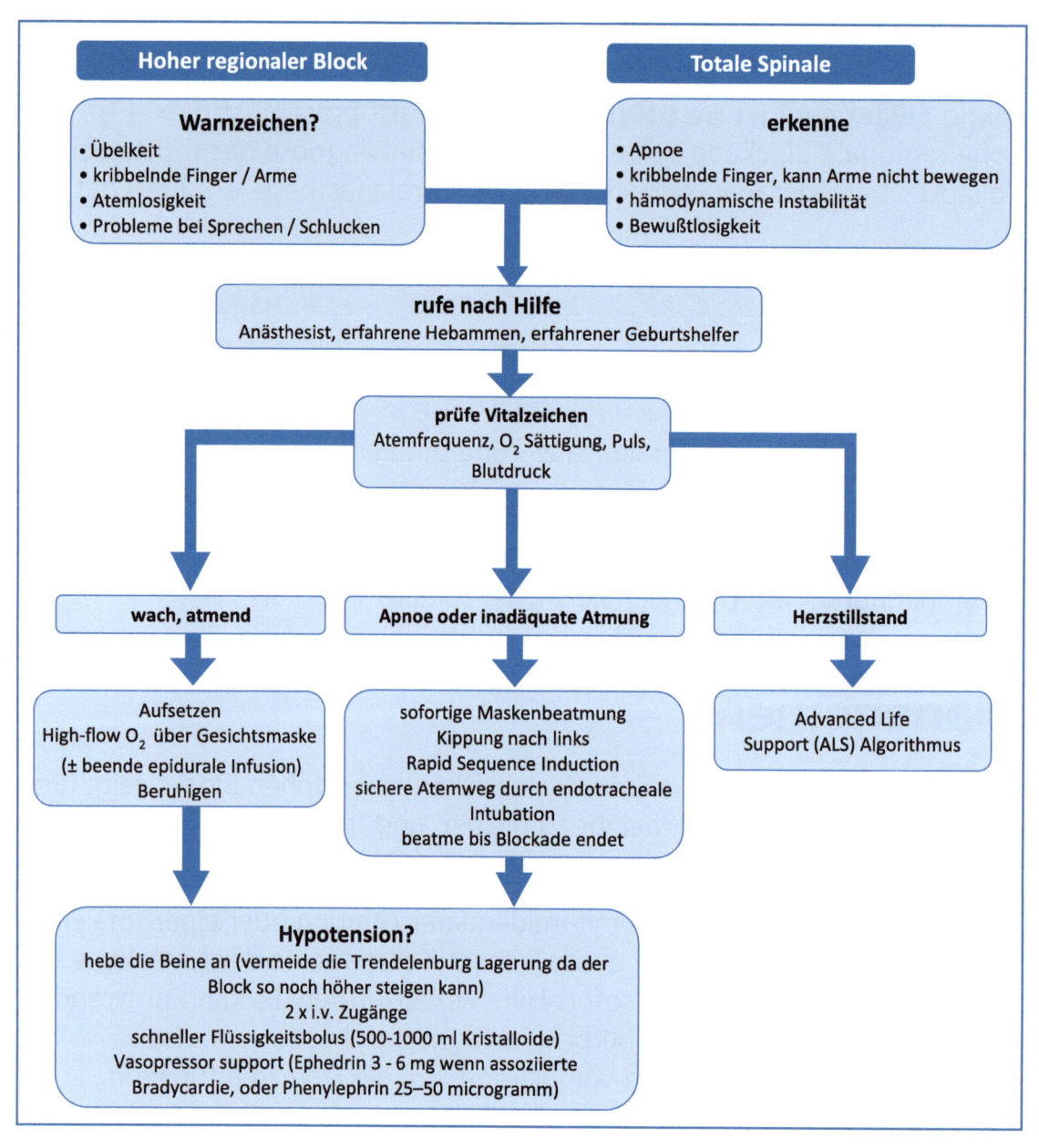

PROMPT PRactical Obstetric Multi-Professional Training

```
┌─────────────────────────────┐        ┌─────────────────────────────┐
│   Hoher regionaler Block    │        │       Totale Spinale        │
└─────────────────────────────┘        └─────────────────────────────┘
        Warnzeichen?                              erkenne
        • Übelkeit                                • Apnoe
        • kribbelnde Finger / Arme                • kribbelnde Finger, kann Arme nicht bewegen
        • Atemlosigkeit                           • hämodynamische Instabilität
        • Probleme bei Sprechen / Schlucken       • Bewußtlosigkeit

                         rufe nach Hilfe
            Anästhesist, erfahrene Hebammen, erfahrener Geburtshelfer

                         prüfe Vitalzeichen
            Atemfrequenz, O₂ Sättigung, Puls, Blutdruck
```

- **wach, atmend** → Aufsetzen; High-flow O$_2$ über Gesichtsmaske (± beende epidurale Infusion); Beruhigen
- **Apnoe oder inadäquate Atmung** → sofortige Maskenbeatmung; Kippung nach links; Rapid Sequence Induction; sichere Atemweg durch endotracheale Intubation; beatme bis Blockade endet
- **Herzstillstand** → Advanced Life Support (ALS) Algorithmus

Hypotension?
hebe die Beine an (vermeide die Trendelenburg Lagerung da der Block so noch höher steigen kann)
2 x i.v. Zugänge
schneller Flüssigkeitsbolus (500-1000 ml Kristalloide)
Vasopressor support (Ephedrin 3 - 6 mg wenn assoziierte Bradycardie, oder Phenylephrin 25–50 microgramm)

Abbildung 4.5 Management-Algorithmus für die hohe regionale Blockade

laufenden Advanced-Life-Support-Maßnahmen. Als Folge einer totalen Spinalen, selbst ohne Herzstillstand, ist das Baby wahrscheinlich als Folge der mütterlichen Hypoxie und Hypotension gefährdet, sodass eine dringende Entbindung erforderlich werden kann.

Nachdem eine Patientin wiederbelebt wurde, sind sedierende Medikamente nötig, um sie weiterhin schlafend zu halten, da sie anderenfalls als Folge des paralysierenden Effekts des Blocks wach werden könnte, ohne sich bewegen oder kommunizieren zu können. Die Blockade kann weniger als eine Stunde anhalten oder auch mehrere Stunden benötigen um sich zurückzubilden.

Die Situation kann entweder im OP gemanagt werden oder die Verlegung der Patientin auf eine Intensivstation erfordern.

Lokalanästhetika-Toxizität

Einführung

Lokalanästhetika werden in der geburtshilflichen Anästhesie breit eingesetzt. In den Jahren 2014–15 hatten in England mehr als 30% der Frauen Peridural-, Spinal- oder Kaudalanästhesien für die Geburt.[14] Der MBRRACE-UK-Report *Saving Lives, Improving Mothers' Care* (2014) zeigte, dass jedes epidurale Aufspritzen potentiell gefährlich ist, wenn Lokalanästhetika-Konzentrationen größer als 0,1%iges Bupivacain verwendet werden. Alle Kreißsaaleinheiten sollten Lipidlösungen und Protokolle für deren Anwendung vorhalten.[1]

Ein fehlerhafter Applikationsweg kann bei Lokalanästhetika ebenfalls zu Todesfällen führen. Der ‚National Reporting and Learning Service' der National Patient Safety Agency (NPSA) hat seit 2009 mehrere Sicherheitswarnungen mit dem Ziel veröffentlicht, dass die NHS-Kliniken in Großbritannien Equipment mit Non-Luer-Anschlüssen einführen sollten, um Applikationen in falsche Leitungen zu verhindern. In der anästhesiologischen Praxis ist eine vollständige Umsetzung derzeit jedoch noch nicht möglich, da das Angebot an Non-Luer-Infusionsequipment für spinale und epidurale Prozeduren noch nicht ausreichend vorhanden ist.

In der Zwischenzeit sollten zusätzliche Sicherheitsvorkehrungen getroffen werden, bis geeignete sicherere Geräte (z.B. mit NRFit-Verbindungen) in der Praxis verfügbar sind und eingesetzt werden können.[15]

Anzeichen und Symptome der Lokalanästhetika-Intoxikation

Eine Lokalanästhetika-Intoxikation kann unterschiedliche Symptome aufweisen, was das Erkennen schwierig macht. Es ist besonders wichtig, daran zu denken, dass die Intoxikation zu jedem Zeitpunkt innerhalb einer Stunde nach einer Bolusgabe auftreten kann. In Abteilungen, die peridurale Infusionen während der Geburt verwenden, kann es jederzeit zu einer Intoxikation kommen. Die Zeichen, auf die man achten muss, werden in Tabelle 4.7 gezeigt.

PROMPT PRactical Obstetric Multi-Professional Training

> **Box 4.7 Anzeichen und Symptome einer Intoxikation**
>
> Warnhinweise
> - Kribbeln (Lippen, Mund, Zunge)
> - Metallischer Geschmack im Mund
> - Klingeln in den Ohren
> - Benommenheit
> - Agitation („irgend etwas stimmt nicht')
> - Zittern
>
> schwere Toxizität
>
> Neurologisch
> - schwere Agitation
> - Krampfanfälle
> - Bewusstseinsverlust
>
> Kardiovaskulär
> - Bradykardie
> - Herzblock
> - ventrikuläre Tachyarrhythmien
> - Asystolie/Herzstillstand

> **Denk dran: Das erste Zeichen einer Intoxikation kann ein Herzstillstand sein.**

Management

Alle medizinischen Berufsgruppen, die Frauen mit einer Periduralanästhesie betreuen, sollten mit dem Management der schweren Lokalanästhetika-Intoxikation vertraut sein. Die Fachgesellschaft der Anästhesisten aus Großbritannien und Irland publizierten 2010 Leitlinien, deren Zusammenfassung in Tabelle 4.1 wiedergegeben ist.[16]

Tabelle 4.1 Management der schweren Lokalanästhetika-Intoxikation

unmittelbares Vorgehen	- Stoppe die Injektion des Lokalanästhetikums. - Rufe um Hilfe. - Halte die Atemwege offen; intubiere wenn nötig. - Verabreiche 100% Sauerstoff und stelle eine adäquate Atmung sicher. - Überprüfe/etabliere einen i.v. Zugang. - Kontrolliere Krampfanfälle. - Überprüfe permanent den kardiovaskulären Status.

Tabelle 4.1 (Forts.)

Behandlung	bei Herzstillstand	ohne Herzstillstand
	■ Beginne Advanced-Life-Support-Maßnahmen unter Beachtung des Standardalgorithmus in Rückenlage und manueller Linksverlagerung des Uterus. ■ Behandle Arrhythmien unter Beachtung des Standardvorgehens. ■ Verabreiche eine intravenöse Lipidemulsion (folge dem Regime aus Abbildung 4.6). ■ Fahre mit der CPR während der Behandlung mit der Lipidemulsion fort. ■ Die Erholung kann länger als eine Stunde dauern.	■ Verwende die üblichen Therapien bei: ☐ Hypotension, ☐ Bradykardie, ☐ Tachyarrhythmien. ■ Erwäge intravenöse Lipidemulsionen. ■ Halte die Frau in Linksseitenlage.
spezielle Punkte	■ Propofol ist kein passender Ersatz für die Lipidemulsion. ■ Arrhythmien können äußerst therapierefraktär sein. ■ Lidocain sollte in diesem Setting nicht als Antiarrhythmikum verwendet werden.	

Das Vorgehen für die Lidipemulsion wird in Abbildung 4.6 dargestellt. Weitere Informationen können unter www.aagbi.org und www.lipidrescue.org eingesehen werden.

Spezifische Behandlung der Lokalanästhetika-Intoxikation

Eine Lokalanästhetika-Intoxikation konnte erfolgreich mit der intravenösen Infusion einer Lipidemulsion behandelt werden, die in Großbritannien als Intralipid kommerziell erhältlich ist (Baxter Healthcare Corporation, Deerfield, IL, USA). In Deutschland verfügbare Lipidlösungen sind u. a. ClinOleic® 20%, Deltalipid® LCT 20%, Lipofundin® MCT 20%, Lipovenoes® 20%, Lipovenoes® MCT 20% und SMOFlipid® 20%. Intralipid verbessert das

Lokal Anästhetika Toxizität - Algorithmus für Lipid Rescue
(basierend auf der Association of Anaesthetists of Great Brain & Ireland 2010)

sofort

gib eine initiale intravenöse Bolus Injektion von 20% Lipidemulsion: **1.5 ml/kg über 1 Minute**

und

beginne eine intravenöse Infusion von 20% Lipidemulsion mit: **15ml/kg/h**

nach 5 Minuten

gib maximal zwei Boli **(gleiche Dosis)** wenn:
- die kardiovaskuläre Stabilität nicht wieder hergestellt wurde, oder
- sich eine adäquate Zirkulation verschlechtert

lasse zwischen Boli **5 Minuten** verstreichen maximal **drei Boli** können gegeben werden (einschließlich des initialen Bolus)

und

fahre mit gleicher Infusionsdosis fort aber: **verdopple die Rate auf 30 ml/kg/h** jederzeit nach 5 Minuten wenn:
- die kardiovaskuläre Stabilität nicht wieder hergestellt wurde oder
- sich eine adäquate Zirkulation verschlechtert

fahre mit der Infusion fort, bis der Kreislauf stabil und wieder hergestellt worden ist oder die Maximaldosis der Lipidemulsion erreicht ist

überschreite nicht die maximale kumulative Dosis von 12 ml/kg

---

ein ungefähres Dosierschema für eine 70kg schwere Frau wäre etwa wie folgt:

sofort

gib eine initiale intravenöse Bolus Injektion von 20% Lipidemulsion **100 ml über 1 Minute**

und

beginne eine intravenöse Infusion von 20% Lipidemulsion mit **1000ml/h**

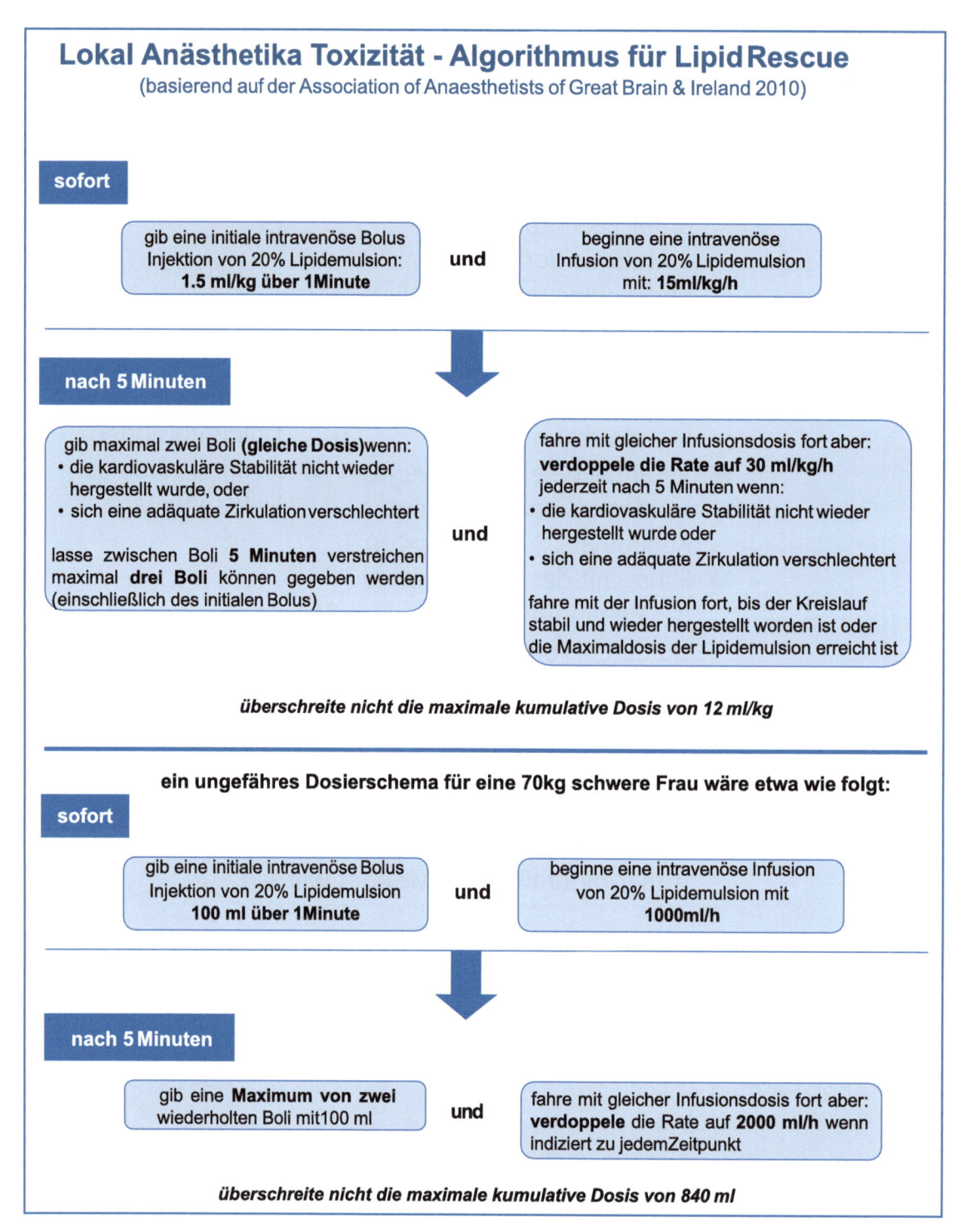

nach 5 Minuten

gib eine **Maximum von zwei** wiederholten Boli mit 100 ml

und

fahre mit gleicher Infusionsdosis fort aber: **verdopple die Rate auf 2000 ml/h** wenn indiziert zu jedem Zeitpunkt

überschreite nicht die maximale kumulative Dosis von 840 ml

Abbildung 4.6 Anwendung von intravenöser Lipidemulsion (Copyright The Association of Anaesthetists of Great Britain & Ireland, 2010). S. a. AWMF S1 LL 001 044 'Prävention & Therapie der systemischen Lokalanästhetika-Intoxikation' (LAST) und 'Addendum zur Eindeutschung der englischen PROMPT-Texte'.

Überleben nach lokalanästhetika-induziertem Herzstillstand[18,19] und die Behandlung einer lebensbedrohlichen Intoxikation ohne Herzstillstand.[20] Es ersetzt nicht die Notwendigkeit der CPR, die während der gesamten Behandlung bis zur Rückkehr des Spontankreislaufs fortgeführt werden sollte. Ein sekundärer Herzstillstand nach Lokalanästhetika-Intoxikation kann therapierefraktär sein, und die Erholung kann über eine Stunde dauern. Daher ist die Beteiligung vieler Personen erforderlich, um eine CPR von guter Qualität während der gesamten Behandlung sicherzustellen.

> **Denk dran: Wisse, wo die Lipidemulsion in Deiner Abteilung aufbewahrt wird.**

Eine schwere Lokalanästhetika-Intoxikation ist eine seltene, aber sehr ernste Komplikation bei der Anwendung von Lokalanästhetika. Es können in der Abteilung Poster verwendet werden, um das Personal an die wichtigsten Punkte zu erinnern und, noch wichtiger, wo Behandlungsleitlinien und Lipidemulsionen gefunden werden können, sollten sie jemals mit diesem Notfall konfrontiert werden.

Follow-up

Das Management eines lokalanästhetika-induzierten Herzstillstands ist sehr anspruchsvoll. Bei Erfolg wird anschließend bis zur vollständigen Erholung die Verlegung auf eine Intensivstation nötig sein.

Jeder Fall sollte gemeldet werden. Die daraus zu ziehenden Lehren können ggf. verhindern, dass weitere Fälle auftreten und unser Wissen sowie die Behandlung dieser Komplikation verbessern. Im UK sollten alle Fälle an das NHS Improvement ('Patient Safety Alerts') gemeldet werden und Fälle, bei denen Lipide verabreicht wurden, sollten an das internationale Register unter www.lipidrescue.org geschickt werden.

Literaturstellen

1. Knight M, Kenyon S, Brocklehurst P, et al. (Hrsg.). MBRRACE-UK. *Saving Lives, Improving Mothers' Care: Lessons Learned to Inform Future Maternity Care from the UK and Ireland Confidential Enquiries into Maternal Deaths and Morbidity 2009–12*. Oxford: National Perinatal Epidemiology Unit, University of Oxford, 2014.
2. NHS Digital. *Hospital Maternity Activity*, 2015–16. www.content.digital.nhs.uk/catalogue/PUB22384 (aufgerufen Juni 2017).

3. Kinsella SM, Winton AL, Mushambi MC, et al. Failed Intubation during Obstetric General Anaesthesia: A Literature Review. *Int J Obstet Anesth* 2015; 24: 356–74.
4. Centre for Maternal and Child Enquiries (CMACE). *Maternal Obesity in the UK: Findings from a National Project*. London: CMACE, 2010.
5. Association of Anaesthetists of Great Britain and Ireland, Obstetric Anaesthetists' Association. *OAA/AAGBI Guidelines for Obstetric Anaesthetic Services 2013*. London: AAGBI & OOA, 2013. www.aagbi.org/sites/default/files/obstetric_anaesthetic_services_2013.pdf (aufgerufen Juni 2017).
6. Mushambi MC, Kinsella SM, Popat M, et al. Obstetric Anaesthetists' Association and Difficult Airway Society Guidelines for the Management of Difficult and Failed Tracheal Intubation in Obstetrics. *Anaesthesia* 2015; 70: 1286–306.
7. AWMF 001–028-S1-LL Atemwegsmanagement.
8. AWMF 001–038 S1 LL Die geburtshilfliche Analgesie und Anästhesie.
9. Centre for Maternal and Child Enquiries, Royal College of Obstetricians and Gynaecologists. *CMACE/RCOG Joint Guideline: Management of Women with Obesity in Pregnancy*. London: CMACE/RCOG, 2010. www.rcog.org.uk/globalassets/documents/guidelines/cmacercogjointguidelinemanagementwomenobesitypregnancya.pdf (aufgerufen Juni 2017).
10. Collins JS, Lemmens HJ, Brodsky JB, Brock-Utne JG, Levitan RM. Laryngoscopy and Morbid Obesity: A Comparison of the 'Sniff' and 'Ramped' Positions. *Obes Surg* 2004; 14: 1171–5.
11. Yentis SM, Dob DP. High Regional Block: The Failed Intubation of the New Millennium? *Int J Obstet Anaesth* 2001; 10: 159–61.
12. Allman K, McIndoe A, Wilson I, (Hrsg.). *Emergencies in Anaesthesia*, 2. Auflage. Oxford: Oxford University Press, 2009.
13. Jenkins JG. Some Immediate Serious Complications of Obstetric Epidural Analgesia and Anaesthesia: A Prospective Study of 145,550 Epidurals. *Int J Obstet Anesth* 2005; 14: 37–42.
14. Health and Social Care Information Centre. *Hospital Episode Statistics: NHS Maternity Statistics – England 2014–15*. London: HSCIC, 2015. http://content.digital.nhs.uk/catalogue/PUB19127 (aufgerufen Juni 2017).
15. NHS England. *Patient Safety Alert on Non-Luer Spinal (Intrathecal) Devices for Chemotherapy*, Februar 2014. www.england.nhs.uk/2014/02/psa-spinal-chemo/ (aufgerufen Juni 2017).
16. Association of Anaesthetists of Great Britain and Ireland. *AAGBI Safety Guideline. Management of Severe Local Anaesthetic Toxicity*. London: AAGBI, 2010. www.aagbi.org/sites/default/files/la_toxicity_2010_0.pdf (aufgerufen Juni 2017).
17. AWMF 001-044 S1 LL Prävention & Therapie der systemischen Lokalanästhetika-Intoxikation (LAST).
18. Weinberg G, Ripper R, Feinstein DL, Hoffman W. Lipid Emulsion Infusion Rescues Dogs from Bupivacaine-Induced Cardiac Toxicity. *Reg Anesth Pain Med* 2003; 28: 198–202.
19. Rosenblatt MA, Abel M, Fischer GW, Itzkovich CJ, Eisenkraft JB. Successful Use of a 20% Lipid Emulsion to Resuscitate a Patient after a Presumed Bupivacaine-Related Cardiac Arrest. *Anesthesiology* 2006; 105: 217–18.
20. Foxall G, McCahon R, Lamb J, Hardman JG, Bedforth NM. Levobupivacaine-Induced Seizures and Cardiovascular Collapse Treated with Intralipid. *Anaesthesia* 2007; 62: 516–18.

Modul 5
Fetales Monitoring unter der Geburt

Wichtige Lerninhalte

- Bei der Aufnahme in den Kreißsaal sollte eine vollständige klinische und geburtshilfliche Risikobewertung durchgeführt werden, um die geeignetste Methode der fetalen Überwachung zu bestimmen. Die Risikobewertung sollte während der gesamten Geburt fortgesetzt werden, um eine Indikation für einen Wechsel zum kontinuierlichen elektronischen Monitoring des Feten (EFM) zu stellen.

- Gesunden Frauen mit einer unkomplizierten Schwangerschaft sollte eine intermittierende Auskultation während der Geburt angeboten und empfohlen werden.

- Bei Frauen mit pränatalen und/oder intrapartalen Risikofaktoren sollte unter der Geburt ein kontinuierliches EFM angeboten und empfohlen werden.

- Die Kardiotokographie (CTG) sollte stets in Zusammenschau mit den medizinischen, klinischen und geburtshilflichen Umständen, sowie den Präferenzen der Frau, ganzheitlich interpretiert werden, um die geeigneten Maßnahmen festzulegen.

- Übermäßige Gebärmutteraktivität ist die häufigste Ursache für fetale Hypoxie/Azidose.

- Es ist gute klinische Praxis für alle in der Geburtshilfe tätigen Berufsgruppen, ihre Einschätzung und Maßnahmen klar und lesbar in einem strukturierten Protokoll, mindestens stündlich, festzuhalten und zeitnah eine ‚Frische-Augen'-Überprüfung herbeizuführen.

PROMPT PRactical Obstetric Multi-Professional Training

Aus Falldiskussionen identifizierte Probleme

- keine Auskultation der fetalen Herzfrequenz gegen Ende der Kontraktion durchzuführen und für mindestens 30 Sekunden nach Beendigung der Kontraktion fortzuführen
- keine systematische CTG-Interpretation mindestens stündlich und bei jedem Review zu dokumentieren
- das CTG isoliert zu interpretieren und nicht das gesamte klinische Bild zu berücksichtigen
- keine Hilfe von erfahrenen Klinikern des multi-professionellen Teams zu suchen, die bei der Entscheidungsfindung helfen, wenn das CTG schwierig zu interpretieren ist
- nicht die CTG-Ableitung bis zur Geburt des Babys fortzusetzen/ wiederaufzunehmen, wenn die Mutter in den OP verlegt wurde, um die Entbindung zu beschleunigen

Einführung

Die Auskultation der fetalen Herzfrequenz ist seit über 200 Jahren die wichtigste Methode zur Überprüfung der fetalen Gesundheit unter der Geburt. Es gibt schriftliche Aufzeichnungen, welche das fetale Leben beschreiben, die sogar bis ins 17. Jahrhundert reichen. Ein Gedicht von Phillipe Le Goust aus dem Jahre 1650 beschreibt den fetalen Herzschlag wie das ‚Klappern einer Mühle'. Das Pinard'sche Stethoskop wurde 1876 zur intermittierenden Auskultation eingeführt; 1893 etablierte von Winkel Kriterien, um einen potentiellen ‚fetalen Distress' zu beschreiben, von denen einige noch heute verwendet werden, z.B. die fetale Tachykardie über 160 Schläge pro Minute, die fetale Bradykardie unter 100 Schläge pro Minute und schwere Veränderungen der Kindsbewegungen.[1]

Das elektronische Fetal Heart Rate Monitoring (EFM) wurde erstmalig im Jahre 1958 an der Yale University eingeführt. Im UK wurde in den späten 1960iger Jahren begonnen, das EFM klinisch zu verwenden.[2,3] Die fetale Mikroblutuntersuchung (MBU) aus der kindlichen Kopfhaut unter der Geburt wurde etwa zur gleichen Zeit in die klinische Praxis eingeführt wie die Kardiotokographie (CTG); andere Formen der intrapartalen fetalen Überwachung, wie die kontinuierliche fetale pH-Überwachung und die ST-Wellenformanalyse, wurden in der Folge entwickelt.[4] Das eigentliche

Modul 5 — Fetales Monitoring unter der Geburt

Ziel des EFM war es, fetale Todesfälle unter der Geburt zu vermeiden, später bestand jedoch auch die Hoffnung, dass es zu einer frühzeitigeren Erkennung von Hypoxie führt. Eine frühzeitigere Intervention sollte ermöglichen, die Häufigkeit der infantilen Cerebralparese zu verringern. Metaanalysen von randomisiert kontrollierten Studien (RCTs) zum EFM, im Vergleich zur intermittierenden Auskultation, haben keinen Unterschied im Outcome zwischen beiden Methoden gezeigt, die Stichprobengröße in den meisten randomisierten Studien war jedoch nicht groß genug. Das EFM war jedoch mit einem 63%igen Anstieg der Kaiserschnittentbindungen und einem 15%igen Anstieg vaginal-operativer Entbindungen assoziiert.[5] Sehr große Studien (an mindestens 35000 Frauen) wären erforderlich, um die Wirksamkeit des EFM zu bestimmen. Außerdem waren Geräte, klinische Erfahrung und Scores zur CTG-Interpretation in den 1970iger und 1980iger Jahren sehr unterschiedlich.[5]

Die größte intrapartale fetale Monitoring-Studie (‚Dublin Trial'), war nicht groß genug, um Unterschiede für die infantile Cerebralparese zu finden, da die perinatale Morbidität und Mortalität extrem niedrig war.[6] Zudem wurden nur etwa 10% der Fälle von infantiler Cerebralparese mit einem Ereignis unter der Geburt in Zusammenhang gebracht, da eine okkulte Infektion und/oder Entzündungsreaktion zunehmend als Ursache angesehen werden.[7,8]

Es wird häufig vergessen, das die meisten randomisierten Studien zum EFM und zur intermittierenden Auskultation gezeigt haben, dass es wichtige ‚humane' Faktoren gibt, welche das Outcome zusätzlich beeinflussen können. Murphy et al. fanden heraus, dass bei 64 Fällen einer signifikanten Geburtsasphyxie die Auffälligkeiten sowohl in der Gruppe mit kontinuierlichem Monitoring als auch in derjenigen mit der intermittierenden Auskultation verpasst wurden.[9]

Die mangelhaften Fähigkeiten in der CTG-Interpretation und das Versagen, die erforderlichen Maßnahmen zu ergreifen, nachdem die CTG-Pathologie erkannt wurde, sind die Schlüsselprobleme des CTGs. Es handelt sich dabei um kritisch wichtige Faktoren für das Versagen des EFM, die perinatale Mortalität zu verringern, was sie zu häufig wiederkehrenden Themen in vielen Berichten der *Confidential Enquiry into Stillbirths and Deaths in Infancy* (CESDI) macht.[10,11,12]

Ein im Jahre 2017 veröffentlichter Cochrane-Review hat festgestellt, dass die CTG-Interpretation ein hohes Maß an Fertigkeiten erfordert und anfällig für Unterschiede in der Beurteilung, nicht nur zwischen Klinikern, sondern auch durch denselben Kliniker nach einem bestimmten Zeitabstand, ist.[13]

Die INFANT-Studie ist eine durch das National Institute for Health Research (NIHR) finanzierte randomisierte, kontrollierte Studie zu der Frage, ob ein computergestütztes Entscheidungsunterstützungssystem das Management von Frauen, die eine kontinuierliches CTG benötigen, im Vergleich zu einer CTG-Überwachung ohne Entscheidungsunterstützung, verbessern kann. Der Kreißsaal ohne computerisiertes Entscheidungsunterstützungssystem folgte den üblichen Leitlinien für die CTG-Überwachung und -Interpretation. Die Ergebnisse wurden im Jahre 2017 im Lancet publiziert und zeigten, dass die Verwendung der computerisierten CTG-Interpretation bei Frauen mit kontinuierlichem EFM unter der Geburt nicht das Ziel erreichte, frühe Stadien der fetalen Hypoxie zu erkennen: Es bestand keine Verbesserung in den klinischen Outcomes für Mütter und Babys.[15,16]

Im Jahr 2001 hat das Royal College of Obstetricians and Gynaecologists eine evidenzbasierte Leitlinie zum CTG unter der Geburt herausgebracht, welche anschließend vom National Institute for Health and Clinical Excellence (NICE) übernommen wurde.[17] Diese Leitlinie zielte nicht nur darauf ab, wann das EFM als angemessene Methode des Monitorings des fetalen Herzens während der Geburt Verwendung finden sollte, sondern standardisierte auch die CTG Klassifikation und lieferte Empfehlungen zu jenen Maßnahmen, die ergriffen werden sollten, sobald Anomalien beobachtet werden.

Die Leitlinie zum fetalen Monitoring während der Geburt erhielt im Jahre 2008 und erneut 2014 ein Update und ist nun in die NICE ‚Intrapartum Care Guideline' inkorporiert worden.[15,18,19] Im Jahre 2016 wurde jedoch durch das RCOG und NICE ein weiterer Review des Updates von 2014 verabschiedet, insbesondere da es kritische Rückmeldungen zu der revidierten CTG-Klassifikation und -Einführung gab.[20] Das Ergebnis dieses Reviews wurde im Jahre 2017 in einer revidierten NICE ‚Clinical Guideline 190' veröffentlicht.[19]

Im Jahre 2015 verabschiedete eine weitere Fachgesellschaft, die ‚International Federation of Gynecology and Obstetrics' (FIGO), eine globale Konsensus-Leitlinie zum intrapartalen fetalen Monitoring. Die FIGO Klassifikation zur CTG-Interpretation wurde in den RCOG/NICE-Review aufgenommen.[5]

Für Deutschland ist bisher die AWMF-CTG-Leitlinie maßgeblich, welche ein elektronisches fetales Monitoring (CTG) favorisiert.[16] Die AWMF-Leitlinie ‚Die Vaginale Geburt am Termin' hat sich jedoch weitestgehend am NICE, einschließlich der Updates von 2017, orientiert und favorisiert einen indikationsbezogenen CTG-Einsatz.[38]

Risikomanagement und intrapartales fetales Monitoring

Sowohl ein intrapartaler Tod als auch die Geburt eines Babys mit schwerer Gehirnschädigung stellen für die betroffenen Familien eine Tragödie dar. Die Beweise, welche eine Gehirnschädigung mit der Betreuung unter der Geburt in Zusammenhang bringen, sind widersprüchlich, stellen jedoch eine große Quelle gerichtlicher Klagen dar.[21,22,23] Der Bericht der NHS Litigation Authority (NHSLA), über 10 Jahre mütterlicher Klagen, hat den Gesamtwert der CTG-assoziierten Schadensfälle auf 466 Millionen Pfund Sterling zwischen 2000 und 2010 geschätzt.[24]

Die Fallanalyse hat mehrere Themen identifiziert, einschließlich des/der

- Versagens, ein abnormales CTG zu erkennen
- Versäumnisses, auf ein abnormales CTG zu reagieren
- Versäumnisses, angemessen weiterzuverweisen
- Anordnens und Verabreichens von Oxytocin, trotz eines abnormalen CTGs
- Versagens, die fetale Herzfrequenz adäquat zu monitoren (Verwechslung des mütterlichen Pulses mit dem fetalen Herz, Versagen bei der Erkennung der ‚Verdoppelung' im CTG)
- ungenügenden Dokumention.

Wenn die Behandlung als suboptimal eingeschätzt wird, wird dies wahrscheinlich vor Gericht nicht zu verteidigen sein und individuelle Forderungen können 3 Millionen Pfund Sterling überschreiten. Eine adäquate Interpretation des CTGs ist daher für die Qualitätsverbesserung und die Verringerung medico-legaler Risiken kritisch entscheidend. Im UK machen Forderungen für geschädigte Babys etwa 50% der Erstattungssumme des NHS aus.[24]

Training für geburtshilfliches Personal

Das 2016 vom NHS England veröffentlichte ‚Saving Babies Lives Care Bundle' beschreibt vier Schlüsselelemente einer evidenzbasierten Versorgung, die einen Einfluss auf die Reduzierung von Totgeburten und neonatale Todesfälle haben könnte.[14] Eines der Elemente ist die ‚effektive Überwachung des Feten unter der Geburt'. Die Begründung für die Aufnahme dieses Elements lautet: ‚Die CTG-Interpretation erfordert ein hohes Maß an Fertigkeiten und ist anfällig für Unterschiede in der Beurteilung unterschiedlicher Kliniker […] und kann zu einer unangemessenen Versorgung führen, [...] die sich anschließend auf das perinatale Outcome auswirken kann'. Dieses Element des ‚Care Bundles' empfiehlt, dass der NHS nachweisen muss, dass alle qualifizierten Mitarbeiter, welche Schwangere unter der Geburt betreuen, die Kompetenz besitzen, das CTG zu interpretieren, sowie angemessene Trainingseinheiten absolvieren, um deren klinische Kompetenz sicherzustellen.[14]

Draycott et al. haben gezeigt, dass ein verpflichtendes Training in der CTG-Interpretation und geburtshilflichen Notfällen das neonatale Outcome in einer Geburtshilfeabteilung des UK verbessert hat. Diese Ergebnisse konnten in Kansas, USA und Victoria, Australien bestätigt werden.[25,26,27] Das Training schloss nicht nur die CTG-Interpretation ein, sondern auch die erforderlichen Fähigkeiten, die Interpretation und notwendigen Maßnahmen an das Team zu kommunizieren, welches auf den Notfall reagiert. Dies deutet darauf hin, dass die Verbesserung der Outcomes unter der Geburt, wenn ein EFM verwendet wird, wahrscheinlich von mehr als nur dem CTG-Interpretationstraining abhängt.

Ein kürzlicher Review von Pehrson et al. kam zu der Schlussfolgerung, dass Training zwar die CTG-Kompetenz und klinische Praxis verbessert, aber weitere Forschung erforderlich ist, um die Art und den Inhalt des Trainings zu evaluieren, das am effektivsten ist.[25]

Physiologie und Pathophysiologie

Der gesunde Fetus kann mit dem Stress unter der Geburt umgehen und adaptiert sich, um der Herausforderung zu begegnen. Die gegenwärtige Evidenz unterstützt die Verwendung von intermittierender Auskultation für ‚Niedrigrisiko'-Schwangerschaften; ein Dauer-CTG sollte in allen Situationen erwogen werden, in denen ein hohes Risiko für fetale Hypoxie/Azidose besteht.[5] Diese sind u. a.:

- Gesundheitszustände der Mutter (wie z.B. antepartale/intrapartale Blutungen und mütterliches Fieber)
- fetale Risikofaktoren: abnormales fetales Wachstum, Frühgeburt, reduzierte Kindsbewegungen, Mehrlingsschwangerschaft, Beckenendlage
- Periduralanästhesie
- signifikantes grünes Fruchtwasser
- Möglichkeit übermäßiger Gebärmutteraktivität, wie sie bei induzierter oder verstärkter Wehentätigkeit auftritt

- während der intermittierenden Auskultation entdeckte fetale Herzfrequenzalterationen

Fetale Sauerstoffversorgung

Im Vergleich zu Erwachsenen ist der fetale Sauerstoffpartialdruck relativ niedrig. Der Fetus hat jedoch eine bemerkenswerte Sicherheitsspanne. Eine hohe Konzentration des fetalen Hämoglobins sowie seine größere Affinität, Sauerstoff zu absorbieren, bedeutet, dass die Sauerstoffsättigung hoch ist. Der kardiale Output des Feten ist außerdem extrem effizient. Daher ist die fetale Sauerstoffversorgung meistens größer als der Bedarf.

Während der Wehen ist der Gasaustausch herabgesetzt, was bedeutet, dass der Sauerstoffspiegel fällt und der Kohlendioxidspiegel (CO_2) ansteigt. Zwischen den Wehen wird die Sauerstoffversorgung wiederhergestellt und das angehäufte CO_2 wird eliminiert. Umstände, welche den Gasaustausch der Plazenta herabsetzen, sind die uterine Hyperkontraktilität, die Nabelschnur-Okklusion, die mütterliche Hypotension oder Abruptio plazentae, die einen CO_2-Anstieg verursachen, was den pH des fetalen Blutes senkt (respiratorische Azidose). Dies normalisiert sich meist, wenn die plazentare Perfusion wiederhergestellt ist. Wenn der Gasaustausch jedoch anhaltend gestört ist, wird der Fetus von den folgenden wichtigen Verteidigungsmechanismen abhängen:

■ Hormonelle Antwort

Eine Reduzierung der fetalen Sauerstoffversorgung wird durch Chemorezeptoren in der fetalen Aorta erkannt. Dies aktiviert eine hormonelle Antwort, welche einen Anstieg der Katecholamin-, Vasopression-, Adenin- und Adenosin-Spiegel auslöst. Die Katecholaminspiegel eines Kindes mit Asphyxie übersteigen die von Patienten mit Phäochromozytom.[26]

■ Präferentielle Redistribution des Blutflusses

Der Blutfluss zu ‚weniger wesentlichen Organen' wie der Leber, der Milz, dem Darm, der Nieren und der Haut wird herabgesetzt. Der Blutfluss zu ‚Organen mit Priorität', wie dem Gehirn, dem Herz und den Nebennieren, wird erhöht. Das Herz muss hierbei vermehrt arbeiten, der myokardiale Blutfluss kann als Folge von Hypoxie um bis zu 500% ansteigen. Der Sauerstoffbedarf des Gehirns ist nicht so hoch und das fetale Bewegungsmuster kann sich anpassen, um den Energiebedarf zu verringern.

■ Glykogenolyse

Wenn die Sauerstoffversorgung nicht mehr ausreicht, um den Energiebedarf des Feten zu bedienen, wird durch eine hormonelle Antwort die Glykogenolyse aktiviert. Dies bedeutet, dass Glukose aus Glykogenspeichern freigesetzt wird und dann anaerob (ohne Sauerstoff) metabolisiert wird, um den Energiebedarf aufrecht zu erhalten. Die Freisetzung von Adrenalin stimuliert die Aktivierung der Glykogenolyse. Während des anaeroben Metabolismus werden die Glykogenspeicher im Herzen, den Muskeln und der Leber freigesetzt, um Energie zur Verfügung zu stellen. Laktat, ein Nebenprodukt des anaeroben Metabolismus, wird initial gepuffert (neutralisiert), dann jedoch irgendwann einen pH-Abfall des Blutes nach sich ziehen (metabolische Azidose). Wenn der Fetus fortfährt, seine Glykogenspeicher zu nutzen, wird die Azidose überwiegend metabolisch und der pH fällt noch weiter.

Umstände und Ereignisse, die die Mutter betreffen (z.B. Präeklampsie, Diabetes, antepartuale Hämorrhagie), und/oder die Plazentafunktion (zu häufige oder verlängerte Uteruskontraktionen) und/oder die Abwehrmechanismen des Babys (intrauterine Wachstumsrestriktion, Infektion, chronische Hypoxämie und Stress) führen dazu, dass sich der Fetus schlechter adaptieren kann und verletzlicher für Hypoxie wird (Box 5.1).

Box 5.1 Faktoren, welche die fetale Oxygenierung beeinflussen

Mutter	Uterus/Plazenta	Fetus
Anämie	Abruptio	Anämie
Analgesie/Anästhesie	Nabelschnurvorfall	fetale Blutung
Dehydratation	hypertone Wehen	Infektion
Hypertension	herabgesetzte Plazentafunktion	Wachstumsretardierung
Hypotension		
Fieber		

Eine kompensatorische Antwort und Adaptation auf Hypoxie kann den Feten nur für eine begrenzte Zeit schützen. Wenn die Verteidigungsmechanismen nachlassen, erschöpft sind oder überfordert werden, steigt das Risiko einer fetalen Asphyxie (Hypoxie, Azidose und Gewebeschädigung).

Standards und Qualität

Die Indikationen, Frauen unter der Geburt eine kontinuierliche elektronische CTG-Überwachung anzubieten, sind in der NICE ‚Intrapartum-Care'-Guideline, der AWMF LL und den FIGO-Consensus-Guidelines für intrapartales fetales Monitoring wiedergegeben.[5,19] Lokale Leitlinien sollten entwickelt und durch ein in-house multi-professionelles Team für klinische Leitlinien verabschiedet werden, nachdem nationale Empfehlungen berücksichtigt wurden. Die Umsetzung sollte durch lokale Trainingsprogramme und Management-Algorithmen sowie Dokumentationsvorlagen für den klinischen Gebrauch unterstützt werden.

Intrapartale Risikoüberprüfung

Mütterliche & fetale Risikofaktoren sollten im Partogramm während der Kreißsaalaufnahme erfragt und aufgeschrieben werden. Es sollte unter der Geburt eine ständige Risikobewertung durchgeführt und dokumentiert werden, gemeinsam mit den erforderlichen Maßnahmenplänen (Abbildung 5.1).[5]

Informierte Wahl

Die Bewertung des fetalen Wohlbefindens ist nur ein Aspekt der Behandlung unter der Geburt. Es ist wichtig, dass die Schwangere eine informierte Entscheidung bezüglich des fetalen Monitorings basierend auf der verfügbaren Evidenz trifft.[19]

Standards für die intermittierende Auskultation (IA) unter der Geburt

Für eine gesunde Mutter mit unkomplizierter Schwangerschaft ohne weitere Risikofaktoren sollte unter der Geburt eine intermittierende Auskultation entweder mit dem Pinard'schen Stethoskop oder Doppler-Ultraschall angeboten werden, um das fetale Wohlbefinden zu monitoren.[19,30]

Es liegt keine ausreichende Evidenz dafür vor, entscheiden zu können, ob ein Aufnahme-CTG im Rahmen der Erstuntersuchung bei unkomplizierten Schwangerschaften im Vergleich zur alleinigen intermittierenden Auskultation entweder das Outcome verbessert oder zu Schäden bei Frauen und ihren Babys führt.[19]

PROMPT PRactical Obstetric Multi-Professional Training

Aufnahmeuntersuchung
Liegen folgende Risikofaktoren vor?
(die Liste ist nicht erschöpfend)
Antepartuale mütterliche Risikofaktoren:
- frühere Sektio/Uterusnarbe/Myomektomie
- Übertragung (>42 SSW)
- Frühgeburt (<37 SSW)
- mütterlicher Diabetes
- Präeklampsie / Hypertension
- vorzeitiger Blasensprung (>24 h)
- andere mütterliche Erkrankungen:
  - Herzerkrankung
  - schwere Anämie
  - Hyperthyreoidismus
  - Gefäßerkrankungen
  - Nierenerkrankungen
  - V.a. Chorioamnionitis / Sepsis
- Geburtshilfliche Notfälle einschließlich:
  - antepartuale Hämorrhagie
  - Nabelschnurvorfall
  - mütterliche Krampfanfälle
  - mütterlicher Kollaps

Intrapartale mütterliche Risikofaktoren:
- frische vaginale Blutung unter der Geburt (mehr als Zeichnen)
- T ≥38°C oder ≥37.5°C bei zwei Messungen mit 1h Abstand
- T<36°C
- Einleitung (andere Gründe als 41^{+5} SSW)
- Geburtsstillstand Eröffnung/Austreibung
- Oxytocin
- dick-grünes Fruchtwasser (dickes, zähes, dunkelgrün-schwarzes FW, Mekonium)
- maternaler Wunsch nach PDA
- maternaler Wunsch nach CTG
- andere medizinische Erkrankung

Fetale Risikofaktoren:
- intrauterine Wachstumsrestriktion
- Frühgeburt
- Oligohydramnion
- verringerte Kindsbewegungen
- abnormale Doppler Vmax
- Mehrlinge
- Beckenendlage, abnormale Lage
- FHF Anomalien bei IA*

NEIN → NEIN
biete IA entweder mit Doppler oder Pinard Stethoskop an
höre immer eine volle Minute am Ende der Wehe (wenn es für die Frau angenehm ist) und fahre für mindestens 30 Sekunden nach der Wehe fort. Dokumentiere eine singuläre HF mindestens:
- alle 15 Min (Eröffnungsperiode)
- alle 5 Min (Austreibungsperiode)

Abnormale FHF oder Auskultation?
FHF < 110 SpM oder > 160 SpM*

JA
empfehle Dauer CTG wenn indiziert (ggfs. mit Telemetrie)

grünes Fruchtwasser
Schwangere mit grünlich tingiertem / grünem FW sollten untersucht werden auf SS Alter, Stadium der Geburt, FW Menge, Parität, FHF, andere Risikofaktoren, Verlegung in Sektio OP falls Notsectio

JA → erwäge Dauer CTG anzubieten und zu empfehlen wenn einer der Risikofaktoren vorliegen (ggfs. mit Telemetrie)

*wenn die fetale Herzfrequenz über 160 SpM in der intermittierenden Auskultation (IA) hörbar ist, sollte sie über die nächsten drei Wehen auskultiert werden. Wenn dauerhaft erhöht sollte ein CTG empfohlen werden. Wenn das CTG nach 20' normal erscheint (ohne Dezelerationen) und keine weiteren Risikofaktoren vorliegen, kann ggfs. das CTG nach Rücksprache mit einem erfahrenen Geburtshelfer wieder abgemacht werden und die IA fortgeführt werden. Wenn die HF zu irgendeinem Zeitpunkt danach über 160SpM gehört wird, sollte ein Dauer CTG empfohlen werden.

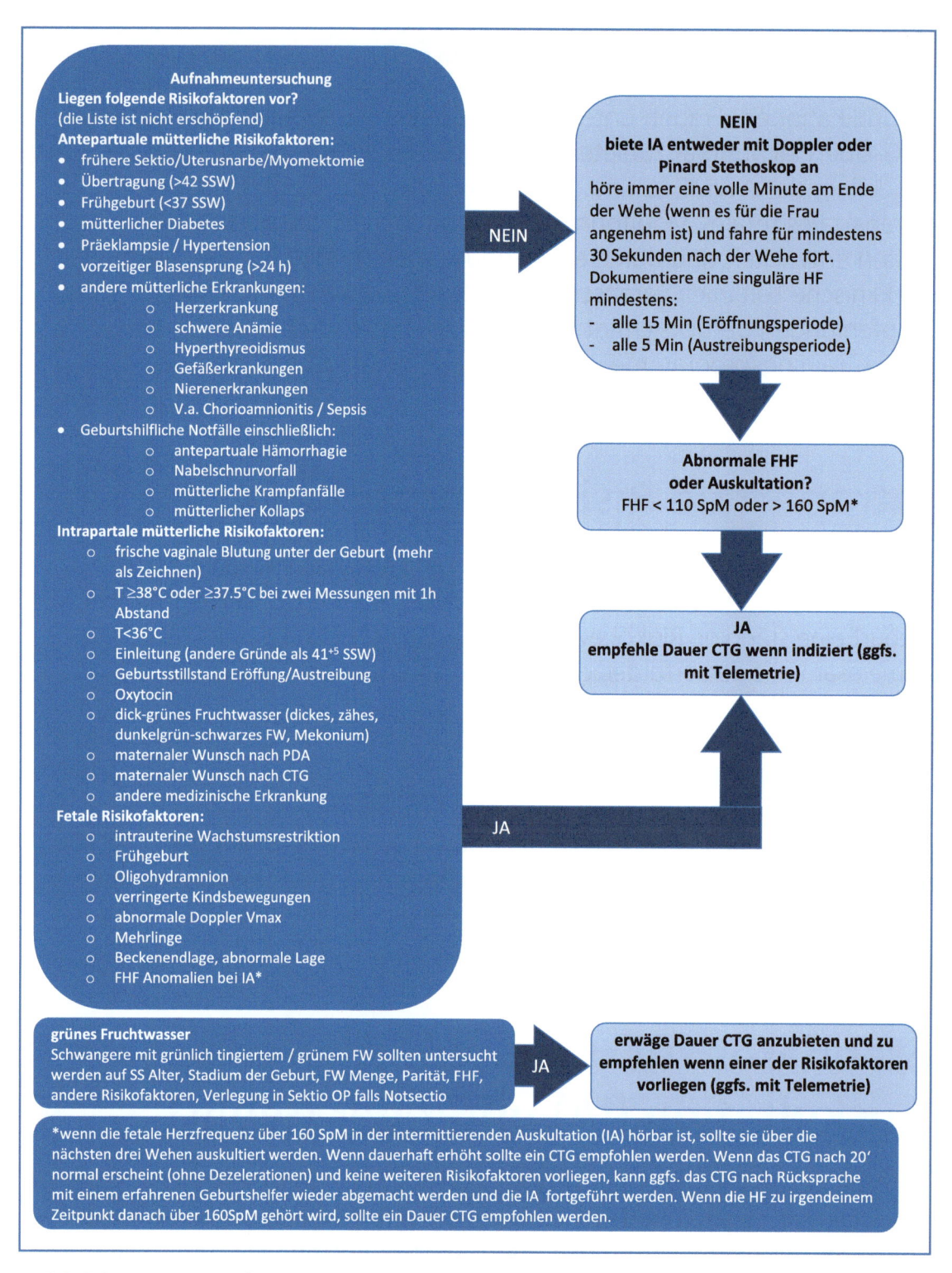

Abbildung 5.1 Aufnahmeuntersuchung und Optionen für das fetale Monitoring während der Geburt (basierend auf den NICE-Guidelines, 2001 und 2007)[14,15]

Modul 5 — Fetales Monitoring unter der Geburt

Optimales Timing für die IA unter der Geburt

Der ideale Zeitpunkt für die Durchführung der IA wurde bisher nicht belastbar untersucht. Dabei soll ein Gleichgewicht zwischen dem Abhören zum optimalen Zeitpunkt für die fetale Überwachung und dem ungestörten Ablaufenlassen neurohormonaler Reaktionen der Mutter während der Wehen gefunden werden (was wiederum das Wohlbefinden des Babys beeinflussen könnte).

Die neueste NICE-Guideline empfiehlt, unmittelbar nach einer Wehe für mindestens eine Minute auszukultieren und dies als eine Einzelfrequenz zu vermerken,[19] die FIGO-IA-Guideline empfiehlt, die FHF während der Wehe und für mindestens 30 Sekunden nach der Wehe auszukultieren und dies als eine Einzelfrequenz zu dokumentieren.[30] Einige Hebammen haben Bedenken bei dieser Empfehlung geäußert, da es für die Frau unangenehm sein kann, während einer Wehe auskultiert zu werden; dies kann auch ihre Positionierung bei der Bewältigung der Wehen beeinträchtigen.

Die PROMPT Maternity Foundation hat sich mit den Autoren der FIGO-Guideline in Verbindung gesetzt, um zu fragen, ob sie weitere Erläuterungen zur Bedeutung von ‚während der Wehen' geben könnten. Sie lieferten eine sehr hilfreiche Antwort, in der sie angaben, dass der Grund für das Auskultieren über diesen vorgeschlagenen Zeitraum auf der Kenntnis der Physiologie der fetalen Herzfrequenz beruht. Das Ungeborene zeigt am ehesten auskultierbare Anzeichen einer akuten Kompromittierung, wenn es auf die Auswirkungen einer Gebärmutterkontraktion reagiert oder sich von einer Kontraktion in der Zeit unmittelbar nach der Wehenakme erholt. Sie haben jedoch gewürdigt, dass die IA nicht so beeinträchtigend sein sollte, dass sie die Art und Weise, wie die Frau die Wehen verarbeitet, einschränkt. Sie haben auch Kreißsäle ermutigt, die Änderung in der Praxis zu auditieren und weiterführende pragmatische Vorschläge in Hinblick auf den optimalen Zeitpunkt für die IA begrüßt.

Aus diesem Grund hat sich die PROMPT Maternity Foundation auf der Grundlage der obigen Mitteilung für den folgenden Ansatz als besten Kompromiss für den Zeitpunkt der IA entschieden: gegen Ende der Wehen (wenn es für die Frau angenehm ist) die fetale Herzfrequenz abzuhören und nach der Wehentätigkeit mindestens 30 Sekunden lang fortzufahren, um die Mutter bei der Bewältigung ihrer Wehen nicht zu stören und gleichzeitig die Möglichkeit zu maximieren, alle Anzeichen einer fetalen Beeinträchtigung auszukultieren.

Praxisempfehlungen zur IA

Die intermittierende Auskultation sollte unter der Geburt gemäß den Praxisempfehlungen in Abbildung 5.2[30] durchgeführt werden.

\multicolumn{3}{c}{**Intrapartale intermittierende Auskultation (IA)**}		
\multicolumn{3}{c}{**Praxis Empfehlung (FIGO 2015)**}		
Merkmale	**Maßnahme**	**was zu Dokumentieren**
Fetale Herz-Frequenz (FHF) (Normal: 110 – 160 SpM)	**Länge:** höre für mindestens 60 Sekunden **Timing:** höre gegen Ende der Wehe (sobald es für die Mutter angenehm ist) und fahre für mindestens 30 Sekunden nach der Wehe fort **Intervall:** Eröffnungsperiode: alle 15 Minuten Austreibungsperiode: alle 5 Minuten	• FHF als einzelne Zahl nach mindestens 60 Sekunden Zählen • Jede Verlangsamung der FHF die Dezelerationen oder Bradykardie anzeigen könnte • Jeder Anstieg der FHF der eine fetale Tachykardie anzeigen könnte
Uterus-Kontraktionen	Palpiere vor und während der FHF Auskultation	• Wehenhäufigkeit pro 10 Minuten
Fetale Bewegungen	Palpiere während der Wehen Die fetale Herzfrequenz kann in Assoziation mit den fetalen Kindsbewegungen zunehmen	• fetale Kindsbewegungen vorhanden oder fehlend • jeder Anstieg der FHF während fetaler Bewegungen
Mütterliche Pulsfrequenz	zu Beginn der IA und mindestens stündlich oder bei jeglicher FHR Anomalie	• mütterlicher Puls als einzelne gezählte Zahl
\multicolumn{3}{c}{Wenn irgendwelche abnormalen Merkmale gefunden werden, konsultiere: '**IA:** Empfehlungen und Management **bei Besonderheiten** unter der Geburt'}		
\multicolumn{3}{c}{fülle ein NBT Intermittent Auscultation (IA) Formular zu Beginn der IA unter der Geburt aus und bei Übergabe der Betreuung wenn aktiv unter der Geburt **schreibe die FHR & jede notwendig werdende Maßnahme auf das Partogram**}		

Abbildung 5.2 Praxisempfehlung zur intermittierenden Auskultation (basierend auf FIGO, 2015)

Abbildung 5.3 ist ein Beispiel für ein Formular zur Dokumentation der intermittierenden Auskultation, das von der Hebamme zu Beginn der IA bei Geburtsbeginn ausgefüllt und unterzeichnet werden sollte. Danach muss die Hebamme nur noch die FHF auf dem Partogramm dokumentieren, zusätzlich zu anderen Merkmalen wie dem Vorhandensein fetaler Bewegungen und der Wehenhäufigkeit. Alle intrapartalen Ereignisse, die sich auf die fetale Herzfrequenz auswirken können, sollten ebenfalls gleichzeitig im Geburtsbericht dokumentiert werden.[9] Die Hebamme kann auch in Erwägung ziehen, sich von einer zweiten Hebamme (oder einem Geburtshelfer) mindestens alle zwei Stunden während der Wehen ein Review durch ‚frische Ohren' einzuholen.

Modul 5 — Fetales Monitoring unter der Geburt

> **Intrapartale intermittierende Auskultation (IA)**
> **Dokumentationsformular (Beispiel)**
>
> **Intermittierende Auskultation (IA) unter der Geburt**
>
> Auskultiere die fetal Herz Rate (FHR) für **mindestens eine ganze Minute, höre gegen Ende der Wehe (sobald es für die Mutter angenehm ist) und fahre für mindestens 30 Sekunden nach einer Kontraktion fort** unter Verwendung von:
>
> Pinard: ☐   Doppler: ☐   (normale FHR: 110–160 SpM)
>
> Höre & dokumentiere die FHR mindestens alle **15 Minuten in der Eröffnungsperiode** und alle **5 Minuten in der Austreibungsperiode**
>
> Taste die Häufigkeit der Kontraktionen und das Vorhandensein von Kindsbewegungen
>
> Erwäge 'frische Ohren' 🦻 Review der fetalen Herz Rate mindestens alle 2 h und dokumentiere auf dem Partogram
>
> Wenn irgendein abnormales Merkmal gefunden wird, konsultiere:
> 'IA: Empfehlungen und Management **bei Besonderheiten** unter der Geburt'
>
> Zu Beginn der IA:
>
> FHR: ....SpM   mütterlicher Puls: ....SpM
> (dokumentiere mütterlichen Puls stündlich sobald in der aktiven Eröffnungsperiode)
>
> Datum: ....   Uhrzeit: ....
>
> Unterschrift: ....   Druckschrift: ....

Abbildung 5.3 Beispiel für ein Dokumentationsformular der intermittierenden Auskultation (basierend auf FIGO, 2015)

Empfehlung, wenn eine abnormale fetale Herzfrequenz vermutet und unter der Geburt identifiziert wurde

Wenn unter der Geburt eine abnorme FHF vermutet wird, beachte die Hinweise in Abbildung 5.4.

Indikationen von der IA zum kontinuierlichen EFM

Ein kontinuierliches elektronisches fetales Monitoring (EFM) sollte angeboten und empfohlen werden, wenn:[19,30]

- bei der intermittierenden Auskultation eine bestätigte Evidenz für eine Baseline unter 110 Schlägen pro Minute oder über 160 Schlägen pro Minute vorliegt,

PROMPT PRactical Obstetric Multi-Professional Training

\multicolumn{3}{c}{**Intrapartale intermittierende Auskultation (IA)**}
\multicolumn{3}{c}{IA Empfehlungen und Management bei Besonderheiten unter der Geburt (FIGO 2015)}
Merkmale	**abnormal**	**Maßnahme**
Fetal Herz Frequenz (FHR) (Normal: 110-160 SpM)	FHF unter 110 SpM	• überprüfe mütterliche HF & höre kontinuierlich auf FHF. Wenn FHR unter 110 SpM über 3 Minuten bleibt deutet dies auf prolongierte Dezeleration oder Bradykardie hin • Lageänderung, VU, beginne sofort mit CTG & rufe Geburtshelfer • wenn zuhause, oder im Geburtshaus, Verlege sofort in Kreißsaal • zusätzlich: wenn in Austreibungsperiode & Geburt nicht unmittelbar droht, erwäge nicht mehr pressen zu lassen
	FHF unter 110 SpM für mehr als 5 Minuten	• Dringende Beschleunigung der Entbindung
	FHF über 160 SpM	• überprüfe mütterliche HF & höre für 3 konsekutive Wehen – wenn immer noch über 160 SpM wahrscheinlich fetale Tachykardie (wenn FHF während dieser Zeit in den Normbereich zurückkehrt, fahre mit IA nach Empfehlung wie für Eröffnungs- und Austreibungsperiode fort) • Lageänderung, VU, beginne Dauer-CTG & rufe Geburtshelfer • wenn zuhause oder in Geburtshaus, verlege sofort in Kreißsaal • messe mütterliche Temperatur und suche nach Infektionszeichen
Kindsbewegungen	eine ansteigende FHF direkt nach einer Kontraktion beruht selten auf Kindsbewegungen	• IA sollte während der nächsten 3 Kontraktionen durchgeführt werden, um Dezelerationen auszuschließen
Wehen	ein Interval von weniger als 2 Minuten zwischen 2 Kontraktionen sollte eine Palpation über 10 Minuten zur Folge haben	• wenn über 5 Kontraktionen pro 10 Minuten auftreten deutet dies auf Tachysystolie hin • wenn Tachysystolie vermutet wird, beginne Dauer CTG (Verlege in Kreissaal wenn nötig) & rufe Geburtshelfer • erwäge Tokolyse

Abbildung 5.4 Empfohlene Maßnahmen, nachdem unter der Geburt abnormale Zeichen identifiziert wurden (basierend auf FIGO, 2015)

- Evidenz in der Auskultation für einen FHF-Abfall nach einer Wehe vorliegt,
- intrapartale Risikofaktoren vorliegen oder sich entwickeln.

Dies kann bedeuten, dass eine Schwangere von zuhause oder einem Geburtshaus in den nächstgelegenen ärztlich geleiteten Kreißsaal verlegt werden muss.

Wenn nach vollständiger Untersuchung von Mutter und Baby, einschließlich eines 20-minütigen CTGs, alle Befunde normal sind (ohne Dezelerationen) und keine weiteren Risikofaktoren identifiziert wurden, kann ggf. das EFM beendet und die IA wieder aufgenommen werden (innerhalb des ärztlich geleiteten Kreißsaals, wenn die Mutter von zuhause oder einem Geburtshaus verlegt worden ist).[5,19]

Vorhandensein von grünem Fruchtwasser

Die NICE-Guideline empfiehlt, dass Frauen, die in den Wehen liegen und unspezifisches Mekonium haben, ein EFM nicht angeboten werden sollte, solange keine weiteren Risikofaktoren bestehen. Wenn signifikantes Mekonium vorhanden ist, definiert als dunkelgrünes oder schwarzes Fruchtwasser, das dick oder zäh ist, oder jegliches Fruchtwasser, das Mekoniumklumpen enthält, wird folgendes empfohlen:

- Eine kontinuierliche EFM sollte empfohlen und begonnen werden.
- Medizinisches Fachpersonal, das in der Mikroblutuntersuchung geschult ist, sollte verfügbar sein.
- Fachkräfte, die in Advanced Life Support geschult sind, sollten leicht verfügbar sein.
- Die Frau sollte in einen ärztlich geleiteten Kreißsaal verlegt werden, vorausgesetzt, dass dies sicher ist und die Geburt voraussichtlich nicht vor Eintreffen in den Kreißsaal stattfinden wird.

Technische Überlegungen für das EFM unter der Geburt

Am besten wird das fetale Herz mit dem Pinard'schen Stethoskop auskultiert, bevor das EFM unter der Geburt begonnen wird. Zusätzlich sollte der mütterliche Puls bei jeder Form des fetalen Monitorings regelmäßig getastet werden, um zwischen der mütterlichen und fetalen Herzfrequenz zu unterscheiden. Es ist möglich, aus einem großen pulsierenden mütterlichen Gefäß ein Signal zu generieren, welches als fetale Herzfrequenz fehlinterpretiert werden kann. Auch kann der Ultraschall fälschlicherweise die Frequenz des mütterlichen Pulses verdoppeln, wenn ausreichend verlängerte Separationen zwischen den Klappenbewegungen vorliegen – was eine Herzfrequenz generiert, welche innerhalb des Normbereichs des fetalen Herzens liegt.

Es gibt vereinzelte Berichte über unerwartete mazerierte Totgeburten mit offensichtlich normalem intrapartalen CTG, sogar unter Kopfschwarten-Elektroden-Ableitung.[31,32] Es ist daher wichtig, dass, wenn der fetale Tod vermutet wird, durch eine real-time-Ultraschalluntersuchung bestätigt wird, dass der Fetus lebt, trotz einer offensichtlich aufgezeichneten fetalen Herzfrequenz.[19]

Alle Mitglieder des geburtshilflichen Teams sollte sich der technischen Limitationen des EFM bewusst sein und sollten die Anleitung des Herstellers für jedes einzelne Gerät gelesen haben.

Standards für das elektronische fetale Monitoring

Das EFM sollte nicht als bequemer Ersatz für gut ausgebildete Hebammen für das Monitoring der fetalen Herzfrequenz unter der Geburt dienen. Die unselektierte Anwendung des kontinuierlichen EFM trägt zu unnötigen Interventionen bei.

- Das Datum und die Uhrzeit der Maschine sollten korrekt und die Papiergeschwindigkeit auf 1 cm/min eingestellt sein (Abbildung 5.5).
- Das CTG sollte mit dem vollständigen Namen und Geburtsdatum der Mutter sowie dem Datum und der Uhrzeit der Untersuchung versehen sein (Abbildung 5.5).
- Die Indikation für das CTG sollte klar dokumentiert werden.
- Jedes intrapartale Ereignis, das die fetale Herzfrequenz betreffen kann (wie z.B. vaginale Untersuchungen, Mikroblutuntersuchungen, die Anlage einer Epiduralanästhesie oder Top-Up-Nachspritzungen) sollte gleichzeitig auf den CTG-Streifen geschrieben, datiert und abgezeichnet werden.
- Die mobile Überwachung des Feten mittels drahtloser Telemetrie hat den Vorteil, dass sich die Mutter freier bewegen kann, während sie gleichzeitig eine kontinuierliche EFM gewährleistet, und sollte daher die bevorzugte Option für eine kontinuierliche EFM sein, wenn sie verfügbar ist.[5]
- Wenn das externe Monitoring keine ausreichend gute Qualität für die CTG-Interpretation liefert, sollte, wenn möglich, eine fetale Kopfschwartenelektrode angelegt werden.
- Jede Visite sollte sowohl in der Krankengeschichte als auch auf dem CTG-Streifen dokumentiert, gemeinsam mit Datum und Uhrzeit, und abgezeichnet werden.

CTG Checkliste (hefte an Beginn der CTG Schreibung an)		
Indikation für das CTG:		☑
Datum:	Datum von CTG korrekt eingestellt?	
Uhrzeit:	Uhrzeit von CTG korrekt eingestellt?	
Name:	Papiergeschwindigkeit 1cm / Min?	
Krankenhaus Nummer:	zentrales Monitoring begonnen?	
	Schwangerschaftsalter:	
	Mütterlicher Puls (Herzfrequenz):	
(oder Klebchen von Patientin)	FHF vor CTG auskultiert (Frequenz):	
Hefte an Ende der CTG Schreibung an		
Geburtsmodus:	Datum der Geburt:	
Unterschrift:	Zeitpunkt der Geburt:	

Abbildung 5.5 Beispiel für Aufkleber zu Beginn/am Ende des CTG-Streifens

Modul 5   Fetales Monitoring unter der Geburt

- Nach der Geburt sollte der Geburtshelfer Datum, Uhrzeit und den Geburtsmodus auf dem CTG festhalten und unterschreiben (Abbildung 5.5).
- Das CTG sollte sicher mit der mütterlichen Krankengeschichte aufbewahrt oder elektronisch archiviert werden.

Merkmale des intrapartalen CTGs und Terminologie

Die meisten Kliniker werden keine Schwierigkeiten dabei haben, die Merkmale eines normalen CTGs unter der Geburt zu erkennen (Abbildung 5.6). Wenn das CTG normal ist, können wir davon ausgehen, das der Fetus normoxisch ist. Die Sensitivität des CTGs ist hoch. Wenn das CTG jedoch suspekt oder pathologisch ist, ist der positive prädiktive Wert für eine metabolische Aziodes oder niedrige APGAR-Scores jedoch gering, und in einem hohen Prozentsatz dieser Fälle wird kein ungünstiges Outcome vorliegen. Die Spezifität des CTGs zur Erkennung einer intrapartalen Hypoxie

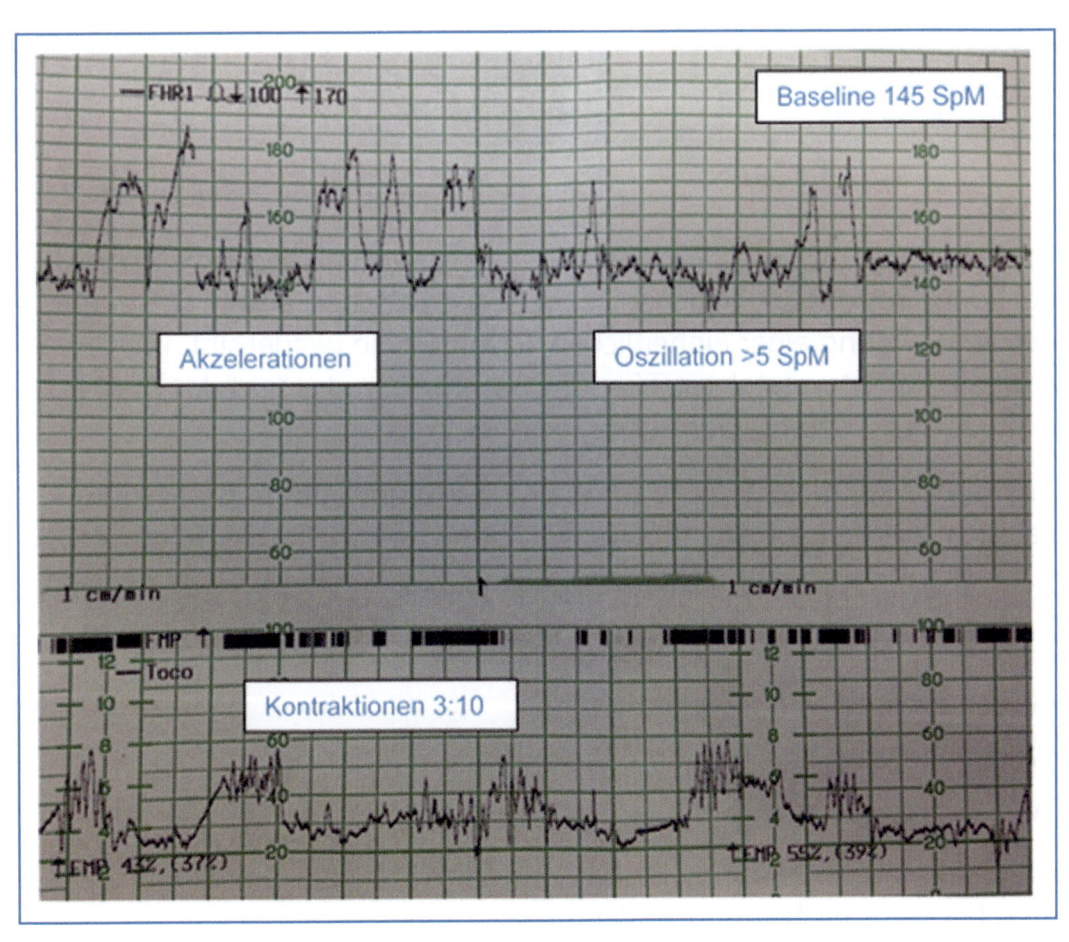

Abbildung 5.6 Normales intrapartales CTG

ist daher niedrig und ein pathologisches CTG hat einen niedrigen positiv prädiktiven Wert für Hypoxie.

Es sollte jedoch nicht vergessen werden, dass es das Ziel des intrapartalen fetalen Monitorings ist, eine Verletzung des Feten durch das Ergreifen geeigneter vorbeugender Maßnahmen zu vermeiden, bevor ein hypoxisch-ischiämischer Schaden eingetreten ist.

Außerdem gibt es keine verlässliche Methode zur Bestimmung der fetalen Reserve bzw. der Natur oder des Schweregrads eines intrapartalen Ereignisses. Der wachstumsretardierte Fetus mag eine herabgesetzte Antwort haben, was auf den chronischen Stress und die inadäquaten Glykogenspeicher zurückzuführen ist. Akute katastrophale Ereignisse können schnell die Abwehrmechanismen sogar eines gesunden Babys überwältigen. Das CTG muss daher immer im Zusammenhang mit der antepartalen und intrapartalen klinischen Vorgeschichte und der Ereignisse interpretiert werden.

> **Das CTG muss immer im Kontext interpretiert werden, unter Einbeziehung der antepartalen und intrapartalen klinischen Vorgeschichte, sowie Risikofaktoren und Ereignisse.**

Es ist daher klar, wie wichtig es ist, dass die Kommunikation zwischen Mitgliedern des geburtshilflichen Teams den klinischen Zusammenhang unter Verwendung einer einheitlichen Terminologie wiedergibt, um die Merkmale des intrapartalen CTGs, des Besorgnisgrades und der Dringlichkeit der Situation zu beschreiben.

Es gibt fünf Merkmale, welche für die CTG-Interpretation systematisch untersucht werden sollten:

- Baseline der fetalen Herzfrequenz
- Baseline-Variabilität (Oszillation)
- Vorhandensein von Akzelerationen
- Vorhandensein und Typ von Dezelerationen
- Wehenfrequenz

Diese Merkmale, in Zusammenschau mit den klinischen Umständen, sollten bei der Entscheidung, welche Maßnahmen ergriffen werden, Berücksichtigung finden.[5]

Baseline der fetalen Herzfrequenz

Die Baseline der fetalen Herzfrequenz ist die Ruhefrequenz ohne Akzelerationen und Dezelerationen. Sie wird über eine Zeitspanne von 10 Minuten bestimmt und wird in Schlägen pro Minute ausgedrückt (s.a. Abbildung 5.6). Die Normwerte, Bereiche und beschreibenden Begriffe werden in Tab. 5.1 gezeigt.

- Es kann notwendig sein, vorangegangene Abschnitte des CTG zu überprüfen und/oder die Frequenz über einen längeren Zeitraum zu bewerten, wenn Episoden einer instabilen FHF auftreten.
- *Mütterliches Fieber* ist die häufigste Ursache der fetalen Tachykardie (FHF über 160 SpM).
- Eine ansteigende Baseline, selbst innerhalb des Normbereichs, kann Anlass zur Sorge geben, wenn andere suspekte/pathologische Merkmale vorliegen.

Tabelle 5.1 Baseline fetale Herzfrequenzbereiche (FIGO und NICE)

Höhe	Frequenz (Schläge/Minute)
normal (*reassuring*)	
normale Baseline	**110–160***
suspekt (*non-reassuring*)	
moderate Bradykardie	**100–109** (> 10 Minuten)
moderate Tachykardie	**161–180** (> 10 Minuten)
pathologisch (*abnormal*)	
abnormale Bradykardie	**< 100**
abnormale Tachykardie	**> 180**

*Frühgeborene haben eine höhere HF und reife Feten eine niedrigere, jedoch noch innerhalb des Normbereichs.

Baseline-Variabilität (Oszillation)

Die Baseline-Variabilität ist die geringe Fluktuation der Baseline, die mit einer Häufigkeit von 3–5 Zyklen/Minute zu beobachten ist (s.a. Abbildung 5.6). Details werden in Tabelle 5.2 dargestellt.

- Eine verminderte Variabilität kann aufgrund einer Hypoxie des Nervensystems auftreten.
- Während des fetalen Tiefschlafs liegt die Variabilität gewöhnlich im unteren Bereich des Normalbereichs, aber die Amplitude liegt selten unter 5 bpm.

- Wenn nach einem anfänglich normalen CTG eine reduzierte Variabilität auftritt, ist es unwahrscheinlich, dass sie auf eine Hypoxie zurückzuführen ist, es sei denn, sie geht mit Dezelerationen und einem Anstieg der Baseline einher.

- Eine erhöhte Variabilität (saltatorisches Muster) von mehr als 25 SpM Bandbreite für mehr als 25 Minuten kann auf eine Hypoxie hinweisen. Obwohl die Pathophysiologie des Musters nicht vollständig verstanden ist, wird angenommen, dass es durch fetale autonome Instabilität/ Hyperaktivität verursacht wird.[5]

Tabelle 5.2 Fetale Herzfrequenz: Bereiche der Oszillation (FIGO und NICE)

Höhe	Amplitude der Bandbreite
Normal	Normale Baseline-Variabiliät Bandbreite der Oszillation von **5 SpM** oder **mehr** (< 25 SpM)
Suspekt	suspekte Variabilität Amplitude **< 5 SpM** über 30–50 Minuten Amplitude **> 25 SpM** für 15–25 Minuten sinusoidales Muster **< 30** Minuten
Pathologisch	pathologische Variabilität Amplitude **< 5 SpM** über 50 Minuten Amplitude **> 25 SpM** über 25 Minuten sinusoidales Muster **> 30** Minuten (meist fetaler Anämie)

Akzelerationen

Akzelerationen stellen einen abrupten, transienten Anstieg der fetalen Herzfrequenz von 15 Schlägen pro Minute oder mehr dar, welche 15 Sekunden oder länger, aber unter 10 Minuten, anhalten (Abbildung 5.6).

- Die meisten Akzelerationen fallen mit Bewegungen des Feten zusammen und sind ein Zeichen dafür, dass der **Fetus nicht hypoxisch** ist.

- Das Fehlen von Akzelerationen in **einem ansonsten normalen CTG** ist wahrscheinlich kein Hinweis auf eine Hypoxie/Azidose.

Dezelerationen

Dezelerationen sind eine Verlangsamung der fetalen Herzfrequenz unterhalb des Baselinelevels von 15 SpM oder mehr für eine Periode von 15 Sekunden oder länger.

Frühe Dezelerationen

Uniforme, wiederholte, periodische Verlangsamung der Herzfrequenz, früh während der Wehe beginnend und am Ende der Kontraktion zur Baseline zurückkehrend. Der niedrigste Punkt der Dezeleration fällt mit dem höchsten Punkt der Wehe zusammen. Während der Dezeleration ist die Oszillation stets normal. Frühe Dezelerationen sind meist mit einer Kompression des Kopfs assoziiert und treten daher in der späten Eröffnungsperiode oder Austreibungsperiode auf. Wahre uniforme, frühe Dezelerationen sind selten und gutartig und daher nicht signifikant, und weisen nicht auf eine fetale Hypoxie hin.

Späte Dezelerationen – U-förmig mit/ohne verringerter Oszillation

Uniforme, wiederkehrende (bei > 50% der Wehen), periodische Verlangsamungen der fetalen Herzfrequenz, mit Beginn in der Mitte bis zum Ende der Wehe und dem niedrigsten Punkt mehr als 20 Sekunden nach der Spitze der Wehe, **stets nach der Wehe endend** (Abbildung 5.7). In der Gegenwart eines nicht-akzelerierenden CTGs, mit einer Baseline-Variabilität < 5 SpM, würde die Definition Dezelerationen mit einer Amplitude von 10–15 SpM einschließen. Späte Dezelerationen, wenn sie länger als 30 Minuten anhalten, deuten auf eine fetale Hypoxie hin; weitere Maßnahmen sind indiziert. Es kann eine geburtshilfliche Bewertung des CTGs bereits vor Ablauf von 30 Minuten erforderlich werden, wenn das CTG schon zu Beginn der Aufzeichnung bei mehr als 50% der Wehen späte Dezelerationen aufweist und die Oszillation verringert ist.

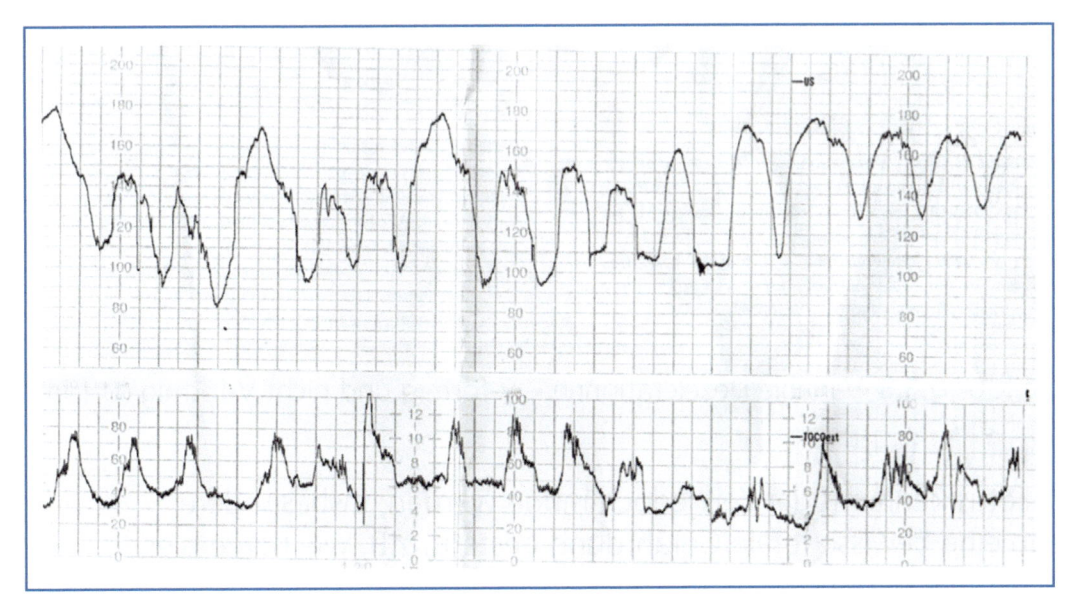

Abbildung 5.7 Späte Dezelerationen (U-förmig mit reduzierter Oszillation)

Variable Dezelerationen – V-förmig (früher ‚typische' genannt)

Sie sind die häufigste Form der Dezeleration unter der Geburt (Abbildung 5.8). Sie zeichnen sich durch einen symmetrischen raschen Abfall und schnelle Erholung auf die Baseline mit guter Oszillation während der Dezelerationen aus, **alle anderen Merkmale des CTGs sind normal**. FIGO beschreibt diese als **V-förmige** variable Dezelerationen. NICE nennt sie variable Dezelerationen ohne besorgniserregende Anzeichen. Sie sind eine Antwort des autonomen Nervensystems (Barorezeptor getriggert) auf die Nabelschnurkompression. Solange die Dezelerationen V-förmig (typisch) bleiben, mit guter Oszillation, und alle anderen Merkmale des CTGs normal sind, sind sie selten mit einem signifikanten Grad an Hypoxie assoziiert und zeigen an, dass der Fetus gut mit der Nabelschnurkompression unter der Geburt zurecht kommt. Sie können in der Form, Größe und dem Verhältnis zu den Wehen variieren.

Variable Dezelerationen (meist intrapartale Dezelerationen)

Variable Dezelerationen machen die Mehrzahl der Dezelerationen unter der Geburt aus. Sie sind eine Antwort des autonomen Nervensystems (durch die Barorezeptoren getriggert) auf Nabelschnurkompression.

V-förmige variable Dezelerationen
(nicht besorgniserregend)

V-förmige variable Dezelerationen (NICE beschreibt diese als nicht-besorgniserregend) zeigen meist einen symmetrischen raschen Abfall und schnellen Wiederanstieg auf die BL, mit allen anderen CTG Parametern normal.
Wenn variable Dezelerationen V-förmig bleiben (*und alle anderen FHF Parameter normal sind*) sind sie selten mit einem ausgeprägten Grad an Hypoxie / Azidose assoziiert.

Beispiele nicht V-förmiger (U-förmiger) variabler Dezelerationen *(besorgniserregend)*

Variable Dezelerationen sind wahrscheinlich mit Hypoxie assoziiert, wenn sie bei >50% der Wehen auftreten und die folgenden besorgniserregenden Merkmale aufweisen:
- ein nicht V-förmiges Aussehen, z.B. U-förmig, oder alles andere als V-förmig
- verringerte Variabilität während der Dezeleration
- langsamere Erholung auf die Baseline
- und/oder Dauer von > 3 Minuten

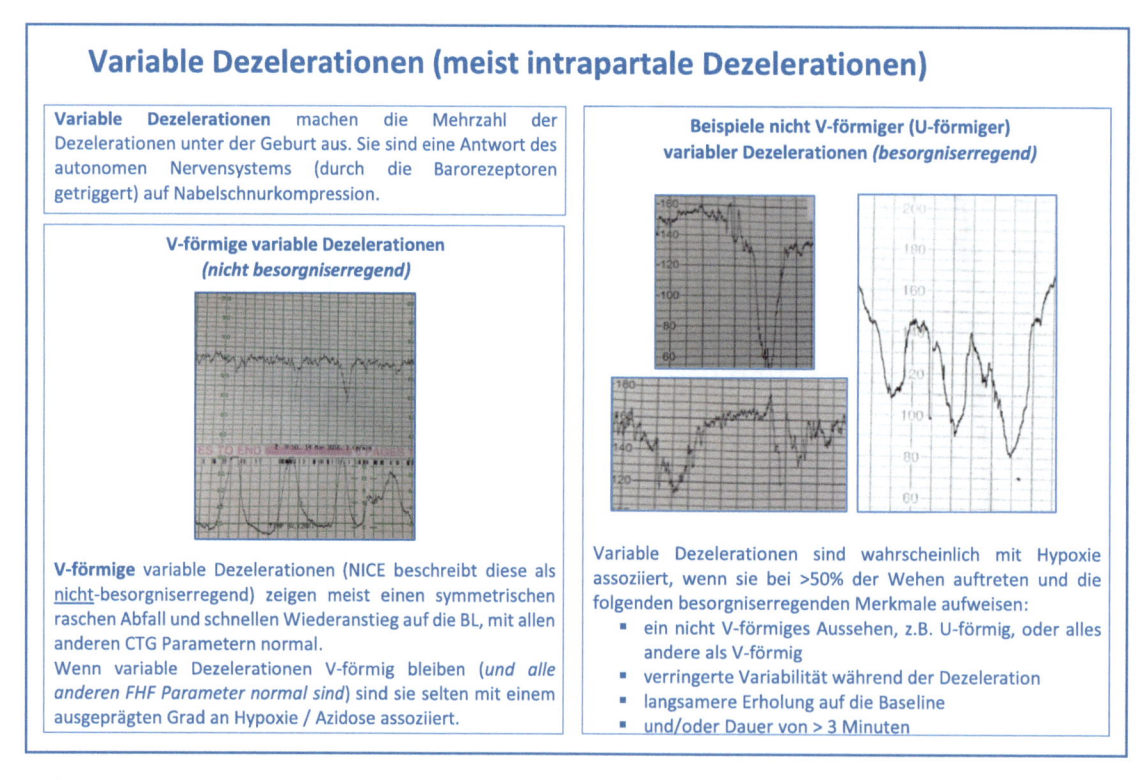

Abbildung 5.8 Variable Dezelerationen – V-förmig und nicht V-förmig (U-förmig)

Der Fetus kann mit der Zeit jedoch müde werden, insbesondere wenn eine gewisse fetale Gefährdung besteht, z.B. wie bei fetaler Wachstumsrestriktion.

Variable Dezelerationen – nicht V-förmig (U-förmig) mit verringerter Oszillation (früher ‚atypische' genannt)

Variable Dezelerationen können mit Hypoxie assoziiert sein, wenn sie bei mehr als 50% der Wehen auftreten und eines der folgenden besorgniserregenden Zeichen aufweisen (Abbildung 5.8):

- eine nicht V-förmige Komponente, z.B. U-förmig oder jede andere Form als V-förmig
- verringerte Oszillation während der Dezeleration
- verlangsamter Anstieg zurück zur Baseline
- Dauer, die 3 Minuten überschreitet

Protrahierte Dezelerationen – Länger als 3 Minuten dauernd

Länger als 3 Minuten dauernde Dezelerationen sind wahrscheinlich indikativ für eine fetale Hypoxie. Wenn die Bradykardie über 9 Minuten dauert, sollte die Geburt beschleunigt werden. Länger als 5 Minuten dauernde Dezelerationen, mit einer FHF von unter 80 SpM und verringerter Oszillation während der Wehe, sind häufig mit akuter Hypoxie/Azidose assoziiert und erfordern eine notfallmäßige Intervention.

Sinusoidales Muster

Eine regelmäßige Oszillation der Baseline-Langzeit-Variabilität, die an eine Sinuswelle erinnert (**Abbildung 5.9**). Dieses glatte, undulierende Muster besitzt eine relativ fixierte Periode von 3–5 Zyklen pro Minute und eine Amplitude von 5–15 SpM ober- und unterhalb der Baseline und dauert länger als 30 Minuten ohne Akzelerationen. Ein echtes sinusoidales Muster tritt bei schwerer fetaler Anämie auf, wird bei Rh-Alloimmunisierung, feto-maternaler Hämorrhagie, dem Zwillingstransfusionssyndrom und rupturierten Vasa praevia gefunden.

Ein pseudo-sinusoidales Muster hat eher ein gezacktes Sägezahnmuster als eine glatte Sinuswellenform. Seine Dauer überschreitet selten 30 Minuten und es treten normale FHF-Muster davor und danach auf. Dieses Muster wird nach der Verabreichung von Analgetika an die Mutter und während Phasen des Daumenlutschens und anderer Mundbewegungen des Feten beobachtet. Es kann von einem echten sinusoidalen Muster schwer zu unterscheiden sein, aber die kürzere Dauer des pseudo-sinusoidalen Musters hilft meist dabei, zwischen beiden zu unterscheiden.

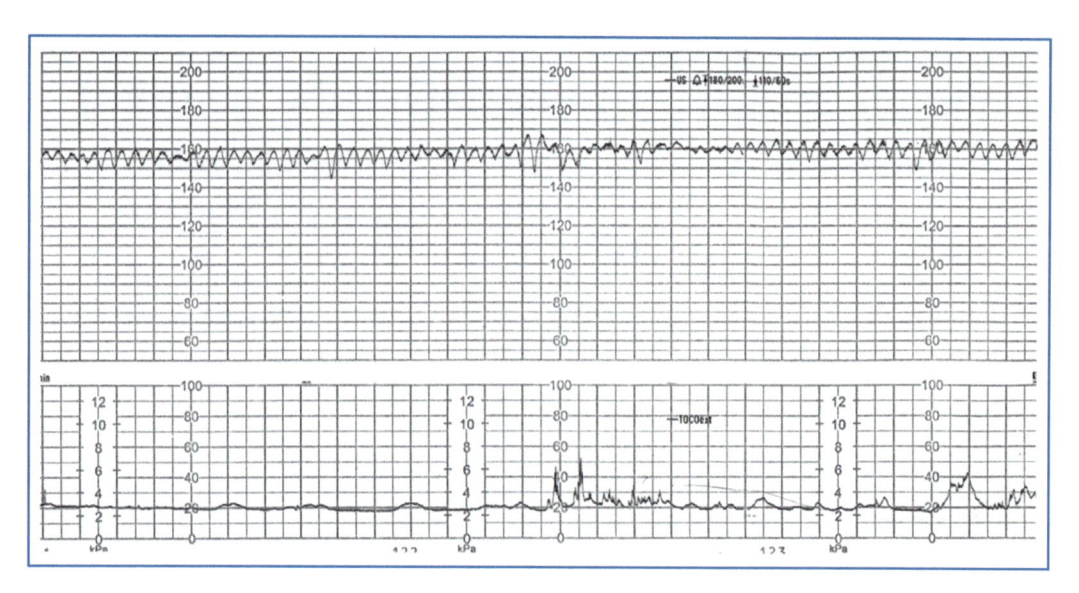

Abbildung 5.9 Sinusoidales Muster

Fetale Verhaltenszustände

Dies bezieht sich auf Perioden fetaler Ruhe, die Tiefschlaf widerspiegeln (keine Augenbewegungen) und sich mit Perioden aktiven Schlafs (schnelle Augenbewegungen) und Wachheit abwechseln. Das Auftreten verschiedener Verhaltenszustände ist ein Charakteristikum für die neurologische Reaktionsfähigkeit des Feten und das Fehlen von Hypoxie. Tiefschlaf kann bis zu 50 Minuten dauern und ist mit einer stabilen Baseline, sehr seltenen Akzelerationen und einer grenzwertig niedrigen Oszillation assoziiert. Aktiver Schlaf ist der häufigste Verhaltenszustand und wird durch eine moderate Zahl von Akzelerationen und normaler Oszillation charakterisiert. Ein aktiver Wachzustand ist seltener und weist viele Akzelerationen und eine normale Variabilität auf. Gelegentlich können die Akzelerationen so häufig sein, dass es schwierig ist, die Baseline der fetalen Herzfrequenz zu bestimmen. Die Übergänge zwischen den verschiedenen Mustern werden mit zunehmender Reifung des fetalen Nervensystems nach 32–34 Schwangerschaftswochen deutlicher.

Wehenmuster

Denke immer daran, auf die Grundlinie zu schauen. Achte auf die Dauer (sie sollten zwischen 45 und 120 Sekunden anhalten) und den Abstand zwischen den Kontraktionen. Sie sind für das Fortschreiten der Geburt notwendig, können jedoch vorübergehend die Plazentaperfusion vermindern, da sie die im Myometrium verlaufenden Gefäße komprimieren und/oder eine Kompression der Nabelschnur verursachen (insbesondere nach Blasensprung). Mit dem CTG kann nur die Häufigkeit der Kontraktionen beobachtet werden. Die Stärke und Dauer der Kontraktionen kann am besten durch eine Hebamme oder einen Arzt beurteilt werden, der eine Hand auf den Gebärmutterfundus legt und die Intensität der Wehen für 10 Minuten ertastet. Es ist wichtig, auf Anzeichen von Hyperkontraktilität zu achten, d. h. auf eine übermäßige Häufigkeit der Kontraktionen, definiert durch mehr als 5 Kontraktionen pro 10 Minuten in zwei aufeinanderfolgenden 10-Minuten-Perioden, oder gemittelt über einen Zeitraum von 30 Minuten. Übermäßige Uterusaktivität ist die häufigste Ursache einer fetalen Hypoxie/Azidose. Sie kann in der Regel durch eine Dosisverringerung oder Beendigung der Oxytocininfusion, durch Entfernung verabreichter Prostaglandine soweit möglich und/oder durch den Beginn einer akuten Tokolyse rückgängig gemacht werden.

Während der Austreibungsperiode kann das mütterliche Pressen ebenfalls zu einer fetalen Hypoxie beitragen, die Mutter kann aufgefordert werden, das Pressen zu beenden, bis sich die fetale Perfusion wieder verbessert.

Interpretation des intrapartalen CTGs

Nachdem die vier wesentlichen Merkmale des CTGs systematisch bewertet wurden, sollte das Muster als normal, suspekt oder pathologisch klassifiziert werden, in Abhängigkeit von suspekten oder pathologischen Zeichen. Die klinischen Umstände sollten immer Beachtung finden, wenn über Maßnahmen eines CTGs entschieden wird, das unter der Geburt suspekt (niedrige Hypoxie-Wahrscheinlichkeit) oder pathologisch (hohe Wahrscheinlichkeit von Hypoxie) ist. Ein strukturiertes CTG-Formular (basierend auf den NICE- und FIGO-Consensus-Guidelines), welches die relevanten Empfehlungen zur CTG-Interpretation in einem einzigen Anwendungswerkzeug enthält, kann dazu verwendet werden, um nicht nur die wesentlichen Merkmale zu dokumentieren und das CTG zu klassifizieren, sondern auch die geforderten Maßnahmen aufzuzeichnen (Abbildung 5.10).

Es wird empfohlen, dass ein Kliniker periodisch nach einer zweiten Meinung bezüglich der CTG-Interpretation fragt (z.B. eine zweite Hebamme oder einen Geburtshelfer), um sicherzustellen, dass ein ‚frische-Augen'-Review erfolgt, unabhängig davon, ob das CTG normal, suspekt oder pathologisch ist (NICE). Eine Zusammenfassung der Empfehlungen zur intrapartalen CTG-Klassifikation, Interpretation und der Maßnahmen wird in Abbildung 5.11 gezeigt.

Intrapartales CTG Formular

Dokumentations Formular für die **intrapartuale CTG Interpretation** (FIGO 2015 und NICE 2017)

Parameter	normal (reassuring)	suspekt (non-reassuring)	pathologisch (abnormal)
Baseline (SpM)	Baseline 110-160 SpM Frequenz:	Baseline 100–109 SpM für **über 10 Minuten** Frequenz: Baseline über 160 für **über 10 Minuten** Frequenz:	Baseline **unter 100 SpM** Frequenz: Baseline **über 180 SpM** Frequenz:
Eine steigende Baseline, selbst innerhalb des Normbereichs, ist besorgniserregend, wenn zusätzliche suspekte / pathologische Parameter vorliegen.			
Variabilität (SpM)	Variabilität von 5-25 SpM Kommentare:	Variabilität **unter 5** SpM für 30 - 50 Minuten Variabilität **über 25** SpM für 15-25 Minuten	Variabilität **unter 5** SpM für über 50 Minuten Variabilität **über 25** SpM für über 25 Minuten sinusoidales Muster **über 30 Minuten**
Akzelerationen	vorhanden	Kommentare:	
Dezelerationen	keine **echte** frühe Dezelerationen V-förmige variable Dezelerationen (keine suspekten Kriterien) bei weniger als **50% der Wehen** V-förmige variable Dezelerationen (keine suspekten Kriterien) bei mehr als **50% der Wehen unter 90 Minuten** non V-förmige (U-förmige) variable Dezelerationen bei weniger als **50% der Wehen** (alle anderen CTG Parameter normal)	V-förmige variable Dezelerationen (keine suspekten Kriterien) bei mehr als **50% der Wehen für über 30 Minuten** non V-förmige (U-förmige) variable Dezelerationen (suspekte Kriterien **vorhanden**) bei über 50% der Wehen **unter 30 Minuten** wiederholte späte Dezelerationen (U-förmig) für **unter 30 Minuten** einzelne verlängerte Dezelerationen über 3 Minuten aber **unter 5 Minuten**	non-V förmige (U-förmige) variable Dezelerationen (suspekte Kriterien **vorhanden**) bei mehr als **50% der Wehen über 30 Minuten** wiederholte späte Dezelerationen (U-förmig) **über 30 Minuten** wiederholte späte Dezelerationen (U-förmig) **und reduzierte Variabilität über 20 Minuten** einzelne verlängerte Dezelerationen für **über 5 Minuten** (eine prolongierte Dezeleration unter 80 SpM mit verringerter Variabilität über 5 Minuten ist häufig mit Hypoxie assoziiert)
Wehen :10 (wenn über 5:10 ergreife Maßnahmen zur Frequenzverringerung)	Muttermundsweite:	FW Farbe: SS Alter:	Mütterlicher Puls:
Indikation für CTG:		andere Risikofaktoren:	
Bewertung: (wenn von Beginn suspekte oder abnormale Parameter präsent, nicht Mindestzeit für Review abwarten)	**Normales CTG** (alle **vier** FHR Parameter sind normal) ***keine Intervention nötig***	**Suspektes CTG** (ein Zeichen suspekt) Niedrige Wahrscheinlichkeit von Hypoxie Korrigiere reversible Ursachen (konsultiere Algorithmus & EFM Interpretations LL)	**Pathologisches CTG** (zwei oder mehr suspekte oder ein oder mehr pathologische Parameter) Hohe Wahrscheinlichkeit für Hypoxie – dringende Maßnahmen erforderlich (konsultiere Algorithmus & EFM Interpretations LL)
durchgeführte Maßnahme: (beachte immer Gesamtbild (Klinik) bei der CTG Interpretation und bei Entschluss zu Maßnahmen)			

Datum:.................. Uhrzeit:.................. Unterschrift:.................. Position:..................

'Fresh Eye' Meinung ☺ ☹ mindestens alle **2 h** stimme Interpretation zu **Ja / Nein** wenn andere Meinung **neues Formular**

Datum:.................. Uhrzeit:.................. Unterschrift:.................. Position:..................

Abbildung 5.10 Beispiel eines **intrapartalen** CTG-Formulars (basierend auf FIGO und NICE)

Intrapartum CTG Klassifikation, Interpretation und Maßnahmen (FIGO 2015 & NICE 2017)

Parameter	Information
Baseline (SpM) der mittlere Level der FHR, der über eine 10-minütige Zeitspanne geschätzt wird	• Es kann notwendig werden, vorangegangene CTG Segmente und/oder eine längere Zeitspanne der Baseline zu reviewen, wenn Perioden eines instabilen fetalen Herzfrequenzmusters auftreten. Frühgeborene Feten haben eine erhöhte Herzfrequez. • Eine Bradykardie ist eine Baseline <110 SpM über 10 Minuten anhaltend. Werte zwischen 100 und 110 SpM können normal sein, besonders über dem Termin, aber dann sind *alle anderen Parameter des CTGS normal*. • Mütterliches Fieber ist die häufigste Ursache der fetalen Tachykardie (FHR >160 SpM)
Variabilität (SpM) die Variabilität des FHF Signals wird durch das CTG Signal wiedergegeben	• Intermittierende Perioden einer verringerten Variabilität sind normal, besonders während kindlicher Ruhephasen (Schlaf) • Eine verringerte Variabilität kann auch aufgrund einer zentralnervösen Hypoxie auftreten. • Eine erhöhte Variabilität (saltatorisches Muster) von **>25 SpM** Bandbreite für **> 25 Minuten** kann auf eine Hypoxie hinweisen.
Sinusoidales Muster weich & undulierend, einer Sinuswelle vergleichbar, Amplitude von 5-15 SpM, >30 Minuten, keine Akzelerationen	Ein sinusoidales Muster tritt bei fetaler Anämie und gelegentlich **akuter fetaler Hypoxie** auf.
Akzelerationen abrupter Anstieg der FHR >15 SpM über die Baseline, >15 Sekunden (>10 Minuten)	Die meisten Akzelerationen treten gemeinsam mit fetalen Bewegungen auf und sind ein Zeichen dafür, dass **der Fetus nicht hypoxisch ist**. Die Abwesenheit von Akzelerationen in einem ansonsten normalen CTG ist wahrscheinlich nicht mit Hypoxie / Azidose assoziiert.
Dezelerationen Abfall der fetalen Herzfrequenz >15 SpM, >15 Sekunden	• **frühe Dezelerationen**: flach und kurz anhaltend, mit normaler Variabilität während der Dezelerationen, exakt während der Wehe – sind vermutlich durch Kopfkompression verursacht und weisen nicht auf Hypoxie hin. • **variable Dezelerationen**: mit variierender Form, Größe und Beziehung zu den Wehen, meist mit Nabelschnurkompression aassoziiert. • **V-förmige variable Dezelerationen** (nicht besorgniserregend) – zeigen einen symmetrischen raschen Abfall und raschen Wiederanstieg auf die Baseline, an, mit guter Variabilität während der Dezeleration und **alle anderen CTG Parameter sind normal**. Dies weist selten auf Hypoxie hin. • **nicht-V-förmige / U-förmige variable Dezelerationen** (suspekte Parameter vorhanden, z.B. verringerte Variabilität während der Dezeleration) – *diese zeigen mit hoher Wahrscheinlichkeit eine fetale Hypoxie an wenn sie bei mehr als 50% der Wehen auftreten und für länger als 30 Minuten anhalten.* • **späte Dezelerationen**: repetitive, U-förmige und/oder mit verringerter Variabilität während der Dezeleration die nach dem Ende der Wehe zur Baseline zurückkehren. Langsamer Beginn und/oder langsame Rückkehr zur Baseline, mehr als 20 Sekunden nach dem Anfang der Wehe beginnend – *diese zeigen mit hoher Wahrscheinlichkeit Hypoxie an.* • **Prolongierte Dezelerationen**: länger als 3 Minuten aber kürzer als 5 Minuten, suspekt. Sie sind pathologisch, wenn sie länger als 5 Minuten dauern. Beschleunige die Entbindung in der kürzest möglichen Zeit wenn die Bradykardie über 5 Minuten anhält. • **Dezelerationen über 5 Minuten mit einer FHR unter 80bpm und reduzierter Variabilität sind häufig mit Hypoxie assoziiert und *Notfallmaßnahmen sind gefordert.***
Interpretation & Maßnahmen: Beachte immer die medizinischen, klinischen & geburtshilflichen Umstände wenn das CTG interpretiert wird und Entscheidungen bezüglich der zu ergreifenden Maßnahmen getroffen werden müssen. Wenn das CTG von Beginn der Aufzeichnung an suspekte oder pathologische Parameter aufweist, sollte nicht die vorgegebene Zeit abgewartet werden, bevor eine Interpretation durchgeführt wird.	**Normal:** keine Maßnahmen nötig **Suspekt:** korrigiere reversible Ursachen: Lageänderung, informiere Hebamme **oder** Geburtshelfer, reduziere (oder beende) eine Oxytocin Infusion, VU wenn sinnvoll, mütterlicher Puls, Atemfrequenz, RR, Temperatur, Infektionszeichen, monitore die FHR weiter eng, erwäge zusätzliche Methoden der Untersuchung der fetalen Oxygenierung (konsultiere **Maßnahmen bei suspektem CTG Algorithmus**) **Pathologisch:** sofortige Maßnahmen um reversible Ursachen zu korrigieren, beende die Oxytocin Infusion, informiere leitende Hebamme **und** erfahrenen Geburtshelfer, VU (wenn sinnvoll), schließe eine fetale Hypoxie aus (Fetale Skalp Stimulation und/oder MBU wenn möglich & sinnvoll). Wenn in der Austreibungsperiode und die Geburt nicht unmittelbar bevorsteht, erwäge nicht mehr Pressen zu lassen. Wenn ein schweres oder akutes Ereignis vermutet wird, ist eine MBU nicht indiziert, da sie Maßnahmen verzögern kann. Wenn eine fetale Hypoxie bestätigt wurde oder weiterführende Untersuchungen der fetalen Oxygenierung nicht möglich sind, ergreife Maünahmen um die Geburt zu Beschleunigen (konsultiere Maßnahmen bei **Pathologischem CTG Algorithmus**).

Abbildung 5.11 Zusammenfassung der Empfehlungen für die intrapartale CTG-Klassifikation, Interpretation und Maßnahmen (basierend auf FIGO und NICE)

Suspektes oder pathologisches CTG

Wenn eine fetale Hypoxie/Azidose erwartet oder vermutet wird (suspektes oder pathologisches CTG) und Maßnahmen erforderlich sind, um ein ungünstiges Outcome des Neugeborenen zu vermeiden, bedeutet dies nicht unbedingt, dass eine Notsektio oder eine vaginal-operative Geburt indiziert ist. Häufig kann die zugrundeliegende Ursache für das Auftreten des CTG-Musters identifiziert werden, was die Möglichkeit eröffnet, dass die Situation verbessert werden kann, was zu einer Erholung der fetalen Oxygenierung und Rückkehr zu einem normalen CTG führen kann. Ein gutes klinisches Urteilsvermögen ist erforderlich, um die Ursache für ein suspektes oder pathologisches CTG zu diagnostizieren und zu entscheiden, ob das Problem reversibel ist. Darüber hinaus muss der Kliniker den Zeitpunkt der Entbindung im Blick behalten, mit dem Ziel, eine länger anhaltende fetale Hypoxie sowie unnötige Interventionen zu vermeiden. Ein intrapartales CTG mit einem suspekten (*non-reassuring*) Merkmal wird als ‚suspekt' klassifiziert (niedrige Wahrscheinlichkeit für Hypoxie). Die Abbildung 5.12 zeigt die in FIGO und NICE vorgeschlagenen Maßnahmen bei suspektem CTG.

Eine exzessive Uterusaktivität ist die häufigste Ursache für fetale Hypoxie und kann meist durch Reduzierung oder Beendigung einer Oxytocininfusion, durch Entfernung verabreichter Prostaglandine und/oder Beginn einer akuten Tokolyse reversibel gemacht werden. In der Austreibungsphase kann sich aufgrund des zusätzlichen Effekts des mütterlichen Pressens eine fetale Hypoxie schneller entwickeln. Es sollten dringend Maßnahmen ergriffen werden, um die Perfusion und Oxygenierung zu verbessern. Dazu gehört auch, die Mutter nicht mehr pressen zu lassen. Wenn keine Verbesserung eintritt, sollte die Geburt beschleunigt werden.

Pathologisches CTG und Mikroblutuntersuchung

Ein intrapartales CTG mit zwei oder mehr suspekten (*non-reassuring*) Merkmalen oder einem oder mehreren abnormalen Merkmalen wird als ‚pathologisch' klassifiziert und deutet auf eine höhere Wahrscheinlichkeit einer fetalen Hypoxie hin. Wenn erwogen wird, die Geburt wegen eines pathologischen CTGs zu beschleunigen, wird empfohlen, eine weitere Beurteilung der fetalen Oxygenierung vorzunehmen. In den letzten

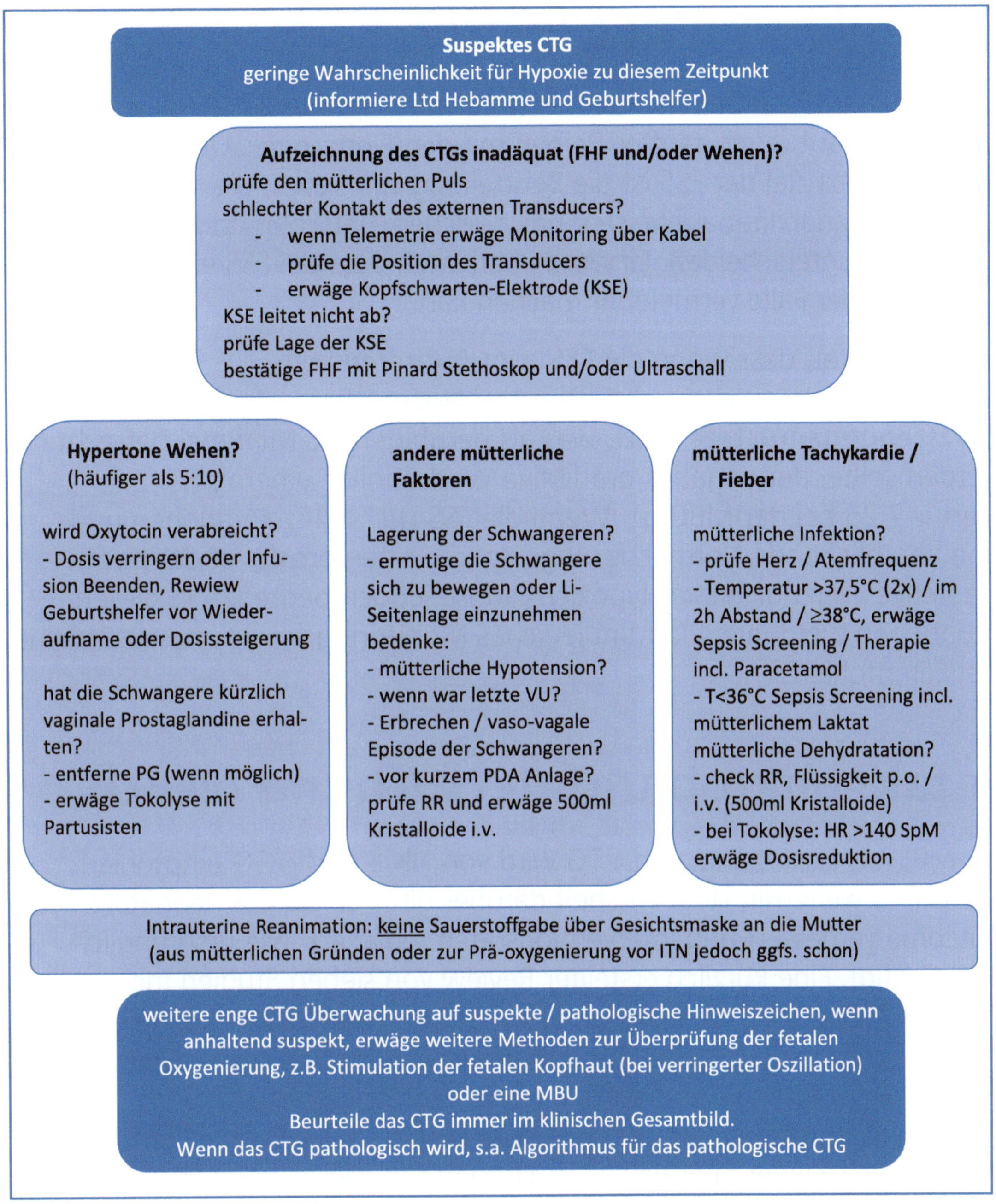

Modul 5 — Fetales Monitoring unter der Geburt

Suspektes CTG
geringe Wahrscheinlichkeit für Hypoxie zu diesem Zeitpunkt
(informiere Ltd Hebamme und Geburtshelfer)

Aufzeichnung des CTGs inadäquat (FHF und/oder Wehen)?
prüfe den mütterlichen Puls
schlechter Kontakt des externen Transducers?
- wenn Telemetrie erwäge Monitoring über Kabel
- prüfe die Position des Transducers
- erwäge Kopfschwarten-Elektrode (KSE)

KSE leitet nicht ab?
prüfe Lage der KSE
bestätige FHF mit Pinard Stethoskop und/oder Ultraschall

Hypertone Wehen? (häufiger als 5:10)

wird Oxytocin verabreicht?
- Dosis verringern oder Infusion Beenden, Rewiew Geburtshelfer vor Wiederaufname oder Dosissteigerung

hat die Schwangere kürzlich vaginale Prostaglandine erhalten?
- entferne PG (wenn möglich)
- erwäge Tokolyse mit Partusisten

andere mütterliche Faktoren

Lagerung der Schwangeren?
- ermutige die Schwangere sich zu bewegen oder Li-Seitenlage einzunehmen
bedenke:
- mütterliche Hypotension?
- wenn war letzte VU?
- Erbrechen / vaso-vagale Episode der Schwangeren?
- vor kurzem PDA Anlage?
prüfe RR und erwäge 500ml Kristalloide i.v.

mütterliche Tachykardie / Fieber

mütterliche Infektion?
- prüfe Herz / Atemfrequenz
- Temperatur >37,5°C (2x) / im 2h Abstand / ≥38°C, erwäge Sepsis Screening / Therapie incl. Paracetamol
- T<36°C Sepsis Screening incl. mütterlichem Laktat
mütterliche Dehydratation?
- check RR, Flüssigkeit p.o. / i.v. (500ml Kristalloide)
- bei Tokolyse: HR >140 SpM erwäge Dosisreduktion

Intrauterine Reanimation: <u>keine</u> Sauerstoffgabe über Gesichtsmaske an die Mutter
(aus mütterlichen Gründen oder zur Prä-oxygenierung vor ITN jedoch ggfs. schon)

weitere enge CTG Überwachung auf suspekte / pathologische Hinweiszeichen, wenn anhaltend suspekt, erwäge weitere Methoden zur Überprüfung der fetalen Oxygenierung, z.B. Stimulation der fetalen Kopfhaut (bei verringerter Oszillation) oder eine MBU
Beurteile das CTG immer im klinischen Gesamtbild.
Wenn das CTG pathologisch wird, s.a. Algorithmus für das pathologische CTG

Abbildung 5.12 Vorgeschlagene Maßnahmen bei suspektem CTG (basierend auf FIGO und NICE)

Jahrzehnten wurden mehrere zusätzliche Technologien entwickelt, darunter die fetale Mikroblutuntersuchung (MBU), die fetale Kopfhautstimulation (FSS), die Pulsoximetrie und die ST-Wellen-Analyse, und einige davon wurden erfolgreich etabliert. Die Anwendung der MBU ist überwiegend auf das UK und Nordeuropa beschränkt. Sowohl die MBU als auch die FSS werden in den Leitlinien von NICE und FIGO abgehandelt.

Stimulierung der fetalen Kopfhaut (FSS)

Bei der fetalen Kopfhautstimulation (*fetal scalp stimulation*, FSS) wird die fetale Kopfhaut durch sanftes Reiben mit den Fingern des Untersuchers stimuliert. Das Ziel der FSS ist die Beurteilung von Feten, die im CTG eine reduzierte Variabilität aufweisen, um zwischen Tiefschlaf und Hypoxie/Azidose zu unterscheiden. Es wurde berichtet, dass die FSS eine MBU in etwa 50% der Fälle vermeidbar machen kann.

FIGO berichtet, dass wenn die FSS zum Auftreten von **Akzelerationen und anschließenden Normalisierung des fetalen Herzfrequenzmusters** führt, was als beruhigendes Merkmal betrachtet werden sollte, der negative prädiktive Wert ähnlich einem pH-Wert > 7,25 bei der MBU ist. Wenn die FSS **nicht** Akzelerationen und eine anschließende Normalisierung des CTGs hervorruft, ist der positive prädiktive Wert für fetale Hypoxie/Azidose jedoch begrenzt. In diesen Situationen werden ein kontinuierliches Monitoring sowie und zusätzliche Tests empfohlen.[33]

Fetale Mikroblutuntersuchung (MBU)

Die MBU als Ergänzung zum CTG wird von NICE und FIGO empfohlen obwohl es weiterhin Ungewissheit darüber gibt, ob sie das neonatale Outcome verbessert und Interventionsraten reduziert, wie ursprünglich beabsichtigt. Eine kürzlich erstellter Review von sieben Studien mit MBU als Zusatzuntersuchung, und fünf Studien mit CTG allein, kam zu dem Schluss, dass, basierend auf diesen geringen Fallzahlen mit eher inkonsistenten Ergebnissen, die MBU zusätzlich zum CTG zusätzliche Informationen über das Wohlbefinden des Feten liefert, und das Risiko einer operativen Entbindung reduzieren kann.[34]
NICE kommt daher zu dem Schluss, dass der Einsatz der MBU dabei helfen kann, den Bedarf an weiteren, schwerwiegenderen Interventionen zu verringern.

NICE empfiehlt, dass bei der Durchführung einer MBU der pH-Wert oder das fetale Laktat gemessen werden, sofern die notwendigen Geräte verfügbar sind und entsprechend geschultes Personal zur Interpretation der Ergebnisse zur Verfügung steht. Das fetale Laktat und der pH werden wie in Tabelle 5.3 klassifiziert.

Modul 5 — Fetales Monitoring unter der Geburt

Tabelle 5.3 Fetale Laktat- und fetale pH-Werte des Nabelschnurblutes

Fetales Laktat (mmol/L)	Fetaler pH-Wert	Interpretation
4,1 oder darunter	7,25 oder darüber	normal
4,2–4,8	7,21–7,24	grenzwertig
4,9 oder darüber	7,20 oder darunter	abnormal

Die MBU zielt nur darauf ab, eine fetale Hypoxie zu erkennen. Es können daher klinische Umstände vorliegen, wie z.B. eine mütterliche Sepsis oder signifikantes Mekonium, für die ein normales MBU-Ergebnis fälschlicherweise als beruhigendes Ergebnis interpretiert werden könnte. Es ist wichtig, daran zu denken, dass der Fetus aufgrund der mütterlichen Sepsis dennoch gefährdet ist und dass unabhängig von einem normalen MBU-Ergebnis weitere Maßnahmen erforderlich sein können. Der Befund sollte unter solchen Umständen immer mit einem Oberarzt der Geburtshilfe diskutiert werden (FIGO und NICE).

Eine **MBU sollte nicht durchgeführt werden**, wenn es eindeutige Hinweise auf eine akute fetale Kompromittierung gibt (z.B. eine anhaltende Dezeleration, länger als 3 Minuten). Die Geburt sollte dann unter Berücksichtigung der Schwere der FHF-Anomalie und der relevanten mütterlichen und klinischen Risikofaktoren dringend beschleunigt werden. Im Idealfall sollte die Geburt innerhalb von 20 Minuten beendet werden (Notsektio oder vaginal-operative Entbindung, abhängig von den Umständen).

Weitere Kontraindikationen für die MBU sind:

- mütterliche Infektion (z.B. HIV, Hepatitis und Herpes-Simplex-Virus)
- fetale Gerinnungsstörungen (z.B. Hämophilie)
- Frühgeburt (< 34 SSW)

Eine Mikroblutuntersuchung sollte in einer mütterlichen Linksseitenlage erfolgen. Abbildung 5.13 zeigt die vorgeschlagenen Maßnahmen, wenn das CTG pathologisch ist.[5,33]

Wenn eine abnormale fetale Herzfrequenz sowie eine uterine Hyperkontraktilität besteht, die nicht Folge einer Oxytocininfusion ist, sollte

PROMPT PRactical Obstetric Multi-Professional Training

Pathologisches CTG: vorgeschlagene Maßnahmen (FIGO & NICE)
(zusätzlich zu den Maßnahmen, um reversible Ursachen zu korrigieren, s.a. Algorithmus suspektes CTG)

Pathologisches CTG
hohe Wahrscheinlichkeit für Hypoxie – Sofortmaßnahmen erforderlich
(informiere Ltd Hebamme und Geburtshelfer)

besteht eine fetale Bradykardie?
- beginne Maßnahmen um reversible Ursachen zu korrigieren (Algorithmus des suspekten CTG)
- stoppe Oxytocin-Infusion
- suche Unterstützung (erfahrener Geburtshelfer & Hebamme)
- vaginale Untersuchung zum Ausschluss Nabelschnurvorfall
- bereite notfallmäßige Entbindung vor
- beschleunige die Geburt wenn die Bradykardie >9 Min persistiert, oder früher, wenn die FHF <80 SpM fällt und die Oszillation verringert ist

Ist eine Stimulation der fetalen Kopfhaut erfolgversprechend?
Das Hauptziel der fetalen Kopfhautstimulation ist, Feten zu untersuchen, die im CTG eine verringerte Oszillation zeigen, um zwischen Tiefschlaf und Hypoxie/Azidose unterscheiden zu können.
Wenn die Kopfhautstimulation keine Akzelerationen hervorruft und und sich das CTG nicht normalisiert, monitore weiter und führe eine MBU durch wenn möglich/indiziert.

MBU: möglich und/oder indiziert?
Ermutige die Schwangere, für die MBU eine Linksseitenlage einzunehmen. Prüfe RR und verabreiche 500 ml Kristalloide i.v. wenn nötig.

MBU-Ergebnis(pH)	empfohlene Maßnahmen
normales MBU-Ergebnis 7.25 oder darüber	☐ Wenn das CTG pathologisch bleibt, ohne Akzelerationen nach Kopfhautstimulation, erwäge eine zweite MBU in 1h oder früher bei zusätzlichen neuen CTG Anomalien. ☐ Diskutiere mit OA der Geburtshilfe, ob eine dritte Blutprobe erforderlich ist. ☐ Wenn ein MBU Ergebnis normal ist, betrachte immer das klinische Gesamtbild wie z.B. mütterliche Sepsis oder signifikantes Mekonium, da der Fetus weiterhin gefährdet sein könnte.
Borderline MBU-Ergebnis 7.21 – 7.24	☐ Wenn das CTG pathologisch bleibt, ohne Akzelerationen nach Kopfhautstimulation, erwäge eine zweite MBU in 30 Minuten. ☐ Erwäge eine beschleunigte Entbindung wenn das Laktat seit der letzen Probe rasch ansteigt. ☐ Diskutiere mit OA der Geburtshilfe, ob eine dritte Blutprobe erforderlich ist.
abnormales MBU-Ergebnis 7.2 oder darunter	☐ Informiere OA Geburtshilfe und Team der Neonatologen. ☐ Diskutiere, was mit der Schwangeren und ihrem Partner passiert. ☐ Strebe eine Entbindung innerhalb von 30 Minuten an (Category 1).

Alle MBU Ergebnisse sollten unter Berücksichtigung des vorausgehenden pH-Wertes, des Geburtsfortschrittes und der Klinik von Mutter und Fetus interpretiert werden.

MBU nicht möglich/nicht indiziert?
- Ermutige Schwangere, für MBU-Linksseitenlage einzunehmen. Prüfe RR und gib 500 ml Kristalloide i.v. wenn nötig.
- Wenn keine MBU möglich ist, aber die Stimulation der Kopfhaut zu Akzelerationen und einer CTG Normalisierung führt, entscheide unter Berücksichtigung der Gesamtsituation, ob man so fortfährt oder die Geburt beschleunigt, nach Rücksprache OA der Geburtshilfe und Gesprächen mit der Schwangeren.

Beschleunige die Geburt
- Dringlichkeit und Geburtsmodus sollte die Schwere der HF-Alteration/klinische Gesamtsituation berücksichtigen.
- Akzeptierter Standard ist, dass die Entbindung nach 30 Minuten vollendet sein sollte.
- Eine Sektio/operative vaginale Entbindung kann nötig sein, abhängig von der MBU und dem Stadium der Geburt.

Abbildung 5.13 Vorgeschlagene Maßnahmen bei pathologischem CTG (basierend auf FIGO und NICE)

eine Tokolyse erwogen werden. Die vorgeschlagene Dosierung ist Fenoterol 10–20 μg langsam i.v. 1 Amp. (1 ml) Partusisten intrapartal (= 25 μg Fenoterol) in 4 ml Glukose 5%; Bolusapplikation von 2–4 ml langsam i.v. (= 10–20 μg Fenoterol mit 10 μg/min). Die Einzeldosis kann nach 3 min noch einmal wiederholt werden.[15,29] Partusisten kann außerdem zur Hemmung hyperaktiver Wehen sowie bei der intrauterinen Reanimation vor einer Notsektio verwendet werden. Nach einer Tokolyse sollte an die Möglichkeit des Auftretens einer postpartalen Uterusatonie gedacht und diese entsprechend behandelt werden.

Die Neugeborenenuntersuchung

Zusätzlich zu der Erhebung des APGAR-Scores sollten gepaarte Blutproben sowohl von der A. als auch der V. umbilicalis entnommen werden, um klinische und biochemische Informationen zu bekommen, und um zwischen einem Neugeborenen mit Asphyxie und einem, das aus anderen Gründen deprimiert ist, unterscheiden zu können (Infektion, angeborene Fehlbildungen oder mütterliche Analgesie). In der Perinatalperiode wird Asphyxie als die Kombination aus Hypoxie und Azidose mit herabgesetzter Organfunktion definiert. Daher empfiehlt das RCOG die Bestimmung gepaarter Proben mindestens für die folgenden Indikationen:

- Notsektio
- vaginal-operative Entbindung
- Schulterdystokie
- Durchführung einer Mikroblutuntersuchung unter der Geburt
- suspektes oder pathologisches CTG
- schlechter Zustand des Babys bei Geburt, Apgar-Score von 6 oder darunter, nach 5 Minuten

Wenn das Baby in einem schlechten Zustand geboren wird, kann es hilfreich sein, die Nabelschnurblutproben durch ein Point-of-Care-Blutanalysegerät zu verarbeiten, das neben dem pH-Wert auch die Messung von Hämoglobin und Laktat umfasst. Die frühzeitige Erkennung einer fetalen Anämie oder Laktatazidose ermöglicht dem Team der Neonatologen rechtzeitig eine geeignete Behandlung zu beginnen. Der Säure-Basen-Status der Nabelschnur zum Zeitpunkt der Geburt kann sowohl für medico-legale Gründe als auch für Risikomanagementstrategien wichtig sein.[35]

Die antenatale CTG-Interpretation

Obgleich die Evidenz für den antenatalen Einsatz des EFM nur auf sehr wenigen Studien beruht, vier Trials mit insgesamt 1588 Frauen aus den 1980iger Jahren, aus der Zeit, als das CTG-Monitoring erstmalig in die klinische Routine eingeführt wurde, hat ein systematischer Review der Cochrane Database of Systematic Reviews weder einen Nutzen des routinemäßigen CTG-Monitorings von Risikoschwangerschaften bestätigt noch widerlegt.[36]

In der klinischen Praxis gibt es eine Vielzahl von antenatalen Indikationen, ab 26 SSW ein CTG zu schreiben. Ein normales Herzfrequenzmuster z.B. Akzelerationen gleichzeitig mit Kindsbewegungen, deuten auf einen gesunden Feten mit einem normal funktionierenden autonomen Nervensystem hin. Kliniker sollten im Bewusstsein behalten, dass die Notwendigkeit, ein antenatales CTG zu schreiben, nahelegt, dass dies bis zu Beweis des Gegenteils eine Risikoschwangerschaft ist. Das Vorkommen einer abnormalen FHF bei einem antenatalen CTG ist besonders beunruhigend.

Die RCOG-Green-top-Guideline für das Management verringerter Kindsbewegungen empfiehlt, dass die Interpretation des antenatalen CTGs durch die Anwendung der NICE-Klassifikation der Merkmale der fetalen Herzfrequenz, wie in der Intrapartum-Care-Guideline dargestellt, unterstützt werden kann.[37]

Daher erscheint es vernünftig, ebenso wie es für die Klassifikation des intrapartalen CTGs der Fall ist, ein strukturiertes Formular zu verwenden, um sicherzustellen, dass eine durchgehende Terminologie verwendet wird. Es ist jedoch antenatal nicht sinnvoll, das intrapartale Formular zu verwenden, da unter der Geburt einige Dezelerationen normal sind – was nicht für das antenatale CTG gilt, insbesondere in der Abwesenheit von Wehen.

Es ist außerdem wichtig, daran zu denken, dass die Durchführung eines antenatalen CTGs besonders dann wichtig ist, wenn über Maßnahmen entschieden werden soll, was auch für das Schwangerschaftsalter, die Frage eines Blasensprungs und eine vollständige antenatale Untersuchung gilt.

Abbildung 5.14 ist ein Beispiel eines Formulars der antenatalen CTG-Interpretation, welches nur für Frauen, die nicht unter der Geburt sind, verwendet werden darf.

Modul 5 — Fetales Monitoring unter der Geburt

Antepartuales CTG Formular

Antepartuales CTG Formular	normal (reassuring)	suspekt (non-reassuring)		
Baseline (SpM)	110 – 160	unter 109 — Rate: über 161 — Rate:	Rate:	Kommentare:
ein Baseline Anstieg selbst im Nornbereich kann besorgniserregend sein wenn weitere suspekte Zeichen bestehen				
Variabilität (SpM)	5 SpM oder mehr	unter 5 SpM über 50 Min oder länger Sinusoidales Muster über 10 Minuten oder länger Saltatorisch mehr als 25 SpM über 10 Minuten oder länger		Kommentare:
Akzelerationen	vorhanden	keine für 50 Minuten		Kommentare:
Dezelerationen	keine	unprovozierte Dezeleration/en wehenabhängige Dezelerationen (nicht unter der Geburt)		Kommentare:
Bewertung	*Normales CTG* (alle 4 Zeichen normal)	*Abnormales CTG* (1 oder mehr suspekte Zeichen)		
Klinische Informationen	mütterlicher Puls:	Blasensprung: J / N wenn ja, Datum und Uhrzeit:	Fruchtwasser (Farbe):	SS Alter (Wochen):
Indikation für das CTG:				
Maßnahme: (ein abnormales CTG erfordert eine umgehende Bewertung durch einen erfahrenen Geburtshelfer / erfahrene Hebamme)				
Datum:	Uhrzeit:	Unterschrift:............ Druckschrift:............ Position:............		

Abbildung 5.14 Beispiel für ein antenatales CTG-Formular

Die antenatale CTG-Klassifikation

normal	ein CTG, bei dem alle vier Merkmale in die Kategorie normal (*reassuring*) fallen
abnormal	ein CTG mit einem suspekten Merkmal (*non-reassuring*) einschließlich Dezelerationen

Wenn ein abnormales CTG identifiziert wird, sollte es so schnell wie möglich (innerhalb von 30 Minuten) durch einen erfahrenen Geburtshelfer klassifiziert werden. Ein klarer individualisierter Maßnahmenplan sollte erstellt werden, einschließlich:

- weiterer durchzuführender Untersuchungen (Ultraschall mit Biometrie, Fruchtwassermenge, Doppler etc.),
- der Festlegung des Kontrollintervalls bis zur nächsten Klassifikation,
- Überlegungen, die Geburt rasch herbei zu führen.

Literaturstellen

1. NHS Health Education England, Royal College of Obstetricians and Gynaecologists, Royal College of Midwives. *E-Learning for Healthcare. Electronic Fetal Monitoring.* www.e-lfh.org.uk/programmes/electronic-fetal-monitoring/ (aufgerufen Juni 2017).

2. Hon EH. The Electronic Evaluation of the Fetal Heart Rate; Preliminary Report. *Am J Obstet Gynecol* 1958; 75: 1215–30.
3. Beard RW, Filshie GM, Knight CA, Roberts GM. The Significance of Changes in the Continuous Fetal Heart Rate in the First Stage of Labour. *J Obstet Gynaecol Br Commonw* 1971; 78: 865–81.
4. Ayres-de-Campos D, Arulkumaran S; FIGO Intrapartum Fetal Monitoring Expert Consensus Panel. FIGO Consensus Guidelines on Intrapartum Fetal Monitoring: Introduction. *Int J Gynaecol Obstet* 2015; 131: 3–4.
5. Ayres-de-Campos D, Spong CY, Chandraharan E; FIGO Intrapartum Fetal Monitoring Expert Consensus Panel. FIGO Consensus Guidelines on Intrapartum Fetal Monitoring: Cardiotocography. *Int J Gynaecol Obstet* 2015; 131: 13–24.
6. MacDonald D, Grant A, Sheridan-Pereira M, Boylan P, Chalmers I. The Dublin Randomised Controlled Trial of Intrapartum Fetal Heart Rate Monitoring. *Am J Obstet Gynecol* 1985; 152: 524–39.
7. Nelson KB. What Proportion of Cerebral Palsy is Related to Birth Asphyxia? *J Pediatr* 1988; 152: 572–4.
8. Nelson KB, Willoughby RE. Infection, Inflammation, and the Risk of Cerebral Palsy. *Curr Opin Neurol* 2000; 13: 133–9.
9. Murphy KW, Johnson P, Moorcraft J, et al. Birth Asphyxia and Intrapartum Tocograph. *Br J Obstet Gynaecol* 1990; 97: 470–9.
10. Confidential Enquiry into Stillbirths and Deaths in Infancy. *4th Annual Report*. London: Maternal and Child Health Research Consortium, 1997.
11. Confidential Enquiry into Stillbirths and Deaths in Infancy. *5th Annual Report*. London: Maternal and Child Health Research Consortium, 1998.
12. Confidential Enquiry into Stillbirths and Deaths in Infancy. *7th Annual Report*. London: Maternal and Child Health Research Consortium, 2000.
13. Alfirevic Z, Devane D, Gyte GM, Cuthbert A. Continuous Cardiotocography (CTG) as a Form of Electronic Fetal Monitoring (EFM) for Fetal Assessment during Labour. *Cochrane Database Syst Rev* 2017; 2: CD006066.
14. O'Connor D. *Saving Babies' Lives: A Care Bundle for Reducing Stillbirth*. NHS England, 2016. www.england.nhs.uk/wp-content/uploads/2016/03/saving-babies-lives-car-bundl.pdf (aufgerufen Juni 2017).
15. Brocklehurst P; INFANT Collaborative Group. A Study of an Intelligent System to Support Decision Making in the Management of Labour Using the Cardiotocograph: The INFANT Study Protocol. *BMC Pregnancy Childbirth* 2016; 16: 10.
16. INFANT Collaborative Group. Computerised Interpretation of Fetal Heart Rate during Labour (INFANT): A Randomised Controlled Trial. *Lancet* 2017; 389: 1719–29.
17. Royal College of Obstetricians and Gynaecologists. *Electronic Fetal Monitoring. National Evidence-Based Clinical Guideline.* London: RCOG, 2001.
18. National Institute for Health and Care Excellence. *Intrapartum Care: Care of Healthy Women and Their Babies During Childbirth. NICE Clinical Guideline CG55.* London: NICE, 2007.
19. National Institute for Health and Care Excellence. *Intrapartum Care: Care of Healthy Women and Their Babies During Childbirth. NICE Clinical Guideline CG190.* London: NICE, 2014. Update aus 2017. www.nice.org.uk/guidance/cg190 (aufgerufen Juni 2017).
20. National Institute for Health and Care Excellence. *Exceptional review of fetal monitoring recommendations in CG190.* www.nice.org.uk/guidance/GID-CGWAVE0613/documents/final-scope (aufgerufen Juni 2017).
21. Clements RV, Simanowitz A. Cerebral Palsy: The International Consensus Statement. *Clin Risk* 2000; 6: 135–6.

22. Pickering J. Legal Comment on the International Consensus Statement on Causation of Cerebral Palsy. *Clin Risk* 2000; 6: 143–4.
23. Berglund S, Pettersson H, Cnattingius S, Grunewald C. How Often is Low Apgar Score the Result of Substandard Care during Labour? *BJOG* 2010; 117: 968–78.
24. NHS Litigation Authority. *Ten Years of Maternity Claims: An Analysis of NHS Litigation Authority Data*. London: NHSLA, 2012.
25. Draycott T, Sibanda T, Owen L, et al. Does Training in Obstetric Emergencies Improve Neonatal Outcome? *BJOG* 2006; 113: 177–82.
26. Weiner CP, Collins L, Bentley S, Dong Y, Satterwhite CL. Multi-Professional Training for Obstetric Emergencies in a U.S. Hospital over a 7-Year Interval: An Observational Study. *J Perinatol* 2016; 36: 19–24.
27. Shoushtarian M, Barnett M, McMahon F, Ferris J. Impact of Introducing Practical Obstetric Multi-Professional Training (PROMPT) into Maternity Units in Victoria, Australia. *BJOG* 2014; 121: 1710–18.
28. Pehrson C, Sorensen J, Amer-Wahlin I. Evaluation and Impact of Cardiotocography Training Programmes: A Systematic Review. *BJOG* 2011; 118: 926–35.
29. Lagercrantz H, Bistoletti P. Catecholamine Release in the Newborn Infant at Birth. *Pediatr Res* 1977; 11: 889–93.
30. Lewis D, Downe S. FIGO Intrapartum Fetal Monitoring Expert Consensus Panel. FIGO Consensus Guidelines on Intrapartum Fetal Monitoring: Intermittent Auscultation. *Int J Gynaecol Obstet* 2015; 131: 9–12.
31. Herbert WN, Stuart NN, Butler LS. Electronic Fetal Heart Rate Monitoring with Intrauterine Fetal Demise. *J Obstet Gynecol Neonatal Nurs* 1987; 16: 249–52.
32. Maeder HP, Lippert TH. Misinterpretation of Heart Rate Recordings in Fetal Death. *Eur J Obstet Gynecol* 1972; 6: 167–70.
33. Visser GH, Ayres-de-Campos D. FIGO Intrapartum Fetal Monitoring Expert Consensus Panel. FIGO Consensus Guidelines on Intrapartum Fetal Monitoring: Adjunctive Technologies. *Int J Gynaecol Obstet* 2015; 131: 25–9.
34. Jørgensen JS, Weber T. Fetal Scalp Blood Sampling in Labor: A Review. *Acta Obstet Gynecol Scand* 2014; 93: 548–55.
35. MacLennan A. A Template for Defining a Causal Relation Between Acute Intrapartum Events and Cerebral Palsy: International Consensus Statement. *BMJ* 1999; 319: 1054–9.
36. Pattison N, McCowan L. Cardiotocography for Antepartum Fetal Assessment. *Cochrane Database Syst Rev* 2000; (2): CD001068.
37. Royal College of Obstetricians and Gynaecologists. *Reduced Fetal Movements. Green-top Guideline No. 57*. London: RCOG, 2011. www.rcog.org.uk/womens-health/clinicalguidance/reduced-fetal-movements-green-top-57 (aufgerufen Juni 2017).
38. National Institute for Health and Care Excellence. *Intrapartum Care: Quality Standard*. London: NICE, 2015. Update aus 2017. www.nice.org.uk/guidance/qs105.

Weitere für den deutschsprachigen Raum relevante Leitlinien und Standardwerke sind:

AWMF 015–036 S1 LL Anwendung des CTG während Schwangerschaft und Geburt (letzte Überarbeitung 27.6.2012)

Abou-Dakn M, Schäfers R, Peterwerth N, Louwen. *AWMF 015–083 S3 LL. Die Vaginale Geburt am Termin*. https://www.awmf.org/leitlinien/detail/ll/015-083.html.

Schneider H, Husslein P, Schneider KTM. *Die Geburtshilfe*. 5. Auflage, Berlin und Heidelberg: Springer-Verlag, 2016.

Modul 6
Präeklampsie und Eklampsie

Wichtige Lerninhalte

- Risikofaktoren verstehen und die Zeichen und Symptome der schweren Präeklampsie erkennen
- potentielle Komplikationen der schweren Hypertension verstehen (systolischer Blutdruck ≥ 160 mmHg) sowie deren Notfallmanagement
- effektives Managen eines eklamptischen Krampfanfalls
- Verstehen der nötigen Behandlung und des Monitorings, welche erforderlich für eine Magnesiumsulfattherapie sind
- Bedeutung einer detaillierten zeitgemäßen Dokumentation

Häufige bei Übungen beobachtete Schwierigkeiten

- nicht das Problem klar zu benennen, wenn Hilfe eintrifft
- keinen Oberarzt/Abteilungsleiter der Geburtshilfe und Anästhesiologie in das Management von Frauen mit schwerer Präeklampsie und Eklampsie einzubeziehen
- keine adäquate Behandlung des Bluthochdrucks
- fehlende Stabilisierung der Frau, besonders des Bluthochdrucks, vor der Geburt
- Vergessen, während eines eklamptischen Krampfanfalls Basic Life Support durchzuführen

Einführung

Hypertensive Störungen sind die zweithäufigste Ursache mütterlicher Todesfälle weltweit.[1] Im UK sank die Mortalitätsrate für hypertensive Schwangerschaftserkrankungen zwischen 2009–11 und 2012–14 signifikant. Innerhalb dieser 6 Jahre starben im UK und Irland 14 Frauen; 11 starben zwischen 2009–11 (0,42/100000 Schwangerschaften), während nur 3 Frauen zwischen 2012–14 verstarben (0,11/100000 Schwangerschaften). In jeder der vorherigen 6-Jahres-Zeiträume starben 37 Frauen.[2,3] Dies spiegelt sehr positiv die Verbesserung der Gesundheitsführsorge für Frauen mit hypertensiver Schwangerschaftserkrankung wider. Nichtsdestotrotz bleibt die mangelhafte klinische Versorgung des Hypertonus die Ursache der intrazerebralen Blutung; eine schwere Hypertension (systolischer Blutdruck > 160 mmHg) ist extrem gefährlich und muss sofort behandelt werden, um eine mütterliche Mortalität und Morbidität zu verhindern.[4]

Präeklampsie

Die Präeklampsie ist eine Multisystemstörung der Schwangerschaft, die sich durch eine neuaufgetretene Hypertension nach 20 SSW sowie eine signifikante Proteinurie auszeichnet.[4] Die Präeklampsie ist eine Störung der vasculären Endothelfunktion, die nur in der Schwangerschaft auftritt und durch die Plazenta als Folge einer Ischiämie verursacht wird.

Die Präeklampsie ist eine der häufigsten zugrundeliegenden Ursachen der mütterlichen und perinatalen Mortalität (Box 6.1) und tritt bei etwa 3% der Schwangerschaften im UK auf.

Box 6.1 Mütterliche Komplikationen der Präeklampsie

- intrakranielle Hämorrhagie (die häufigste Todesursache der schweren Präeklampsie im UK)
- vorzeitige Plazentalösung
- Eklampsie
- HELLP-Syndrom (haemolysis, elevated liver enzymes and low platelets)
- disseminierte intravaskuläre Koagulation
- Niereninsuffizienz
- Lungenödem
- acute respiratory distress syndrome

Modul 6   Präeklampsie und Eklampsie

Die Präeklampsie kann den Feten und das Neugeborene durch Plazentainsuffizienz betreffen. Fetale Komplikationen sind in Box 6.2 wiedergegeben.

Box 6.2 Fetale Komplikationen der Präeklampsie

- fetale Wachstumsrestriktion
- Oligohydramnion
- Hypoxie bei Plazentainsuffizienz
- vorzeitige Plazentalösung
- iatrogene Frühgeburt

Risikofaktoren für die Präeklampsie sind in Box 6.3 wieder gegeben.

Box 6.3 Prädisponierende Faktoren für die Präeklampsie

- Erstgravida
- Präeklampsie in einer vorausgegangenen Schwangerschaft
- hypertensive Erkrankung in einer früheren Schwangerschaft
- chronischer hoher Blutdruck
- Familienanamnese einer Präeklampsie
- präexistierender Diabetes
- Mehrlingsschwangerschaft
- Adipositas
- extrem hohes mütterliches Alter
- Autoimmunerkrankung (systemischer Lupus erythematodes, Antiphospholipid-Syndrom)
- Nierenerkrankungen
- Intervall zu einer vorherigen Schwangerschaft von über 10 Jahren

Eklampsie

Die Eklampsie wird durch einen oder mehrere Krampfanfälle bei Präeklampsie definiert.[4] Anders als man erwarten würde, haben die meisten Frauen im UK mit eklamptischem Anfall jedoch keine Hypertonie und

Proteinurie vor ihrem ersten Krampfanfall.[5] Es treten 44% der Krampfanfälle postpartal auf, 38% antepartal und 18% intrapartal. Die Rezidivhäufigkeit ist 5–30%, selbst mit Behandlung.

Im UK ist die Inzidenz der Präeklampsie von 4,9/10000 Schwangerschaften im Jahre 1992 auf 2,7/10000 Schwangerschaften gefallen.[2] Die Häufigkeit mütterlicher Komplikationen bei der Eklampsie ist mit mindestens einer schweren Morbidität bei 10% der Fälle hoch.[5] Im UK ist die perinatale Mortalität bei Präeklampsie 10 mal so hoch wie bei normalen Schwangerschaften.[5] Daher bleibt die Eklampsie, auch wenn sie selten ist und meist gut gemanagt wird, eine Hochrisikokonstellation, die ein effizientes und genaues Management erfordert.

Symptome der Eklampsie

Eine Eklampsie besteht aus generalisierten tonisch-klonischen Krampfanfällen mit zuckenden Gliedern und Kopfbewegungen. Die Mutter kann zyanotisch werden, Zungenbiss oder urinäre Inkontinenz werden auch beobachtet. Die meisten Anfälle sind singulär und selbstbegrenzend, und hören meist nach 90 Sekunden auf. Eine Eklampsie kann sowohl für Familienmitglieder als auch für das medizinische Personal eine sehr erschreckende Erfahrung sein.[6]

Management der Eklampsie

Das Management der Eklampsie beginnt mit dem Basic Life Support und schließt die Behandlung der Krämpfe ein. Eine Übersicht des initialen Managements der Eklampsie wird in Abbildung 6.1 gezeigt.

Rufe nach Hilfe

Löse den Notsektio-Alarm aus oder rufe einen Krankenwagen bei einer Hausgeburt. Dies schließt den Ruf nach einer erfahrenen Hebamme, dem erfahrensten verfügbaren Geburtshelfer und Anästhesisten und zusätzlichen Hebammen und Helfern zur Unterstützung und Dokumentation der Maßnahmen ein. Kontaktiere den erfahrensten verfügbaren Geburtshelfer und Anästhesisten (z.B. OA, Bereichsleiter oder Professor).

- Notiere den Beginn des Krampfanfalls sowie seine Dauer.
- Notiere den Zeitpunkt der Alarmauslösung und der Ankunft der Mitarbeiter.

| Modul 6 | Präeklampsie und Eklampsie |

```
                    Rufe nach Hilfe
                    (Notsektio Alarm)
                    erfahrene Hebamme,
                 Geburtshelfer Anästhesiologe
           ↓                              ↓
      Unterstützung                  Kontrolliere Krämpfe
           ↓                              ↓
        Atemwege                    Mg Sulfat loading dose
      Linsseitenlage                  4g i.v. über 5 Min
           ↓                              ↓
         Atmung                    Mg Sulfat Erhaltungsdosis
    gib high-flow Sauerstoff     1g/h i.v. für min. 24h nach letztem
                                         Krampfanfall
           ↓                              ↓
        Kreislauf                    wiederholte Krämpfe
   i.v. Zugänge, Blutentnahmen    Mg Sulfat Bolus 2g über 5 Min
           ↓                              ↓
              folge LL Schwere Eklampsie
```

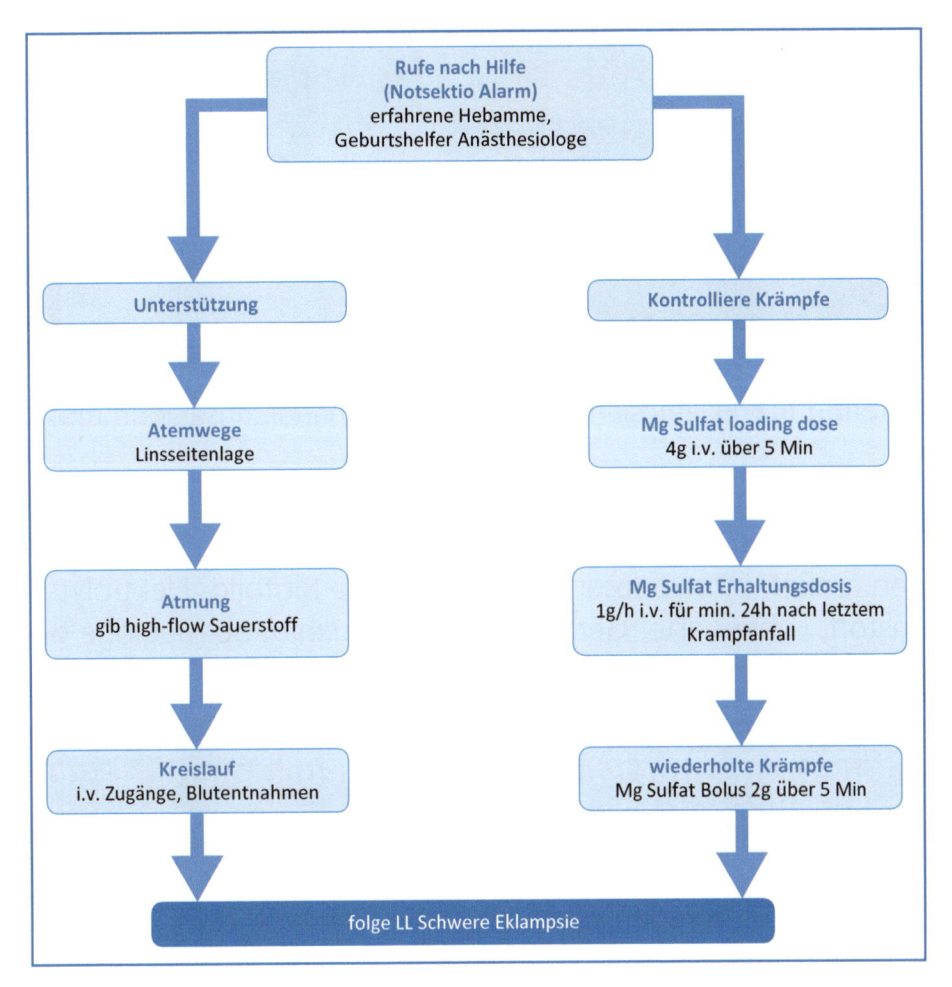

Abbildung 6.1 Initiales Management der Eklampsie

Unterstützung: Atemwege, Atmung, Kreislauf

Denk dran, dass die meisten Krampfanfälle von selbst aufhören. Bleibe ruhig. Beobachte die Atemwege und halte sie offen, achte mit oberster Priorität auf Atmung und Kreislauf. Lagere die Mutter in eine Linksseitenlage und schütze sie vor Verletzungen. Verabreiche High-Flow-Sauerstoff über eine Gesichtsmaske mit einem Reservebeutel. Versuche nicht, die Patientin während des Anfalls festzuhalten oder einen Beißkeil zu benutzen. Vergewissere Dich unmittelbar nach dem Krampfanfall, dass die Frau in einer Linksseitenlage mit offenen Atemwegen gelagert bleibt.

Eklampsie-Box

Viele geburtshilfliche Abteilungen haben eine Notfallbox, die sowohl einen laminierten Behandlungsalgorithmus für die Eklampsie und schweren Hypertonus enthält als auch Notfallausrüstung und Medikamente für das Sofortmanagement der Eklampsie (Abbildung 6.2).[7] Diese sollte so schnell wie möglich in den Raum gebracht werden.[8]

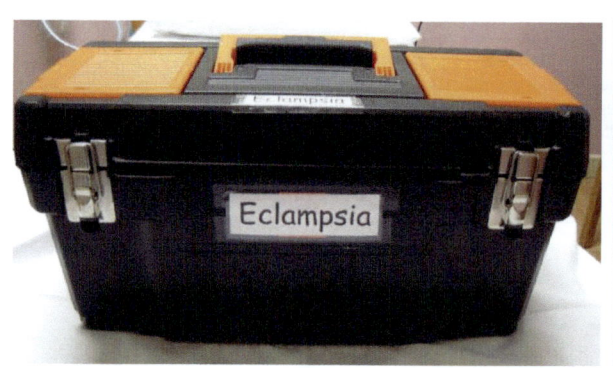

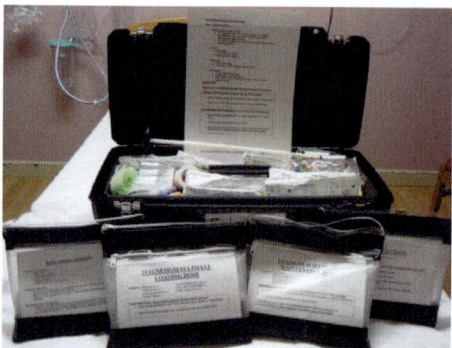

PROMPT PRactical Obstetric Multi-Professional Training

Abbildung 6.2 Eklampsie-Box, laminierter Behandlungsalgorithmus und Inhaltsangabe

Kontrolle der Krämpfe

Lege einen großen intravenösen Zugang, nehme Blutbild, Elektrolyte und Harnstoff, Leberwerte, Gerinnung und Kreuzblut ab. Beginne die Behandlung mit Magnesiumsulfat.

> **Magnesiumsulfat ist das einzige Medikament, das zur Behandlung der Eklampsie verwendet werden soll.**

Die Ergebnisse des Collaborative Eclampsia Trial haben gezeigt, dass Frauen mit Magnesiumsulfat seltener rezidivierende Krampfanfälle zeigten, als Frauen, die mit Diazepam oder Phenytoin behandelt worden waren.[9] Das Magnesiumsulfat scheint primär durch eine Reduzierung des cerebralen Vasospasmus zu wirken.[10] Die intravenöse Verabreichung soll bevorzugt werden, da intramuskuläre Injektionen schmerzhaft sind und in 0,5% der Fälle zu lokaler Abszessbildung führen.

Das MAGPIE Trial hat gezeigt, dass Magnesiumsulfat auch der Eklampsie vorbeugen kann, obgleich die Anzahl der Frauen, die behandelt werden müssen um einen eklamptischen Anfall zu vermeiden, hoch ist, insbesondere da das Hintergrundsrisiko für die Präklampsie niedrig ist.[11] Es ist daher wahrscheinlich effektiver, wenn es an Frauen mit schwerer Präklampsie verabreicht wird. Außerdem hat die Gabe von Magnesiumsulfat kurz vor der Geburt einen neuroprotektiven Effekt auf das Frühgeborene und senkt das Risiko für infantile Zerebralparese und motorische Funktionen.[12]

Notfalldosierung Magnesiumsulfat

Loading Dose: 4 g Magnesiumsulfat über 5 Minuten

- Ziehe 8 ml einer 50%igen Magnesiumsulfatlösung (4 g) gefolgt von 12 ml einer 0,9%igen Kochsalzlösung in eine 20 ml Spritze auf. Das Gesamtvolumen ist 20 ml.

Modul 6 — Präeklampsie und Eklampsie

Notfalldosierung Magnesiumsulfat (fortgesetzt)

- Verabreiche einen intravenösen Bolus über 5 Minuten (4 ml/Minute).

Erhaltungsdosis: 1 g/Stunde

- Ziehe 20 ml einer 50%igen Magnesiumsulfatlösung (10 g) gefolgt von 30 ml einer 0,9%igen Kochsalzlösung in eine 50 ml Spritze auf. Das Gesamtvolumen ist 50 ml. Spanne die Spritze in einen Perfusor ein und stelle 5 ml/h i.v. ein.
- Platziere die Spritze in einem Perfusor und stelle die Geschwindigkeit auf 5 ml/h i.v. ein.
- Setze die Erhaltungsdosis für 24 h nach der Geburt oder dem letzten Krampfanfall fort, je nachdem was kürzer zurückliegt.

Wiederholte Krampfanfälle unter Magnesiumsulfat:

- Hole unmittelbar die erfahrenste Hilfe.
- Ziehe 4 ml einer 50%igen Magnesiumsulfatlösung (2 g) gefolgt von 6 ml einer 0,9%igen Kochsalzlösung in einer 10 ml Spritze auf. Das Gesamtvolumen ist 10 ml.
- Verabreiche einen intravenösen Bolus über 5 Minuten (2 ml/Minute).
- Nimm, wenn möglich, Blut für einen Mg-Spiegel ab, bevor der Bolus verabreicht wird.

Der mütterliche Zustand muss stabilisiert werden, bevor Pläne für die Entbindung gemacht werden – solange vorgeburtlich.

In Deutschland würde nach dem ersten eklamptischen Anfall wahrscheinlich in Abhängigkeit von der Schwangerschaftswoche eine rasche Entbindung angestrebt werden, da sich die Prognose bei wiederholten Krämpfen verschlechtert.

Im Falle rezidivierender oder verlängerter Krampfanfälle, die nicht auf Magnesiumsulfat ansprechen, denke an Differentialdiagnosen wie z.B. eine Hypoglykämie, Hyponatriämie, Gehirnblutung, Epilepsie, einen raumfordernden cerebralen Prozess oder eine Zentralvenenthrombose.

Führe die Patientin einer raschen Abklärung durch Bildgebung zu (u. a. CT, MRT, MR-Venogramm). Frauen mit rezidivierenden oder verlängerten Krampfanfällen benötigen ggf. Lorazepam i.v. oder rektales Diazepam. Eine sofortige anästhesiologische Vorstellung sollte angefordert werden, da die Frauen ggf. eine Sedierung mit Thiopental oder Propofol benötigen.

Das Magnesiumsulfat wird über den Urin durch die Nieren ausgeschieden. Eine Magnesiumtoxizität ist in der o. g. Dosierung unwahrscheinlich. Solange die Patientin eine normale Diurese hat, sind routinemäßige Bestimmungen des Mg-Serumspiegels daher entbehrlich. Besteht jedoch eine Oligurie (< 100 ml Urin über 4 Stunden) oder eine Nierenerkrankung, werden die Nieren das Mg nicht effizient ausscheiden und die Wahrscheinlichkeit ist erhöht, dass der Magnesiumspiegel toxisch wirkt. Unter diesen Umständen sollten nur eine Loading Dose verabreicht werden. Wenn die Patientin eine Oligurie entwickelt während sie die Erhaltungsdosis des Magnesiumsulfats erhält, sollte das Magnesium gestoppt und Blut entnommen werden, um den Serummagnesiumspiegel zu messen. Der therapeutische Bereich für Magnesiumsulfat ist 2–4 mmol/l.

Bestehen toxische Spiegel, kommt es zu einem Verlust der tiefen Sehnenreflexe, gefolgt von Atemdepression, Atemstillstand und ultimativ dem Herzstillstand. Kommt es zu einem mütterlichen Kollaps, folge dem Notfallprotokoll in Box 6.4. Bei vermuteter Toxizität muss die Magnesiuminfusion sofort gestoppt und Blut für eine Spiegelbestimmung entnommen werden.

Box 6.4 Notfallprotokoll Magnesiumsulfat

Herz-Kreislauf-Stillstand bei Magnesiumsulfat-Überdosierung

- Stoppe die Magnesiumsulfat-Infusion.
- Beginne Basic Life Support.
- Verabreiche 1 g Calciumglukonat i.v. (10 ml einer 10%igen Lösung).
- Intubiere frühzeitig und beatme, bis die Atmung wieder beginnt.

Dokumentation

Alle Mitarbeiter, die während des Notfalls anwesend sind, sowie alle Maßnahmen, Behandlungen und Medikamente, sollten so zeitnah wie möglich aufgezeichnet werden. In Abbildung 6.3 wird ein Beispiel eines Eklampsie-Dokumentationbogens, der verwendet werden kann, gezeigt.

Modul 6 — Präeklampsie und Eklampsie

Patientenaufkleber:

Formular zur Dokumentation der Präeklampsie

Datum: .... Uhrzeit des Krampfanfalls: .... Dauer des Krampfanfalls: ....
Bei Beginn des Krampfanfalls anwesende Personen:...
....
Notsektio Alarm ausgelöst   ja/nein   Uhrzeit...................................
Notsektio Alarm nicht ausgelöst, erläutere warum nicht..

	Name	Bereits anwesend (✓)	Uhrzeit informiert	Uhrzeit eingetroffen
erfahrener Geburtshelfer				
Leitende Hebamme				
Anästhesist				
Assistenzarzt Geburtshilfe				
Schüler etc.				
weitere Personen anwesend				

Oberarzt / Leiter der Geburtshilfe informiert   ja / nein   Name...
wenn nicht, warum nicht...
Uhrzeit eingetroffen (wenn erschienen)..

Therapie

Linksseitenlage	ja / nein	Uhrzeit.............. wenn nicht, andere Lage..................
High Flow O$_2$	ja / nein	Uhrzeit.............. wenn nicht, warum nicht.................
i.v. Zugang	ja / nein	Uhrzeit.............. wenn nicht, warum nicht.................
Blutgruppe, Kreuzblut, BB, Gerinnung, E'lyte Harnstoff, Transaminasen	ja / nein	Uhrzeit.............. wenn nicht, warum nicht.................

Magnesium Sulfat Infuson (s.a. laminiertes Protokoll für Dosierung)	Uhrzeit begonnen
Loading dose	
Erhaltungsdosis	

Initiale Beobachtungen nach Krampfanfall   Uhrzeit....................

Atemfrequenz.............   Pulsfrequenz.............   RR.............mm/Hg   O$_2$ Sat.............%   Temp............°C

Blasenkatheter gelegt   ja / nein   Uhrzeit.................   wenn nicht, warum nicht.................................

(beginne Mütterlichen Intensivpflege Bogen)

Hypertensive Behandlung verabreicht   ja / nein   Uhrzeit........................
wenn ja, dokumentiere bitte verabreichte Medikamente und Dosierung ....

---

fetales Wohlbefinden (wenn sinnvoll)   Fetale Herzfreqenz ....SpM   Uhrzeit ....
CTG nach Krampfanfall durchgeführt   ja / nein   normal / suspekt / pathologisch
wenn kein CTG dufchgeführt, warum nicht...

....
Bitte fülle CIRS Bogen aus und hänge Kopie dieses Formulars an, vielen Dank.

Abbildung 6.3 Beispiel eines Eklampsie-Dokumentationsformulars

Schwere-Präeklampsie-Management-Leitlinie

Die aktuelle NICE-Guideline zu hypertensiven Schwangerschaftserkrankungen[4] teilt die Präeklampsie in verschiedene Kategorien:

- schwere Hypertension (RR ≥ 160/110 mmHg) und Proteinurie (Urin: 24 h Sammelurin > 300 mg Protein oder Protein/Kreatinin Quotient > 30 mg/mmol)

oder

- milde oder moderate Hypertension (RR 140/90–159/109 mmHg) und Proteinurie mit mindestens einem der folgenden Symptome:
  - ☐ schwere Kopfschmerzen
  - ☐ Sehstörungen, z.B. verschwommenes Sehen oder Blitze
  - ☐ starke Schmerzen unterhalb der Rippen oder Erbrechen
  - ☐ Papillenödem
  - ☐ Klonus (Unterkiefer) (≥ 3 Schläge)
  - ☐ gespannte Leber
  - ☐ HELLP-Syndrom
  - ☐ Thrombozyten < 100 × 10^9/l
  - ☐ abnormale Leberenzyme (GOT oder GPT > 70 IU/l)

Mehr klinischer Ermessensspielraum besteht bei Patientinnen, die atypische Symptome aufweisen, bei denen jedoch ein V. a. Präeklampsie besteht.[13]

Details der Managementprinzipien sind in Abbildung 6.4 wiedergegeben. Diese Prinzipien werden im Detail weiter unten diskutiert.

Managementprinzipien

Das Management der schweren Präeklampsie und Eklampsie erfordert die Initiierung eines komplexen Behandlungsplans.[4] Lokale Leitlinien basierend auf gültigen nationalen Leitlinien sollten verfügbar sein.

Geburtshaus oder Hausgeburt (außerklinische Geburtshilfe)

Wenn eine schwere Präeklampsie oder Eklampsie außerhalb der Klinik diagnostiziert wird, sollte eine umgehende Verlegung in eine Klinik erfolgen. Lasse die Frau nicht unbeaufsichtigt. Wähle den allgemeinen Notruf, um einen Rettungswagen zu rufen und ermittle die Ankunftszeit. Kontaktiere

Modul 6 — Präeklampsie und Eklampsie

die Geburtsklinik und informiere sie über die Ankunftzeit und den klinischen Zustand der Frau, bevorzugt im SBAR-Kommunikationsstil. Die relevanten Teams (Hebamme, Geburtshelfer, Anästhesist, Neonatologe) sollten informiert werden und die erforderliche Notfallausrüstung sollte bereit stehen.

Eine intrapartale Verlegung in eine Geburtsklinik aus dem Geburtshaus/Hausgeburt wird für jede Frau mit einem systolischen Blutdruck > 140 mmHg oder einem diastolischen RR > 90 mmHg bei zwei Messungen im Abstand von 30 min empfohlen. Eine sofortige Verlegung in eine Geburtsklinik sollte organisiert werden, wenn der systolische Blutdruck > 160 mmHg oder der diastolische > 110 mmHg ist.[4]

Schwere Präeklampsie
rufe nach Hilfe (Notsektio-Alarm)
erfahrene Hebammen, Geburtshelfer
Anästhesiologen

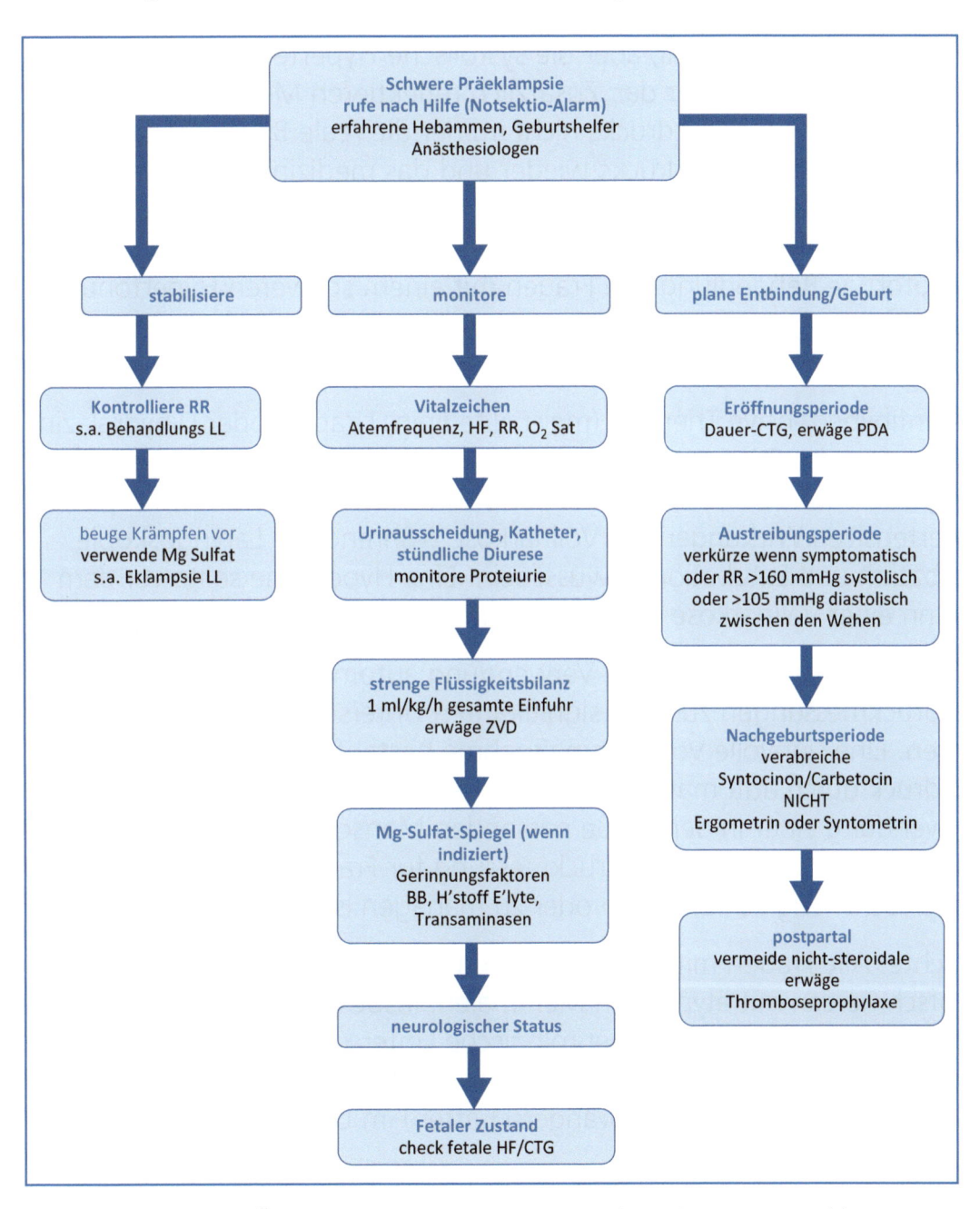

stabilisiere
- Kontrolliere RR — s.a. Behandlungs LL
- beuge Krämpfen vor — verwende Mg Sulfat — s.a. Eklampsie LL

monitore
- Vitalzeichen: Atemfrequenz, HF, RR, O₂ Sat
- Urinausscheidung, Katheter, stündliche Diurese, monitore Proteiurie
- strenge Flüssigkeitsbilanz: 1 ml/kg/h gesamte Einfuhr, erwäge ZVD
- Mg-Sulfat-Spiegel (wenn indiziert), Gerinnungsfaktoren, BB, H'stoff E'lyte, Transaminasen
- neurologischer Status
- Fetaler Zustand: check fetale HF/CTG

plane Entbindung/Geburt
- Eröffnungsperiode: Dauer-CTG, erwäge PDA
- Austreibungsperiode: verkürze wenn symptomatisch oder RR >160 mmHg systolisch oder >105 mmHg diastolisch zwischen den Wehen
- Nachgeburtsperiode: verabreiche Syntocinon/Carbetocin NICHT Ergometrin oder Syntometrin
- postpartal: vermeide nicht-steroidale, erwäge Thromboseprophylaxe

Abbildung 6.4 Übersicht des Managements der schweren Präeklampsie

1. Stabilisiere

Die effektive und zeitnahe antihypertensive Therapie ist essentiell und kann Leben retten.[2,13]

Kontrolle der Hypertonie

Im Dreijahresbericht von 2012–14 über mütterliche Todesfälle von Frauen mit Eklampsie und Präeklampsie war der größte singuläre Faktor der kritischen Behandlung die inadäquate Therapie der systolischen Hypertension, welche in einer Gehirnblutung resultierte.[3] Der genaue Mechanismus, welcher Hypertension mit intrakranieller Hämorrhagie verbindet, ist noch unklar, aber die systolische Hypertension stellt den größten Risikofaktor dar. Zusätzlich reflektieren Messungen des mittleren arteriellen Blutdrucks nicht immer die reale Bedrohung des sehr hohen systolischen Blutdrucks wieder und das medizinische Personal wiegt sich in falscher Sicherheit. Die NICE-Guideline für hypertensive Schwangerschaften empfiehlt einen Blutdruck unter 150/100 mmHg, und die sofortige Behandlung von Frauen mit einem schweren Hypertonus[4] (s.a. Abbildung 6.5 Flussdiagramm zur Behandlung der schweren Hypertension).

Die antihypertensive Therapie (meist Nifedipin, Urapidil oder Dihydralazin[5,6]) sollte unter der Geburt oder während einer Kaiserschnittenbindung fortgeführt werden. Anästhesisten und Geburtshelfer sollten sich auch der hypertensiven Wirkungen der Vollnarkose während der Laryngoskopie, Intubation und Extubation bewusst sein. Eine Hypertonie sollte vor dem Beginn einer Vollnarkose unter Kontrolle sein.[15]

Bei der Präeklampsie kann die Verwendung automatisierter Blutdruckmessungen zu einer signifikanten Unterschätzung des Blutdrucks führen. Eine sinnvolle Vorsichtsmaßnahme besteht daher darin, initial den Blutdruck durch automatisierte Messungen mit der Messung von Hand unter Verwendung einer in der Größe passenden Manschette zu vergleichen.[4] Es sollte eine intraarterielle Blutdruckmessung für Frauen erwogen werden, die jedoch schwierig zu versorgen oder zu managen ist.

Beachte: Alle Frauen mit neu aufgetretenen Kopfschmerzen oder Kopfschmerzen mit atypischen Merkmalen, insbesondere mit fokalen Symptomen, erfordern eine neurologische Untersuchung, inklusive einer Untersuchung auf Nackensteifigkeit. Zwischen 2009 and 2012 starben 26 Frauen (0,75/100000 Schwangerschaften) im UK an intrakraniellen

Modul 6 — Präeklampsie und Eklampsie

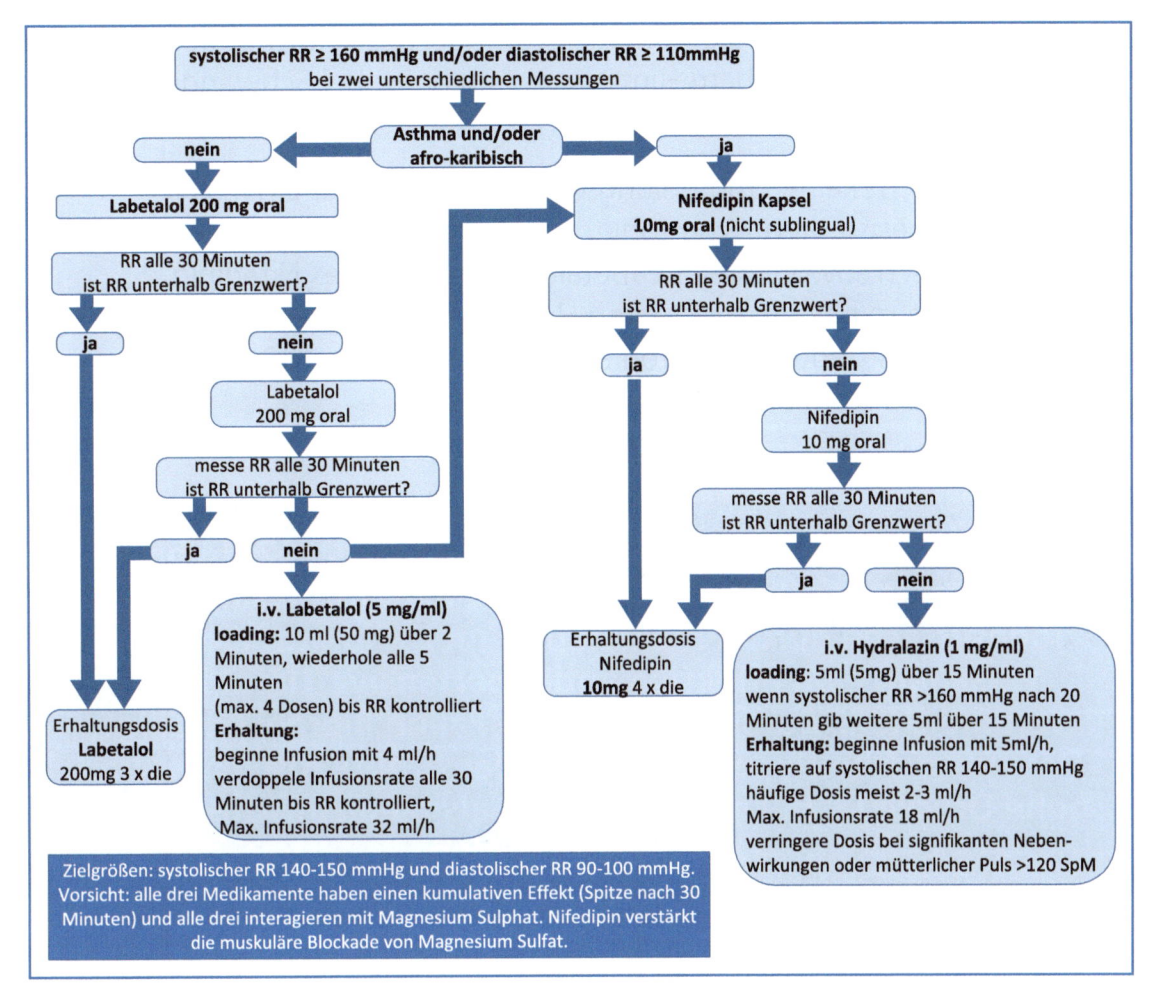

Abbildung 6.5 Algorithmus zur Behandlung der schweren Hypertonie

Blutungen.[2] Die meisten der Frauen, die einen plötzlichen Kollaps oder schwere Kopfschmerzen aufwiesen, hatten vor dem Zusammenbruch keine Symptome gezeigt. Es ist wichtig, schwere Erkrankungen wie eine intrakranielle Blutungen auszuschließen, bevor diese Frauen mit Migräne fehldiagnostiziert werden.

Auswahl des Antihypertensivums

Die Guideline Development Group (GDG) der NICE-Guideline[4] beschreibt eine Reihe antihypertensiver Medikamente. Diese sind Urapidil, Labetalol (in Österreich und der Schweiz möglich), Nifidipin und Dihydralazin. Für das Nifedipin bestehen unter Berücksichtigung der Nebenwirkungen für die Frau, den Feten und das Neugeborene Vorbehalte. Bei der Erstellung der

Leitlinie hat die GDG auch die potentiell verringerte Effektivität des Labetalos für Frauen mit afrokaribischem Hintergrund erkannt. Bei Schwangeren mit Asthma sollte es nicht verwendet werden.

Die Leitlinie macht keine Empfehlung für eine gegenüber einer Monotherapie resistenten Hypertonie.[4] Viele Kreißsäle verwenden ganz pragmatisch sowohl orales Labetalol als auch orales Nifedipin für Schwangere mit einem resistenten Hypertonus. Bei gegen einer Monotherapie resistenten Hypertonie ist bei einem RR > 160 mmHg die parenterale Gabe zu überlegen.

> **Der MBRACE-UK-Bericht aus den Jahren 2012–14 hat die intrakranielle Hämorrhagie als die größte singuläre Todesursache durch Präeklampsie im UK identifiziert. Das Versagen, eine effektive antihypertensive Therapie zu verabreichen, war in den meisten Fällen hierbei beteiligt. Der systolische Hypertonus stellt das größte Risiko dar und hohe Drücke (> 160 mmHg) sollten als medizinischer Notfall behandelt werden.**

Krampfanfällen vorbeugen

Erwäge die Gabe von intravenösem Magnesiumsulfat, um das Risiko von Krämpfen bei Frauen mit schwerer Präeklampsie zu verringern, wenn die Entbindung innerhalb der nächsten 24 h geplant ist. Magnesiumsulfat sollte entsprechend des Präeklampsie-Protokolls verabreicht werden: ein Bolus gefolgt von einer Erhaltungsdosis. Die Gabe sollte bis 24 h nach Entbindung oder für 24 h nach dem Beginn fortgeführt werden, wenn die Frau postnatal ist.

2. Monitoring

Der Zustand einer Schwangeren kann sich rasch verschlechtern. Eine aufmerksame Überwachung und wiederholte Untersuchung ist nötig und sollte auf einem geburtshilflichen Überwachungsprotokoll dokumentiert werden (s.a. **Modul 9** für weitere Details).

- Atemfrequenz, Puls und Blutdruck: alle 15 Minuten bis zur Stabilisierung, dann alle 30 Minuten

- stündliche Urinausscheidung: Blasenkatheter und Urometer
- stündliche Sauerstoffsättigung
- Routine-Blutentnahmen alle 6–24 h: Blutbild, Gerinnung, Elektrolyte und Harnstoff, Leberwerte

Zusätzliche Untersuchungen und Beobachtung von Müttern die Magnesiumsulfat erhalten:

- kontinuierliche Überwachung der Sauerstoffsättigung
- stündliche Atemfrequenz
- stündliche tiefe Sehnenreflexe
- Bei Verlust der Reflexe, stoppe die Infusion und überprüfe die Magnesiumspiegel:
  - Wenn die Spiegel < 4 mmol/l sind oder die Reflexe wiederkehren, beginne die Infusion erneut mit 0,5 g/h.
- Bei Oligurie von < 100 ml Urin in 4 h sollte der Magnesiumspiegel bestimmt werden.

Strenge Ein- und Ausfuhrkontrolle

Eine engmaschige Überwachung der Flüssigkeitsaufnahme und Urinausscheidung ist wesentlich. Frühere Confidential Enquiries haben das Risiko der Flüssigkeitsüberladung hervor gehoben, die ein Lungenödem bei Frauen mit schwerer Präklampsie verursachen kann.[14,16] Erfreulicherweise starb zwischen 2012 und 2014 keine Frau aufgrund von fehlerhaftem Flüssigkeitsmanagement (Lungenödem und Nierenversagen).[3]

Die maximale orale und intravenöse Flüssigkeitsaufnahme sollte 1 ml/kgKG/h nicht überschreiten. Dies entspricht meist 80 ml/h. Vermeide, Medikamente stark verdünnt zu geben sowie exzessive Oxytocingaben, die die Diurese verringern können.

Alle Frauen mit schwerer Präklampsie sollten einen Blasenkatheter mit Urometer haben, um stündliche Urinmessungen zu ermöglichen. Die Ein- und Ausfuhr von Flüssigkeit sollte auf einem geburtshilflichen Überwachungsprotokoll dokumentiert werden ('Maternity Critical Care Chart').

Das Ziel ist, die Frauen 'trockenzufahren', da Frauen durch Volumenüberladung, jedoch kaum durch Nierenversagen, versterben. Die Infusion der Wahl wird meist Hartmann'sche (Na-Laktat) Lösung sein, oder Ersatz mit Blutprodukten wie EKs oder Plasmaersatz, wenn nötig.

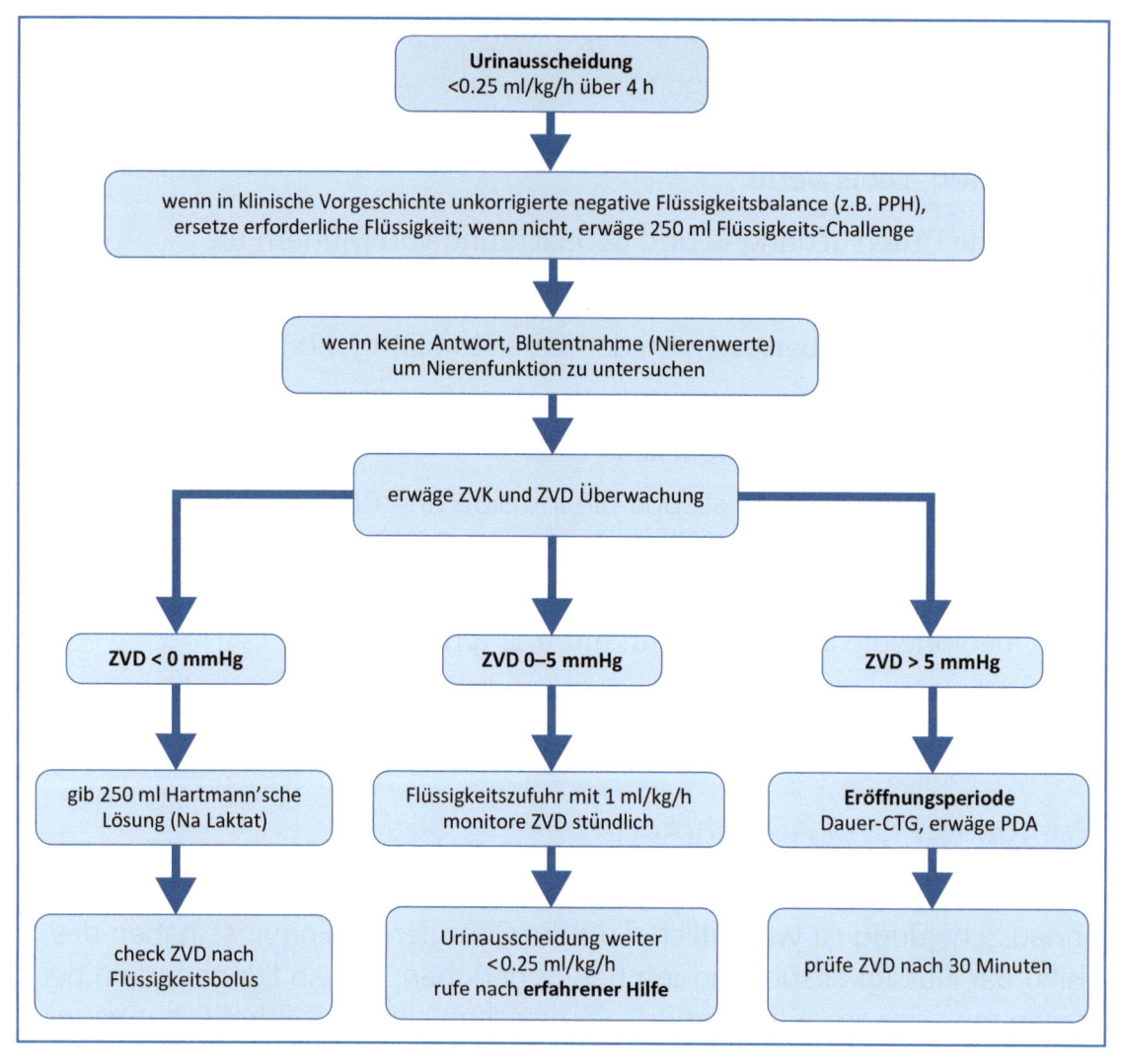

PROMPT PRactical Obstetric Multi-Professional Training

```
                    Urinausscheidung
                    <0.25 ml/kg/h über 4 h
                            │
                            ▼
    wenn in klinische Vorgeschichte unkorrigierte negative Flüssigkeitsbalance (z.B. PPH),
    ersetze erforderliche Flüssigkeit; wenn nicht, erwäge 250 ml Flüssigkeits-Challenge
                            │
                            ▼
            wenn keine Antwort, Blutentnahme (Nierenwerte)
                 um Nierenfunktion zu untersuchen
                            │
                            ▼
                erwäge ZVK und ZVD Überwachung
          ┌─────────────────┼─────────────────┐
          ▼                 ▼                 ▼
      ZVD < 0 mmHg      ZVD 0–5 mmHg       ZVD > 5 mmHg
          │                 │                 │
          ▼                 ▼                 ▼
   gib 250 ml Hartmann'sche  Flüssigkeitszufuhr mit 1 ml/kg/h   Eröffnungsperiode
   Lösung (Na Laktat)        monitore ZVD stündlich              Dauer-CTG, erwäge PDA
          │                 │                 │
          ▼                 ▼                 ▼
   check ZVD nach       Urinausscheidung weiter    prüfe ZVD nach 30 Minuten
   Flüssigkeitsbolus    <0.25 ml/kg/h
                        rufe nach erfahrener Hilfe
```

Abbildung 6.6 Flüssigkeitsbalance bei der Mutter mit oligurischer Präeklampsie

Eine persistierende Oligurie von < 100 ml Urin über 4 h sollte ein sorgfältiges Management nach sich ziehen, wie in Abbildung 6.6 gezeigt. Ein zentraler Venenkatheter sollte erwogen werden. Ein ZVK kann für das Flüssigkeitsmanagement hilfreich sein, besonders wenn zusätzliche Komplikationen wie eine postpartale Hämorrhagie bei einer Frau mit schwerer Präeklampsie bestehen. Es sollte ein zentraler Venendruck zwischen 0–5 mmHg aufrechterhalten werden. Wenn der zentrale Venendruck 5 mmHg überschreitet, sollte weiter Flüssigkeit mit großer Vorsicht gegeben werden.

Modul 6 — Präeklampsie und Eklampsie

Lungenödem

Box 6.5 Klinische Zeichen und Symptome des Lungenödems

Symptome	Zeichen
Kurzatmigkeit	Tachypnoe
Unfähigkeit, flach zu liegen	Krepitationen an der Lungenbasis
Unfähigkeit, in ganzen Sätzen zu sprechen	fallende Sauerstoffsättigung
Verwirrtheit, Erregung	positive Flüssigkeitsbalance
	Tachykardie
	schaumiges Sputum (rosa)

Ein Lungenödem wird als eine Flüssigkeitsansammlung in den Lungen definiert, welche zu einem herabgesetzten Gasaustausch führt und Ateminsuffizienz hervorrufen kann. Ein Lungenödem kann sekundär bei Präeklampsie aufgrund der Hypoalbuminämie, erhöhten Kapillarpermeabilität sowie einem hohen hydrostatischen Druck (Hypertension) entstehen. Die Box 6.5 zeigt die klinischen Zeichen und Symptome des Lungenödems.

Das akute Management des Lungenödems ist in Abbildung 6.7 dargestellt.

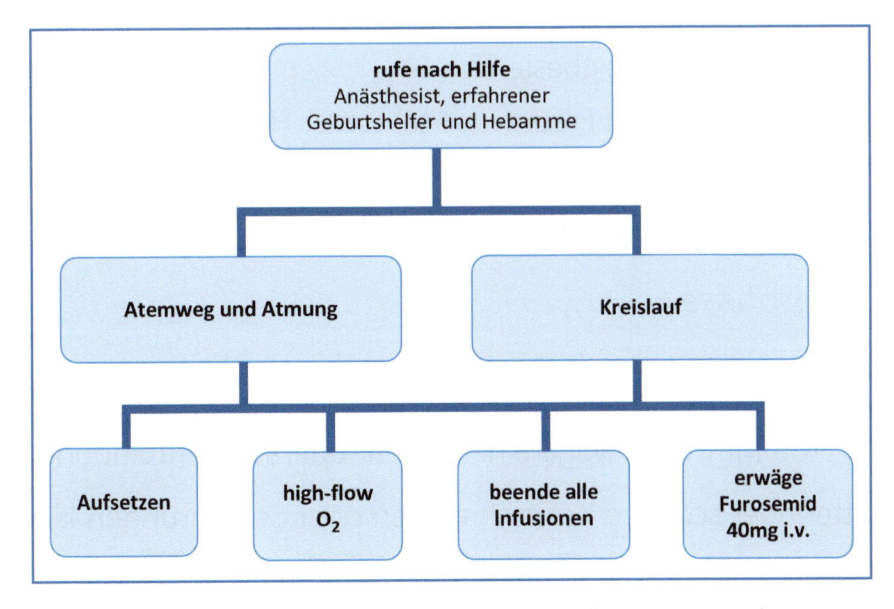

Abbildung 6.7 Sofortmanagement des Lungenödems

PROMPT PRactical Obstetric Multi-Professional Training

Gerinnungsstörungen

Eine disseminierte intravaskuläre Koagulation (DIC) ist eine potentielle Komplikation der schweren Präeklampsie. Untersuche die aktivierte partielle Thromboplastinzeit (aPTT), die Prothrombinzeit und Fibrinogen, wenn die Thrombozyten unter 100000/µl gefallen sind. Achte auch auf klinische Zeichen von Blutung und blauen Flecken. Wenn eine der Untersuchungen abnormal sein sollte, erwäge mit Thrombozyten, *fresh frozen plasma* (FFP), Kryopräzipitat oder Fibrinogenkonzentraten zu behandeln und setze Dich mit einem Gerinnungsspezialisten in Verbindung (weiterführende Informationen können auch in **Modul 8** gefunden werden).

3. Plane die Geburt/Entbindung

Plane die Entbindung des Babys nachdem die Mutter stabil ist. Zwischen einer Sektio oder einer Einleitung sollte im Einzelfall entschieden werden. Unter 30 SSW hat prophylaktisches Magnesiumsulfat eine neuroprotektive Wirkung für den Feten.[14]

Eröffnungsphase

In der Eröffnungsphase sollte die Schwangere eng überwacht werden. Die kontinuierliche Beaufsichtigung einer erfahrenen Hebamme ist erforderlich.

- Überwache mit Dauer-CTG, da das Risiko einer fetalen Hypoxie sowie einer vorzeitigen Plazentalösung erhöht ist.
- Erwäge, eine Epiduralanästhesie anzulegen, da Schmerzen den Blutdruck weiter erhöhen. Verzichte auf das Preload mit i.v. Volumen vor der Epidural- oder Spinalanästhesie.[4]
- Messe den Blutdruck bei Frauen mit schwerer Hypertonie unter der Geburt alle 15 Minuten, oder stündlich bei Frauen mit milder oder moderater Hypertonie.

Austreibungsphase

Für die Mutter ist eine normale Austreibungsphase sicher, vorausgesetzt sie hat nicht starke Kopfschmerzen, Sehstörungen oder einen systolischen Blutdruck > 160 mmHg. Erwäge eine vaginal-operative Entbindung, wenn:

- die Mutter über schwere Kopfschmerzen oder Sehstörungen klagt,
- der Blutdruck trotz Behandlung unkontrollierbar ist (systolisch > 160 mmHg oder diastolisch > 105 mmHg zwischen den Wehen).

Modul 6 — Präeklampsie und Eklampsie

Nachgeburtsperiode

In der Nachgeburtsperiode sollte 5 I.E. Oxytocin langsam i.v. oder 10 I.E. i.m. oder Carbetocin 100 µg i.v. über 1 Minute verabreicht werden. Ergotaminhaltige Präparate sind in Deutschland nicht mehr zugelassen.

Versorgung nach der Geburt

Die Mutter benötigt nach der Geburt eine intensive Betreuung (*maternal critical care*). Dies kann über Stunden oder Tage anhalten. Denk dran, dass die Eklampsie am häufigsten postnatal auftritt und sich eine Präeklampsie noch über mehrere Tage nach der Geburt verschlechtern kann. Wenn Symptome auftreten, untersuche und überwache. Eine Rückverlegung auf den Kreißsaal für ein klinisches Monitoring kann erforderlich werden.

Der Blutdruck sollte während des klinischen Aufenthalts mindestens 4 × täglich gemessen werden. Die antihypertensive Therapie sollte fortgesetzt, jedoch reduziert werden wenn der RR unter 130/80 mmHg sinkt. Die Thrombozytenzahl, Nieren- und Leberfunktion sollten nach klinischer Maßgabe bis zur Verbesserung kontrolliert werden, sowie 6–8 Wochen nach Entbindung. Wenn die Laborwerte 48–72 Stunden nach Entbindung normal sind, müssen sie nicht wiederholt werden.

Die Beobachtungen sollten in einem MOEWS-Chart dokumentiert werden, idealerweise in Verbindung mit dem Intensiv-Überwachungsbogen (*maternal critical care chart*) (**Modul 9**).

Sorge für eine ausreichende Schmerzbekämpfung, dabei sollten nichtsteroidale entzündungshemmende Medikamente wie Diclofenac **nicht gegeben** werden, da sie eine Niereninsuffizienz begünstigen können.

Erwäge die Gabe eine Thromboseprophylaxe, da eine schwere Präeklampsie einen Risikofaktor für Thromboembolie darstellt. Verwende so früh wie möglich Stützstrümpfe und evtl. pneumatische Kompressionsunterstützung. Beginne niedermolekulares Heparin, wenn die mütterlichen Thrombozyten über 100×10^9/L sind.

Die Mutter sollte über die Langzeitrisiken nach schwerer Präeklampsie, HELLP-Syndrom und Eklampsie aufgeklärt werden:[4]

- erhöhtes Risiko für eine Präeklampsie in der nächsten Schwangerschaft:
    - 1 zu 4 (25%), wenn die Präeklampsie zu einer Geburt < 34 SSW geführt hat,
    - 1 zu 2 (55%), wenn die Präeklampsie zu einer Geburt < 28 SSW geführt hat,

- lebenslang erhöhtes Risiko für Hypertonus und kardiovaskuläre Erkrankungen,
- erhöhtes relatives Risiko für terminale Niereninsuffizienz, obgleich das absolute Risiko niedrig ist, wenn keine Proteinurie und Hypertonie mehr 6–8 Wochen nach Entbindung vorliegen.

Vor der Entlassung sollte ein Therapieplan zur weiteren ambulanten Betreuung erstellt werden, einschließlich der/des[4]:

- Häufigkeit der RR-Messungen,
- Schwellenwerts zur Reduktion und/oder Absetzen der antihypertensiven Medikamente,
- Indikation zur erneuten Einweisung in die Klinik.

Literaturstellen

1. Kassebaum NJ, Bertozzi-Villa A, Coggeshall MS, et al. Global, Regional, and National Levels and Causes of Maternal Mortality during 1990–2013: A Systematic Analysis for the Global Burden of Disease Study 2013. *Lancet* 2014; 384: 980–1004.
2. Knight M, Kenyon S, Brocklehurst P, et al. (Hrsg.). MBRRACE-UK. *Saving Lives, Improving Mothers' Care: Lessons Learned to Inform Future Maternity Care from the UK and Ireland Confidential Enquiries into Maternal Deaths and Morbidity 2009–12*. Oxford: National Perinatal Epidemiology Unit, University of Oxford, 2014.
3. Knight M, Nair M, Tuffnell D, et al. (Hrsg.). MBRRACE-UK. *Saving Lives, Improving Mothers' Care: Surveillance of Maternal Deaths in the UK 2012–14 and Lessons Learned to Inform Maternity Care from the UK and Ireland Confidential Enquiries into Maternal Deaths and Morbidity 2009–14*. Oxford: National Perinatal Epidemiology Unit, University of Oxford, 2016.
4. National Institute for Health and Care Excellence. *Hypertension in Pregnancy: The Management of Hypertensive Disorders During Pregnancy. NICE Clinical Guideline CG107*. London: NICE, 2010. www.nice.org.uk/guidance/cg107 (aufgerufen Juni 2017).
5. AWMF Leitlinie 015/018 2019, S2, Diagnostik und Therapie hypertensiver Schwangerschaftserkrankungen.
6. Schneider H, Husslein P, Schneider KTM. *Die Geburtshilfe*. 5. Auflage, Berlin und Heidelberg: Springer-Verlag, 2016.
7. Knight M. Eclampsia in the United Kingdom 2005. *BJOG* 2007; 114: 1072–8.
8. Douglas KA, Redman CW. Eclampsia in the United Kingdom. *BMJ* 1994; 309: 1395–400.
9. Draycott T, Broad G, Chidley K. The Development of an Eclampsia Box and Fire Drill. *Br J Midwifery* 2000; 8: 26–30.
10. Thompson S, Neal S, Clark V. Clinical Risk Management in Obstetrics: Eclampsia Drills. *BMJ* 2004; 328: 269–71.
11. Duley L. Magnesium and Eclampsia. *Lancet* 1995; 346: 1365.
12. Naidu S, Payne AJ, Moodley J, Hoffmann M, Gouws E. Randomised Study Assessing the Effect of Phenytoin and Magnesium Sulphate on Maternal Cerebral Circulation in Eclampsia Using Transcranial Doppler Ultrasound. *Br J Obstet Gynaecol* 1996; 103: 111–16.

13. Altman D, Carroli G, Duley L, et al. Do Women with Pre-Eclampsia, and their Babies, Benefit from Magnesium Sulphate? The Magpie Trial: A Randomised Placebo-Controlled Trial. *Lancet* 2002; 359: 1877–90.

14. Royal College of Obstetricians and Gynaecologists. *Perinatal Management of Pregnant Women at the Threshold of Infant Viability: The Obstetric Perspective. Scientific Impact Paper No. 41*. London: RCOG, 2014. www.rcog.org.uk/en/guidelines-research-services/guidelines/sip41/ (aufgerufen Juni 2017).

15. Lewis G (Hrsg.). Confidential Enquiry into Maternal and Child Health (CEMACH). *Saving Mothers' Lives: Reviewing Maternal Deaths to Make Motherhood Safer 2003–2005*. The Seventh Report on Confidential Enquiries into Maternal Deaths in the United Kingdom. London: CEMACH, 2007.

16. Confidential Enquiry into Stillbirths and Deaths in Infancy. *5th Annual Report*. London: Maternal and Child Health Research Consortium, 1998.

Weitere für den deutschsprachigen Raum relevante Leitlinien sind: AWMF S2K LL 015-018 Hypertensive Schwangerschaftserkrankungen: Diagnostik und Therapie, 1.5.2019

Modul 7
Mütterliche Sepsis

Wichtige Lerninhalte

- Erkennen der mütterlichen Sepsis
- Bedeutung der Verwendung modifizierter geburtshilflicher *early-warning-score*-Charts (MOEWS-Charts)
- Bedeutung der Einbeziehung erfahrener multi-professioneller Kliniker
- Verwendung des Serumlaktats, um die Schwere der Sepsis einzuschätzen
- Notwendigkeit der frühen i.v.-Antibiose und Volumensubstitution
- Kenntnisse des Notfallmanagements der Sepsis und des septischen Schocks
- Verstehen der Bedeutung der ‚Sepsis-Sechs'

Häufige bei Übungen beobachtete Schwierigkeiten

- das Problem nicht zu benennen oder die Möglichkeit einer Sepsis nicht zu erwägen
- die Atemfrequenz der Patientin nicht zu messen
- klinische Befunde nicht korrekt auf dem MOEWS-Chart einzutragen
- klinische Zeichen der Sepsis nicht zu erkennen, besonders nicht-geburtshilfliche Ursachen
- verzögerte Verabreichung von Antibiotika

- Vergessen, die Sepsis mit einem Volumenbolus zu behandeln
- Vergessen, mikrobiologische Kulturen und Serumlaktat abzunehmen
- Unterlassen, frühzeitig erfahrene Kollegen einzubeziehen
- Unterlassen, mit der Intensivstation zusammenzuarbeiten, wenn die Patientin nicht auf die Sepsis-Sechs anspricht oder das Serumlaktat > 4 mmol/l ist.

Einführung

Vor der Einführung der Antibiotika in den 1940iger Jahren war die Sepsis des Genitaltraktes die führende mütterliche Todesursache im UK, verantwortlich für ein Drittel aller direkten Todesfälle während Schwangerschaft und Geburt. Seit damals ist die Zahl der Sepsisassoziierten mütterlichen Todesfälle dramatisch gefallen.

In jüngster Zeit sind jedoch mütterlichen Todesfälle durch Sepsis besorgniserregend angestiegen. In der ‚Confidential Enquiry into Maternal Deaths' der Jahre 2006–8 waren nahezu ein Viertel der mütterlichen Todesfälle auf Sepsis zurückzuführen – die höchste Mortalitätsrate durch Sepsis des Genitaltraktes der letzten zwanzig Jahre (Tabelle 7.1).[1] Glücklicherweise hat sich die Todesrate durch mütterliche Sepsis seitdem wieder verringert, auch wenn sie weiterhin wesentlich zur mütterlichen Mortalität beiträgt und auch für eine signifikante maternale Morbidität verantwortlich ist. In den Jahren 2009–12 starben 83 Frauen an einer Sepsis; 20 dieser Todesfälle standen im Bezug zu einer Genitalsepsis, während 63 Frauen an einer Sepsis verstarben, die nicht direkt

Tabelle 7.1 Anzahl und Anteil mütterlicher Todesfälle durch Genitaltraktsepsis im UK

	1952–54	1985–87	2000–02	2003–05	2006–08	2009–12[a]
Häufigkeit/ 100000 SS	7,8	0,40	0,65	0,85	1,13	0,5
Zahl (aller Organismen)	—	9	13	21	26	20
Zahl (GAS)*	—	—	3	8	13	12

[a] Beachte eine 4-jährige Berichtsperiode durch MBRRACE-UK, verglichen mit 3-Jahres-Zeitperioden in früheren Berichten, sodass die Zahlen nicht direkt vergleichbar sind.
* GAS, Gruppe A *Streptococcus*.

schwangerschaftsassoziiert war. Die Influenza war ein signifikanter Verursacher der Sepsis-Todesfälle mit 36 mütterlichen Toten, verursacht durch die H1N1-Influenzapandemie der Jahre 2009–10. Eine Reihe anderer Infektionen, einschließlich der Meningitis, Pneumonie, Harnwegsinfektionen und Brustabszesse, führten jedoch ebenfalls zu mütterlichen Todesfällen während dieser Periode.[2]

Trotz der insgesamt angestiegenen Sepsis bleibt die lebensbedrohliche mütterliche Sepsis ein seltener geburtshilflicher Notfall im UK, sodass viele Ärzte und Hebammen noch nie einen solchen Fall zu managen hatten. Weltweit bleibt die Sepsis eine sehr wichtige mütterliche Todesursache: Im Jahr 2005 starben über 80000 Frauen weltweit an schwangerschaftsassoziierter Sepsis.[3]

Die mit einer normalen Schwangerschaft einhergehende Immunsuppresion führt dazu, dass Schwangere anfälliger für die Entwicklung einer Sepsis sind.[2] Schwangere oder Wöchnerinnen sind meistens jung und fit und können oft den Auswirkungen der Sepsis widerstehen, bis diese lebensbedrohlich wird und sie dann aus relativem Wohlbefinden plötzlich kollabieren. Frauen mit Komorbiditäten oder Frauen nach chirurgischen Interventionen haben ein höheres Risiko, eine Sepsis zu erwerben; dennoch versterben weiter zuvor fitte und gesunde Frauen mit normaler Schwangerschaft und unkomplizierten Spontangeburten an Sepsis.[2]

Was ist Sepsis?

Sepsis ist ein lebensbedrohlicher Zustand, der eintritt, wenn die Antwort des Körpers auf eine Infektion die eigenen Gewebe und Organe angreift.[4] Die Ursache der Infektion kann von einer bestimmten Körperregion ausgehen (z.B. Chorioamnionitis) oder breit in der Blutzirkulation auftreten, was in Septikämie resultiert. Sepsis ist ein medizinischer Notfall, da sie zu einer Unterversorgung lebenswichtiger Organe mit Sauerstoff und Nährstoffen führen kann, etwa bei Gehirn, Herz, Leber, Nieren, Lungen und Darm. Dies führt zu Azidose, Organversagen und Tod.

Prävention der Sepsis

Die Bedeutung von Händewaschen, Hygiene und Antisepsis ist in der Gebrtshilfe fest etabliert.

In der Mitte des 19. Jahrhunderts beobachtete Dr. Ignaz Semmelweis in Wien einen starken Anstieg mütterlicher Todesfälle von Patientinnen, die durch Ärzte behandelt wurden, im Vergleich zu der Betreuung durch Hebammen. Er beobachtete außerdem, dass Ärzte, die direkt aus dem Sektionssaal in den Kreißsaal kamen, einen unangenehmen Geruch an den Händen hatten. Er postulierte, dass das Kindbettfieber durch Partikel auf den Händen der Ärzte übertragen wurde.

Semmelweis ordnete eine Politik an, die Ärzte zum Händewaschen verpflichtete. Vor der Untersuchung einer Gebärenden mussten Ärzte die Hände mit einer chlorhaltigen Lösung desinfizieren. Durch diese Maßnahme sank die Mortalität der Mütter dramatisch.[5]

Neuere Maßnahmen zur Reduktion der Inzidenz der mütterlichen Sepsis schließen Isolationsmaßnahmen, die prophylaktische Gabe von Antibiotika bei vorzeitigem und längeranhaltendem Blasensprung sowie während eines Kaiserschnitts, einer manuellen Plazentalösung sowie der chirurgischen Versorgung eines Dammrisses III° ein.

Erkennung der Sepsis

Der Beginn einer lebensbedrohlichen Sepsis in der Schwangerschaft oder dem Wochenbett kann heimtückisch verlaufen oder kann eine extrem schnelle klinische Verschlechterung aufweisen, insbesondere, wenn sie durch eine Streptokokkeninfektion hervorgerufen wird. Bei vielen der sepsisinduzierten mütterlichen Todesfälle, die durch die Confidential Enquiry im UK überprüft wurden, wiesen die Frauen einen nur kurzen Krankheitsverlauf auf, und in einigen Fällen waren sie bereits bei Krankenhausaufnahme sterbenskrank. Es ist daher wesentlich, dass alle Berufsgruppen, einschließlich der Familienhebammen, Pflegehelfer, Praktikanten, Mitarbeiter der Intensivstationen und Hausärzte die Zeichen und Symptome der Sepsis kennen. Die potentielle Schwere der Erkrankung von Frauen, die Zeichen und Symptome einer Sepsis aufweisen, wird häufig nicht erkannt oder unterschätzt, was zu verzögerten Krankenhauseinweisung, verspäteten Gabe der notwendigen Antibiotika und der zu späten Hinzuziehung erfahrener Mitarbeiter führt.[6]

Frauen sollten ebenfalls über die Risiken, Zeichen und Symptome einer Infektion des Genitaltraktes sowie die Notwendigkeit, frühzeitig Hilfe zu suchen, informiert werden, wenn sie betroffen sind.[1]

Zeichen und Symptome

Sepsis des Genitaltraktes

Allgemeine Zeichen und Symptome der geburtshilflichen Sepsis werden in Box 7.1. gezeigt. Frauen mit Sepsis des Genitaltraktes können primär mit Bauchschmerzen, Diarrhoe und Erbrechen auffallen. Einige, aber nicht alle, haben eine erhöhte Temperatur. Es kann sehr schwierig sein, dies von den Symptomen einer Gastroenteritis zu unterscheiden, weshalb alle Schwangeren und Wöchnerinnen mit diesen Symptomen besonders sorgfältig untersucht werden sollen. Vorgeburtlich kann auch ein übelriechender vaginaler Ausfluss oder im Wochenbett vermehrter oder schlecht riechender Lochialfluss vorherrschen. Vorgeburtlich deutet die Kombination von Bauchschmerzen und einer abnormalen oder fehlenden fetalen Herzfrequenz eher auf eine Sepsis als auf eine vorzeitige Plazentalösung hin.

Viele der Todesfälle durch genitale Sepsis wurden in der Confidential Enquiry durch Streptokokken der Gruppe A *Streptococcus* (GAS) verursacht. Diese Bakterien finden sich auf der Haut und im Nasenrachenraum, besonders bei kleinen Kindern. Sie können lokalisierte Infektionen der oberen Luftwege (Tonsillitis, Pharyngitis) oder der Haut (Impetigo) verursachen. Schwangere und Wöchnerinnen scheinen besonders anfällig für eine invasive Infektion zu sein, die schnell zu einer allesüberwältigenden Sepsis führen kann.[7]

Box 7.1 Zeichen und Symptome der Genitaltraktsepsis

Symptome	Zeichen
Fieber	Tachypnoe (AF > 24 Atemzüge/Min)
Durchfall	Hypotonie (syst. RR < 90 mmHg)
Erbrechen	Tachykardie (HF > 100 SpM)
Bauchschmerzen	Fieber (> 38 °C), Hypothermie (< 36 °C)
Halsschmerzen	Hautausschlag (scharlachrote Flecken
Infektion der oberen	auf generalisierter Rötung oder
Luftwege	Petechien)
Ausfluss	niedrige O_2-Sat (< 95% bei Raumluft)

Box 7.1 Zeichen und Symptome der Genitaltraktsepsis (fortgesetzt)	
Symptome	**Zeichen**
Wundinfektion	schlechte periphere Durchblutung (capillary refill > 2 Sekunden)
	Blässe
	kaltschweißige Haut
	Ängstlichkeit, Verwirrtheit, Gefühl des drohenden Unheils
	marmorierte Haut
	Oligoanurie (< 0,5 ml/kg/h)

Die Confidential Enquiry hat zeigt, dass der durch A Streptokokken (GAS) verursachten Puerperalsepsis häufig Halsschmerzen oder eine Infektion der oberen Luftwege vorausgehen, und dass die meisten an GAS gestorbenen Frauen entweder mit Kindern gearbeitet oder selbst kleine Kinder hatten.[1]

Die Frauen können auch einen Hautausschlag zeigen. Der typische Ausschlag der GAS (Abb. 7.1) entwickelt sich innerhalb von 12–48 Stunden, zunächst mit erythematösen roten Flecken auf der Brust und den Axillen, die sich dann auf den Rumpf und die Extremitäten ausbreiten. Typischerweise besteht der Ausschlag aus scharlachartigen Flecken auf einer generalisierten Rötung (sonnenbrandähnlich). Der Ausschlag verschwindet unter Druck, anders als der petechiale Ausschlag, typisch für die Meningokokken-Septikämie.

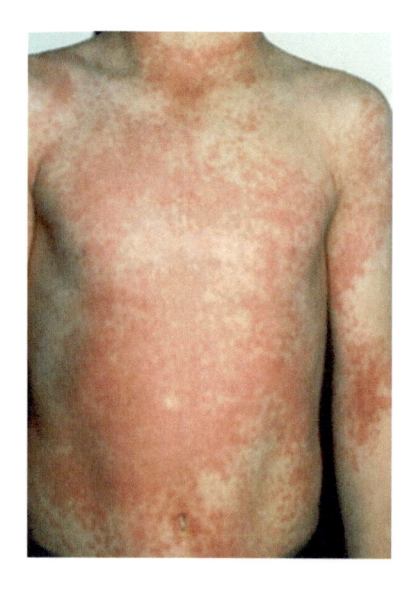

Abbildung 7.1 Gruppe-A-Streptokokken-Ausschlag

Nicht-geburtshilfliche Sepsis

Eine Sepsis kann sich durch bakterielle oder virale Infektionen an jedem Ort entwickeln. Bestimmte Infektionen sind in der Schwangerschaft häufiger, z.B. Harnweginfektionen oder Pyelonephritis, außerdem kann die Schwangerschaft an sich die Diagnose einiger Infektionen wie z.B. der Appendizitis erschweren. Eine sorgfältige Anamneseerhebung und klinische Untersuchung sind deshalb erforderlich, um die wahrscheinlichste Ursache der Infektion bei Frauen mit Sepsis zu entdecken. Wie bereits zuvor erwähnt, litten 43% der Frauen (n = 36), die 2009–12 laut MBRRACE-UK-Report an einer Sepsis verstarben, an Influenza, weitere neun Frauen starben an einer Pneumokokken-Infektion.[2] Unabhängig von der Ursache der Infektion können Frauen mit Sepsis zunächst trügerisch gesund erscheinen. Sie können ihren Blutdruck stabil halten und über einen längeren Zeitraum ihre schwere Erkrankung verschleiern, bis es zu einer plötzlichen kardiovaskulären Dekompensation kommt.

Es ist daher lebenswichtig, die basalen klinischen Untersuchungen (Atemfrequenz, Herzfrequenz, Blutdruck, Temperatur und, falls möglich, die Sauerstoffsättigung) bei jeder Frau mit Risikofaktoren oder Symptomen, welche eine Infektion nahelegen, oder die sich nur unwohl fühlen, zu erheben.

Menschen mit Sepsis haben oft unspezifische, nicht sicher lokalisierbare Symptome und Überlebende geben häufig an, dass sie sich sehr krank gefühlt haben, mit einem Gefühl drohenden Unheils. Die Symptome und Veränderungen im üblichen Verhalten werden häufig von Familienangehörigen berichtet, weshalb sie sehr ernst genommen werden sollten.[8] In Box 7.1 werden Hinweiszeichen und Symptome der Sepsis aufgeführt.

Risikofaktoren

Viele Frauen mit Sepsis haben keine Risikofaktoren. Die Risikofaktoren der mütterlichen Sepsis sind in Box 7.2 angeführt, mögliche Risikofaktoren der Sepsis sind in Box 7.3. gezeigt. Bei einer Wöchnerin mit einer möglichen Sepsis sollte die Vorgeschichte eines vorzeitigen Blasensprunges oder unvollständigen Plazenta erfragt werden, und die Patientin auf eine uterine Druckdolenz oder Uterusvergrößerung hin untersucht werden.

PROMPT PRactical Obstetric Multi-Professional Training

Box 7.2 Risikofaktoren für mütterliche Sepsis

- verbliebene Reste von Schwangerschaftsprodukten (nach Fehlgeburt, Interruptio oder Geburt)
- Sectio caesarea (eine Notsektio hat ein höheres Risiko als eine elektive Sektio)
- vaginal-operative Entbindung
- längerbestehender vorzeitiger Blasensprung
- Frühgeburt
- Wundhämatom
- invasive intrauterine Eingriffe (z.B. Entfernung von Plazentaresten, Amniozentese, Chorionzottenbiopsie)
- Cerclage
- Adipositas
- Immunschwäche (z.B. Immunsuppressiva, hochdosierte Steroide, HIV-Infektion)
- Diabetes mellitus
- Arbeiten mit kleinen Kindern oder eigene kleine Kinder
- enger Kontakt mit Erkrankten einer Gruppe-A-Streptokokken-Infektion (z.B. Scharlach)

Box 7.3 Mögliche Ursachen mütterlicher Sepsis

schwangerschaftsassoziiert	nicht schwangerschaftsassoziiert
Chorionamnionitis nach:	Pneumonie
■ retinierten SS-Produkten	Influenza
■ verlängertem Blasensprung	Meningitis
■ Sectio caesarea	Appendizitis (ggf. in der SS mit atypischen Symptomen)
■ invasiven Maßnahmen	
Postoperative Fälle:	Pyelonephritis (in der Schwangerschaft häufiger)
■ Sectio caesarea	
■ Cerclage	Cholecystitis
■ Hämatom	Darmperforation (häufiger bei entzündlichen Darmerkrankungen)
■ Amniozentese	
	Cellulitis, Brustabszess oder Mastitis

Management

Das Management der mütterlichen Sepsis stellt eine Herausforderung dar, aber besseres Training, ein strukturiertes Vorgehen, frühzeitige Erkennung und eine gute Versorgung – sowohl im häuslichen Umfeld als auch im klinischen Setting – kann helfen, Leben zu retten. Die sofortige Untersuchung und Behandlung, insbesondere die frühzeitige intravenöse Antibiotikatherapie und intravenöse Volumengabe sowie das frühzeitige Hinzuziehen erfahrener Kollegen sind kritisch entscheidend.

Vor kurzem wurde im UK vom National Institute for Health and Care Excellence (NICE) die Leitlinie zur Identifikation und Management der Sepsis, einschließlich der mütterlichen Sepsis, veröffentlicht.[8] Diese Leitlinie verwendet die Identifikation von Risikofaktoren der Sepsis, um die erforderlichen Untersuchungen und das Management innerhalb einer Stunde zu steuern, basierend auf der Komplettierung der ‚Sepsis-Sechs'-Maßnahmen.

‚Sepsis-Sechs' – Maßnahmen innerhalb einer Stunde

Das Management der mütterlichen Sepsis erfordert die rasche Initiierung mehrerer überlappender Maßnahmen. Die exakte Reihenfolge wird durch die Bedürfnisse der individuellen Mutter und die verfügbaren Ressourcen vorgegeben. Um eine unnötige Verzögerung der Therapie zu vermeiden, ist es wichtig dass die Kliniker, die den Maßnahmensplan in der mütterlichen Krankenakte dokumentieren, auch die erforderlichen Maßnahmen ergreifen, wie z.B. die Gabe der Antibiotika und von Flüssigkeit.[2] Eine Zusammenfassung des Risikomanagements zur Identifikation der mütterlichen Sepsis ist in Abb. 7.2 dargestellt. Die Erstmaßnahmen bei hohem Risiko für eine mütterliche Sepsis sind in Abb. 7.3 aufgelistet.

Dieses Handlungsschema, adaptiert nach dem UK Sepsis Trust und den ‚Sepsis-Sechs'-Regeln, wurde im UK eingeführt, um die Erstversorgung bei Frauen mit einer mütterlichen Sepsis zu vereinfachen.[9] Eine prospektive geburtshilfliche Studie hat gezeigt, dass die Verwendung der ‚Sepsis-Sechs' die Inanspruchnahme von komplexeren Interventionen bei der Sepsis erhöht.[10] Die Verwendung der ‚Sepsis-Sechs' ist nur der erste Schritt des Managements und wird im Detail weiter unten beschrieben.

PROMPT PRactical Obstetric Multi-Professional Training

Risiko Bewertung & Maßnahmen bei V.a. Mütterliche Sepsis
(nach UK Sepsis Trust Inpatient Maternal Sepsis Tool – 2016)

1. wurde ein MOEWS chart begonnen?
2. sieht die Frau krank aus?
3. ist die fetale Herzfrequenz ≥ 160 SpM?
4. könnte diese Frau eine Infektion haben?
   häufige Infektionen sind:
   - Chorioamnionitis/Endometritis
   - Infektion der ableitenden Harnwege
   - Wundinfektionen
   - Influenza/Pneumonie
   - Mastitis/Mamma Abszess

Patienten Aufkleber

wenn JA bei einer der obigen, fülle Risikobewertung aus

Hoch-Risiko-Kriterien
(kreuze alle Zutreffenden an)

- Atemfrequenz ≥ 25
- SpO$_2$ < 92% ohne O$_2$
- Herzfrequenz > 130
- Systolischer RR ≤ 90
- mental auffällig / antwortet nur auf Ansprache, Schmerz oder nicht-antwortend
- Serum Laktat ≥ 2.0*
- nicht-abblassender Ausschlag / marmoriert / cyanotisch
- Urin < 0.5 mL/kg/h
- kein Urin seit 18 h

wenn ein Kriterium vorhanden:

beginne 'Sepsis Sechs' jetzt
- sofort geburtshilfliche Untersuchung (FA/OA) Verlegung in Geburtshilfe wenn zuhause / Geburtshaus
- informiere OA Geburtshilfe & Anästhesie
- beginne 'Mütterlichen Intensivpflege Bogen'
- beginne 'High Risk für Mütterliche Sepsis' Formular

Moderate-Risiko-Kriterien

- Atemfrequenz 21–24
- Herzfrequenz 100–130
- Systolischer RR 91–100
- Temperatur < 36°C
- kein Urin seit 12–18 h
- fetale Herzfrequenz > 160SpM / pathologisches CTG
- länger bestehender Blasensprung
- kürzlich invasive Eingriffe
- Blutung/Wundinfektion/vaginaler Ausfluss/Bauchschmerzen
- enger Kontakt mit A Streptokokken
- Angehörige über mentalen / funktionellen Status besorgt
- Diabetes/ Gestationsdiabetes/ Immunosuppression

wenn zwei Kriterien vorhanden (erwäge auch bei nur einem Kriterium):

Blutentnahmen:
BB, Laktat, CRP, Harnstoff E'lyte, Transaminasen, Gerinnung
Geburtshilfliche Untersuchung (FA/OA) innerhalb 1h, beachte 'Sepsis Sechs'

Blutentnahmen: wenn Laktat ≥ 2 oder akutes Nierenversagen, folge dem Hoch-Risiko pathway

Niedrig-Risiko-Kriterien
(kreuze alle Zutreffenen an)

- Atemfrequenz ≤ 20
- Herzfrequenz < 100
- Systolischer RR > 100
- normaler mentaler Status
- Temperatur: 36-37.3°C
- sieht gut aus
- normales CTG
- Urinausscheidung normal

wenn alle Kriterien vorhanden sind:

niedriges Risiko für Sepsis

untersuche & monitore bezüglich Verbesserung oder Verschlechterung

berücksichtige geburtshilfliche Bedürfnisse & volles klinisches Bild

---

* Die Laktat Messung kann transient während / unmittelbar nach einer normalen Geburt erhöht sein, im Zweifel Wiederholungsprobe

ausgefüllt von
Name: Fachdisziplin: Uhrzeit:
Unterschrift: Datum:

Abbildung 7.2 Risikoassessment bei vermuteter mütterlicher Sepsis (adaptiert vom UK Sepsis Trust)

Modul 7 — Mütterliche Sepsis

Hohes-Risiko für Mütterliche Sepsis Formular
(adaptiert vom UK Sepsis Trust
Inpatient Maternal Sepsis Tool-2016)

Patienten Aufkleber

Rufe nach Hilfe und komplettiere alle 'Sepis Sechs' Maßnahmen innerhalb einer Stunde | Zeitpunkt zero:

Maßnahmen	Uhrzeit vervollständigt & Kürzel	Grund warum nicht erfolgt/ Abweichung / Kommentare
1. verabreiche 100% Sauerstoff ○ 15l/Min über nicht-rückatmende Maske ○ Zielgröße: Sauerstoffsättigung >94%		
2. nimm Blutkulturen *(aber keine Verzögerung bei der Antibiotikagabe)* ○ erwäge Sputum/Urin/hoch cervicale/Rachenabstriche/Brustmilch/Wundabstrich/Stuhlprobe etc.		
3. Blutentnahmen – prüfe Serum-Laktat ○ wenn venöses Laktat erhöht, arterielle Probe ○ Diskussion Intensivmediziner wenn Laktat >4mmol/L ○ seriell Serum Laktat um Ansprechen auf Behandlung zu monitoren (&BB, CRP, Harnstoff, E'lyte, Leberwerte, Gerinnung)		
4. verabreiche i.v. Breitspektrum Antibiotika (Trust Protokoll) ○ verbreiche notfallmäßig, beachte Allergien ○ zunächst Blutkulturen, keine Verzögerungen mit den Antibiotika wenn keine Kulturflaschen verfügbar		
5. verabreiche i.v. FlüssigkeitsTherapie ○ wenn Laktat ≥2 mmol/L gib 500ml sofort ○ wenn hypotensiv oder Laktat ≥4 mmol/L gib wiederholte Boli bis zu 30ml/kg (z.B. 2L für eine 70kg schwere Frau) ○ extreme Vorsicht bei Präeklampsie: diskutiere mit Anästhesist		
6. genaue Messung der Diurese ○ Blasenkatheter & stündliche Messungen ○ Bilanzierung, Protokoll für Ein- und Ausfuhr		

wenn nach dem 'Sepsis Sechs': systolischer RR <90mmHg, Bewusstsein eingetrübt bleibt, Atemfrequenz >25, Laktat nicht abnimmt (oder zuvor ≥4 mmol/L war), rufe **sofort** das Intensivmedizinische Team

erwäge außerdem:
- wenn pränatal: monitore FHR, beginne CTG
- entferne Ursache der Infektion, z.B. retinierte Schwangerschaftsprodukte, beschleunige die Entbindung
- übergib an **Team der Intensivmedizin**

dokumentiere die ergriffenen Maßnahmen:

Mütterliche Sepsis erfordert Input eines Multi-Professionellen Teams: (kreuze kontaktierte Berufsgruppe an)
- Hebamme (Leitung) ☐
- Geburtshelfer (Leitung, erfahrener OA) ☐
- Anästhesist geburtshilflich (erfahrener OA) ☐
- Mikrobiologe ☐
- Intensivmediziner / Team ☐

Abbildung 7.3 Mütterliches Sepsis-Formular zur Dokumentation (adaptiert vom UK Sepsis Trust)

Rufe nach Hilfe und vervollständige alle ‚Sepsis-Sechs'-Maßnahmen innerhalb 1 Stunde

Die frühzeitige Einbeziehung von erfahrenen Geburtshelfern, Hebammen, Anästhesisten und Intensivmedizinern ist entscheidend. Überprüfe dann, ob die Verlegung auf eine Intensivstation notwendig ist.

1. Verabreiche 100% Sauerstoff: Kontrolliere die Atemwege, die Atmung, den Kreislauf

Überwache die Atemwege und halte sie offen, Atmung und Kreislauf sind Deine oberste Priorität. Wenn die Frau kollabiert, prüfe, ob ihre Atemwege frei sind und ob sie atmet. Verabreiche High-Flow-Sauerstoff über eine Atemmaske mit Reservoir mit 15 L/min und stelle sicher, dass die Patientin in Linksseitenlage gelagert bleibt. Ziele darauf ab, die Sauerstoffsättigung über 94% zu halten. Lege so schnell wie möglich einen venösen Zugang.

2. Entnimm Blutkulturen und führe eine vollständige klinische Untersuchung durch

Eine vollständige klinische Untersuchung sollte mit dem Ziel durchgeführt werden, die Ursache der Sepsis zu identifizieren. Dies sollte eine Untersuchung von Kopf bis Fuß sein, einschließlich einer vaginalen Untersuchung zum Ausschluss eines vergessenen Tampons oder Tupfers.

Abstriche und Kulturen sollten von allen potentiellen Ausgangsorten der Sepsis gewonnen werden. Die Proben sollten dringend in das mikrobiologische Labor gebracht werden, wo an geeigneten Proben eine sofortige mikroskopische Untersuchung erfolgen sollte. Die Ergebnisse der mikrobiologischen Untersuchung sollten umgehend nachverfolgt und die antibiotische Therapie entsprechend angepasst werden.

Die Proben sollten einschließen:

- Blutkulturen (von mindestens zwei unterschiedlichen Stellen und von allen intravenösen Verweilkanülen, die länger als 48 h gelegen haben) **VERZÖGERE JEDOCH NICHT DIE VERABREICHUNG VON ANTIBIOTIKA.**
- vaginale Abstiche und Wundabstriche
- Urinkulturen
- Rachenabstriche
- Stuhlproben

- Sputum
- Plazentaabstriche (falls direkt nach der Entbindung)

Der häufigste mit Tod durch Genitaltraktsepsis assoziierte Erreger im UK ist Gruppe A Streptococcus, auch bekannt als Wochenbettfieber, Kindbettfieber oder Strep A. Andere Pathogene, die häufig Genitaltraktsepsis verursachen, sind Escherichia coli, Gruppe B beta-hämolysierende Streptokokken, Staphylococcus aureus, koagulase-negative Staphylokokken, Pseudomonas und gemischte anaerobes/Bacteroides-Spezies. Viele Frauen mit Genitaltraktsepsis werden eine gemischte Infektion mit zwei oder mehr Organismen aufweisen.

3. Bluttests

Serumlaktat

Frauen mit schwerer Sepsis oder septischem Schock haben typischerweise ein hohes Serumlaktat, welches sekundär als Folge eines anaeroben Metabolismus bei schlechter Gewebeperfusion auftritt. Ein Laktatspiegel > 4 mmol/L weist auf eine schlechte Prognose hin[11] und sollte zur Verlegung auf eine Intensivstation führen. Die Bestimmung des Laktatspiegels ist essentiell für die Feststellung einer Gewebehypoperfusion bei Frauen, die noch nicht hypotensiv sind, aber ein erhöhtes Risiko für einen septischen Schock haben. Das Blutgasanalysegerät im Kreißsaal oder auf der neonatologischen Intensivstation kann häufig für die Bestimmung des Laktatspiegel verwendet werden. Beachte, dass das Serumlaktat während und direkt nach einer vaginalen Entbindung erhöht sein kann.[12] Suche im Zweifel Rat durch erfahrene Oberärzte und wiederhole die Laktatbestimmung nach der Geburt.

Wegen des hohen Risikos eines septischen Schocks empfiehlt der UK Sepsis Trust, dass jeder Patientin mit verminderter Gewebeperfusion (z.B. mit einem Serumlaktat ≥ 4 mmol/L), oder vermuteter Hypovolämie durch Sepsis, eine initiale Flüssigkeitschallenge mit 500 ml einer kristalloiden Infusionslösung in 15 Minuten verabreicht wird, unabhängig von ihrem Blutdruck. Wenn sich der Serumlaktatspiegel durch die Behandlung der ‚Sepsis-Sechs' nicht verbessert, sollte die Frau auf die Intensivstation verlegt werden, um vasopressorische Unterstützung zu erhalten.[9]

Bestimmung des Blutbilds

Die Leukozyten sind bei Sepsis meist erhöht (> 14 × 10^9/L) mit einem hohen Neutrophilenanteil. Sie können jedoch auch erniedrigt sein (< 4 × 10^9/L), was auf eine schwere Sepsis hinweist. Die Thrombozyten können niedrig oder erhöht sein.

Nieren- und Leberfunktion

Eine akute tubuläre Nekrose kann sich entwickeln, was zu Nierenversagen mit erhöhtem Harnstoff, Kreatinin und Kalium führt. Der pro-inflammatorische Status der Sepsis kann zu Hyperbilirubinämie und Ikterus führen.

C-reaktives Protein

Das C-reaktive Protein (CRP) ist ein Entzündungsparameter, der meist bei einer Infektion ansteigt, besonders bei bakteriellen. Das Monitoring des CRP-Verlaufs kann ein nützlicher Hinweis dafür sein, dass die Frau auf die Therapie ihrer Infektion anspricht.

Gerinnung

Die disseminierte intravaskuläre Koagulation (DIC) ist eine mögliche Komplikation einer schweren Sepsis. Die aktivierte partielle Thrombinzeit (aPTT), die Prothrombinzeit und das Fibrinogen sollten bestimmt werden. Achte zusätzlich auf klinische Hinweise wie Blutungen/blaue Flecken. Falls eine der Untersuchungen auffällig sein sollte, erwäge die Gabe von Thrombozyten, *fresh frozen plasma* (FFP) und/oder Kryopräzipitat-/Fibrinogenkonzentraten und kontaktiere einen Gerinnungsspezialisten.

Arterielle Blutgase

Eine arterielle Blutgasanalyse ist bei jeder Patientin, die sich nicht wohl fühlt, eine sinnvolle Untersuchung. Sie wird wahrscheinlich eine Azidose zeigen (arterieller pH < 7,35). Dies ist typischerweise eine metabolische Azidose, als Folge einer erhöhten Laktatproduktion, was sich in einem niedrigen Bicarbonat zeigt (normal 24–33 mmol/L), da das Bicarbonat durch das Puffern von Wasserstoffionen konsumiert wird, oder eines Basenexzesses unter –2,0 mmol/L. Eine respiratorische Kompensation kann durch eine Hyperventilation erfolgen – mit erniedrigten $PaCO_2$ – was jedoch selten vollständig den niedrigen pH korrigiert. Mit fortschreitendem septischen Schock nimmt die metabolische Azidose zu und die Kompensationsmechanismen erschöpfen sich. In der Folge sinkt der Blut-pH weiter (z.B. < 7,20). Ein frühes Atemversagen kann zur Hypoxie mit PaO_2 < 8 kPa unter Raumluft führen.

4. Breitspektrum i.v. Antibiose

Die sofortige hochdosierte Breitspektrum i.v. antibiotische Therapie (z.B. mit 1,5 g Cefuroxim und 500 mg Metronidazol), in Abstimmung mit den lokalen Leitlinien und bekannten Medikamentenallergien, sollte so früh wie möglich begonnen werden. Der Beginn der antibiotischen Behandlung sollte nicht bis zum Eintreffen der mikrobiologischen Befunde hinausgezögert werden.

Wenn möglich, sollten Blutkulturen vor Beginn der Gabe der Antibiotika entnommen werden, der Beginn der Verabreichung der Antibiotikatherapie sollte jedoch nicht verzögert werden.

Ein Mikrobiologe sollte frühzeitig um Rat gefragt werden. Falls die Patientin bereits sehr krank ist, sich verschlechtert oder sich nicht innerhalb von 24 h nach Beginn der antibiotischen Behandlung verbessert, sollten zusätzliche oder alternative intravenöse Antibiotika verwendet werden wie z.B. Gentamycin, Clindamycin oder Piperacillin/Tazobactam.

5. Intravenöse Flüssigkeitswiederbelebung

Eine Hypotonie und/oder ein erhöhter Serumlaktatspiegel ($\geq$ 2 mmol/L) sollten mit intravenösen Volumengaben behandelt werden. Die Frau sollte eine initiale 500-ml/kg-Flüssigkeitschallenge mit einer crystalloiden Lösung innerhalb von 15 Minuten verabreicht bekommen, kann jedoch bis zu 30 ml/kg intravenöse Flüssigkeit benötigen.[5] Das bedeutet, dass eine 70 kg schwere Patientin mit Sepsis ungefähr 2 Liter kristalloider Lösung erhalten sollte. Bei Frauen mit Präeklampsie sollte jedoch extreme Vorsicht walten. Diese sollten nur durch Spezialisten behandelt werden. Wenn sich die Hypotonie und/oder das Serumlaktat durch den Volumenbolus nicht bessern, sollte die Frau auf eine Intensivstation verlegt werden, wo Vasopressoren verabreicht werden können, um den arteriellen Mitteldruck über 65 mmHg zu halten.

6. Monitoring – einschließlich genauer Bilanzierung

Frauen mit mütterlicher Sepsis können sich rasch verschlechtern. Daher ist besondere Wachsamkeit bei der Beobachtung und Bewertung erforderlich. Die Vitalzeichen sollten auf einem MOEWS-Chart dokumentiert werden, idealerweise ein Teil des Intensivüberwachungsbogens. Dies kann bei der frühzeitigen Erkennung einer sich verschlechternden Patientin helfen. Das Monitoring sollte einschließen:

- Atemfrequenz, Puls, Blutdruck und Sauertoffsättigung: alle 15 Minuten bis zur Stabilisierung, dann alle 30 Minuten
- Temperatur: mindestens alle 4 Stunden
- Urinausscheidung: stündlich, durch Dauerkatheter mit Urometer

- Blutentnahmen: alle 4–12 Stunden, abhängig vom klinischen Zustand: Blutbild, Gerinnung, Harnstoff und Elektrolyte, Leberwerte, Bicarbonat, Serumlaktat, Glukose, Magnesium, Phosphate and Calcium
- Bei der Schwangeren sollte die fetale HF überwacht und ein CTG begonnen werden, falls indiziert.

Beseitigung der Ursache der Infektion

Wenn möglich, sollte die Ursache der Sepsis identifiziert und, sobald die Mutter stabil ist, entfernt werden. Bei Zeichen einer Chorioamnionitis sollte die Entbindung beschleunigt werden. Eine schwere mütterliche Infektion kann auch den Feten betreffen, weshalb neonatologischer Rat gesucht werden sollte.

Alle verbliebenen Reste von Schwangerschaftsprodukten sollten entfernt werden, sobald der mütterliche Zustand stabil ist. Eine Laparotomie und gelegentlich eine Hysterektomie können notwendig werden.

Bildgebung

Eine Bildgebung kann dabei helfen, die Quelle der Sepsis zu identifizieren:

- abdominaler Ultraschall zur Suche nach Resten von Plazenta oder Eihäuten, oder nach freier Flüssigkeit
- Röntgen-Thorax
- CT Thorax, CT Abdomen und Becken

Prophylaktische Therapie

Frauen mit Sepsis haben ein erhöhtes Risiko für venöse Thrombose und Embolie. Eine Prophylaxe der tiefen Beinvenenthrombose mit niedrigmolekularem Heparin und/oder Kompressionsstrümpfen sollte deshalb erwogen werden.

Multi-professioneller Ansatz

Es sollte frühzeitig Rat von anderen Spezialisten wie Anästhesisten, Intensivmedizinern, Gerinnungsspezialisten und Mikrobiologen sowie Geburtshelfern eingeholt werden. Kritisch kranke Patientinnen sollten im Kreißsaal intensiv überwacht werden oder, falls notwendig, auf einer Intensivstation. Mehr Informationen über die Behandlung kritisch kranker Patientinnen können in **Modul 9** gefunden werden.

Literatur

1. Cantwell R, Clutton-Brock T, Cooper G, et al. Saving Mothers' Lives: Reviewing Maternal Deaths to Make Motherhood Safer: 2006–2008. The Eighth Report of the Confidential Enquiries into Maternal Deaths in the United Kingdom. *BJOG* 2011; 118 (Suppl. 1): 1–203.

2. Knight M, Kenyon S, Brocklehurst P, et al. (Hrsg.). MBRRACE-UK. *Saving Lives, Improving Mothers' Care: Lessons Learned to Inform Future Maternity Care from the UK and Ireland Confidential Enquiries into Maternal Deaths and Morbidity 2009–12*. Oxford: National Perinatal Epidemiology Unit, University of Oxford, 2014.

3. Betrán A, Wojdyla D, Posner S, Gülmezoglu AM. National Estimates for Maternal Mortality: An Analysis Based on the WHO Systematic Review of Maternal Mortality and Morbidity. *BMC Public Health* 2005; 5: 131.

4. Singer M, Deutschman CS, Seymour CW, et al. The Third International Consensus Definitions for Sepsis and Septic Shock (Sepsis-3). *JAMA* 2016 315: 801–10.

5. Sumbul M, Parapia LA. Handwashing and Hygiene: Lessons from History. *J R Coll Physicians Edinb* 2008; 38: 379.

6. Lewis G (Hrsg.). The Confidential Enquiry into Maternal and Child Health (CEMACH). *Saving Mothers' Lives: Reviewing Maternal Deaths to Make Motherhood Safer 2003–2005. The Seventh Report on Confidential Enquiries into Maternal Deaths in the United Kingdom*. London: CEMACH, 2007.

7. NHS Choices. *Streptococcal Infections*. www.nhs.uk/conditions/streptococcal-infections (aufgerufen Juni 2017).

8. National Institute for Health and Care Excellence. *Sepsis: Recognition, Diagnosis and Early Management. NICE Guideline 51*. London: NICE, 2016. www.nice.org.uk/guidance/ng51 (aufgerufen Juni 2017).

9. UK Sepsis Trust. *Inpatient Maternal Sepsis Tool*, 2016. http://sepsistrust.org/wp-content/uploads/2016/07/Inpatient-maternal-NICE-Final-1107-2.pdf (aufgerufen Juni 2017).

10. Daniels R, Nutbeam T, McNamara G, Galvin C. The Sepsis Six and the Severe Sepsis Resuscitation Bundle: A Prospective Observational Cohort Study. *Emerg Med J* 2011; 28: 507–12.

11. Weil MH, Afifi AA. Experimental and Clinical Studies on Lactate and Pyruvate as Indicators of the Severity of Acute Circulatory Failure (Shock). *Circulation* 1970; 41: 989–1001.

12. Nordström L, Achanna S, Naka K, Arulkumaran S. Fetal and Maternal Lactate Increase During Active Second Stage of Labour. *BJOG* 2001; 108: 263–8.

Modul 8
Schwere geburtshilfliche Blutung

Wichtige Lerninhalte

- Verstehen der wichtigsten Risikofaktoren, Ursachen und Behandlung schwerer geburtshilflicher Blutungen
- Bedenken der Eisensupplementierung zur Optimierung der Hämoglobinkonzentration vor Wehen und Geburt
- Priorisierung der frühen Flüssigkeitsreanimation: die intravenösen Flüssigkeits- und Bluttransfusionen sollten nicht aufgrund einer falschen Sicherheit durch einen einzigen Hämoglobinwert verzögert werden.
- prompte Eskalation & Hinzuziehen erfahrener Mitglieder des multi-professionellen Teams
- bei **postpartaler Hämorrhagie (PPH)**: frühzeitiges Verabreichen von Tranexamsäure (neben einem Uterotonikum)
- Erwägung des Einsatzes von Zellwiedergewinnung (*cell salvage*)
- Bedeutung einer genauen Messung des Blutverlusts, z.B. durch Wiegen von Vorlagen etc.
- Erwägung der Gabe von Blutkomponenten, bevor sich die Gerinnung verschlechtert
- Erwägung einer frühzeitigen Hysterektomie, wenn medizinische und chirurgische Eingriffe nicht wirksam sind
- Genaue, klare und leserliche Dokumentation der Einzelheiten der Behandlung

PROMPT PRactical Obstetric Multi-Professional Training

Häufige beim Training beobachtete Schwierigkeiten

- verzögerte Erkennung der Schwere des Problems, bis die Patientin im Schock ist
- Unterschätzung des Blutverlustes und seiner Bedeutung, insbesondere bei kleineren Frauen
- Versagen, umgehend Zeichen und Symptome der Blutung zu erkennen und darauf zu reagieren
- verzögerter Beginn einer angemessenen Flüssigkeitsreanimation
- verzögertes Hinzuziehen erfahrener Hilfe sowie Versagen, sich einen breiten Überblick über die erforderlichen Maßnahmen zu verschaffen
- Unwissenheit über den schnellen Zugang zu Blutprodukten
- Unüberlegter Gebrauch von Misoprostol

Einführung

Schwere geburtshilfliche Blutungen sind weltweit die Hauptursache für Müttersterblichkeit, und verantwortlich für 27% der Todesfälle laut jüngstem WHO-Review[1]. In Großbritannien sind geburtshilfliche Blutungen, trotz einiger Fortschritte, weiterhin eine wichtige Ursache für die direkte Müttersterblichkeit; 13 Frauen starben zwischen 2012 und 2014 an geburtshilflichen Blutungen, was einer mütterlichen Mortalität von 5,6 pro 1000000 Schwangerschaften entspricht[2].

Potentielle Verbesserungsmöglichkeiten in der Versorgung wurden in dem UK-MBRRACE-Bericht von 2009–12 identifiziert, durch welche viele der Todesfälle durch geburtshilfliche Blutungen hätten verhindert werden können. Es bestanden jedoch weiterhin Verzögerungen, den Notfall zu erkennen (Versagen, auf die Zeichen und Symptome zu reagieren) und bei der Technik der Reanimation (Versagen, einen adäquaten Flüssigkeitsersatz durchzuführen) sowie das Fehlen der frühzeitigen Einbeziehung erfahrener multi-professioneller Berufsgruppen und des Teamworkings. In dem Review wurde auch festgestellt, dass die exzessive Verabreichung von Uterotonika bei 28% der Todesfälle durch postpartale Hämorrhagie eine wesentliche Rolle spielte[3].

Definitionen der mütterlichen Hämorrhagie

- Die **antepartale Hämorrhagie** (APH) ist eine Blutung aus dem Genitaltrakt nach 24 Schwangerschaftswochen. Sie kann jederzeit bis zum Geburtsbeginn auftreten und kann offen oder versteckt ablaufen.
- Die **intrapartale Hämorrhagie** ist eine Blutung aus dem Genitaltrakt zu jedem Zeitpunkt der Geburt bis zum Abschluss der Austreibungsphase.
- Die **primär postpartale Hämorrhagie** (PPH) wird traditionell als Blutverlust von 500 ml oder mehr innerhalb der ersten 24 h nach der Geburt definiert. Die meisten gesunden Frauen können jedoch mit einem Blutverlust dieser Größenordnung ohne Probleme zurechtkommen. Eine schwere PPH ist ein Blutverlust von mehr als 1000 ml.
- Die **sekundäre PPH** ist ein Blutverlust von 500 ml oder mehr ab 24 h postpartal, bis 12 Wochen postpartal.

Pathophysiologie

Das normale Blutvolumen eines Erwachsenen beträgt etwa 70 ml/kg, was einem Gesamtblutvolumen von etwa 5 Litern gleichkommt. Das zirkulierende Blutvolumen erhöht sich in der Schwangerschaft auf etwa 100 ml/kg, was bei einer gesunden schwangeren Frau in der Spätschwangerschaft einem Gesamtblutvolumen von 6–7 Litern entspricht. Dieses erhöhte Blutvolumen bietet in Verbindung mit erhöhten Werten von Blutgerinnungsfaktoren wie Fibrinogen und den Gerinnungsfaktoren VII, VIII und X einen physiologischen Schutz vor Blutungen. Junge fitte Schwangere können eine Blutung extrem gut kompensieren, daher können initial unauffällige klinische Befunde fälschlicherweise beruhigend wirken. Häufig entwickelt sich zunächst eine Tachykardie, es kann jedoch auch zu einer paradoxen Bradykardie kommen.

Die Hypotonie ist immer ein sehr spätes Zeichen einer Hypovolämie und bedeutet, dass unverzüglich auf anhaltende Blutungen reagiert werden sollte.

Der Blutverlust ist bekanntermaßen schwer genau zu schätzen. Darüber hinaus können Blutungen in der Gebärmutterhöhle, in den Parametrien oder in der Bauchhöhle verborgen ablaufen. Ein normaler Blutverlust (< 500 ml) nach der Geburt führt in der Regel nicht zu einer Veränderung der mütterlichen Vitalparameter. Dies ist auf die physiologischen Anpassungen

PROMPT PRactical Obstetric Multi-Professional Training

in der Schwangerschaft zurückzuführen. Es kann aber auch bedeuten, dass Schwangere und Frauen nach der Geburt in der Lage sind, signifikante Ausmaße einer Hypovolämie zu maskieren, bevor sie sich klinisch verschlechtern. Wenn eine Frau daher klinische Merkmale einer Hypovolämie aufweist (Tabelle 8.1), sollten sie ernstgenommen werden; es sollte sofort mit einer raschen Wiederbelebung begonnen werden.

Eine Koagulopathie kann sich aufgrund eines ausgeprägten Blutverlustes entwickeln, was in einer weiteren starken Blutung resultiert. Bei der disseminierten intravaskulären Gerinnung (DIC), z.B. nach fortgeschrittener vorzeitiger Plazentalösung oder einer Fruchtwasserembolie, ist das Blut hohen Konzentrationen von Gerinnungsfaktoren, einschließlich des Thromboplastins, ausgesetzt. Die Gerinnungsfaktoren werden schnell verbraucht und das fibrinolytische System wird aktiviert. Dies führt zu einer Störung des Gleichgewichts zwischen Gerinnung und Fibrionlyse, was zu Blutungen aus Wunden und venösen Punktionsstellen führt – mit fortschreitender Verschlechterung der Gerinnung, bis eine physiologische Blutstillung nicht mehr möglich ist.

Tabelle 8.1 Klinische Merkmale des Schocks in der Schwangerschaft abhängig vom Volumen des Blutverlustes

Blutverlust	klinische Zeichen	Schweregrad (Schock)
10% Blutverlust ~ 500 ml bei 50 kg ~ 800 ml bei 80 kg	milde Tachykardie, normaler Blutdruck	kompensiert
15% Blutverlust ~ 750 ml bei 50 kg ~ 1200 ml bei 80 kg	Tachykardie (> 100 SpM) Hypotension (systolisch 90–80 mmHg) Tachypnoe (21–30 Atemzüge/Min) Blässe, Schwitzen, Schwäche, Mattigkeit, Durst	mild
30% Blutverlust ~ 1500 ml bei 50 kg ~ 2400 ml bei 80 kg	schneller, schwacher Puls (> 120 SpM) moderate Hypotension (systolisch 60–80 mmHg)	moderat

Tabelle 8.1 (Forts.)

Blutverlust	klinische Zeichen	Schweregrad (Schock)
	Tachypnoe (> 30 Atemzüge/Min) Blässe, kalte feuchte Haut Oligurie (< 30 ml/h) Unruhe, Angst, Verwirrtheit	
40% Blutverlust ~ 2000 ml bei 50 kg ~ 3200 ml bei 80 kg	schneller schwacher Puls (> 140 SpM) oder Bradykardie (< 60 SpM) schwere Hypotension (< 70 mmHg) Blässe, kalte feuchte Haut, periphere Zyanose, Atemnot, Anurie, Verwirrtheit oder Bewusstlosigkeit, Kollaps	schwer

Protokoll bei schwerer geburtshilflicher Blutung

Alle Abteilungen für Geburtshilfe sollten ein Protokoll für die schwere geburtshilfliche Blutung besitzen. Das multi-professionelle Team sollte dieses Protokoll aktualisieren, seine Ressourcen überprüfen sowie in Zusammenarbeit mit Mitarbeitern der Blutbank und Gerinnungsspezialisten das Vorgehen regelmäßig üben.[4]

Flüssigkeitswiederbelebung

> **Die Flüssigkeitswiederbelebung und Wiederherstellung des zirkulierenden Volumens hat bei jeder schweren geburtshilflichen Blutung Vorrang.**

Die Flüssigkeitswiederbelebung und Verabreichung von Blutprodukten sind Schlüsselelemente bei der Behandlung jeder schweren Blutung. Der mütterliche Blutverlust ist bekanntlich schwer zu quantifizieren und wird oft unterschätzt. Eine genauere Schätzung kann dazu beitragen, das Ausmaß des Problems früher zu erkennen und die Flüssigkeitswiederbelebung früher zu beginnen. Das Wiegen der blutigen Unterlagen und Vorlagen kann helfen, den Blutverlust besser abzuschätzen (Tabelle 8.2). Auch können bildliche Darstellungen für die Abschätzung des Blutverlustes nützlich sein (Abbildung 8.1).

Tabelle 8.2 Beispiele für Trockengewichte zur Unterstützung einer genaueren Schätzung des Blutverlustes.

Tupfer, Vorlagen und Tücher	Trockengewicht
kleine gebündelte Kompressen	12 g pro Kompresse (5 = 60 g)
große gebündelte Kompressen	45 g pro Kompresse (5 = 225 g)
Moltex-Vorlage (60 × 60 cm)	32 g
OP-Unterlage (60 × 90 cm)	50 g
Vorlage (einzeln)	27 g
Vorlage groß, postpartal	42 g
Unterlegtuch	230 g
Grünes Papiertuch	44 g

Versuchen Sie, so viel überschüssige Flüssigkeit wie möglich zu entfernen, bevor Sie das Trockengewicht vom Gesamtfeuchtgewicht abziehen.

Sofortiger großlumiger i.v. Zugang und Flüssigkeitsersatz

Es sollten so schnell wie möglich mindestens zwei großkalibrige, intravenöse Zugänge (14- oder 16-G; orange oder grau) gelegt werden. Sobald der intravenöse Zugang hergestellt ist, sollte Blut für ein Blutbild, die Nierenfunktion, die Gerinnung (einschließlich Fibrinogen) und eine Kreuzprobe abgenommen werden. Kristalloide Lösungen (z.B. Hartmann'sche Lösung oder 0,9% Natriumchlorid) sind die erste Wahl für einen frühen Flüssigkeitsersatz. Angewärmte Flüssigkeiten sollten

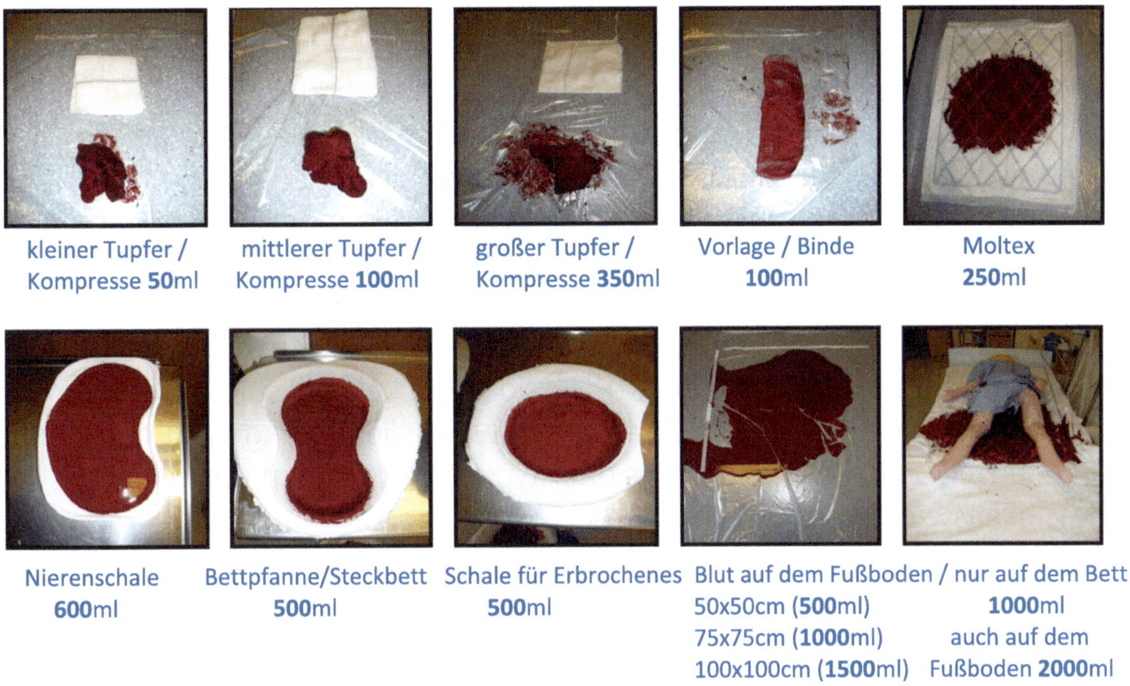

| Modul 8 | Schwere geburtshilfliche Blutung |

| kleiner Tupfer / Kompresse **50**ml | mittlerer Tupfer / Kompresse **100**ml | großer Tupfer / Kompresse **350**ml | Vorlage / Binde **100**ml | Moltex **250**ml |

| Nierenschale **600**ml | Bettpfanne/Steckbett **500**ml | Schale für Erbrochenes **500**ml | Blut auf dem Fußboden 50x50cm (**500**ml) 75x75cm (**1000**ml) 100x100cm (**1500**ml) | nur auf dem Bett **1000**ml auch auf dem Fußboden **2000**ml |

Abbildung 8.1 Beispiel für eine Anleitung zur Schätzung des Blutverlustes (adaptiert aus Bose P, et al. *BJOG* 2006; 113: 919–24)[5]

frühzeitig verfügbar sein und so schnell wie möglich infundiert werden (mit Druckmanschetten, Druckperfusoren oder einfach durch manuelles Zusammendrücken des Infusionsbeutels), bis der systolische Blutdruck wiederhergestellt ist.

Zu infundierendes Volumen

Ziele darauf ab, ein normales Plasmavolumen zu erhalten: 2 Liter vorgewärmte Kristalloide sollten sofort verabreicht werden. Bei anhaltenden Blutungen erwäge bis zu weiteren 1,5 Litern erwärmte Kristalloide zu infundieren, wenn keine Blutprodukte zur Verfügung stehen.[6,7,8] Eine übermäßige Gabe von Kristalloiden kann jedoch zu einer Verdünnungskoagulopathie führen. Es sollte dann darauf geachtet werden, das Blut durch die am besten geeigneten Produkte zu ersetzen (siehe unten). Neuere Berichte zur Müttersterblichkeit empfehlen, dass eine invasive Überwachung (arterieller und/oder zentralvenöser Druck) in einem frühen Stadium in Betracht gezogen werden sollte, um den Flüssigkeitsersatz zu steuern.[3] Die Überwachung des zentralvenösen Drucks (CVP) kann besonders nützlich sein, wenn bei einer Frau mit Präeklampsie eine größere Blutung auftritt, bei der die Balance zwischen adäquatem Flüssigkeitsersatz und Flüssigkeitsüberladung sorgfältig austariert werden sollte.[9]

Verabreiche Blutprodukte

Bei einer substantiellen Blutung müssen sowohl das zirkulierende Blutvolumen als auch die Sauerstofftransportkapazität wiederhergestellt werden. Während bei der schweren Blutung vor der Entscheidung für eine Transfusion immer sorgfältig abgewogen wird, sollte möglichst vollständig gekreuztes Blut transfundiert werden (Blut der gleichen Blutgruppe und Antikörper wie bei der Mutter), so schnell wie möglich, mit einem Blutwärmer und einem Rapid Infuser. Wenn jedoch nach der Verabreichung von 2–3,5 Litern klarer intravenöser Flüssigkeiten kein vollständig gekreuztes Blut zur Verfügung steht, oder wenn die Blutung nicht nachlässt, sollte unverzüglich 0 Rh-negatives oder typspezifisches Blut über einen Flüssigkeitswärmer verabreicht werden.

Die Transfusion einer Blutkonserve ersetzt nur rote Blutkörperchen, keine Gerinnungsfaktoren oder Blutplättchen. Funktionsfähige Thrombozyten und Gerinnungsfaktoren sind erforderlich, damit Blut gerinnen kann, weshalb frühzeitig erwogen werden sollte, zusätzlich gefrorenes Frischplasma (FFP), Kryopräzipitat und Thrombozyten zu transfundieren (Tabelle 8.3). Es ist vor der Gabe dieser Blutprodukte nicht notwendig, die Gerinnungsergebnisse abzuwarten. Das RCOG empfiehlt, dass bis zu 15 ml/kg (ca. 1 L oder 4 Einheiten) FFP und zwei Packungen Kryopräzipitat (10 Einheiten) verabreicht werden können, während auf die Gerinnungsergebnisse gewartet wird. Ziel ist es, die Prothrombinzeit und aktivierte partielle Thromboplastinzeit (aPTT) auf weniger als 1,5 × des Mittelwerts der Kontrolle zu halten. Die FFP-Dosis beträgt 12–15 ml/kg, was im Allgemeinen der Verabreichung von 4 Einheiten FFP pro 6 Einheiten Erythrozytenkonzentrat entspricht.[4] Fibrinogen ist ebenfalls ein lebenswichtiger Gerinnungsfaktor und niedrige Werte während einer geburtshilflichen Blutung sind mit verstärkten Blutungen verbunden[10]. Neuere Leitlinien empfehlen, Fibrinogen entweder durch Kryopräzipitat oder Fibrinogenkonzentrat während einer geburtshilflichen Blutung zu ersetzen, um die mütterlichen Plasmaspiegel über 2 g/l zu halten.[6]

Bei massiven Blutungen ist es wichtig, dass die Blutbank frühzeitig informiert und ein Hämatologe frühzeitig um Rat gefragt wird.[11]

Tabelle 8.3 Transfusionsprodukte zur Unterstützung der Gerinnung[12]

Gerinnungsprodukt	Anmerkungen
fresh frozen plasma (FFP)	Flüssiger Anteil des Vollbluts. Enthält sowohl labile als auch stabile Gerinnungsprodukte. Keine gute

Modul 8 — Schwere geburtshilfliche Blutung

Tabelle 8.3 (Forts.)

Gerinnungsprodukt	Anmerkungen
	Quelle für Fibrinogen. FFP in einer Dosis von 12–15 ml/kg sollte für je 6 Erythrozyteneinheiten während einer schweren Blutung in Betracht gezogen werden. Erfordert Auftauen (20–30 Minuten).
Kryopräzipitate	Stärker konzentrierte Fibrinogenquelle als FFP. wird in einer Standarddosis von zwei 5-Einheiten-Pools zu Beginn einer schweren geburtshilflichen Blutung verabreicht, erfordert Auftauen (20–30 Minuten).
Fibrinogen-Konzentrate	Kritisches Protein für Hämostase und Gerinnselbildung. Im UK nicht für die Verwendung bei Blutungen zugelassen. Muss mit Wasser wiederhergestellt werden.
Thrombozytentransfusionen	Bei niedriger Thrombozytenzahl. Bei aktiven Blutungen wird ein Thrombozytenspiegel von 75×10^9/L als cut off für eine Transfusion empfohlen.
rekombinanter Faktor VIIa (rFVIIa)	Signifikantes Risiko einer arteriellen Thrombose, und sollte daher nur im Rahmen einer Studie oder nach Rücksprache mit einem Oberarzt der Hämatologie verwendet werden. Damit rFVIIa wirksam ist, müssen alle chirurgischen Blutungen unter Kontrolle sein und Azidose, Fibrinogen und Thrombozytenzahl müssen korrigiert werden.
Tranexamsäure (TXA)	Verringert den Blutverlust, indem es den Abbau von Fibrin verhindert und die Bildung von Blutgerinnseln aufrechterhält. TXA sollte frühzeitig bei schweren Blutungen eingesetzt werden.

Point-of-Care-Tests

Point-of-Care- oder patientennahe Tests werden zunehmend zur Steuerung des Transfusionsmanagements eingesetzt, da die Ergebnisse für Blutbild und Gerinnung aus dem Labor schneller vorliegen. Beispiele hierfür sind die Hämoglobinbestimmung mit dem HemoCue (HemoCue AB, Ängelholm, Schweden), die innerhalb weniger Sekunden eine Schätzung der Hämoglobinkonzentration liefern kann. Eine arterielle oder venöse Blutgasanalyse kann nützliche Informationen über den Zustand des Patienten liefern. Darüber hinaus können serielle Messungen des pH-Werts, des Basenüberschusses und des Laktats den Anästhesisten bei der Beurteilung helfen, ob seine Reanimationsmaßnahmen adäquat sind. Einige Blutgasanalysegeräte liefern auch ein Hämoglobin.[13] Eine Echtzeitbewertung der Blutgerinnung, z.B. mit ROTEM (Tem Innovations GmbH; Basel, Schweiz) oder TEG (Haemonetics; Braintree [MA], USA) kann ebenfalls äußerst hilfreich dabei sein, die Behandlung von Koagulopathien bei massiven, starken Blutungen zu steuern.

Cell salvage (Zellrettung)

Die intraoperative Zellrettung (ein Prozess, bei dem durch eine Operation verlorenes Blut gesammelt, filtriert, gewaschen und dann zurück in den Patientin transfundiert wird) wird in der Allgemeinchirurgie häufig eingesetzt und reduziert signifikant die Notwendigkeit für Spenderbluttransfusionen. Die Zellrettung wird nun zunehmend in der Geburtshilfe angwendet, insbesondere bei Frauen, die keine Einwilligung für Blut oder Blutprodukte erteilen, oder bei denen ein massiver Blutverlust erwartet wird (Plazenta percreta oder accreta).[4]

Frühere Bedenken bezüglich der Möglichkeit, dass das aspirierte Fruchtwasser das zurückgewonnene Blut kontaminieren und eine Fruchtwasserembolie verursachen könnte, scheinen unbegründet zu sein. Obwohl die Aspiration von Fruchtwasser während der Operation minimiert werden sollte, stellt das Ansaugen von Fruchtwasser keine absolute Kontraindikation für die Transfusion von roten Blutkörperchen aus durch *cell salvage* gewonnenem Blut dar.[14]

Die SALVO-Studie ist eine randomisiert kontrollierte Studie (RCT) zur intraoperativen Zellgewinnung während eines Kaiserschnitts bei Frauen mit erhöhtem Blutungsrisiko. Die Ergebnisse, die im Januar 2017 veröffentlicht wurden, haben eine moderate Evidenz eines Effekts der routinemäßigen Anwendung der *cell salvage* während des Kaiserschnitts auf die Bluttransfusion des Spenders ergeben. Darüber hinaus wurde betont, dass die Leitlinien zur Anti-D-Prophylaxe aufgrund der vermehrten feto-maternalen Blutung eingehalten werden müssen[15].

In den Leitlinien wird empfohlen, dass Frauen, die rhesus-negativ sind, eine Standarddosis Anti-D erhalten (mindestens 1500 Einheiten)[12] und dass eine Stunde nach der Zellrettung ein Kleihauer-Betke-Test durchgeführt wird, um festzustellen, ob weiteres Anti-D erforderlich ist.

Pränatale Risikoeinschätzung für Hämorrhagie

Anämie

Eine Anämie vergrößert die Auswirkungen einer geburtshilflichen Blutung, da anämische Frauen weniger in der Lage sind, einen Blutverlust zu tolerieren. Anämie kann auch zu einer Atonie der Gebärmutter beitragen, da der Myoglobinspiegel in der Gebärmutter, welcher für die Muskelaktivität erforderlich ist, erschöpft ist. Hämoglobinwerte unterhalb des Normbereichs des UK der Schwangerschaft (11 g/dl bei Erstkontakt und 10,5 g/dl bei 28 SSW) sollten weiter untersucht und eine Eisensupplementierung in Betracht gezogen werden, um das Hämoglobin vor der Geburt zu optimieren[16].

Mütterliches Gewicht

Mehr als die Hälfte der Frauen, die zwischen 2009 und 2012 an einer Blutung verstorben sind, wogen weniger als 60 kg.[3] Kleinere Frauen haben ein geringeres Blutvolumen, und daher ist ihre Fähigkeit, Blutverlust zu tolerieren, herabgesetzt. Bei Maßnahmen als Reaktion auf den geschätzten Blutverlust sollte daher auch die Statur der Frau berücksichtigt werden. Beispielsweise hat eine Frau von 80 kg, die 1500 ml Blut verliert, etwa 18% ihres zirkulierenden Volumens verloren, während dies bei einer Frau mit 50 kg Gewicht bereits 30% ihres gesamten Blutvolumens ausmachen würde (Tabelle 8.4).[3]

Umgekehrt haben Schwangere, die adipös sind, auch ein höheres Risiko für eine Atonie und damit für eine postpartale Blutung.[17]

Tabelle 8.4 Geschätzte Blutvolumina und proportionale Verluste in Abhängigkeit vom Körpergewicht.[2]

Mütterliches Gewicht	Geschätztes Gesamt-Blutvolumen (ml)	15% Blutverlust (ml)	30% Blutverlust (ml)	40% Blutverlust (ml)
50 kg	5000	750	1500	2000
60 kg	6000	900	1800	2400
70 kg	7000	1050	2100	2800
80 kg	8000	1200	2400	3200

Gerinnungsstörungen

Mütter mit angeborenen Gerinnungsstörungen, wie der Hämophilie und dem von-Willebrand-Syndrom, haben ein erhöhtes Blutungsrisiko und benötigen daher während der gesamten Schwangerschaft die Hilfe eines Spezialisten. Klare, individualisierte Pläne für das intrapartale und postpartale Mangement sollten in der Krankenakte der Frau hinterlegt sein.

Ein Präeklampsie oder ein HELLP-Syndrom (haemolysis, elevated liver enzymes, low platelets) kann die Mutter noch anfälliger für Blutungen machen.

Plazenta praevia und *accreta*

Eine Plazenta praevia, besonders bei Müttern mit einer Narbe des Uterus, kann bei der Geburt zu einer unkontrollierbaren uterinen Blutung führen, was gelegentlich eine Sektio-Hysterektomie notwendig macht. Sowohl erfahrene Geburtshelfer als auch Anästhesisten sollten den Kaiserschnitt planen und durchführen. Die Einbeziehung und Planung der *cell salvage* und der interventionellen Radiologie wird empfohlen und die Verlegung an ein spezifiziertes Zentrum sollte in Erwägung gezogen werden.[18]

Frauen, die Blutprodukte ablehnen

Frauen, die Blutprodukte ablehnen, sollten in der Pränatalperiode identifiziert werden. Ein klarer Managementplan für potentielle Blutungen sollte in der mütterlichen Krankenakte vorliegen. Dieser Plan sollte spezifische Blutprodukte und Therapiemaßnahmen benennen, die für die Frau akzeptabel sind (einschließlich der *cell salvage*). Die Prinzipien der Behandlung von Blutungen in diesen Fällen sind 1. die vorgeburtliche Optimierung des Hämoglobins, 2. die Sicherung der Hämostase, 3. die Gewährleistung, dass bei Blutungen frühzeitig Hilfe von erfahrener Stelle angefordert wird und 4. der frühzeitige Einsatz pharmakologischer, radiologischer und chirurgischer Interventionen.[9]

Die Verwendung des modifizierten geburtshilflichen Frühwarnsystems (Modified Obstetric Early Warning System, MOEWS)

Es ist wichtig, Anzeichen und Symptome von Blutungen so früh wie möglich zu erkennen. Alle schwangeren oder kürzlich entbundenen Frauen haben ein erhöhtes Blutungsrisiko. Bei Frauen mit hohem Risiko (z.B. nach protrahierter Geburt) ist besondere Wachsamkeit geboten. In Berichten über die Müttersterblichkeit wird darauf hingewiesen, dass die Anzeichen und Symptome einer intraabdominalen Blutung, insbesondere nach einem Kaiserschnitt, nicht erkannt werden, und es wird empfohlen, zur Lösung dieses Problems MOEWS-Charts zu verwenden (Abbildung 8.2).[9]

Die Verwendung des MOEWS-Charts sollte Geburtshelfer (einschließlich der Hebammen, die eine wichtige Rolle im Geburtshilfeteam spielen) auf abnormale Trends aufmerksam machen. ‚Trigger-Diagramme' sind jedoch nur dann sinnvoll, wenn die Messungen genau aufgezeichnet und entsprechende Maßnahmen ergriffen werden, um Warnzeichen zu melden.

Antepartale Hämorrhagie (APH)

Die antepartale Hämorrhagie (APH) tritt bei 2–5% aller Schwangerschaften auf. Eine APH ist meist unvorhersehbar und der Zustand der Frau kann sich rasch verschlechtern – bevor, während oder nachdem die Blutung äußerlich Sichtbar geworden ist.

Ursachen der APH

Die häufigsten Ursachen der APH sind Plazentarandblutungen, Blutungen aus einer Zervixektopie oder blutiger Ausfluss.

Die häufigste Ursache einer schweren APH sind die vorzeitige Plazentalösung und die Plazenta praevia. Die Uterusruptur (sekundär als Folge der Geburtskräfte oder als abdominales Trauma einschließlich Verkehrsunfällen) kann ebenfalls zu einer massiven Blutung führen.

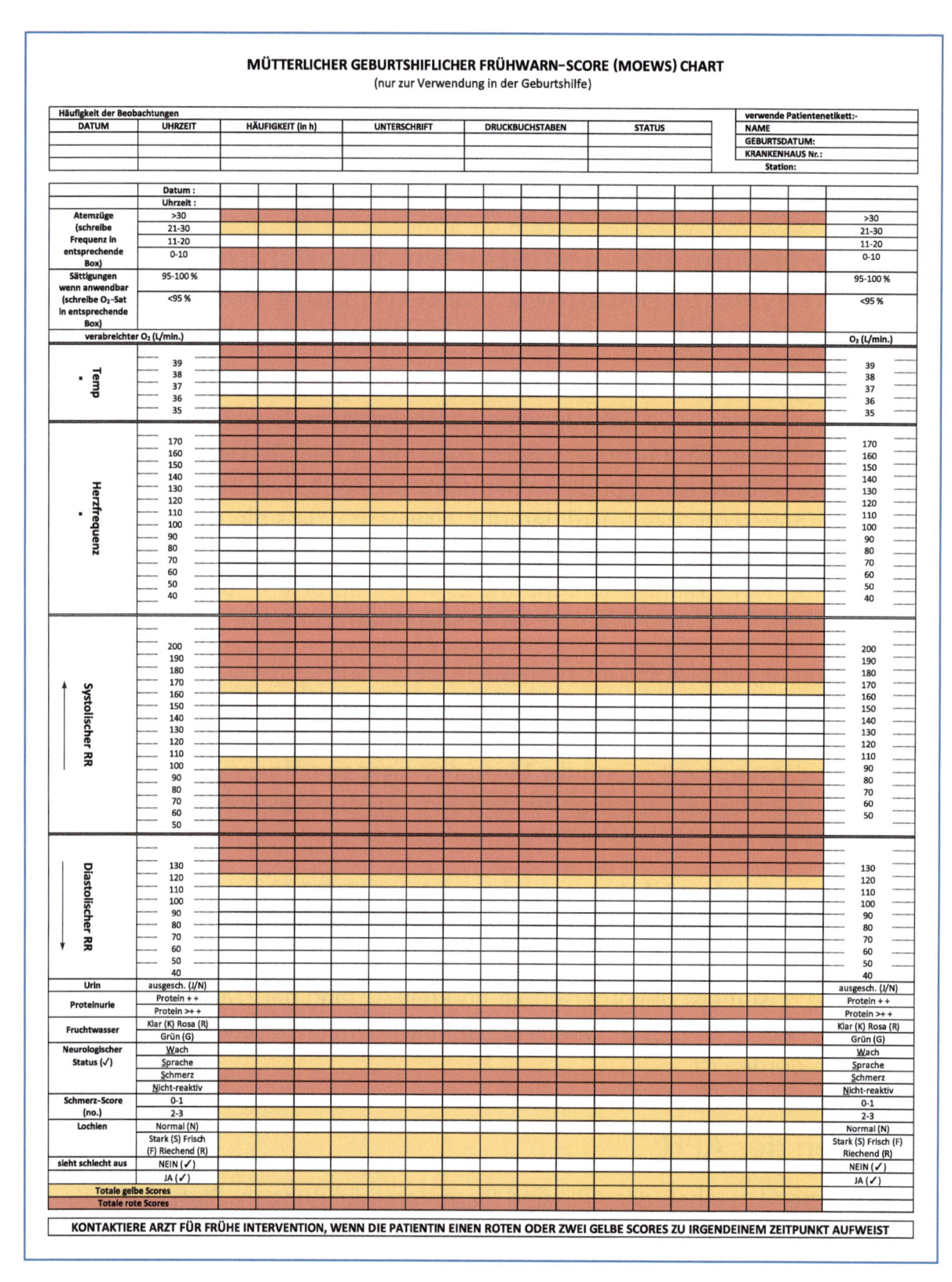

Abbildung 8.2 Beispiel für ein MOEWS-Chart

Modul 8 — Schwere geburtshilfliche Blutung

Rupturierte Vasa praevia können eine für den Feten katastrophale APH verursachen. Obgleich rupturierte Vasa praevia nicht mit einem schweren mütterlichen Blutverlust verbunden sind, stellen sie einen geburtshilflichen Notfall dar, da sich sehr schnell eine akute fetale Anämie entwickelt, mit dem Risiko des Fruchttods.[18]

Klinik der schweren APH

Bei einer Frau mit einer APH treten in der Regel offensichtliche vaginale Blutungen auf; die Blutung kann jedoch verborgen sein, weshalb bei allen schwangeren Frauen mit Anzeichen oder Symptomen eines Schocks und/oder eines Kollapses eine Blutung in Betracht gezogen werden muss. Tabelle 8.5 listet die Merkmale und Ursachen der APH auf.

Initiales Management der schweren APH

Die schwere APH ist ein geburtshilflicher Notfall. Der Blutverlust kann sturzbachartig sein und zu einer raschen Verschlechterung sowohl des mütterlichen als auch des fetalen Zustands führen. Der Blutverlust wird häufig unterschätzt und kann verborgen sein, insbesondere bei Uterusruptur oder Plazentalösung[19].

Das Management der schweren APH erfordert die unmittelbare Initiierung multipler, gleichzeitig ablaufender Maßnahmen, einschließlich einer raschen Untersuchung des fetalen und mütterlichen Wohlbefindens. Das initiale Management zur Stabilisierung des mütterlichen Zustands ist gleich. Das weitere Management sollte jedoch, abhängig von der Ursache, spezifische Behandlungsmaßnahmen nach sich ziehen. Die genaue Sequenz wird durch die individuellen Bedürfnisse der Mutter, des fetalen Zustands und den verfügbaren Ressourcen vorgegeben.

Eine Skizze des initialen Managements für eine schwere APH wird in Abbildung 8.3 gezeigt. Diese wird anschließend detailliert diskutiert.

Rufe nach Hilfe

Löse den Notsektioalarm aus, um unmittelbar Hilfe herbeizurufen:

- erfahrene/leitende Hebamme
- erfahrener Geburtshelfer
- erfahrener Anästhesist

Tabelle 8.5 Darstellung der Symptome und Ursachen der APH

Ursache	mögliche Symptome	Zustand des Uterus	Zustand des Feten	Risikofaktoren/zusätzliche Faktoren
Placenta praevia	■ schmerzlose vaginale Blutung ■ hochstehender, vorangehender Teil/Querlage ■ Schock	■ nicht tonisiert und weich, oder irritabler Uterus	■ abhängig vom Blutverlust	■ tiefer Plazentasitz im pränatalen US ■ vorangegangene Uteruschirurgie, z.B. Sectio caesarea ■ IVF
Abruptio placentae	■ Blutung (ggf. versteckt) ■ anhaltender Schmerz ■ Schock ■ fetale Gefährdung (abnormales/pathologisches CTG)	■ gespannter, hölzerner, harter Uterus ■ irritabler Uterus	■ abhängig vom Blutverlust und Zeitspanne seit Abruptio	■ frühere Abruptio (bis zu 25% Wiederholungsrate bei zwei früheren Abruptiones) ■ Präeklampsie/Hypertonus ■ fetale Wachstumsrestriktion ■ Kokainkonsum ■ Rauchen ■ abdominales Trauma ■ Mehrgebärende
Uterusruptur	■ plötzlich einsetzender, scharfer anhaltender Schmerz ■ Peritonismus ■ abnormales/pathologisches CTG ■ sehr hoher oder unerreichbarer vorangehender Teil ■ Blutung (ggf. versteckt), Schock ■ Hämaturie	■ Kontraktionen können aufhören	■ wahrscheinlich abnormales/ pathologisches CTG ■ Fetus ex utero palpierbar	■ vorangehende Uteruschirurgie (Sektio, Myomektomie, kornuale Eileiterschwangerschaft) ■ ≥ 4 Para ■ Trauma ■ Oxytocininfusion unter der Geburt
Vasa praevia	■ variable frische vaginale Blutung nach Blasensprung, ■ akute fetale Bedrohung ■ kein mütterlicher Schock	■ normal	■ akute fetale Bedrohung (sinusoidales/bradykardes CTG) ■ fetale Mortalität 33–100%	■ tiefer Plazentasitz ■ Nebenplazenta

Modul 8   **Schwere geburtshilfliche Blutung**

```
┌─────────────────────────────────────────────────┐
│              rufe nach Hilfe                    │
│   erfahrene Hebamme/Geburtshelfer/Anästhesist   │
│              kontaktiere Blutbank               │
└─────────────────────────────────────────────────┘
        │                  │                 │
    Maßnahmen         Untersuchung      stoppe die Blutung
```

Maßnahmen:
- **Linksseitenlage** – High-flow-Sauerstoff
- **i.v. Zugänge** – 2 großlumige Kannülen. **Blutentnahmen:** BB, Gerinnung (incl Fibrinogen), Kleihauer, Blutgruppe, Kreuzblut. 4 EKs
- **rascher Flüssigkeitsersatz** – 2L Kristalloider/Hartmann'scher oder 0.9%iger NaCl Lösung, erwäge cell-saver wenn verfügbar
- **fetales Wohlbefinden** – auskultiere das fetale Herz, Ultraschall (Herzfrequenz und Plazenta), Dauer CTG wenn indiziert

Untersuchung:
- **Beobachtungen** – Atemfrequenz, Herzfrequenz, RR, O_2 Sättigung
- **klinische Vorgeschichte/Ursache der Blutung** – Plazenta praevia, Abruptio placentae, Uterusruptur, Vasa praevia
- **Untersuchung** – **Abdominal**-Uterustonus, Abwehrspannung/Peritonismus; **Vaginal**-Höhe des Blutverlusts, Stadium der Geburt (keine VU vor Ausschluss von Plazenta praevia)
- **monitore Blutverlust** – genaue Flüssigkeitsbilanz
- **Blutprodukte notwendig:** (über Blutwärmer) erwäge: 0 Rh-negative Notfall Konserven, FFPs, TKs, Kryopräzipitat, Fibrinogenkonzentrate

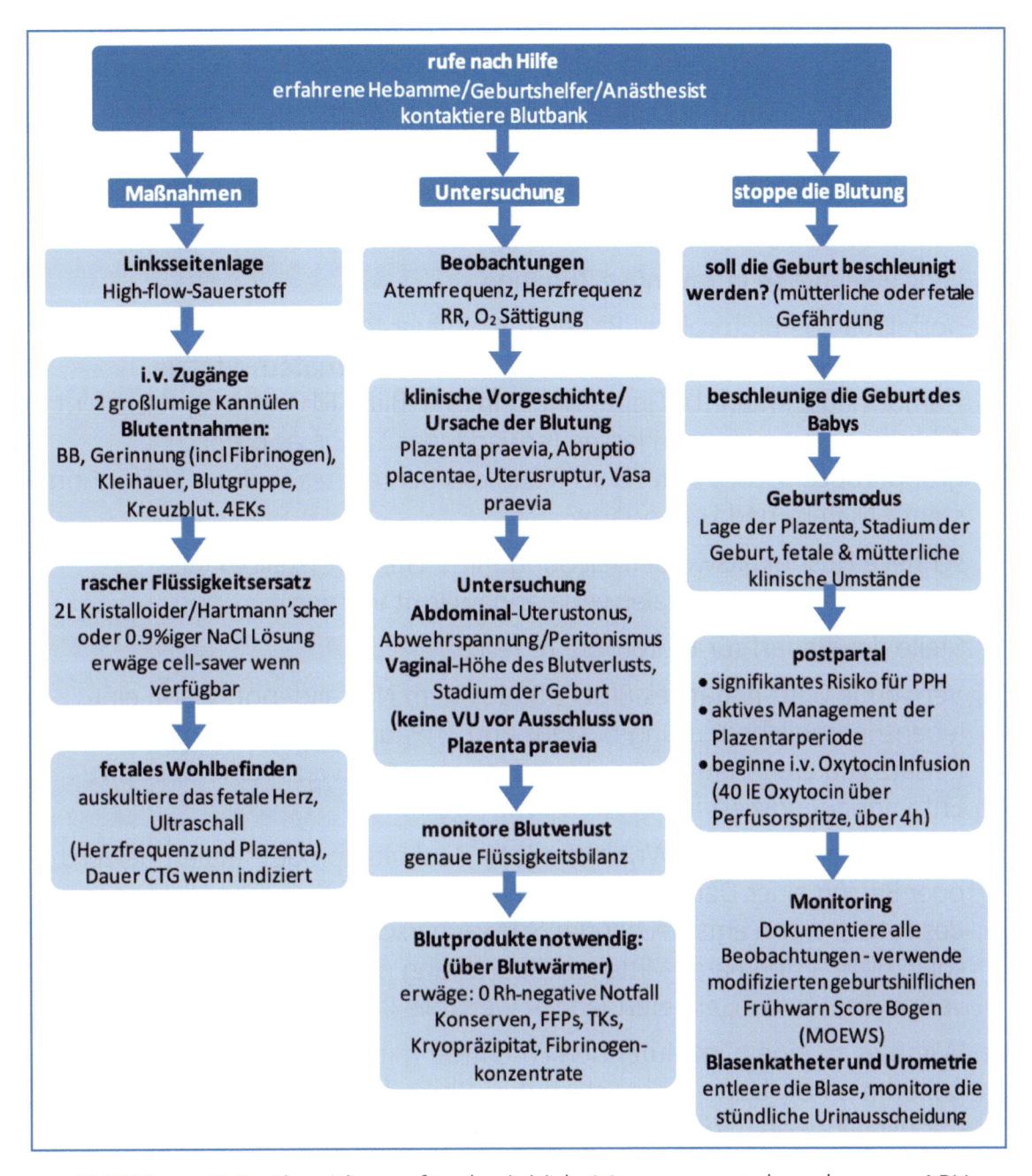

stoppe die Blutung:
- **soll die Geburt beschleunigt werden?** (mütterliche oder fetale Gefährdung)
- **beschleunige die Geburt des Babys**
- **Geburtsmodus** – Lage der Plazenta, Stadium der Geburt, fetale & mütterliche klinische Umstände
- **postpartal**
  - signifikantes Risiko für PPH
  - aktives Management der Plazentarperiode
  - beginne i.v. Oxytocin Infusion (40 IE Oxytocin über Perfusorspritze, über 4h)
- **Monitoring** – Dokumentiere alle Beobachtungen - verwende modifizierten geburtshilflichen Frühwarn Score Bogen (MOEWS)
- **Blasenkatheter und Urometrie** – entleere die Blase, monitore die stündliche Urinausscheidung

Abbildung 8.3 Algorithmus für das initiale Management der schweren APH

- erfahrener Neonatologe
- zusätzliche Unterstützung/Personal

Alarmiere einen Hämatologen/Gerinnungsspezialisten, die Blutbank, OP-Personal und Transporteur, auf standby zu sein, da das große geburtshilfliche Blutungsprotokoll aktiviert werden und das Management der Frau im OP erforderlich werden könnte. Der Oberarzt/Bereichsleiter der Geburtshilfe und Anästhesie sollten ebenfalls informiert werden.

Sofortmaßnahmen

- Lagere die Frau in einer Linksseitenlage und verabreiche High-Flow-Sauerstoff mit einer nicht-rückatmenden Maske.
- klinische Beobachtung: RR, Puls, *capillary refill*, Atemfrequenz und Sauerstoffsättigung
- Lege zwei große intravenöse Zugänge.
- notfallmäßige Blutproben: Blutbild, Kleihauer-Betke-Test (auch wenn die Frau Rh-positiv ist – dadurch wird eine materno-fetale Hämorrhagie erkannt), Gerinnung (einschließlich Fibrinogen), Kreuzblut, 4 Blutkonserven kreuzen lassen (erwäge, das Labor zu bitten, gruppenspezifisches Blut zu schicken, bis gekreuztes Blut zur Verfügung steht), Nieren- und Leberwerte
- schnelle Flüssigkeitswiederbelebung mit 2 Litern Kristalloid (alle Flüssigkeiten sollten idealerweise angewärmt werden)
- Stelle den Bedarf für Blutprodukte fest.
- Verwende 0 Rh-negatives Blut, z.B. aus dem Notfalldepot, wenn eine lebensbedrohliche Blutung besteht und erwäge den frühzeitigen Einsatz von Gerinnungsprodukten, insbesondere wenn eine operative Entbindung indiziert ist.
- Beurteilung des fetalen Wohlbefindens: Auskultation des fetalen Herzens oder Beginn eines Dauer-CTGs (kontinuierliche elektronische Überwachung des Feten), wenn entsprechendes Schwangerschaftsalter. Ultraschall sollte nicht als primäres Mittel zur Beurteilung des fetalen Wohlbefindens verwendet werden, er liefert jedoch wertvolle Informationen.
- Wenn es zu einem intrauterinen Fruchttod mit vorzeitiger Plazentalösung gekommen ist, besteht ein sehr hohes Risiko für eine schwere APH (möglicherweise mindestens 1000 ml und von einer DIC). Während der Mutter aufgrund des Blutverlustes emotionale Unterstützung angeboten werden sollte, wird sie zusätzlich eine genaue klinische Beobachtung und mütterliche Intensivpflege benötigen.

> **Bei einer Ultraschalluntersuchung kann die Diagnose einer vorzeitigen Plazentalösung in bis zu 75% übersehen werden, weshalb man keine Zeit verstreichen lassen sollte, ein retroplazentares Hämatom durch Ultraschall zu identifizieren, wenn gleichzeitig klinische Zeichen der vorzeitigen Plazentalösung bestehen.[19]**

Modul 8 Schwere geburtshilfliche Blutung

Bewertung – rasche Evaluation des mütterlichen und fetalen Zustands

Schätze rasch die Gesamtsituation von Mutter und Feten ein, mit:

- Überprüfung der relevanten geburtshilflichen und klinischen Vorgeschichte, einschließlich:
    - ☐ Schwangerschaftsalter,
    - ☐ frühere Uteruschirurgie/Lage der Schnittführung (Kaiserschnitte),
    - ☐ Lage der Plazenta (pränatale Ultraschalluntersuchungen),
    - ☐ Bauchschmerzen.
- Untersuchung:
    - ☐ Schätze den Blutverlust (siehe Tabelle 8.2 und Abbildung 8.1).
    - ☐ Tastuntersuchung des Uterus: Tonus und Druckdolenz
    - ☐ Tastuntersuchung des Abdomens bezüglich Peritonismus und ex utero liegender fetaler Teile
    - ☐ Untersuche die Lage der Plazenta mit Ultraschall.
    - ☐ Nachdem eine Plazenta praevia ausgeschlossen werden konnte, führe eine Spekulumuntersuchung durch, um die Stärke der Blutung und mögliche lokale Ursachen zu identifizieren (Trauma, Polyp, Ektopie).
    - ☐ Erwäge eine vaginale Untersuchung, um das Stadium der Geburt festzustellen.

Denk dran: Führe keine vaginale Untersuchung bei vaginaler Blutung durch ohne zuvor eine Plazenta praevia ausgeschlossen zu haben.

Stoppe die Blutung – soll die Geburt beschleunigt werden?

Bei einer massiven APH ist die Entbindung des Babys und der Plazenta, unabhängig von der Ursache, die effektivste Methode, die Blutung zu kontrollieren und kann eine lebensrettende Intervention für die Mutter sein.[19]

Bei schwerer APH ist es wahrscheinlich, dass die Geburt durch eine Notsektio beschleunigt wird, es sei denn, die Frau ist unter der Geburt und ihr Muttermund ist vollständig. Eine Sektio bei schwerer APH (unabhängig davon, ob durch eine vorzeitige Plazentalösung, eine Plazenta praevia oder eine Uterusruptur verursacht) ist wahrscheinlich technisch anspruchsvoll und sollte von dem erfahrensten verfügbaren Geburtshelfer durchgeführt werden. Falls nicht bereits anwesend, sollten Oberärzte für Geburtshilfe und Anästhesist so schnell wie möglich hinzugezogen werden.[19]

Die Wahl des Anästhesieverfahrens für den operativen Eingriff hängt von den klinischen Umständen und dem Zustand der Mutter ab und sollte von einem erfahrenen Anästhesisten entschieden werden. Beachten Sie, dass bei einer massiven Plazentalösung eine Koagulopathie vorliegen kann. Wenn eine APH mit einer Uterusruptur verbunden ist, sollte die Dehiszenz identifiziert und repariert werden und es sollten Vorbereitungen für eine Hysterektomie getroffen werden, falls erforderlich. Eine APH ist ein wesentlicher Risikofaktor für eine PPH, weshalb alle Teammitglieder darauf vorbereitet sein sollten, einer späteren PPH vorzubeugen und sie zu behandeln.

Ungeachtet des Verdachts auf eine fetale Kompromittierung sollte der mütterliche Zustand immer Vorrang haben. Wenn eine Geburt indiziert ist (unabhängig vom Schwangerschaftsalter), sollte die Mutter angemessen reanimiert und die Geburt beschleunigt werden. Die Entbindung sollte nicht aus fetalen Gründen verzögert werden, z.B. durch Abwarten der Lungenreifung mit Celestan bei einer frühen Schwangerschaftswoche. Bei schwerer APH sollte das Team der Neonatologen frühzeitig gerufen werden, um ausreichend Zeit für die Vorbereitung der Geräte zur Reanimation zur Verfügung zu haben. Die APH ist mit neonataler Anämie assoziiert, insbesondere wenn Vasa praevia oder eine vorzeitge Plazentalösung vorliegen.

Postpartale Blutung (PPH)

Weltweit sind 1,2% der Geburten durch eine schwere PPH (> 1000 ml) kompliziert.[20] Die klinischen Merkmale eines Schocks sind die gleichen wie die zuvor in Tabelle 8.1 beschriebenen. Eine schwere PPH ist ein geburtshilflicher Notfall.

Risikofaktoren für eine schwere PPH

Risikofaktoren für PPH vor und während der Geburt sind in Box 8.1 aufgeführt. Anders als zu erwarten, scheint die Multiparität allein kein Risikofaktor für eine PPH zu sein.[20]

Modul 8　　　　　　　　　　　　　　　　Schwere geburtshilfliche Blutung

Box 8.1 Risikofaktoren für die PPH

Antenatal

- Z.n. Plazentaretention oder PPH (Wiederholungsrisiko etwa 8–10%)
- Z.n. Sektio (erhöhtes Risiko für Uterusruptur, Plazenta praevia, accreta und percreta)
- antepartale Hämorrhagie – insbesondere durch Abruptio placentae
- Uterusüberdehnung (z.B. Mehrlingsschwangerschaft, Polyhydramnion, Makrosomie)
- Präeklampsie
- mütterliches Gewicht < 60 kg (weniger in der Lage, aufgrund des geringeren zirkulierenden Volumens Blutverlust zu tolerieren)
- Body-Mass-Index > 35
- höheres mütterliches Alter (herabgesetzte Toleranz gegenüber den Auswirkungen einer schweren Blutung)
- Uterusanomalien (z.B. Myome)
- Mütterliches Hämoglobin < 9 g/dl zu Beginn der Wehen (weniger gut in der Lage, Blutungen zu tolerieren und erhöhtes Risiko für Uterusatonie wegen erschöpfter Uterus-Myoglobinspiegel, die für die Muskelaktivität notwendig sind)

Intrapartal

- Einleitung
- protrahierter Verlauf in Austreibungs- und Nachgeburtsperiode
- Verwendung von Oxytocin oder Misoprostol unter der Geburt (für die Stimulation oder Augmentation von Wehen beachte aktuelle LL, eine uterine Überstimulation sollte vermieden werden)
- Plazentaretention
- Sturzgeburt
- vaginal-operative Entbindung
- Sektio, insbesondere in der Austreibungsperiode
- Abruptio plazentae
- Fieber unter der Geburt

Ursachen der PPH

Die vier Ts wurden als Werkzeug für die Hauptursachen der PPH verwendet.

- Tonus (Uterusatonie)
- Gewebe (retinierte Schwangerschaftsprodukte)
- Trauma
- Thrombin (Koagulopathie)

Eine schwere PPH tritt in der Regel innerhalb der ersten Stunde nach der Geburt auf, die häufigste Ursache ist eine Uterusatonie (70–90%), mit oder ohne Plazentaresten.[21] Ein Trauma des Genitaltrakts ist die zweithäufigste Ursache der PPH. Gerinnungsstörungen sind als primäre Ursache der PPH selten, können jedoch als Folge einer signifikanten Blutung sekundär auftreten. In Tabelle 8.6 sind einige der führenden Merkmale der PPH aufgelistet, die von Zeichen und Symptomen eines Schocks begleitet sein können. Es ist wichtig, daran zu denken, dass Blutungen auch verborgen sein können. Eine versteckte Blutung sollte vermutet werden, wenn die klinischen Befunde und der geschätzte Blutverlust nicht übereinstimmen.

Eine Uterusatonie sollte bei einigen häufigen klinischen Situationen, einschließlich der prolongierten Geburt oder einem sekundären Kaiserschnitt, immer vorhergesehen werden.

Eine Uterusruptur tritt typischerweise vor oder zum Zeitpunkt der Geburt auf, die Diagnose mag jedoch erst nach der Geburt gestellt werden. Die Uterusruptur ist eine zunehmende Ursache für den Tod der Mutter nach einer PPH im UK. Alle mütterlichen Todesfälle infolge einer Uterusruptur im Zeitraum 2009–12 traten bei Fällen von unangemessenem, exzessivem Gebrauch von Uterotonika bei der Geburtseinleitung oder bei Wehenaugmentation unter der Geburt auf.[3]

Frühere Berichte über die Müttersterblichkeit[9] des RCOG[18] empfehlen, dass ein hochgradiger Verdacht auf Placenta accreta bestehen sollte, wenn Frauen Z.n. Sektio sind und bei der Fehlbildungsdiagnostik um 20 SSW eine tiefliegende Plazenta gesehen wurde. Diese Frauen benötigen ein MRT und/oder Ultraschall, um festzustellen, ob dievPlazenta möglicherweise pathologisch anhaftend ist, wobei akzeptiert wird, dass es keine perfekte Bildgebung gibt.[18]

Wenn eine pathologisch adhärente Plazenta für wahrscheinlich gehalten wird, sind eine vorausschauende Planung vor der Entbindung und die

Tabelle 8.6 Führende Merkmale und Ursachen der PPH

führendes Merkmal	Zustand des Uterus	mögliche Ursachen
■ vaginale Blutung, Plazenta vollständig	weich and hoch stehend	Uterusatonie
■ vaginale Blutung, Plazenta unvollständig	weich und hoch stehend	unvollständige Plazenta
■ vaginale Blutung, Plazenta vollständig	gut kontrahiert	vaginales/zervikales/ perineales Trauma
■ Schocksymptome, starke Bauchschmerzen, fetale Beeinträchtigung unmittelbar vor der Geburt	abdominale Palpation fühlt sich ‚ungewöhnlich' an	Uterusruptur
■ Schocksymptome, häufig ohne vaginale Blutung	in der Vulva sichtbar/ nicht von abdominal tastbar	invertierter Uterus
■ anhaltende Blutung, Blut gerinnt nicht, Sickern aus Wundflächen	weich oder kontrahiert	Koagulopathie

Einbeziehung eines erfahrenen multi-professionellen Teams für die Geburt unerlässlich, um das Risiko einer intrapartalen und postpartalen Blutung zu minimieren.[18]

Eine pathologische Adhäsion der Plazenta am Myometrium (Plazenta accreta oder percreta) bestätigt sich meist dann, wenn nach erfolglosen Versuchen, die Plazenta zu lösen und zu entfernen eine massive Blutung auftritt, obwohl dies häufig insbesondere bei Frauen mit tiefer Plazenta und vorangegangenem Kaiserschnitt vorgeburtlich vermutet wird.[18] Eine vom United Kingdom Obstetric Surveillance System (UKOSS) durchgeführte

Fall-Kontroll-Studie zur peripartalen Hysterektomie berichtete, dass von den Frauen, die wegen einer Blutung eine peripartale Hysterektomie benötigten, 39% eine pathologisch anhaftende Plazenta hatten.[22]

Prävention der PPH: Management der Austreibungsperiode

Aktives Management

Das ursprünglich aktive Management der Wehen (die Verabreichung prophylaktischer Uterotonika nach der Geburt des Babys, das frühe Abklemmen und Durchtrennen der Nabelschnur, gefolgt von kontrolliertem Zug an der Nabelschnur – um die Geburt der Plazenta und Eihäute zu beschleunigen)[23] ist durch neuere Erkenntnisse abgelöst worden.

Sowohl für das verzögerte als auch für das zeitnahe Abklemmen der Nabelschnur bestehen signifikante Vorteile für Reifgeborene[24,25] und Frühgeborene,[26] einschließlich einer verbesserten Feinmotorik von Kindern im Alter von 4 Jahren.[27] Das Abklemmen der Nabelschnur sollte daher bei allen Kindern für mindestens 60 Sekunden für alle vaginalen Geburten und Kaiserschnitte verzögert werden, bis auf jene, die eine Reanimation benötigen.

Ein kürzlich von der WHO durchgeführter RCT zur kontrollierten Nabelschnurtraktion kam zu dem Schluss, dass kein Benefit für die *cord traction* besteht und die Vorteile des aktiven Managements der Austreibungsperiode wahrscheinlich auf den Einsatz von Oxytocin/Uterotonika zurückzuführen sind.[28]

Die Verwendung prophylaktischer Uterotonika als Teil des aktiven Managements der Austreibungsperiode reduziert das Risiko einer PPH um 66%.[29] Die im UK am häufigsten verwendeten Uterotonika sind Syntometrin (Oxytocin 5 I.E. und Ergometrin 500 µg) und Oxytocin allein (Syntocinon; Novartis). Das Oxytocin allein mit einer Dosis von 10 I.E. i.m. (oder 5 I.E. i.v.) ist für die Verringerung des Blutverlustes von 500–1000 ml im Vergleich zu Syntometrin (Alliance) etwas weniger wirksam (relatives Risiko RR: 0,87). Für einen unterschiedlichen Blutverlust über 1000 ml liegt jedoch keine Evidenz vor.[23] Außerdem ist die Verabreichung von Oxytocin allein nicht mit postpartaler Hypertonie assoziiert, weshalb Oxytocin anstatt von Syntometrin verwendet werden sollte, wenn ein mütterlicher Hypertonus vorliegt oder wenn der mütterliche Blutdruck vor der Geburt nicht bekannt ist.[23]

| Modul 8 | Schwere geburtshilfliche Blutung |

> **Ergometrin oder Syntometrin (Oxytocin und Ergometrin) sind in Deutschland nicht mehr zugelassen und <u>dürfen</u> daher nicht verwendet werden.**
>
> **Nach der Leitlinie (AWMF-015/063 S2k, Peripartale Blutungen, Diagnostik und Therapie) erfolgt nach Geburt des Kindes und nach Einsetzen der Atmung die prophylaktische Gabe von Oxytocin (Syntocinon 3-5 I.E. langsam i.v. oder als Kurzinfusion).[45]**

Oxytocin wird heute von den nationalen Fachgesellschaften des UK als Mittel der Wahl für das aktive Management von Frauen ohne Risikofaktoren für die PPH empfohlen.[3,4,30] Trotz dieser Empfehlung ergab eine kürzlich durchgeführte Umfrage in geburtshilflichen Abteilungen, dass Syntometrin in 71% der Kreißsäle im UK immer noch an erster Stelle verwendet wird.[31]

Eine große randomisiert kontrollierte Studie, IMOX, soll Ende 2017 abgeschlossen werden. Sie vergleicht Blutverlust und Outcome der Mütter nach einer vaginalen Geburt, nachdem die Austreibungsperiode mit intramuskulärem 1. Syntometrin, 2. Syntocinon oder 3. Carbetocin (Ferring Pharmaceuticals), einem lang wirksamen synthetischen Oxytocin, gemanagt wurde. (https://ukctg.nihr.ac.uk/trials/trial-details/trial-details?trialNumber=NCT02216383).

Physiologisches Management

Einige Frauen entscheiden sich für ein physiologisches Management der Austreibungsperiode, welches keine Uterotonika und kein Abklemmen und Durchtrennen der Nabelschnur bis zur Entbindung der Plazenta, sondern den Einsatz der Schwerkraft zur Expulsion der Plazenta mit mütterlicher Mitwirkung vorsieht.[29] Die NICE-Guideline für die intrapartale Betreuung empfiehlt, Frauen mit niedrigem Risiko für eine PPH, die eine physiologische Austreibungsperiode wünschen, in ihrer Wahl zu unterstützten.[32] Das Royal College of Midwives (RCM) empfiehlt, dass Frauen evidenzbasierte Informationen über die Vorteile und Risiken eines aktiven und physiologischen Managements erhalten sollten, um sie dabei zu unterstützen, eine bewusste Wahl zu treffen.[33,34] Wenn zu irgendeinem Zeitpunkt während des physiologischen Managements ein übermäßiger Blutverlust auftritt oder die Plazenta nicht innerhalb einer Stunde entbunden wurde, sollte die Hebamme einen Wechsel zu aktivem Management empfehlen.[33]

PROMPT PRactical Obstetric Multi-Professional Training

Initiales Management der schweren PPH

Das Management der schweren PPH erfordert die unverzügliche Einleitung mehrerer gleichzeitig ablaufender Maßnahmen, in einer Reihenfolge, die für alle Blutungen gilt. Die genaue Reihenfolge richtet sich nach den individuellen Bedürfnissen der Mutter und den verfügbaren Ressourcen.

Einen Überblick über das initiale Management der schweren PPH gibt Abbildung 8.4, welche im Detail in den folgenden Abschnitten diskutiert wird.

Rufe nach Hilfe

Löse den Notsektio-Alarm aus, um unmittelbar Hilfe zu holen. Informiere notfallmäßig alle erforderlichen Mitarbeiter.

- erfahrene Hebamme
- erfahrener Geburtshelfer
- zusätzliche Unterstützung/Personal
- Oberarzt/Bereichsleiter der Geburtshilfe
- Oberarzt/Bereichsleiter der Anästhesie
- Transporteur, um Proben notfallmäßig zu transportieren

Setze den Hämatologen, die MTAs der Blutbank und die OP-Pflege in Alarmbereitschaft, da das code-red-Protokoll der schweren geburtshilflichen Hämorrhagie ausgelöst werden könnte.

PPH-Notfallbox/-wagen

Viele Einheiten haben die Erfahrung gemacht, dass kognitive Hilfen, z.B. eine PPH-Notfallbox oder ein -Notfallwagen, äußerst hilfreich sind. Die Box/der Wagen sollte die Notfallausrüstung, Behandlungsalgorithmen und Medikamente enthalten, die für die sofortige Behandlung des PPH erforderlich sind (Abbildung 8.5).[35]

Sofortmaßnahmen – Unabhängig von der Ursache

- Lagere die Frau flach und verabreiche High-Flow-Sauerstoff über eine Gesichtsmaske.
- Reibe eine Wehe an, drücke alle Blutgerinnsel aus dem Uterus heraus.

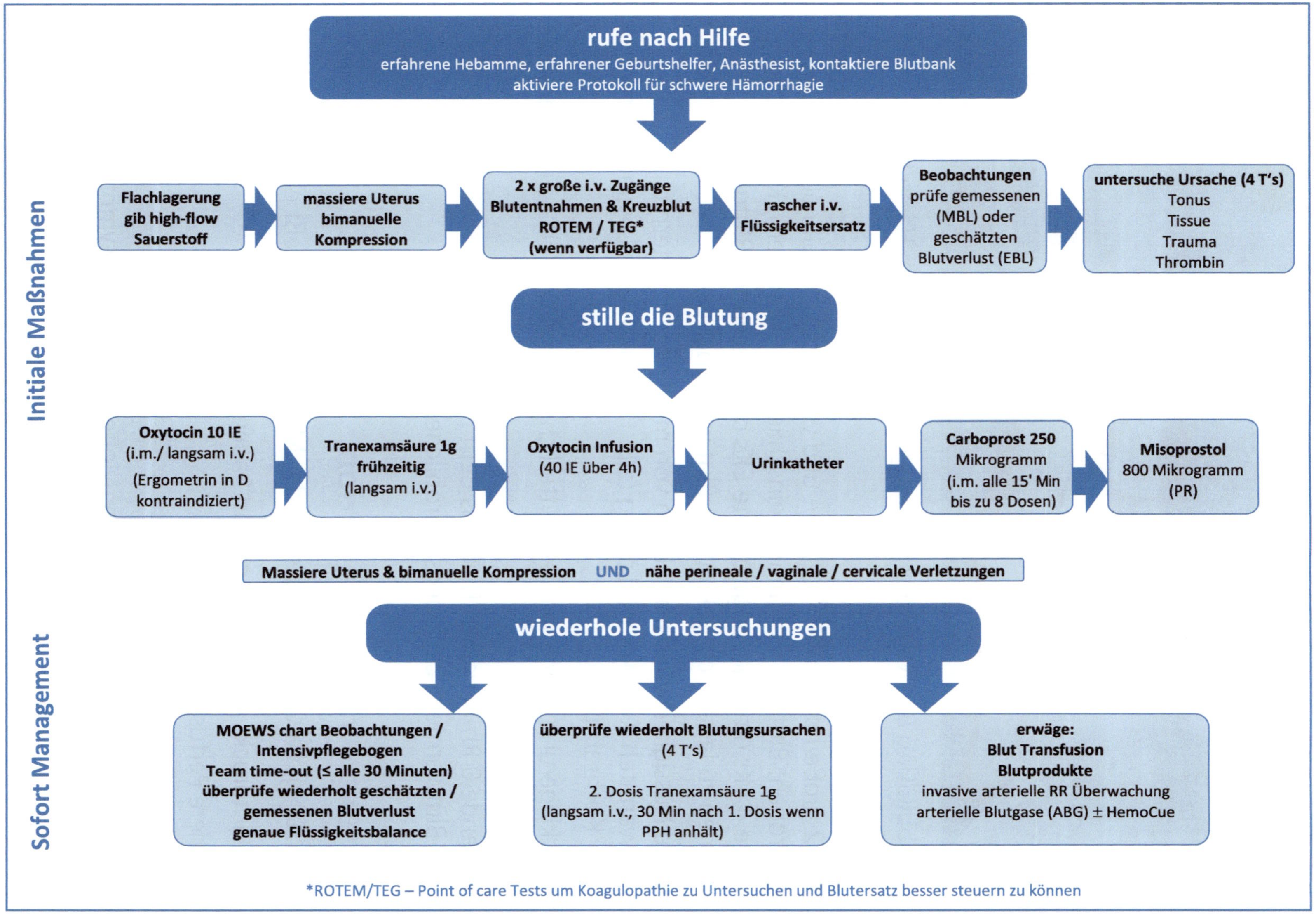

Initiale Maßnahmen

rufe nach Hilfe
erfahrene Hebamme, erfahrener Geburtshelfer, Anästhesist, kontaktiere Blutbank
aktiviere Protokoll für schwere Hämorrhagie

Flachlagerung gib high-flow Sauerstoff → massiere Uterus bimanuelle Kompression → 2 x große i.v. Zugänge Blutentnahmen & Kreuzblut ROTEM / TEG* (wenn verfügbar) → rascher i.v. Flüssigkeitsersatz → Beobachtungen prüfe gemessenen (MBL) oder geschätzten Blutverlust (EBL) → untersuche Ursache (4 T's) Tonus, Tissue, Trauma, Thrombin

stille die Blutung

Oxytocin 10 IE (i.m./ langsam i.v.) (Ergometrin in D kontraindiziert) → Tranexamsäure 1g frühzeitig (langsam i.v.) → Oxytocin Infusion (40 IE über 4h) → Urinkatheter → Carboprost 250 Mikrogramm (i.m. alle 15' Min bis zu 8 Dosen) → Misoprostol 800 Mikrogramm (PR)

Massiere Uterus & bimanuelle Kompression UND nähe perineale / vaginale / cervicale Verletzungen

Sofort Management

wiederhole Untersuchungen

MOEWS chart Beobachtungen / Intensivpflegebogen Team time-out (≤ alle 30 Minuten) überprüfe wiederholt geschätzten / gemessenen Blutverlust genaue Flüssigkeitsbalance

überprüfe wiederholt Blutungsursachen (4 T's) 2. Dosis Tranexamsäure 1g (langsam i.v., 30 Min nach 1. Dosis wenn PPH anhält)

erwäge: Blut Transfusion Blutprodukte invasive arterielle RR Überwachung arterielle Blutgase (ABG) ± HemoCue

*ROTEM/TEG – Point of care Tests um Koagulopathie zu Untersuchen und Blutersatz besser steuern zu können

Abbildung 8.4 Algorithmus für das initiale Management der schweren PPH

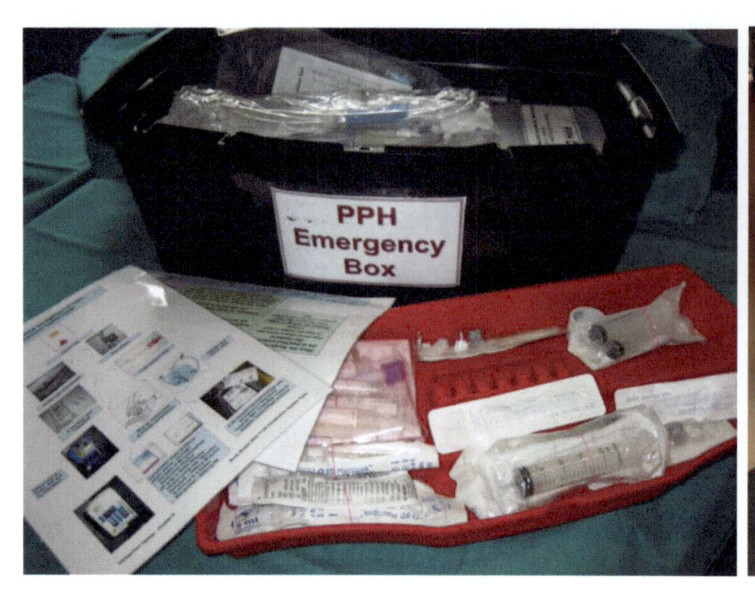

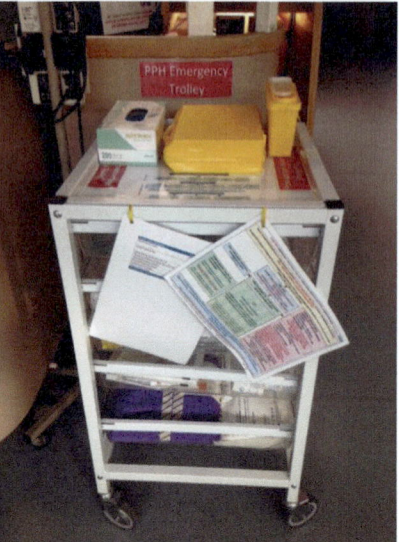

PROMPT PRactical Obstetric Multi-Professional Training

Abbildung 8.5 Notfallbox und -wagen bei Postpartum-Hämorrhagie

- Lege 2 große intravenöse Zugänge und verschicke notfallmäßig Blutproben: Blutbild, Gerinnung (einschließlich Fibrinogen), Kreuzblut, kreuze 4 EKs (erwäge, ungekreuzte EKs der passenden Blutgruppe kommen zu lassen, bis gekreuztes Blut verfügbar ist).
- rasche Flüssigkeitswiederbelebung von mindestens 2 Litern einer angewärmten Kristalloiden Lösung (z.B. Hartmann'sche Lösung oder 0,9% Kochsalzlösung)
- Schocklagerung: Anheben der mütterlichen Beine und/oder Tieflagerung des Kopfes
- Verwende 0 Rh-negatives Blut (aus dem Notfalldepot), möglichst mithilfe eines Blutwärmers, bei lebensbedrohlicher Blutung.

Bewertung – rasche Evaluation

Bewerte zügig die Gesamtverfassung der Mutter. Dies schließt ein:

- Puls, Blutdruck, Atemfrequenz und Sauerstoffsättigung,
- periphere Perfusion,
- Uterustonus,
- Blutverlust: Bauchtücher, Vorlagen, Moltex etc., Schocksymptome
- mütterliche Tachykardie > 100 Schläge/Minute,
- Atemfrequenz > 30 Atemzüge/Minute,
- periphere Vasokonstriktion, Rekapillarisierung (two lls) > 2 Sekunden.

Modul 8 Schwere geburtshilfliche Blutung

Alle Zeichen weisen auf einen signifikanten Blutverlust mit initialer physiologischer Kompensation hin (siehe Tabelle 8.1). Wenn der systolische Blutdruck unter 100 mmHg fällt, beträgt der Blutverlust wahrscheinlich mindestens 25% des mütterlichen Blutvolumens.

Versuche die Ursache zu identifizieren.

- Überprüfe, ob der Uterus gut kontrahiert ist.
- Überprüfe, dass die Plazenta vollständig geboren wurde und komplett ist.
- Untersuche Cervix, Vagina und Perineum auf Risse/Verletzungen.
- Achte auf Zeichen von Gerinnungsstörungen, z.B. Sickern aus Wundflächen oder Punktionsstellen.

Stoppe die Blutung

Denk dran, dass es mehr als einen Grund für die Blutung geben kann.

Massiere den Uterus

Die häufigste Ursache der PPH ist Uterusatonie. Überprüfe, dass der Uterus gut kontrahiert ist; er sollte sich so fest wie ein Cricketball anfühlen. Wenn der Uterus schlaff ist, reibe eine Wehe an. Drücke alle im Cavum uteri angesammelten Blutgerinnsel aus dem Uterus aus, da sie eine Kontraktion des Uterus verhindern. Verwende die bimanuelle Kompression, wenn die Blutung anhält.

First-line-Medikamentenbehandlung

Wenn die Nachgeburtsperiode bisher nicht aktiv geleitet wurde, verabreiche Oxytocin i.m. oder über Perfusor i.v. nach lokalem Infusionsschema in Abhängigkeit der klinischen Umstände, z.B. zunächst 3–5 I.E. (1 Amp.) i.v. in 10 ml NaCl als Bolus/Kurzinfusion (langsam!), gefolgt von 10–40 I.E. in 500-1000 ml Ringer-Laktat als Dauertropfinfusion (Dosis abhängig von uteriner Wirkung), ggf i.m. (max. 10 I.E.).[13,45,46]

Es können auch 20 I.E. Oxytocin in 50 ml NaCl 0,9% Perfusorspritze mit zunächst 20 ml/h verabreicht werden. Bei nachlassender Blutung und guter Uteruskontraktion kann die Dosis auf 5–10 ml/h als Erhaltungsdosis verringert werden.

Alternativ kann auch Nalador verabreicht werden.[13,45] Das Syntometrin (Oxytocin 5 I.E. und Methergin 0,5 mg) ist in Deutschland nicht mehr zugelassen und soll daher nicht mehr verwendet werden.[45]

PROMPT PRactical Obstetric Multi-Professional Training

Wenn bereits ein Kontraktivum für das aktive Management der Nachgeburtsperiode gegeben worden ist, aber die Blutung anhält, verabreiche eine zweite Gabe von Oxytocin wie oben beschrieben.

> **Bolusgaben von intravenösem Oxytocin sollten mit Vorsicht verabreicht werden, wenn bereits eine extreme mütterliche Hypotension besteht, da dies einen weiteren Blutdruckabfall nach sich ziehen kann.**

Wenn sich der Uterus unter den obigen Maßnahmen kontrahiert, sollte eine Oxytocin-Dauerinfusion begonnen werden (*Oxytocin 40 I.E. in 500 ml physiologischer Kochsalzlösung,* Infusionspumpe *mit 125 ml/h über 4 h*),[45] um weiter eine gute Uteruskontraktion aufrecht zu erhalten.

Bleibt der Tonus der Gebärmutter jedoch schlecht, sind andere Behandlungen (z.B. weitere Uterotonika, Expression von Blutgerinnseln oder Entfernung von zurückgebliebenem Plazentagewebe) erforderlich, um die Gebärmutterkontraktion zu fördern. Die Oxytocininfusion an sich ist keine primäre Behandlung der PPH.

Tranexamsäure

Die Tranexamsäure (TXA) ist ein Antifibrinolytikum, das in großem Umfang zur Vorbeugung und Behandlung von Blutungen bei nicht-geburtshilflichen Patienten eingesetzt wird. Die Ergebnisse des World Maternal Antifibrinolytic (WOMAN) Trials (veröffentlicht im April 2017) empfehlen die frühzeitige Anwendung von TXA für die Behandlung der PPH.[36] Dies ist eine randomisierte, doppelblinde, placebo-kontrollierte Studie, welche die Anwendung von TXA mit Placebo verglichen hat. Es wurden über 20000 Frauen nach einer vaginalen Geburt oder Sektio mit klinischer PPH in der Studie randomisiert. Die Studie zeigte eine signifikante Verringerung der Todesfälle durch Blutungen und der Zahl der Laparotomien, die zur Blutungskontrolle durchgeführt wurden, wenn TXA gemeinsam mit Uterotonika, so früh wie möglich nach dem Einsetzen der primären PPH (definitiv innerhalb der ersten 3 Stunden), verabreicht wurde, ohne Zunahme vaskulärer Verschlüsse.

Die Dosis ist 1 g (100 mg/ml, die als langsame i.v. Injektion mit einer Geschwindigkeit von 1 ml/Minute verabreicht wird. Wenn die Blutung nach 30 Minuten anhält oder innerhalb von 24 Stunden nach der ersten Dosis wieder einsetzt, kann eine zweite Dosis von 1 g TXA verabreicht werden.

TXA ist ein Antifibrinolytikum, das den Abbau von Fibrinablagerungen an den blutenden Stellen im Körper verhindert. Es ist wichtig, daran zu denken, dass es keine Kontraktion der Gebärmuttermuskulatur hervorruft, weshalb es als Ergänzung zur Anwendung von Uterotonika und zur chirurgischen Kontrolle der PPH betrachtet werden sollte.

Katheterisiere die Blase

Eine volle Blase kann eine effektive Kontraktion des Uterus verhindern. Lege einen Blasenkatheter, um die Blase zu entleeren. Quantifiziere die Urinausscheidung stündlich als Indikator für die Nierenfunktion.

Bimanuelle Kompression des Uterus

Wenn die Blutung anhält, sollte eine bimanuelle Kompression des Uterus durchgeführt werden (Abbildung 8.6). Dies kann während des Transports der Frau im Krankenwagen in ein Krankenhaus, oder während sie in den OP gebracht wird, erforderlich werden. Die bimanuelle Kompression ist eine exzellente Haltemaßnahme und sollte fortgesetzt werden, bis die Blutung unter Kontrolle gebracht wurde.

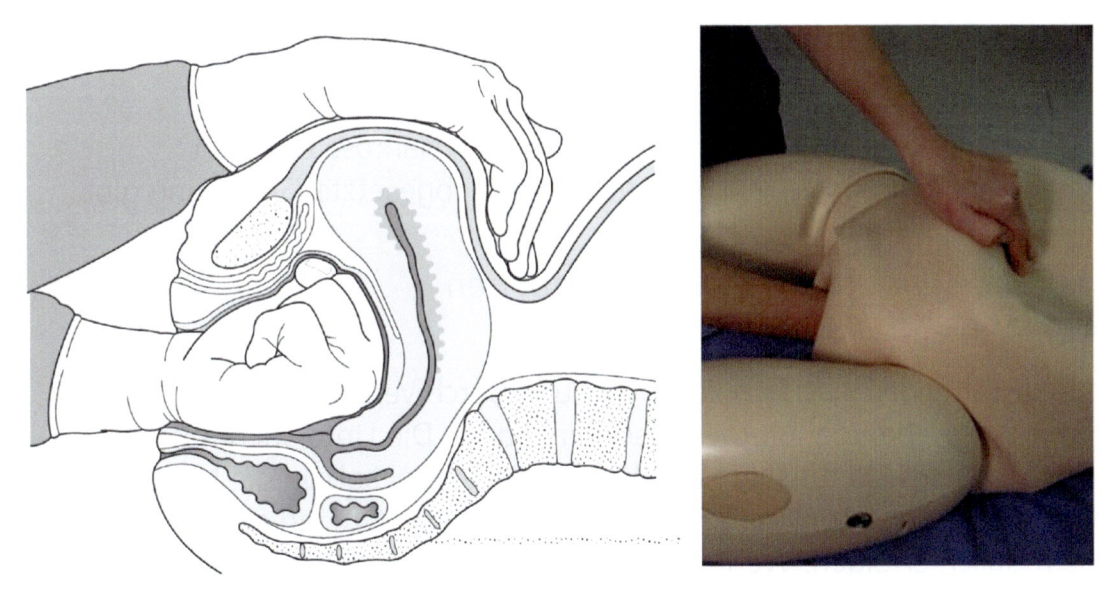

Abbildung 8.6 Bimanuelle Kompression des Uterus

Um eine bimanuelle Kompression durchzuführen, führe eine Hand in die Vagina ein und bilde eine Faust. Führe die Faust in den vordere Fornix und übe Druck gegen die vordere Gebärmutterwand aus. Drücke mit der anderen Hand von außen auf den Gebärmutterfundus und komprimiere die Gebärmutter zwischen Deinen Händen.

Halte die Kompression aufrecht, bis die Blutung unter Kontrolle ist und sich die Gebärmutter kontrahiert. Vor kurzem wurde ein Gerät vorgeschlagen, mit dessen Hilfe Geburtshelfer eine wirksame Kompression durchführen können (https://clinicaltrials.gov/ct2/show/NCT02692287). Es liegen jedoch derzeit noch keine ausreichenden Daten vor, um dieses Gerät empfehlen zu können.

In der häuslichen Umgebung, oder wenn eine Frau auf einer Wöchnerinnenstation liegt, bietet die bimanuelle Kompression eine wirksame mechanische Haltemaßnahme bis zur Ankunft im Kreißsaal.

Druck ausüben und Risse versorgen

Risse des Geburtskanals können eine erhebliche Quelle für Blutverlust sein und sind die zweithäufigste Ursache der PPH.[33] Übe mit großen sterilen Tupfern Druck auf den blutenden Bereich aus, um zunächst die Blutung zu stillen. Stabilisiere die Mutter und versorge etwaige Risse so schnell wie möglich, wobei auf eine ausreichende Analgesie und gute Beleuchtung zu achten ist. Eine frühzeitige Verlegung in den Operationssaal sollte erwogen werden, da häufig eine vollständige Untersuchung unter Narkose erforderlich ist. Schließlich sollte darauf geachtet werden, frühzeitig zusätzliche Hilfe zu suchen.[4]

Untersuchung in Narkose

Es sollte niederschwellig eine Untersuchung in Narkose erfolgen, insbesondere, wenn es Hinweise für eine herabgesetzte Gerinnung gibt.

Manuelle Entfernung von verbliebenen Schwangerschaftsprodukten

Eine anhaltende Uterusatonie wird häufig durch verbliebenes Plazentagewebe oder Blutgerinnsel verursacht. Die Untersuchung und Entleerung des Uterus sollte durchgeführt werden, sobald die Mutter wiederbelebt wurde. Dies geschieht am besten im OP und sollte so schnell wie möglich erfolgen. Wenn die Gebärmutter manuell ausgetastet und entleert wurde, sollten weitere Uterotonika verabreicht werden, um den Uterus zu kontrahieren.

Reparatur von zervikalen, hohen vaginalen und perinealen Rissen

Eine adäquate Analgesie, gute Beleuchtung und ein Assistent im OP erleichtern die Erkennung und Reparatur von Rissen des Geburtskanals. Es sollte ein systematische Untersuchung erfolgen um sicherzustellen, dass hohe Scheidenrisse und Cervixrisse beim Nähen nicht übersehen werden.

Die Behandlung der anhaltenden Blutung

In der überwiegenden Mehrheit der Fälle von PPH wird die Blutung durch die Gabe von Uterotonika und TXA, die Entleerung des Uterus und Nahtversorung von Geburtsverletzung kontrollierbar sein. Wenn die Blutung jedoch trotz dieser Maßnahmen anhält, sind weitere Maßnahmen erforderlich, da die anhaltende Blutung eine erhebliche Bedrohung für das Leben der Mutter darstellt.

Bei einer anhaltenden Blutung kann sowohl die bimanuelle Kompression als auch die Aortenkompression eingesetzt werden, um die Blutung zu stillen, bis andere Methoden ihre Wirkung entfaltet haben.

Um eine Aortenkompression zu erreichen, muss die Aorta gegen die Wirbelsäule gedrückt werden. Mit der geschlossenen Faust wird ein abwärtsgerichteter Druck über der Bauchaorta knapp oberhalb und leicht links vom Nabel ausgeübt. Bei ausreichender Kompression sollte der Femoralispuls verschwinden. Diese Methode ist besonders nützlich, wenn die PPH während eines Kaiserschnitts auftritt.

Welche Methode zur Blutstillung eingesetzt wird, hängt weitgehend von der zugrundeliegenden Ursache der Blutung ab. Im Folgenden werden verschiedene Techniken beschrieben, die in Betracht gezogen werden sollten. Unterkühlung, Koagulopathie und Azidose sind als eine tödliche Trias bei schweren Blutungen beschrieben. Die Temperaturkontrolle, der Volumenersatz und die Gerinnung sollten aggressiv gemanagt werden.

Die Mutter warmhalten

Bei der schweren geburtshilflichen Blutung kann das Risiko für die Mutter, eine Gerinnungsstörung zu entwickeln, verringert werden, indem man sie warmhält und sicherstellt, dass alle infundierten Flüssigkeiten durch einen Flüssigkeitswärmer geleitet werden. Zusätzlich zur Beeinträchtigung der Gerinnung kann die schnelle Infusion kalter Flüssigkeiten potenziell tödliche Herzrhythmusstörungen verursachen.[11]

Zusätzliche Medikamente zur Behandlung der PPH

Carboprost

Wenn sich die Gebärmutter trotz anfänglicher Maßnahmen weiter relaxiert, kann Carboprost verabreicht werden (Hämabat; Pharmacia): 250 µg durch tiefe intramuskuläre Injektion. Carboprost ist ein synthetisches Analogon von Prostaglandin F2α und kann in Abständen von mindestens 15 Minuten bis zu maximal 8 Dosen wiederholt werden.

Carboprost kann Erbrechen, Durchfall, Kopfschmerzen, Fieber, Bluthochdruck und Bronchospasmus auslösen. Carboprost ist kontraindiziert bei Müttern mit Herz- oder Lungenerkrankungen, einschließlich Frauen mit schwerem Asthma.

> **Carboprost nicht intravenös verabreichen, Prostaglandine können bei intravenöser Verabreichung tödlich sein.**
>
> **Das Carboprost wird häufig im UK eingesetzt. Es wird nicht in der deutschen AWMF LL 015-063 'Peripartale Blutungen, Diagnostik und Therapie' erwähnt (abgelaufen). Es kann jedoch über die internationale Apotheke bezogen werden. Für die Anwendung ist ein Off-Label-Use zu beachten und entsprechend aufzuklären.**

Nalador (Sulproston)

Wenn sich der Uterus trotz initialer Maßnahmen nicht kontrahiert, kann Nalador verabreicht werden. Hier kommen verschiedene Dosierungsregimes zum Einsatz: Sulproston (Nalador), 1 Amp. (0,5 mg = 500 µg) auf 500 ml NaCl (Anfangsdosis 100 ml/h; maximale Dosis 500 ml/h), mit einer Maximaldosis von 1000 µg/10 h (2 Amp.); Tagesmaximaldosis 1500 ug/24 h (3 Amp.).[45,46]

Es können auch 500 µg Nalador auf 50 ml NaCl aufgezogen werden (Perfusorspritze), Laufgeschwindigkeit initial 30 ml/h, dann zügig auf 20 bzw. 10 ml/h verringern, Erhaltungsdosis 5–10 ml/h (1500 µg/24 h nicht überschreiten).

Nebenwirkungen des Naladors sind selten, aber es kann zu Spasmen im Ober- und Mittelbauch, Bronchokonstriktion, pulmonale Hypertension bis zum Lungenödem, Bradykardien oder RR-Abfall, in Eizelfällen Myokardischiämien mit nachfolgendem Myokardinfarkt und Störungen des Wasser- und Elektrolythaushaltes kommen. Das Nalador ist bei Müttern mit kardiovaskulären Risikofaktoren kontraindiziert.[45]

Das Nalador ist nicht Teil von PROMPT.

> **Verabreiche Nalador nach LL und senke die Dosis, sobald klinisch möglich, ohne jedoch eine erneute Blutung durch Atonie in Kauf zu nehmen.**

Carbetocin

Das Carbetocin ist ein synthetisches Oxytocinanalogon, welches derzeit für die Anwendung bei der Atonie im Rahmen der Sektio in Leitungsanästhesie nach Entwicklung des Kindes zugelassen ist. Da es eine erheblich längere Halbwertszeit als das kurz wirksame Oxytozin besitzt, führt es zu einer nachhaltigeren Uteruskontraktion. Zum Einsatz kommen Carbetocin 100 µg (1 Amp.) in 100 ml NaCl i.v. (langsam), zur ausschließlich einmaligen Anwendung.[45,46]

Das Carbetocin ist nicht Teil von PROMPT.

Misoprostol

Die Applikation von rektalem (800–1000 µg) oder sublingualem Misoprostol (600 µg) ist als Off-Label-Use beschrieben.[45] Misoprostol ist ein synthetisches Analogon des Prostaglandin E1 und hat den Vorteil, thermostabil und billig zu sein.

Die jüngste systematische Cochrane-Übersicht über die prophylaktische Anwendung von oralem Misoprostol zur Behandlung der Nachgeburtsperiode der Entbindung hat jedoch ergeben, dass Misoprostol weniger wirksam ist als konventionelle Uterotonika.[37] Darüber hinaus ist Misoprostol bei der Aufrechterhaltung des Uterustonus nicht wirksamer als eine Oxytocininfusion, wenn es nach der primären Behandlung der PPH mit einem konventionellen Uterotonikum verabreicht wird, und es verursacht deutlich mehr Nebenwirkungen.[37] Daher sollten konventionelle Uterotonika dem Misoprostol vorgezogen werden, wenn sie verfügbar sind. Misoprostol sollte jedoch in ressourcenschwachen Situationen in Betracht gezogen werden, in denen keine wirksameren (gekühlten) Uterotonika zur Verfügung stehen.[4]

Rekombinanter Faktor VIIa

Der rekombinante Faktor VIIa (rFVIIa) wurde ursprünglich für Patienten mit Hämophilie entwickelt. RFVIIa induziert die Blutstillung durch Erhöhung der Thrombingenerierung und fördert die Bildung eines stabilen Fibrin-Gerinnsels, das gegen vorzeitige Fibrinolyse resistent ist. Es wurde daher bei schweren intraoperativen Blutungen und PPH eingesetzt. Allerdings ist der rFVIIa bei Patienten, die es erhalten, mit einer hohen Rate thromboembolischer Ereignisse assoziiert (2,5%), und es ist zudem extrem teuer. Daher lautet die aktuelle britische Empfehlung, dass es nur nach Rücksprache mit einem Oberarzt der Hämatologie angewendet werden sollte.[12]

Die empfohlene Dosis beträgt 40–90 mcg/kg.[4,38] Es ist wichtig zu verstehen, dass rFVIIa nicht wirksam ist, wenn Thrombozyten und Fibrinogen sehr niedrig sind, da dies wesentliche Voraussetzungen für die durch rFVIIa erleichterte Gerinnselbildung sind. Daher müssen vor der Verabreichung von rFVIIa Thrombozyten und Fibrinogen überprüft werden: Thrombozyten > 50 × 10^9/L und Fibrinogen 2 g/L.[6] Es ist zudem wichtig, dass die Frau nicht unterkühlt ist.

Mechanische und chirurgische Maßnahmen

Uterus-Ballon-Tamponade

Die Uterus-Ballon-Tamponade (z.B. Bakri [Cook Medical] oder Rusch [Teleflex Medical] Ballon) kann anderen mechanischen oder chirurgischen Behandlungsoptionen vorgezogen werden. Obwohl die Evidenz in diesem Bereich von schlechter Qualität ist, deuten kleine Studien darauf hin, dass die Verwendung einer Ballon-Tamponade die Anzahl der pro Frau transfundierten Blutkonserven (im Durchschnitt 3,3 Konserven weniger pro Frau), die zur Kontrolle der Blutung erforderliche Oxytocinmenge und die Verweildauer auf der Intensivstation, reduziert.[39] Aus diesem Grund wird die Verwendung einer Ballon-Tamponade derzeit vom NICE, zumindest anfänglich, gegenüber anderen chirurgischen Verfahren empfohlen.[30]

Um eine Ballon-Tamponade zu verwenden, wird der Ballonkatheter in die Gebärmutterhöhle eingeführt und mit etwa 250–500 ml warmem 0,9%igem Natriumchlorid aufgeblasen. Zur Aufrechterhaltung der Gebärmutterkontraktion kann eine Oxytocininfusion verwendet werden. Diese Methode ist als ‚Tamponade-Test' beschrieben worden. Wenn der Tamponade-Test die Blutung (nach einer vaginalen Geburt) nicht stoppen kann, ist eine Laparotomie indiziert. Ein UK-Review über mütterliche Todesfälle stellt fest, dass in einigen Fällen eine offensichtliche Tendenz bestand, weiterhin einen intrauterinen Ballon einzusetzen, selbst wenn eine Extremsituation bestand und eine endgültige Behandlung, wie eine Hysterektomie, erforderlich gewesen wäre.[3] Wenn die Ballon-Tamponade erfolgreich ist, kann sie bis zu 24 Stunden lang belassen werden und sollte idealerweise bei Tageslicht entfernt werden, wenn erfahrene Mitarbeiter für den Fall eines Blutungsrezidivs zur Verfügung stehen.[4]

Modul 8 — Schwere geburtshilfliche Blutung

Während konservative Maßnahmen zur Erhaltung der Gebärmutter bei PPH zu empfehlen sind, kann es Fälle von schweren Blutungen geben, die eine definitive Behandlung, d. h. eine Hysterektomie, als letzte Möglichkeit zur Kontrolle der Blutung erfordern. Solche Entscheidungen sollten umgehend auf höherer Ebene getroffen werden.[3]

Kürzlich wurden einige voläufige Untersuchungen durchgeführt, die darauf hindeuten, dass ein Gerät zur Erzeugung einer vakuuminduzierten Uterustamponade eine sinnvolle Alternative zu anderen Geräten zur Behandlung der atonischen PPH sein könnte.[40] Es wurden jedoch nur 10 Fälle untersucht, und es sind weitere Untersuchungen erforderlich, bevor es empfohlen werden kann.

Laparotomie

Wenn das Abdomen noch nicht eröffnet ist und die Blutung andauert, kann eine Laparotomie erforderlich sein, sodass mit chirurgischen Methoden begonnen werden kann, um die Blutung zu stoppen.

B-Lynch Naht und andere Kompressionsmaßnahmen

Die B-Lynch Nahttechnik ist einfach und effektiv. Einige kleinere Serien berichten gute Ergebnisse.[4,41] Allerdings ist sie nicht universell wirksam. In der UKOSS-Studie gingen in 16% der in Großbritannien durchgeführten peripartalen Hysterektomien eine erfolglose B-Lynch- oder andere Kompressionsnähte voraus.[34]

Ein einfaches Diagramm der B-Lynch-Technik ist in Abbildung 8.7 dargestellt. Die originale Beschreibung der Technik erfordert, dass die Uterushöhle eröffnet und exploriert wird und ein bimanueller Kompressionstest vor der Anlage der Naht durchgeführt wird. Wenn die bimanuelle Kompression nicht die Blutung reduziert, ist die Wahrscheinlichkeit gering, dass die B-Lynch-Naht erfolgreich sein wird.

Es wurden eine Reihe von Modifikationen der B-Lynch-Naht beschrieben,[4,42] obgleich sie alle dem gleichen Prinzip der Kompression der Gebärmutter folgen, um die Blutung zu stoppen. Einige Techniken erfordern keine Öffnung der Gebärmutterhöhle, während andere parallele oder vertikale Nähte beschreiben, welche die vordere Gebärmutterwand gegen die hintere komprimieren.[4] Die meisten der publizierten Serien haben gute Ergebnisse, nach dem Eingriff wurden spätere erfolgreiche Schwangerschaften beschrieben.

Es wurde jedoch auch von schwerwiegenden Komplikationen wie einer Uterusnekrose, Pyometra[43] und Uterusruptur in einer Folgeschwangerschaft[44] berichtet.

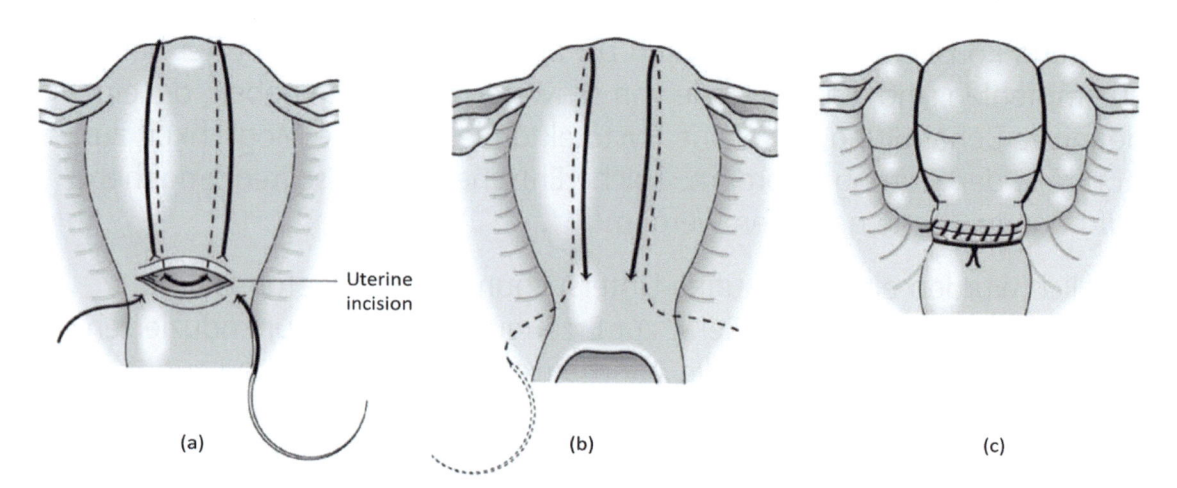

Abbildung 8.7 B-Lynch-Naht: (a) und (b) zeigen die anterioren und posterioren Ansichten des Uterus mit der Anlage der Kompressionsnaht; (c) zeigt die anatomische Ansicht nach der kompletten Nahtanlage (originale Illustration von Philip Wilson FMAA AIMI, basierend auf der Videoaufzeichnung der Operation, reproduziert mit Erlaubnis aus dem Br J Obstet Gynaecol 1997; 104: 372–5[41])

Interventionelle Radiologie

Eine interventionelle Radiologie sollte bei Hochrisikofällen erwogen werden, z.B. bei Fällen von Plazenta praevia mit accreta, bei denen ein intraarterieller Ballon unmittelbar vor einer geplanten Sektio platziert werden kann.[4] Die Methode ist jedoch häufig schwierig in einer Notfallsituation anzuwenden, was auf die spezialisierte Ausrüstung und das erforderliche Personal zurückzuführen ist. Daher sind ggf. andere Methoden, wie die intrauterine Ballon-Tamponade oder Kompressionsnähte, besser geeignet.

Die interventionelle Radiologie kann insbesondere dann hilfreich sein, wenn eine verlängerte oder anhaltende Blutung besteht, nachdem die initiale Behandlung durchgeführt worden und die Mutter stabil genug für eine Verlegung ist.

Frauen, die sich einer interventionellen Radiologie zur Vorbeugung oder Behandlung einer geburtshilflichen Blutung unterzogen haben, sind dem Risiko ausgesetzt, eine arterielle Embolie zu entwickeln, und sollten daher nach dem Eingriff 6 Stunden lang alle 30 Minuten ihre Fußpulse überprüfen lassen, um sicherzustellen, dass eine ausreichende periphere Durchblutung aufrechterhalten wird.

Ligatur der A. uterina und A. iliaca interna

Die Aa. Uterinae, Aa. Ovaricae und Aa. iliaca internae können alle ligiert werden, um eine uterine Blutung einzudämmen. Dies sind potenziell schwierige Verfahren und diejenigen, die mit dieser Technik unerfahren sind, sollten die Hilfe eines Gefäßchirurgen anfordern.[4]

Es ist unmöglich zu beurteilen, welche der verschiedenen chirurgischen hämostatischen Techniken am wirksamsten ist. Die Daten aus Beobachtungsstudien deuten jedoch darauf hin, dass die Ballon-Tamponade unter dem Strich wirksamer sein könnte als die hämostatische Naht (z.B. B-Lynch) oder die Ligatur der Arteria iliaca interna, und auch einfacher durchzuführen ist.[30]

Hysterektomie

Bei anhaltenden Blutungen kann eine Hysterektomie erforderlich sein. Bei unstillbarer Blutung sollte sie eher früher als später durchgeführt werden.[4] Die Inzidenz der peripartalen Hysterektomie im UK lag 2009–12 bei 40 pro 100000 Geburten.[3] Es ist gute klinische Praxis, einen zweiten Oberarzt in die Entscheidung für eine Hysterektomie einzubeziehen;[4] dies sollte jedoch nicht zu einer unnötigen Verzögerung führen. Darüber hinaus sollte der Eingriff nicht durch Versuche mit anderen unvertrauten Techniken verzögert werden.

Anhaltende Blutungen sind wahrscheinlich eine der schwierigsten Situationen für alle beteiligten Fachdisziplinen. Während die Entscheidung, eine Hysterektomie durchzuführen, nie leichtfertig getroffen wird, ist es wichtig, diese Entscheidung nicht zu verzögern, bis die Mutter unmittelbar lebensbedroht ist oder sich die Gerinnung bereits verschlechtert hat.

> **Weitere Behandlung der anhaltenden Blutung: Schlüsselpunkte**
>
> - Oxytocin u./o. Nalador über Perfusor, ggf. Carbetocin, ggf. Misoprostol[45]
> - Halten des Uterus während die weitere Therapie organisiert wird
> - invasives Monitoring, häufige Untersuchungen und Point-of-Care-Tests
> - frühzeitiger Einsatz chirurgischer Intervention
> - Achten auf die Verbrauchskoagulopathie (DIC)
> - Die Hysterektomie ist lebensrettend und sollte nicht hinausgeschoben werden.
> - Nachbehandlung auf IMC-Station oder Intensivstation

Dokumentation

Es ist von entscheidender Bedeutung, dass alle Behandlungen und Maßnahmen zum Zeitpunkt der Ereignisse dokumentiert werden. Ein Beispiel für ein PPH-Formular ist in Abbildung 8.8 dargestellt.

Es ist auch wichtig, dass das klinische Ansprechen der Frau auf Maßnahmen zur Kontrolle der Blutung und des Flüssigkeitsersatzes regelmäßig beobachtet, dokumentiert und ausgewertet wird. Es sollte eine kontinuierliche Überwachung von Atemfrequenz, Pulsfrequenz, Blutdruck und Oxygenierung erfolgen. Das Volumen und die Art der verabreichten Flüssigkeit sollten dokumentiert werden, damit der Flüssigkeitshaushalt leichter überwacht werden kann. Die mütterliche Temperatur sollte regelmäßig überwacht werden, da sich durch die Verabreichung von nicht-erwärmtem Blut oder Flüssigkeitsprodukten leicht eine Hypothermie entwickeln kann.

Klinische Befunde und der Flüssigkeitshaushalt sollten auf einem mütterlichen Intensivpflegebogen aufgezeichnet werden, welcher modifizierte geburtshilfliche Frühwarnscores (MOEWS) zur Früherkennung einer Verschlechterung des Zustands der Patientin enthält.[3]

Kontinuierliche Versorgung

Alle Frauen, die eine so schwere geburtshilfliche Blutung erfahren haben (antepartal oder postpartal), dass sie beeinträchtigt sind, sollten nach dem Ereignis eng überwacht werden, um sicherzustellen, dass jeder weitere Blutverlust schnell erkannt wird. Frauen, die eine massive Blutung erlitten haben, haben ein erhöhtes Risiko von:

- Niereninsuffizienz (aufgrund schlechter Durchblutung der Nieren),
- Atemwegsdekompensation (sekundär nach Flüssigkeitsüberladung/ Transfusionsreaktionen),
- venösen Thromboembolien (aufgrund von infundierten Gerinnungsfaktoren und überschießender Hyperkoagulation).

Daher sollten Frauen nach APH und/oder PPH in einer Intensivpflegeumgebung betreut werden, mit regelmäßiger Überprüfung durch ein erfahrenes, multi-professionelles Team. Diese eng überwachte Periode bietet auch wichtige Möglichkeiten zur Nachbesprechung und Unterstützung, sowohl der Mutter als auch ihrer Angehörigen. Weitere Informationen zur mütterlichen Intensivpflege befinden sich in **Modul 9**.

Modul 8 — Schwere geburtshilfliche Blutung

DENK DRAN – lege die Seiten 1 und 2 in die Krankengeschichte		

Krankenhaus Logo	**GEBURTSHILFLICHE-BLUTUNG-FORMULAR** bei **APH / PPH** über 1500ml oder starker Blutung	Name:_____ Geburtsdatum:_____ Aufkleber:_____

Datum	Uhrzeit	Name der ausfüllenden Person	
Anruf nach weiterer Hilfe (CDS)		**Uhrzeit angerufen:**	

RUFE NACH HILFE					
Name	Funktion	Ankunftszeit	Name	Funktion	Ankunftszeit

NOTSEKTIOALARM AUSLÖSEN (2000ml **und** anhaltende Blutung)	**UHRZEIT AUSGELÖST**	:	**KLINISCH NICHT ERFORDERLICH** ☐

Mitarbeiter in Schlüsselfunktion	Name	Zeit informiert	Ankunftszeit
CDS Koordinator			
OA Geburtshilfe			
OA Anästhesie			
Blutbank			
Manager			
Transporteur			

WIEDERBELEBUNG / INITIALES MANAGEMENT			
Maßnahme	Uhrzeit	Maßnahme	Uhrzeit
High Flow O_2 ≥10L/min		massiere Uterus	
i.v. Zugang großlumige Kanüle 1		bimanuelle Kompression	
i.v. Zugang großlumige Kanüle 2		Foley Katheter, stündliche Urinmessung	
Beobachtungen **HF/RR/AF/SpO₂**, beginne Bogen für Intensivmedizin		Patientenwärmer, Bair Hugger	
rasche Flüssigkeitswiederbelebung s.a. S.2		arterieller Zugang	
Blutentnahmen	**Uhrzeit**	**Blutentnahmen**	**Uhrzeit**
BB		Harnstoff Elektrolyte	
Gerinnung		Rotem	
Blutgruppe & Kreuzblut		4 EKs Kreuzen (keine Lebensgefahr)	

IDENTIFIZIERE DIE URSACHE DER BLUTUNG – hake den Grund ab					
Atonie ☐	Risse ☐	Plazentaretention ☐	Weiterriss bei C.S. ☐	Praevia ☐	Koagulopathie ☐

Medikament	Dosis	Uhrzeit	Anordnung		Uhrzeit
Syntometrin i.m. 1. Dosis (in BRD KI)					
Syntometrin i.m. 2. Dosis (in BRD KI)					
i.m. Syntocinon (wenn Syndrometrin kontraind.)					
Syntocinon 40 I.U. i.v. über Pumpe					
Carbetocin 100mcg i.m.					
Haemobate 250mcg i.m.	1		4		
	2		5		
	3		6		
Tranexamsäure 1g i.v.					
IMOX Studie 1ml i.m.					
Misoprostol 800mcg rectal					
Clacium Gluconat 10% 10ml i.v.					
Ergometrin 500µg (in BRD KI)					

Abbildung 8.8 Beispiel für eine PPH-Dokumentation.

PROMPT PRactical Obstetric Multi-Professional Training

DENK DRAN – lege die Seiten 1 und 2 in die Krankengeschichte					
KRISTALLOIDE INFUSIONSLÖSUNGEN VERABREICHT					
Typ		verabreichte Menge	gewärmt?	Zeit Beginn	Zeit koplettiert
			j/n		
			j/n		
			j/n		
verabreichte BLUT UND BLUTPRODUKTE				**Blutverlust**	
0 negativ, Gruppen-spezifisch, gekreuzt, FFP, Kryopräzipitat, Plättchen, Fibrinogen Konzentrate					
Typ	Volumen / Einheit	Zeit Beginn	Zeit, Blutverlust gemessen	Tupfer gewogen	geschätzter Blutverlust
Cell saver – Verwendung und generiertes Volumen					
ab Beginn OP verwendet	während OP begonnen	nicht, nicht anwendbar	nicht, zuwenig Personal		
re-infundiertes Volulmen:				Total	Total
POINT OF CARE Blut Tests					
Haemacue / Blutgas Ergebnisse		Rotem Ergebnis		Rotem Wiederholungs Ergebnis	
Uhrzeit:	Ergebnis:	Uhrzeit		Uhrzeit	
		FFP nötig	j/n	FFP nötig	j/n
		Kryopräzipitat nötig	j/n	Kryopräzipitat nötig	j/n
		Thrombos nötig	j/n	Thrombos nötig	j/n
WEITERFÜHRENDES MANAGEMENT					
	durchgeführt		Anweisung gegeben	Datum	Uhrzeit
Narkoseuntersuchung					
manuelle Plazentalösung					
arterieller Zugang					
Bacri Balloon					
B-Lynch Nähte					
A. uterina Ligatur bds					
Uterusrekonstruktion (Nähte)					
Hysterektomie					
interventionelle Radiologie					
was lief gut			was hätte besser laufen können		
Thromboseprophylase -Risko Abschätzung und Plan ☐					

Abbildung 8.8 (Forts.)

Situationsbewusstsein

Obwohl geburtshilfliche Blutungen ein häufiges und vertrautes Ereignis für Geburtshelfer, Anästhesisten und Hebammen sind, sollte dies nicht bedeuten, dass wir in unserer Aufmerksamkeit für das Erkennen und Reagieren in irgendeiner Weise nachlässig werden. Der Report *Saving Lives, Improving Mother's Care* empfiehlt, dass das Personal, zur Verbesserung des Situationsbewusstseins und zur Vermeidung von Verzögerungen beim Erkennen der Bedeutung des Problems, seine Bedenken frühzeitig an erfahrene Ärzte weitergeben und kontinuierlich die Frau und ihre Behandlung reevaluieren sollte, anstatt mit einer ineffektiven oder suboptimalen Therapie fortzufahren.[3] Die Mitarbeiter sollten sich auch der Auswirkungen der Blutung auf das emotionale Wohlbefinden der Mutter und ihres Partners bewusst sein. Eine sorgfältige Nachbesprechung sollte einige Tage danach stattfinden.

Literatur

1. Say L, Chou D, Gemmill A, et al. Global Causes of Maternal Death: A WHO Systematic Analysis. *Lancet Glob Health* 2014; 2: e323–33.
2. Knight M, Nair M, Tuffnell D, et al. (Hrsg.). MBRRACE-UK. *Saving Lives, Improving Mothers' Care: Surveillance of Maternal Deaths in the UK 2012–14 and Lessons Learned to Inform Maternity Care from the UK and Ireland Confidential Enquiries into Maternal Deaths and morbidity 2009–14*. Oxford: National Perinatal Epidemiology Unit, University of Oxford, 2016.
3. Knight M, Kenyon S, Brocklehurst P, et al. (Hrsg.). MBRRACE-UK. *Saving Lives, Improving Mothers' Care: Lessons Learned to Inform Future Maternity Care from the UK and Ireland Confidential Enquiries into Maternal Deaths and Morbidity 2009–12*. Oxford: National Perinatal Epidemiology Unit, University of Oxford, 2014.
4. Royal College of Obstetricians and Gynaecologists. *Prevention and Management of Postpartum Haemorrhage. Green-top Guideline No. 52*. London: RCOG, 2016. www.rcog.org.uk/en/guidelines-research-services/guidelines/gtg52/ (aufgerufen Juni 2017).
5. Bose P, Regan F, Paterson-Brown S. Improving the Accuracy of Estimated Blood Loss at Obstetric Haemorrhage Using Clinical Reconstructions. *BJOG* 2006; 113: 919–24.
6. Abdul-Kadir R, McLintock C, Ducloy AS, et al. Evaluation and Management of Postpartum Hemorrhage: Consensus from an International Expert Panel. *Transfusion* 2014; 54: 1756–68.
7. Mittermayr M, Streif W, Haas T, et al. Hemostatic Changes after Crystalloid or Colloid Fluid Administration during Major Orthopedic Surgery: The Role of Fibrinogen Administration. *Anesth Analg* 2007; 105: 905–17.
8. Schierhout G, Roberts I. Fluid Resuscitation with Colloid or Crystalloid Solutions in Critically Ill Patients: A Systematic Review of Randomised Trials. *BMJ* 1998; 316: 961–4.
9. Cantwell R, Clutton-Brock T, Cooper G, et al. Saving Mothers' Lives: Reviewing Maternal Deaths to Make Motherhood Safer: 2006–2008. The Eighth Report of the Confidential Enquiries into Maternal Deaths in the United Kingdom. *BJOG* 2011; 118 (Suppl. 1): 1–203.
10. Charbit B, Mandelbrot L, Samain E, et al. The Decrease of Fibrinogen is an Early Predictor of the Severity of Postpartum Hemorrhage. *J Thromb Haemost* 2007; 5: 266–73.

11. Freedman RL, Lucas DN. MBRRACE-UK: Saving lives, Improving Mothers' Care: Implications for Anaesthetists. *Int J Obstet Anesth* 2015; 24: 161–73.

12. Royal College of Obstetricians and Gynaecologists. *Blood Transfusion in Obstetrics. Green-top Guideline No. 47*. London: RCOG, 2015. www.rcog.org.uk/en/guidelines-research-services/guidelines/gtg47/ (aufgerufen Juni 2017).

13. Kozek-Langenecker SA, Afshari A, Albaladejo P, et al. Management of Severe Perioperative Bleeding: Guidelines from the European Society of Anaesthesiology. *Eur J Anaesthesiol* 2013; 30: 270–382.

14. Esper SA, Waters JH. Intra-Operative Cell Salvage: A Fresh Look at the Indications and Contraindications. *Blood Transfus* 2011; 9: 139–47.

15. Khan K, Moore P, Wilson MJ, et al. SALVO Study Group. Cell Salvage During Caesarean Section: A Randomised Controlled Trial (The SALVO Trial). *Am J Obstet Gynecol* 2017; 216, (1 Suppl): S559.

16. National Institute for Health and Care Excellence. *Antenatal Care for Uncomplicated Pregnancies. NICE Clinical Guideline CG62*. London: NICE, 2008. www.nice.org.uk/guidance/CG62 (aufgerufen Juni 2017).

17. Blomberg M. Maternal Obesity and Risk of Postpartum Hemorrhage. *Obstet Gynecol* 2011; 118: 561–8.

18. Royal College of Obstetricians and Gynaecologists. *Placenta Praevia, Placenta Praevia Accreta and Vasa Praevia: Diagnosis and Management. Green-top Guideline No. 27*. London: RCOG, 2011. www.rcog.org.uk/en/guidelines-research-services/guidelines/gtg27/ (aufgerufen Juni 2017).

19. Royal College of Obstetricians and Gynaecologists. *Antepartum Haemorrhage. Green-top Guideline No. 63*. London: RCOG, 2011. www.rcog.org.uk/en/guidelines-research-services/guidelines/gtg63/ (aufgerufen Juni 2017).

20. Sheldon WR, Blum J, Vogel JP, et al. Postpartum Haemorrhage Management, Risks, and Maternal Outcomes: Findings from the World Health Organization Multicountry Survey on Maternal and Newborn Health. *BJOG* 2014; 121 (Suppl.1): 5–13.

21. Oyelese Y, Ananth CV. Postpartum Hemorrhage: Epidemiology, Risk Factors, and Causes. *Clin Obstet Gynecol* 2010; 53: 147–56.

22. Knight M, Kurinczuk JJ, Spark P, et al. Cesarean Delivery and Peripartum Hysterectomy. *Obstet Gynecol* 2008; 111: 97–105.

23. National Institute for Health and Care Excellence. *Intrapartum Care: Care of Healthy Women and Their Babies During Childbirth. NICE Clinical Guideline CG55*. London: NICE, 2007.

24. Oh W. Timing of Umbilical Cord Clamping at Birth in Full-Term Infants. *JAMA* 2007; 297: 1257–8.

25. Royal College of Obstetricians and Gynaecologists. Clamping of the Umbilical Cord and Placental Transfusion. *Scientific Impact Paper*. London: RCOG, 2014; 14. www.rcog.org.uk/en/guidelines-research-services/guidelines/sip14/ (aufgerufen Juni 2017).

26. Mercer JS, Vohr BR, McGrath MM, et al. Delayed Cord Clamping in Very Preterm Infants Reduces the Incidence of Intraventricular Hemorrhage and Late-Onset Sepsis: A Randomized, Controlled Trial. *Pediatrics* 2006; 117: 1235–42.

27. Andersson O, Lindquist B, Lindgren M, et al. Effect of Delayed Cord Clamping on Neurodevelopment at 4 Years of Age: A Randomized Clinical Trial. *JAMA Pediatr* 2015; 169: 631–8.

28. Gulmezoglu AM, Lumbiganon P, Landoulsi S, et al. Active Management of the Third Stage of Labour with and without Controlled Cord Traction: A Randomised, Controlled, Non-Inferiority Trial. *Lancet* 2012; 379: 1721–7.

29. Begley CM, Gyte GM, Murphy DJ, et al. Active versus Expectant Management for Women in Third Stage of Labour. *Cochrane Database Syst Rev* 2010; 7: CD007412.
30. World Health Organization. *WHO Recommendations for the Prevention and Treatment of Postpartum Haemorrhage*. Geneva: WHO, 2012. www.who.int/reproductivehealth/publications/maternal_perinatal_health/9789241548502/en/ (aufgerufen Juni 2017).
31. van der Nelson H, Jones F, Siassakos D, Draycott T. *Prophylactic Uterotonic Use in the Third Stage of Labour to Prevent PPH: Are UK Obstetric Units Following Current Guidelines? Poster Presentation at 2014 RCOG World Congress, Hyderabad, India*. www.epostersonline.com/rcog2014/?q=node/1507 (aufgerufen Juni 2017).
32. National Institute for Health and Care Excellence. *Intrapartum Care for Healthy Women and Babies. NICE Clinical Guideline CG190*. London: NICE, 2014. www.nice.org.uk/guidance/cg190 (aufgerufen Juni 2017).
33. Royal College of Midwives. *Third Stage of Labour. Evidence Based Guidelines for Midwifery-Led Care in Labour*. London: RCM, 2012.
34. Baker K. How to Promote a Physiological Third Stage of Labour. *Midwives Magazine* 2013; 5. www.rcm.org.uk/news-views-and-analysis/analysis/how-to-promote-a-physiological-third-stage-of-labour (aufgerufen Juni 2017).
35. National Maternity Review. *Better Births: Improving Outcomes of Maternity Services in England*. London: NHS England, 2016.
36. WOMAN Trial Collaborators. Effect of Early Tranexamic Acid Administration on Mortality, Hysterectomy, and Other Morbidities in Women with Post-Partum Haemorrhage (WOMAN): An International, Randomised, Double-Blind, Placebo-Controlled Trial. *Lancet* 2017; 389: 2105–16.
37. Mousa HA, Blum J, Abou El Senoun G, Shakur H, Alfirevic Z. Treatment for Primary Postpartum Haemorrhage. *Cochrane Database Syst Rev* 2014; 2: CD003249.
38. Franchini M, Veneri D, Lippi G. The Use of Recombinant Activated Factor VII in Congenital and Acquired Von Willebrand Disease. *Blood Coagul Fibrinolysis* 2006; 17: 615–19.
39. Soltan MH, Mohamed A, Ibrahim E, Gohar A, Ragab H. El-Menia Air Inflated Balloon in Controlling Atonic Post Partum Hemorrhage. *Int J Health Sci (Qassim)* 2007; 1: 53–9.
40. Purwosunu Y, Sarkoen W, Arulkumaran S, Segnitz J. Control of Postpartum Hemorrhage Using Vacuum-induced uterine tamponade. *Obstet Gynecol* 2016; 128: 33–6.
41. B-Lynch C, Coker A, Lawal AH, Abu J, Cowen MJ. The B-Lynch Surgical Technique for the Control of Massive Postpartum Haemorrhage: An Alternative to Hysterectomy? Five Cases Reported. *Br J Obstet Gynaecol* 1997; 104: 372–5.
42. Matsubara S, Yano H, Kuwata T, Usui R, Ohkuchi A. Is it Time to Classify Various Uterine Compression Suture Techniques? *Arch Gynecol Obstet* 2013; 288: 1195–6.
43. Matsubara S, Yano H, Ohkuchi A, et al. Uterine Compression Sutures for Postpartum Hemorrhage: An Overview. *Acta Obstet Gynecol Scand* 2013; 92: 378–85.
44. Date S, Murthy B, Magdum A. Post B-Lynch Uterine Rupture: Case Report and Review of Literature. *J Obstet Gynaecol India* 2014; 64: 362–3.
45. AWMF-015/063 S2k, Peripartale Blutungen, Diagnostik und Therapie, März 2016.
46. Schneider H, Husslein P, Schneider KTM. *Die Geburtshilfe*. 5. Auflage, Berlin und Heidelberg: Springer-Verlag, 2016.

Modul 9
Mütterliche Intensivpflege

Wichtige Lerninhalte

- Die mütterliche Intensivpflege wird von Schwangeren und Wöchnerinnen mit komplexen medizinischen und geburtshilflichen Problemen benötigt.
- Schwangere oder Wöchnerinnen, die dies benötigen, sollten angemessen intensivmedizinisch versorgt werden, was im Kreißsaal oder auf einer Intensivstation erfolgen kann.
- Mütterliche Intensivpflege erfordert ein multi-professionelles Team von Hebammen, Geburtshelfern, Neonatologen, Anästhesisten und Intensivmedizinern.
- Es sollten spezielle Bögen zur Dokumentation der mütterlichen Intensivpflege verwendet werden: wiederholte klinische Beobachtungen, Flüssigkeitsbalance, Ergebnisse und Visiten.
- Review-Bögen zur mütterlichen Intensivpflege sind ein hilfreiches Instrument, um strukturierte multi-professionelle Reviews durchzuführen.
- Intensivpflegepflichtige Frauen sollten häufige Reviews durch Geburtshelfer und Hebammen erhalten (Standard: ante- und postnatale Mutterschaftsvorsorge).
- Alle Mitarbeiter sollten sich der potentiellen Langzeitauswirkungen eines *near miss incidents* auf die (psychische) Gesundheit der Mutter bewusst sein.

PROMPT PRactical Obstetric Multi-Professional Training

Häufige bei Übungen beobachtete Schwierigkeiten

- falsche Dokumentation der Flüssigkeitsbilanz
- falsche Lokalisation des arteriellen Zugangs
- keine Tagesziele festgelegt
- Magenschutz vergessen
- keine Thromboseprophylaxe verordnet
- keine interdisziplinären Fallbesprechungen

Einleitung

Die mütterliche Intensivpflege wird als die ‚spezialisierte Pflege Schwangerer und postpartaler Frauen' definiert, die sich in einem lebensbedrohlichen Zustand befinden und Intensivpflege sowie eine engmaschige Überwachung benötigen. Sowohl im UK als auch in vielen weiteren Ländern weltweit zeigen sich zunehmend komplexe medizinische und geburtshilfliche Probleme durch höheres mütterliches Alter, Adipositas und eine wachsende Anzahl an Komorbiditäten.[1] Als Folge dieser sich ändernden Demographie besteht für Frauen eine höhere Wahrscheinlichkeit, eine Schwangerschaftskomplikation zu erleiden, welche eine Intensivpflege erforderlich machen kann. Frauen im Alter von über 35 Jahren zeigen eine signifikant höhere Mortalität verglichen mit Frauen zwischen 20 und 24 Jahren. Bei 84% der Frauen, die im UK zwischen den Jahren 2009 und 2012 verstorben sind, wurden multiple medizinische Komorbiditäten und/oder signifikante soziale Einflussfaktoren erkannt.[2]

Der NHS-Bericht ‚Providing Equity of Critical and Maternity Care for the Critically Ill Pregnant or Recently Pregnant Woman' (2011, ‚Bereitstellen einer gleichverteilten Intensiv- und mütterlichen Pflege für die kritisch kranke Schwangere oder bis vor Kurzem schwangere Frau') empfahl:

> Die Geburt ist ein *life time event* für Frauen und ihre Familien. Die wenigen Frauen, die während dieser Zeit kritisch erkranken, sollten sowohl für die Betreuung ihrer Schwangerschaft als auch der Intensivpflege den gleichen Standard erhalten. Sie sollten durch Professionelle Mitarbeiter mit gleichem Kompetenzlevel versorgt werden, unabhängig davon, ob dies in einem

geburtshilflichen oder allgemein intensivpflichtigen Setting erfolgt.[3]

Darüber hinaus hat der MBRRACE-UK-Bericht ‚Saving Lives, Improving Mothers' Care' (2014, ‚Leben retten, Mütterversorgung verbessern') ebenfalls empfohlen:

> Es sollte eine adäquate Intensivmedizin/-pflege für die Schwangere verfügbar sein, die krank wird. Es sollten Pläne vorliegen, um Intensivmedizin/-pflege im Kreißsaal oder Perinatalmedizin auf Intensivstationen vorzuhalten, abhängig von dem geeignetsten Setting für die Schwangere oder Wöchnerin, die eine Versorgung erhält.[2]

Warum ist die Intensivmedizin Schwangerer anders als die normale Intensivmedizin?

Die Erbringung von Intensivpflege für Schwangere oder Wöchnerinnen stellt die erwachsene Allgemeinbevölkerung vor zusätzliche Herausforderungen.

- Sowohl die kritisch kranke Schwangere als auch ihr ungeborenes Kind benötigen Betreuung durch ein multi-professionelles Team von Hebammen, Geburtshelfern, Anästhesisten, Intensivmedizinern und Neonatologen. Wenn eine rasche Entbindung notwendig werden sollte, ist ein sofortiger Zugang zu einem OP, einem neonatologischen Reanimationsraum und einer neonatologischen Intensivstation erforderlich.

- Häufig ist kein idealer Ort vorhanden, Intensivpflege für eine Schwangere verfügbar zu machen; eine Entbindung auf einer Intensivstation ist nicht ideal, da die Intensivmediziner nicht die Fähigkeiten haben, geburtshilfliche Komplikationen zu beherrschen, während ein Kreißsaal häufig nicht die Ausstattung hat, Schwangere mit Multiorganversagen zu managen oder Frauen mechanisch zu beatmen. Das Grundprinzip besteht darin, die Schwangere unabhängig vom Ort mit der erforderlichen Qualifikation zu versorgen. Dies kann ein adäquat instrumentell und personell ausgestatteter Kreißsaal zur pränatalen und intrapartalen Versorgung sein. Die Verlegung auf eine Intensivstation kann jedoch notwendig werden, wenn sich der klinische Zustand der Schwangeren verschlechtert.

- Die physiologischen Veränderungen während der Schwangerschaft stellen einerseits eine erhöhte physiologische Reserve zu Verfügung, andererseits erfordern sie jedoch einen erhöhten physiologischen Bedarf.
    - Der Atemweg kann schwerer zu intubieren sein, falls eine invasive Beatmung erforderlich sein sollte.
    - Es besteht ein erhöhter Sauerstoffbedarf und verringerte Sauerstoffreserve, sowie eine reduzierte Lungencompliance: Dies macht eine Hypoxie wahrscheinlicher und eine adäquate Ventilation schwieriger.[4]
    - Die aortokavale Kompression sollte ab 20 SSW beachtet werden.
    - Das Herzzeitvolumen nimmt während der Schwangerschaft signifikant zu.
    - Es können nicht alle Medikamente gefahrlos in der Schwangerschaft verabreicht werden und diejenigen, die verabreicht werden dürfen, können veränderte Plasmaspiegel aufweisen.
    - Die Immunsuppression, die mit der Schwangerschaft assoziiert ist, bedingt, dass Infektionen und Sepsis häufiger vorkommen und eher durch atypische Keime hervorgerufen werden.
    - Aspiration und venöse Thromboembolien (VTE) treten häufiger auf, sodass eine Prophylaxe beider Komplikationen erwogen worden sollte.
- Die kritisch kranke Wöchnerin sollte, wenn möglich, anhaltenden Kontakt zu ihrem Baby behalten, um das Bonding und das Stillen zu fördern.[5] Dies ist oft auf einer Mutter-Kind-Station möglich, jedoch schwieriger auf einer Intensivstation zu bewerkstelligen.

    Eine Trennung von Mutter und Kind kann zu maternalem emotionalen Stress führen, was die Etablierung des Stillens behindern und so das Risiko einer postpartalen Depression erhöhen kann.
- Die Betreuung von Mutter und Kind an getrennten Orten kann auch für die Familie Stress bedeuten, die sich dazu gezwungen sieht, ihre Zeit zwischen der kranken Mutter und dem Neugeborenem zu teilen. Die Pflege sollte so ganzheitlich wie möglich erfolgen, ohne die klinische Praxis zu beeinträchtigen.

Wann wird Intensivpflege benötigt?

Es gibt viele Erkrankungen wegen derer eine Schwangere oder Wöchnerin Intensivpflege benötigt. Hierzu gibt es keine vollständigen Listen, häufige Erkrankungen sind jedoch in Tabelle 9.1. aufgeführt.

Modul 9   Mütterliche Intensivpflege

Erkennung der kritisch kranken Schwangeren

Die frühzeitige Identifikation von Müttern, die möglicherweise Intensivpflege benötigen, stellt eine Herausforderung dar. Schwerwiegende Erkrankungen während der Schwangerschaft sind relativ selten. Die normalen physiologischen Veränderungen in der Schwangerschaft können Frühwarnzeichen überlagern, die sonst auf eine sich klinisch verschlechternde Patientin hindeuten. Dyspnoe ist nicht ungewöhnlich während der Schwangerschaft, die anhaltende Dyspnoe im Liegen bedarf jedoch einer weiteren Abklärung, da sie auf eine bisher unerkannte kardiale Erkrankung hinweisen kann.[6]

Mütter, die über Unwohlsein klagen oder krank aussehen und/oder Angst äußern, dass etwas Schlimmes passieren wird, sollten ausführlich untersucht werden. Es ist jedoch nicht immer notwendig, abzuwarten, bis eine Verschlechterung des Allgemeinzustandes eintritt; Früherkennung und frühzeitige Behandlung retten Leben. Die frühe Erkennung einer kritischen Erkrankung, das rasche Hinzuziehen erfahrener Kollegen sowie des multi-professionellen Teams sind die Schlüsselfaktoren einer qualitativ hochwertigen Versorgung kranker Mütter.[6]

Tabelle 9.1 Mögliche Erkrankungen, die eine mütterliche Intensivpflege erfordern.

Respiratorisch	■ schwere Pneumonie (inklusive Influenza) ■ Lungenödem ■ schweres Asthma ■ Lungenembolie ■ Bronchospasmus
Kardiovasculär	■ schwere unkontrollierte Hypertonie ■ Kardiomyopathie ■ schwere Hämorrhagie ■ Lungenembolie
Sepsis	■ septischer Schock ■ geburtshilflich: z.B. Chorioamnionitis, postoperativ, Mastitis, Harnwegsinfektion ■ nicht-geburtshilflich: Influenza, Pneumonie, Meningitis
Neurologisch	■ Status epilepticus ■ Meningitis ■ intrazerebrale Blutung ■ Malignität ■ Guillain–Barré-Syndrom

PROMPT PRactical Obstetric Multi-Professional Training

> **Wie in einem kürzlich veröffentlichten MBRRACE-UK-Bericht betont wurde, ist ein vermindertes oder verändertes Bewusstsein kein frühes Warnzeichen; es ist eine *red flag*, die auf eine bereits eingetretene Krankheit hinweist, auf welche sofort adäquat reagiert werden sollte.[6]**

Modified Obstetric Early Warning Score (MOEWS) Chart

Der MOEWS-Chart kombiniert physiologische Parameter mit einem Scoringsystem (Punkte), um die frühe Erkennung und Behandlung der sich verschlechternden Schwangeren zu erleichtern. Denke jedoch daran, dass die physiologischen Veränderungen in der Schwangerschaft schwere Krankheitsverläufe maskieren und sogar kompensieren können. Daher ist die klinische Einschätzung sowie eine detaillierte Anamnese und Untersuchung mindestens genauso wichtig wie das Ausfüllen und Reagieren auf ein MOEWS-Chart.

Ein Beispiel eines MOEWS-Charts ist in Modul 8 dargestellt (Abbildung 8.2). Er sollte verwendet werden, um alle Beobachtungen bei der Mutter zu dokumentieren, außer unter der Geburt, bei der ein Partogramm verwendet wird (das idealerweise die gleichen Parameter wie im MOEWS-Chart enthalten sollte, für den Bereich ‚Mütterliche Beobachtungen'). Sobald eine Intensivpflege indiziert ist, sollte ein *critical care chart* bzw. mütterlicher Intensivpflegebogen benutzt werden (Abbildung 9.1).

Untersuchungen bei kritisch kranken Frauen

Die meisten Untersuchungen können gefahrlos in der Schwangerschaft erfolgen. Untersuchungen, die zum Ausschluss oder zur Diagnose eines lebensbedrohlichen Zustandes führen, sollten nicht mit der Begründung einer Schwangerschaft oder aus Sorge für das Risiko des ungeborenen Kindes abgelehnt oder verzögert werden.[6] Eine multidisziplinäre Diskussion zwischen erfahrenen Geburtshelfern und Radiologen kann hilfreich sein, um die sichersten und angemessensten Untersuchungsverfahren zu wählen.

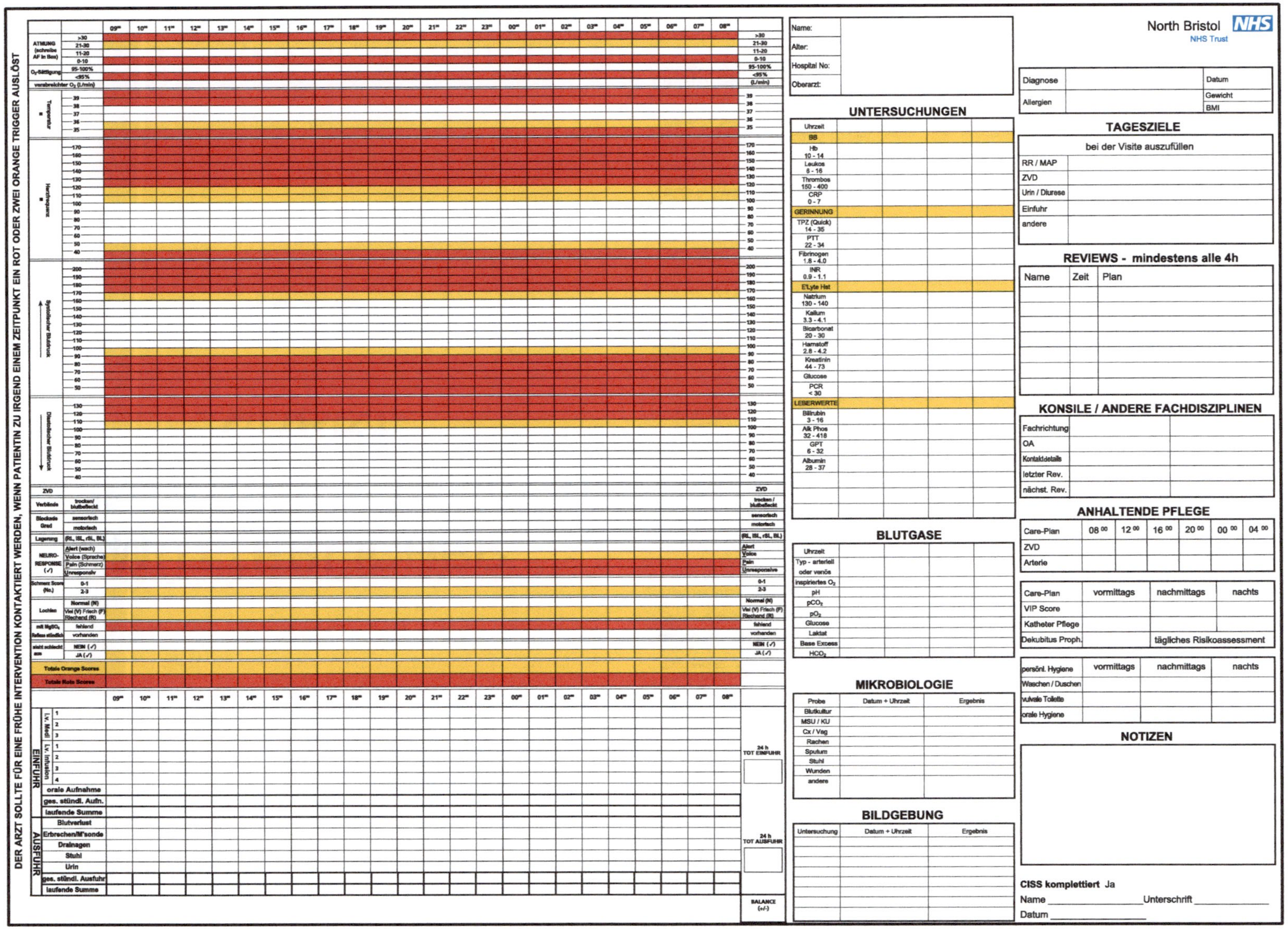

Abbildung 9.1 Beispiel eines mütterlichen Intensivpflegebogens (MOEWS-Chart) und Anleitung für die Benutzung

Datum: Bogen-Nr:

North Bristol
NHS Trust

MÜTTERLICHER INTENSIVPFLEGE CHART

Feld für Adresse

Chart für mütterliche Intensivpflege

Gebrauchsanweisung: Der Chart enthält für 24 Stunden, von 8 bis 8 Uhr, vorgegebene Zeiten. Die Beobachtungen und Flüssigkeitsbilanz sollten in der zur entsprechenden Zeit gehörigen Box eingetragen werden, auch wenn dies bedeutet, dass nur eine Gruppe von Beobachtungen vor dem Beginn eines neuen Charts abgeschlossen wird.

Atemfrequenz: Dies ist der wichtigste singuläre frühe Indikator einer Verschlechterung des Allgemeinzustands und sollte stets beim Monitoring dokumentiert werden.

Sauerstoffsättigung (SpO2): Die Menge des verabreichten Sauerstoffs (L/min) oder 'Luft' sollte gemeinsam mit der Sauerstoffsättigung dokumentiert werden. Sauerstoff sollte unter Medikamenten angeordnet werden.

Temperatur: Ein Temperaturanstieg oder -abfall kann auf eine Sepsis hindeuten. Ein septischer Schock kann besonders schwer zu diagnostizieren sein. Führe im Zweifel eine venöse oder arterielle Blutgasanalyse durch um pH und Laktat zu bestimmen.

Herzfrequenz: Eine Tachykardie kann zu Beginn das einzige Zeichen einer Zustandsverschlechterung sein. Eine Frau mit Tachykardie gilt als hypovolämisch bis das Gegenteil bewiesen ist.

Blutdruck:
Hypertension - alle Schwangere/Wöchnerinnen mit einem systolischen R R >160mmHg müssen therapiert werden.
Hypotension - ein später Zeichen einer Zustandsverschlechterung, sollte sehr ernst genommen werden.

Zentral-venöser Druck: wenn bei einer Frau ein ZVD liegt, stelle sicher dass entsprechend der Leitlinie für Intensivmedizin der Druckwandler richtig positioniert und genullt ist. Trage die ZVD-Messungen in die entsprechende Box ein.

Wunde: Sollte entweder als trocken oder als nässig dokumentiert werden.

Grad des Blocks: Sensorisch 1 Taubheit bis Mamillenhöhe   Motorisch: 1 Keine Bein- oder Fußbewegung
                                  2 Taubheit bis mittleres Abdomen   2 leichte Bein- oder Fußbewegung
                                  3 Taubheit nur von Beinen/Gesäß   3 Kniebeugung oder Beinstreckung

Lagerung: regelmäßige Lagerungswechsel (mindestens alle 4h) sind wichtig um die Entstehung von Druckstellen zu vermeiden. Die Lage des Patienten sollte dokumentiert werden: z.B. R (back) - Rückenlage, RL (right lateral) - rechts Seitenlage, LL (left lateral) - links Seitenlage, S (sitting) - sitzend.

Schmerz-Scores: Das Schmerzniveau sollte wie folgt erfasst werden:
0 - Kein Schmerz, 1 - leichter Schmerz, 2 - Moderater Schmerz, 3 - Starker Schmerz

Neuronale Antwort: WASB ist ein Maß für das Bewusstsein. Die beste Antwort sollte wie folgt dokumentiert werden:

W - Wach   wach und orientiert
A - Ansprache   schläfrig, reagiert aber auf Ansprache
S - Schmerzreiz   Reaktion erschwert, reagiert auf einen gesetzten Schmerzreiz (Reibung am
B - Bewusstlos   Sternum, Kneifen des Ohres)
                    keine Reaktion auf Ansprache, Schütteln oder Schmerzreiz

Reflexe: Für den Fall einer intravenösen Therapie mit Magnesiumsulfat (MgSO4) sollte die An- oder Abwesenheit des Patellarsehnenreflexes stündlich kontrolliert werden.

Erzielte Scores und Reaktion: Alle Scores für alle Parameter sollten stündlich addiert und dokumentiert werden.

EIN ARZT/ÄRZTIN SOLLTE INFORMIERT WERDEN SOBALD EIN PATIENT/PATIENTIN
EINE ROTE ODER ZWEI ORANGE SCORES ERREICHT UM FRÜHZEITG ZU INTERVENIEREN.

Flüssigkeitseinfuhr: dies ist das Volumen aller Flüssigkeiten, die der Frau durch Trinken, nasogastrische Flüssigkeiten, i.v. Infusionen und i.v. Medikamenteninfusionen zugeführt wird. Dieses sollten zu einer stündlichen Menge in Millilitern (ml) sowie der Gesamtmenge zusammen gerechnet werden und in der Tabelle dokumentiert werden. Die totale 24h Einfuhr sollte täglich um 8 Uhr jeden morgen ausgerechnet werden.

Flüssigkeitsausfuhr: dies ist das Gesamtvolumen aller Flüssigkeitsverluste durch Urin, Erbrechen, Diarrhöe, Erbrechen, Magensonde, chirurgische Drainage, usw. Die Volumina sollten addiert werden, um einen stündlichen Gesamtwert in Milliliter (ml) zu erhalten und um eine laufende Summe zu berechnen und sollte in den Bogen dokumentiert werden. Die 24h Ausfuhr sollte täglich um 8 Uhr berechnet werden.

Flüssigkeitsbilanzierung: die wird aus der 24-stündigen Einfuhr minus der Ausfuhr berechnet und sollte täglich um 9 Uhr bestimmt werden. Jeweils um 9 Uhr wird mit einem neuen Überwachungsbogen begonnen und die Flüssigkeitsmengen beginnen erneut bei Null.

Der CISS Computersystem muss durch das medizinische Team eingegeben werden, wenn mit mütterlicher Intensivpflege begonnen wird, sie beendet wird und alle 24h (8:00 Uhr Visite) in der Zwischenzeit.

Abbildung 9.1 (Forts.)

Wo sollte Intensivpflege angeboten werden?

Derzeit wird Intensivpflege überwiegend auf Intensivstationen ausgeübt, Intensivpflege sollte jedoch ein Versorgungsgrad sein, nicht ein Ort. Die meisten Aspekte der Intensivpflege können außerhalb einer Intensivstation erfolgen, einschließlich des Kreißsaals oder in einem geburtshilflichen OP.

Frauen, die erweiterte respiratorische Maßnahmen benötigen (Beatmung) oder prolongierte kardiovaskuläre Unterstützung mit inotropen Substanzen (Medikamente, welche die Kontraktionskraft des Herzens erhöhen, um den Auswurf zu verbessern und so die Durchblutung lebenswichtiger Organe aufrecht zu erhalten) und Vasopressoren (Medikamente, um den mittleren arteriellen Druck anzuheben und so durch Vasokompression eine bessere Organperfusion zu ermöglichen), werden häufig auf eine Intensivstation verlegt, um eine Intensivüberwachung und spezialisierte Pflege zu ermöglichen. Jedoch könnten Frauen, die eines kritischen Pflegelevels 2 bedürfen, im geburtshilflichen Bereich verbleiben, wenn geschultes Personal und geeignetes Equipment zum Monitoring zur Verfügung stehen (Tabelle 9.2). Wenn möglich, sollte die Intensivpflege zur Frau gebracht werden, anstatt ihren Aufenthaltsort zu verlegen.[2] Der Bericht der Intensive Care Society, ‚Levels of Critical Care for Adult Patients' (2011, „Stufen der Intensivmedizin für erwachsene Patienten"), fokussiert sich auf das Niveau der Abhängigkeit des individuellen Patienten, unabhängig vom Aufenthaltsort, und wird derzeit in den meisten NHS-Institutionen angewendet.[7] Beispiele verschiedener Pflegestufen, die für Schwangere benötigt werden, sind in Tabelle 9.2 aufgelistet.

Regelmäßige, strukturierte Reviews: Anhaltende Einschätzung und Management

Alle Frauen, die Intensivpflege erhalten, benötigen umfassende, strukturierte und regelmäßige ärztliche Reviews mit dem Ziel der frühzeitigen Erkennung von Problemen und zeitnahen Intervention.

Es sollte ein systematisches Vorgehen angewendet werden – mit dem standardmäßigen ABCDE beginnend – sowie eine regelmäßige Überprüfung der Medikamente, Thromboseprophylaxe, Nieren- und Darmfunktion, Schmerzmanagement, Flüssigkeitsbilanzierung und Ernährung.

Tabelle 9.2 Beispiele für die Versorgung von Schwangeren entsprechend der jeweiligen Versorgungsstufe der Intensive Care Society.[3]

Level of care	Definition	Beispiel aus der Geburtshilfe
Level 0	Patientinnen, deren Bedürfnisse durch Versorgung auf einer normalen Station eines Akutkrankenhauses bedient werden können	Versorgung einer Mutter mit niedrigen Risiken
Level 1	Patientinnen mit erhöhtem Risiko für Verschlechterung, oder solche, die kürzlich von einem höheren Versorgungs-Level heruntergestuft wurden, deren Bedürfnisse auf einer Akutstation mit zusätzlicher Unterstützung durch ein Team der Intensivpflege bedient werden können	■ Blutungsrisiko ■ Oxytocininfusion ■ milde Präeklampsie, orale Antihypertensiva/ Flüssigkeitsrestriktion ■ Frauen mit stabiler Grunderkrankung z.B. angeborenem Herzfehler, Diabetes mit Insulinschema
Level 2	Patientinnen, die eine intensivierte Beobachtung oder Intervention benötigen, einschließlich Unterstützung eines singulären Organversagens oder post-operativer Versorgung, und solche, die von einem höheren Care-Level heruntergestuft wurden.	*Basic* Respiratory Support ■ 50% oder mehr Sauerstoff über Gesichtsmaske, um die Sättigung beizubehalten ■ continuous positive airway pressure (CPAP) ■ *Bi-level positive airway pressure* (BIPAP) *Basic* Cardiovascular Support ■ intravenöse Antihypertensiva zur Kontrolle des Blutdrucks ■ arterieller Zugang zum Blutdruckmonitoring oder Blutentnahmen ■ ZVK-Zugang zum Flüssigkeitsmanagement und ZVK-Monitoring zur Therapiesteuerung

Tabelle 9.2 (Forts.)

Level of care	Definition	Beispiel aus der Geburtshilfe
		Advanced Cardiovascular Support ■ simultane Verwendung von mindestens zwei intravenösen antiarrhythmischen/ antihypertensiven / vasoaktiven Medikamenten, von denen eines vasoaktiv sein muss ■ Notwendigkeit, die Herzauswurfleistung zu messen und zu behandeln **Neurologische Unterstützung** ■ Magnesiuminfusion zur Kontrolle von Krampfanfällen (nicht als Prophylaxe) ■ intrakranielles Druckmonitoring **Hepatische Unterstützung** ■ Management des akuten fulminanten Leberversagens, z.B. bei HELLP-Syndrom oder akuter Fettleber, sodass eine Transplantation erwogen wird
Level 3	Patientinnen, die allein einen Advanced Respiratory Support, oder Basic Respiratory Support und zusätzliche Unterstützung von mindestens zwei Organsystemen benötigen. Dieses Level schließt alle komplexen Patientinnen ein, die Unterstützung wegen Multiorganversagens benötigen	*Advanced* Respiratory Support ■ invasive mechanische Ventilation, Unterstützung von zwei oder mehr Organsystemen ■ renale Unterstützung und Basic Respiratory Support ■ Basic Respiratory/ Cardiovascular Support, sowie die Unterstützung eines zusätzlichen Organs

PROMPT PRactical Obstetric Multi-Professional Training

Die Verwendung sowohl des mütterlichen *critical care charts* (Abbildung 9.1) als auch des ‚Critical-Care-Structured-Review-Sheets' (Abbildung 9.2) stellt einen nützlichen Rahmen dar, um diesen regelmäßigen strukturierten Review zu erleichtern. Die Mitarbeiter sollten in der Verwendung der Charts und Worksheets geschult werden.

Ein mütterlicher *critical care chart* sollte sowohl dazu verwendet werden, die Beobachtungen der Frau zu dokumentieren, als auch die Flüssigkeitsbilianzierung und aktuelle klinische Untersuchungen, Ergebnisse und medizinische Reviews. Beobachtungen werden in der Regel stündlich durchgeführt, die Häufigkeit hängt jedoch vom Allgemeinzustand der Patientin ab. Die wichtigsten Beobachtungen, die mindestens stündlich durchgeführt werden sollten, sind in Tabelle 9.3 aufgelistet.

Der mütterliche ‚Critical-Care-Structured-Review'-Bogen (Abbildung 9.2) kann laminiert und auf dem Visitenwagen der Station als Gedächtnisstütze für das multi-professionelle Team bei der Visite platziert werden. Er kann ebenfalls in einen strukturierten Review-Bogen eingebaut oder als Aufkleber zum Dokumentieren der Pflege verwendet und jedes Mal in die Krankengeschichte gelegt werden, wenn ein Review durchgeführt wird.

Ausstattung

Die zum RCOG gehörende Maternal Critical Care Working Group hat eine Orientierungshilfe bezüglich einer Mindestausstattung für die Erbringung von mütterlicher Intensivpflege eingeführt. Diese ist in Table 9.4 aufgelistet.

Verlegung kritisch kranker Frauen auf eine Intensivstation

Es kann notwendig werden, eine kritisch kranke Frau vom Kreißsaal auf eine Intensivstation zu verlegen (oder zu bildgebenden Untersuchungen, in einen OP oder in ein anderes Krankenhaus). Jede Verlegung birgt das Risiko einer Destabilisierung oder Verschlechterung; es werden hierfür qualifizierte Mitarbeiter und eine spezialisierte Ausrüstung benötigt. Eine Verlegungen sollte daher zeitig, koordiniert, glatt und gut geplant werden[2], sodass diese für extrem kranke Frauen sicher ablaufen können.

Erfahrene Ärzte sollten eine Einschätzung der Frau durchführen und nach multidisziplinärer Diskussion die beste Station für die weitere Betreuung festlegen. Es sollte nur eine Verlegung bis zur definitiven Versorgung

Modul 9 — Mütterliche Intensivpflege

Mütterliche Intensivpflege - Strukturierter Review		
Dieses Formular wurde designed, um einen multi-professionellen Review einer kritisch kranken Schwangeren oder Wöchnerin zu erleichtern. *Es ersetzt nicht die Untersuchungen und Informationen (und sollte nicht ersetzen), welche in der Intensivpflege-Krankengeschichte verzeichnet sind* Relevanten Notizen können gemacht werden, da jeder Eintrag entweder direkt in die mütterliche Krankengeschichte erfolgt, oder das Arbeitsblatt mit Anmerkungen versehen wird die datiert, unterschrieben und nach dem Review in der mütterlichen Akte abgelegt werden.		Patienten ID: Aufkleber: Datum............Uhrzeit............

		Notizen:
A	**Airway** (Atemwege)	
B	**Breathing** (Atmung) Atemfrequenz, SpO$_2$, FiO$_2$, Befunde nach dem Abhören	
C	**Circulation** (Kreislauf) Herzfrequenz, RR, *capillary refill time*, Vasopressoren	
D	**Disability** (Einschränkung) Bewußtseinsebene, Schmerz, epiduraler oder spinaler Block	
E	**Electrolytes** (Elektrolyte) Mg$_{2+}$, Na+, K+ Spiegel und eGFR/Kreatinin	
F	**Fluids** (Flüssigkeit) – Review der Flüssigkeitsbalance (Einfuhr, Ausfuhr, Blutverlust, Drainagen)	
G	**GI & glucose control** (Darmfunktion und Magenschutz)	
H	**Haematology** (BB, Gerinnungs Profil, Thromboseprophylaxe)	
I	**Infection** (Temperatur, Sepsis-Sechs, Entzündungsmarker, Kulturen, Antibiotika)	
L	**Lines** (i.v. Zugänge, Arterie, ZVKs, ZVD, Blasenkatheter, Drainagen)	
M	**Maternal Co-Morbidities** (Diabetes, Hypertonus, Asthma, Epilepsie)	
N	**Neonatal considerations**	
O	**Obstetric** (geburtshilflich): pränatal, intrapartal / postpartal	
P	**Pharmacology** (Medikamente) review Medikamentenliste	
Q	**Questions** (Fragen)	
R	**Recommendations** (Empfehlungen)	
S	**Summary** (Zusammenfassung)	
	Unterschrift............................ Druckbuchstaben...................... Datum..................	

Abbildung 9.2 Mütterliche Intensivpflege – Strukturierter Review

Tabelle 9.3 Wesentliche Beobachtungen beim Monitoring kritisch kranker schwangerer Frauen in der Geburtshilfe

Atemfrequenz	Dies ist der wichtigste singuläre frühe Indikator einer Verschlechterung des Allgemeinzustands und sollte stets beim Monitoring dokumentiert werden.
Sauerstoffsättigung	Die Menge des verabreichten Sauerstoffs (L/min) oder der Luft sollte gemeinsam mit der Sauerstoffsättigung dokumentiert werden (SpO_2). Sauerstoff sollte je nach Krankenhausanweisung verordnet werden.
Temperatur	Dieser ist kein sensitiver Marker einer Zustandsverschlechterung, aber ein Temperaturanstieg (bis über 38 °C) oder -abfall (bis unter 36 °C) kann auf eine Sepsis hindeuten.
Herzfrequenz	Dies ist ein Schlüsselindikator. Eine Tachykardie kann zu Beginn das einzige Zeichen einer Zustandsverschlechterung sein. Eine Frau mit Tachykardie sollte als hypovolämisch gelten, bis das Gegenteil bewiesen wird.
Blutdruck	Hypotension ist ein spätes Zeichen einer Verschlechterung, da sie auf eine Dekompensation hindeutet und sehr ernst genommen werden sollte. Ein septischer Schock kann besonders schwer erkennbar sein. Im Zweifel sollte eine venöse oder arterielle Blutgasanalyse (BGA) zur Überprüfung des pHs und Laktats durchgeführt werden. Hypertension ist ebenso wichtig; alle Schwangeren und Wöchnerinnen mit einem systolischen Blutdruck > 160 mmHg benötigen eine notfallmäßige Therapie.

Tabelle 9.3 (Forts.)

zentralvenöser Druck (ZVD)	Der ZVD-Zugang ist ein venöser Zugang, der den zentralvenösen Druck misst. Dieser gibt Auskunft über den Volumenstatus der Frau. Bei einer Frau mit ZVD-Zugang sollte gesichert sein, dass der Druckwandler richtig positioniert und genullt ist, entsprechend der Leitlinien für Intensivmedizin. Die ZVD-Messungen sollten in der entsprechenden Spalte dokumentiert werden.
Reflexe	Wenn eine Frau Magnesiumsulfat i.v. erhält, sollte die An-/Abwesenheit tiefer Sehnenreflexe (meist des Patellarreflexes) stündlich dokumentiert werden.
Flüssigkeitseinfuhr	Dies ist das Volumen aller Flüssigkeiten, die der Frau durch Trinken, nasogastrische Flüssigkeiten, i.v. Infusionen und i.v. Medikamenteninfusionen zugeführt werden. Diese sollten zu einer stündlichen Menge in Milliliter (ml) sowie der Gesamtmenge zusammengerechnet werden und in der Tabelle dokumentiert werden. Die totale 24 h Einfuhr sollte um 8 Uhr jeden morgen ausgerechnet werden.
Urinmenge	Dies ist eines der wenigen Zeichen für die Endorganperfusion. Die Urinmenge sollte stündlich in Milliliter (ml) in den Überwachungsbogen eingetragen werden und ist Teil der Flüssigkeitsausfuhr der 24 h Flüssigkeitsbilanzierung.
Flüssigkeitsausfuhr	Dies ist das Gesamtvolumen aller Flüssigkeitsverluste durch Urin, Blutverlust, Diarrhoe, Erbrechen, Magensonde, chirurgische Drainage, usw. Die Volumina sollten addiert werden (um einen stündlichen Gesamtwert in Milliliter [ml] zu erhalten und um eine laufende Summe zu berechnen) und in dem Bogen dokumentiert werden. Die 24-stündige Ausfuhr sollte täglich um 9 Uhr berechnet weren.

Tabelle 9.3 (Forts.)

Flüssigkeitsbilanzierung	Die Flüssigkeitsbilanz muss genau bestimmt und stets aktualisiert werden. Sie wird aus der 24-stündigen Einfuhr minus der Ausfuhr berechnet und sollte täglich um 9 Uhr bestimmt werden. Jeweils um 9 Uhr wird mit einem neuen Überwachungsbogen begonnen und die Flüssigkeitsmengen beginnen erneut bei Null. Eine **positive Bilanz** sagt aus, dass die Frau eine größere Flüssigkeitszufuhr erhielt, als die in 24 Stunden ausgeschiedene Menge. Merke, dass eine Messungsungenauigkeit von bis zu 500–800 ml besteht, aufgrund täglicher Verluste durch Atmung, Verdunstung usw. Eine signifikante und anhaltende positive Bilanz ist jedoch ein Risikofaktor für die Entstehung von Lungenödemen. Eine **negative Bilanz** deutet darauf hin, dass die Frau in 24 h mehr Flüssigkeit verloren hat als ihr zugeführt wurde. Eine signifikante und anhaltend negative Bilanz stellt einen Risikofaktor für die Entwicklung eines Nierenversagens dar.
Lagerung der Patientin	Regelmäßiger Lagewechsel (mindestens vierstündlich) ist wesentlich, um Schäden an Druckregionen zu vermeiden.
neurologische Antwort	AVPU (im deutschen WASB) ist ein Schema zur Einstufung des Bewusstseins. Die beste Beschreibung sollte dokumentiert werden. Ein Abfall des AVPU-Scores sollte immer als signifikant angesehen werden. Ein Score von P oder niedriger ist gleichwertig zu einem Glasgow Coma Score ≤ 8. **(A) alert**/wach: wach und ansprechbar **(V) voice**/Ansprache: eingetrübt, aber reagiert in irgendeiner Weise auf verbale Ansprache

Modul 9 — Mütterliche Intensivpflege

Tabelle 9.3 (Forts.)

	(P) pain/Schmerzreiz: schwer erweckbar, reagiert auf Reiz wie Reibung des Sternums, Kneifen der Ohrläppchen oder Rütteln der Schultern **(U) unresponsive**/bewusstlos: keine Reaktion auf verbale oder motorische Stimuli
Schmerz Score	Schmerz-Scores leiten die Analgesie and deren Effektivität. Dokumentiert als **0** (**kein** Schmerz), **1** (**leichter** Schmerz), **2** (**moderater** Schmerz), **3** (**starker** Schmerz).

Tabelle 9.4 Mindestausstattung für die Erbringung von mütterlicher Intensivpflege[3]

- Monitor für HF, RR, EKG, SpO_2 und mit Transducer für invasives Monitoring
- Sauerstoffanschluss und Absaugung
- intravenöser Flüssigkeitswärmer
- Wärmedecke, gewärmte Luft (Bair Hugger)
- Blutgas-Gerät[a]
- Infusionspumpen
- Notfallwagen ‚Schwere Hämorrhagie'[a]
- Notfall-Eklampsie-Box[a]
- Verlegungsgerätschaften – Monitor und Beatmungsgerät
- Computer mit LAN-Zugang: Laborergebnisse, PACS-System etc.
- Lokale SOPs: 'Geburtshilfliche LL und mütterliche Intensivpflege
- Notfallwagen ‚Reanimation', Defibrillator, Ausrüstung zum Atemwegsmanagement[a]

[a]Diese können bereits im Kreißsaal oder Sektio-OP-Saal zur Verfügung stehen

erfolgen.[6] Entscheidungen sollten die Verfügbarkeit von Transportmitteln und die Zeitschiene einer Verlegung innerhalb eines oder zwischen zwei Krankenhäusern berücksichtigen, um sicherzustellen, dass die Verlegung sicher durchgeführt wird.[8]

Es sollte keine Verlegung erfolgen, bevor die Frau wiederbelebt und stabilisiert wurde. In vielen Fällen wird ein Team der Intensivstation anwesend sein, um bei der Vorbereitung und Verlegung zu assistieren.

- Es kann vor der Verlegung auf eine Intensivstation notwendig werden, die Atemwege mithilfe eines endotrachealen Tubus zu sichern (mit adäquatem Monitoring der endexpiratorischen CO_2-Konzentration), um das Risiko einer Verschlechterung während der Verlegung zu vermeiden.
- Es sollte ein geeigneter intravenöser Zugang vorhanden sein.
- Eine kontinuierliche invasive Blutdruckmessung ist die beste Technik um während der Verlegung kranker Frauen den Blutdruck zu monitoren, weshalb vor einer Verlegung ein arterieller Zugang notwendig werden kann.

Wenn eine Frau für das weitere Management auf eine Intensivstation verlegt wird, sollte die tägliche Visite eines Oberarztes der Geburtshilfe sowie einer Hebamme verfügbar sein, wenn auch nur in einer unterstützenden Rolle, bis die Frau in die Geburtshilfe zurückverlegt werden kann. Regelmäßige Informationen und Updates über das Neugeborene, einschließlich Fotos, können sehr hilfreich sein.[9]

Langfristige Auswirkungen von *near-miss maternal morbidity* auf Frauen, deren Babys und die Familien

Die weiterbetreuende Hebamme und Allgemeinärzte sollten von der Entlassung einer Frau informiert werden, wenn ein Aufenthalt auf der Intensivstation notwendig geworden ist. Termine zur Nachsorge bei dem Gynäkologen und/oder der Hebamme können hilfreich sein und sollten für mindestens 6 Wochen nach der Geburt organisiert werden. Frauen sollten sich darüber bewusst sein, dass das Erlebnis eines *near-miss incident* langfristige Auswirkungen auf ihre Gesundheit haben, insbesondere auf die Psyche, und sich auch auf den Partner auswirken kann.[10]

Literaturstellen

1. Office for National Statistics. *Statistical bulletin. Conceptions in England and Wales: 2015.* London: ONS, 2016. www.ons.gov.uk/peoplepopulationandcommunity/birthsdeathsandmarriages/conceptionandfertilityrates/bulletins/conceptionstatistics/2015 (aufgerufen Juni 2017).
2. Knight M, Kenyon S, Brocklehurst P, et al. (Hrsg.). MBRRACE-UK. *Saving Lives, Improving Mothers' Care: Lessons Learned to Inform Future Maternity Care from the UK and Ireland Confidential Enquiries into Maternal Deaths and Morbidity 2009–12.* Oxford: National Perinatal Epidemiology Unit, University of Oxford, 2014.

3. Maternal Critical Care Working Group. *Providing Equity of Critical and Maternal Care for the Critically Ill Pregnant or Recently Pregnant Women*. London: Royal College of Anaesthetists, 2011. www.rcog.org.uk/globalassets/documents/guidelines/prov_eq_matandcritcare.pdf (aufgerufen Juni 2017).
4. Zakowski MI, Ramanathan S. CPR in Pregnancy. *Curr Rev Clin Anesth* 1990; 10: 106.
5. Joint Working Party: Royal College of Obstetricians and Gynaecologists, Royal College of Midwives, Royal College of Anaesthetists, Royal College of Paediatrics and Child Health. *Safer Childbirth: Minimum Standards for the Organization and Delivery of Care in Labour*. London: RCOG, 2007. www.rcog.org.uk/en/guidelines-research-services/guidelines/safer-childbirth-minimum-standards-for-the-organisation-and-delivery-of-care-in-labour (aufgerufen Juni 2017).
6. Knight M, Nair M, Tuffnell D, et al. (Hrsg.). MBRRACE-UK. *Saving Lives, Improving Mothers' Care: Surveillance of Maternal Deaths in the UK 2012–14 and Lessons Learned to Inform Maternity Care from the UK and Ireland Confidential Enquiries into Maternal Deaths and morbidity 2009–14*. Oxford: National Perinatal Epidemiology Unit, University of Oxford, 2016.
7. Eddleston J, Goldhill D, Morris J. *Levels of Critical Care for Adult Patients*. London: Intensive Care Society, 2009.
8. Association of Anaesthetists of Great Britain and Ireland. *AAGBI Safety Guideline: Interhospital Transfer*. London: AAGBI, 2009. www.aagbi.org/publications/guidelines/interhospital-transfer-aagbi-safety-guideline (aufgerufen Juni 2017).
9. Royal College of Obstetricians and Gynaecologists. *Bacterial Sepsis following Pregnancy. Green-top Guideline No. 64B*. London: RCOG, 2012. www.rcog.org.uk/en/guidelines-research-services/guidelines/gtg64b (aufgerufen Juni 2017).
10. Knight M, Acosta C, Brocklehurst P, et al. UKNeS Co-Applicant Group. *Beyond Maternal Death: Improving the Quality of Maternal Care Through National Studies of 'Near Miss' Maternal Morbidity. Programme Grants for Applied Research, No. 4.9*. Southampton: National Institute for Health Research, 2016.

Weiterführende Literatur

Department of Health. *Competencies for Recognising and Responding to Acutely Ill Patients in Hospital*. London: DoH, 2008.

Intercollegiate Maternal Critical Care (MCC) Sub-Committee of the Obstetric Anaesthetists' Association. *Maternity Enhanced Care Competencies Required by Midwives Caring for Acutely Ill Women*. London: OAA, 2015.

Modul 10
Schulterdystokie

Wichtige Lerninhalte

- Verstehen, dass die Schulterdystokie unvorhersehbar ist und damit schwierig zu vermeiden
- Verstehen, dass bei der Schultedystokie ein Zug nur in axialer Richtung erfolgen darf, mit der gleichen Kraft, wie für eine normale Geburt ohne Schulterdystokie
- in der Lage zu sein, die notwendigen Manöver durchzuführen, um die Schultern bei Schulterdystokie zu lösen
- Verstehen der Bedeutung klarer und und genauer Dokumentation
- Bewusstsein über potentielle Komplikationen der Schulterdystokie, insbesondere, dass die permanente Plexus-brachialis-Verletzung nicht unvermeidlich ist

Häufige bei Übungen beobachtete Schwierigkeiten

- nicht den Neonatologen zu rufen
- Versagen, das Problem klar zu benennen
- Schwierigkeiten, die Hand in die Sakralhöhle einzuführen
- Verwirrung bezüglich innerer Rotationsmanöver, besonders für Eigennamen
- auf exzessive Traktionen zur Lösung der Schulter zurückzugreifen
- Anwendung von Fundusdruck

Einführung

Eine Schulterdystokie wird als ‚vaginale Schädellagengeburt' definiert, die zusätzliche geburtshilfliche Manöver erfordert, um die Geburt des Kindes zu unterstützen, nachdem sanfter Zug am Kopf erfolglos war.[1] Eine Schulterdystokie tritt auf, wenn entweder die vordere Schulter hinter der mütterlichen Symphyse, oder seltener die hintere Schulter, auf dem sakralen Promontorium eingekeilt ist (Abbildung 10.1).

Evidenzbasierte Algorithmen zur Behandlung der Schulterdystokien empfehlen Lösungsmanöver zur relativen Vergrößerung des Durchmessers des mütterlichen Beckens (McRoberts, Position auf allen Vieren) sowie zur Verringerung des Durchmessers der fetalen Schultern (suprapubischer Druck, Lösen des hinteren Arms) und/oder die Bewegung der fetalen Schultern in einen größeren Beckendurchmesser (suprapubischer Druck, interne Rotationsmanöver).[1]

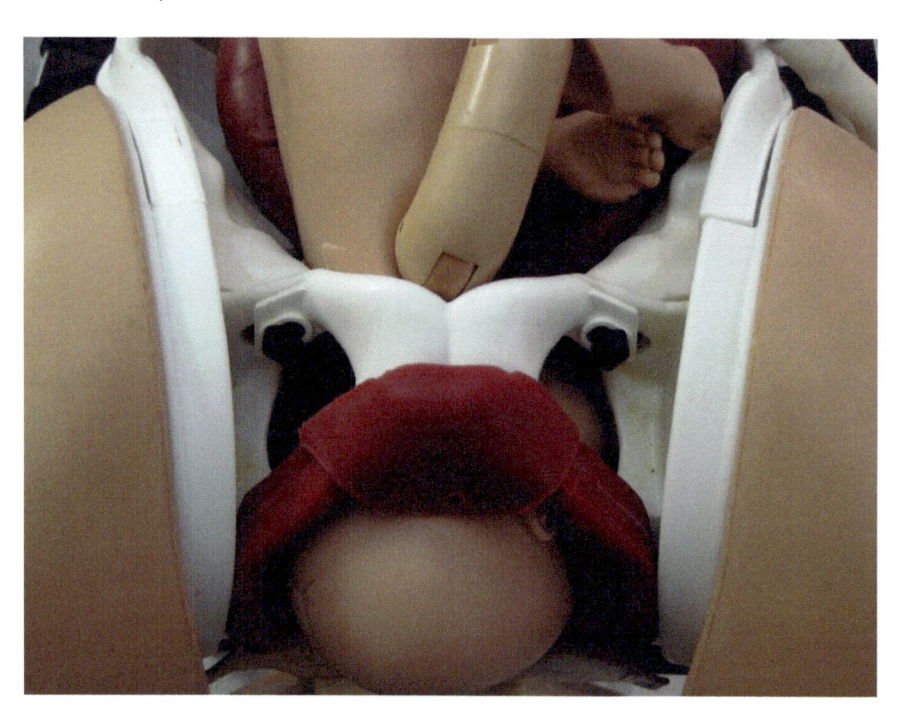

Abbildung 10.1 Schulterdystokie mit Verkeilung der vorderen Schulter hinter der mütterlichen Symphyse

Die Schulterdystokie bleibt ein weitestgehend unvorhersehbares Ereignis und kann zu schwerer Langzeitmorbidität für Mutter und Kind führen. Ein schlechtes Outcome kann zu erheblichen Gerichtskosten führen. In den USA ist die Schulterdystokie die zweithäufigste beklagte Komplikation der Geburt.[2] In Saudi-Arabien ist es das am häufigsten beklagte Problem.[3] In England zahlte die NHS Litigation Authority während eines Jahrzehnts zwischen 2000 und 2009 mehr als 100 Millionen Pfund an Haftungskosten für vermeidbare Schäden im Zusammenhang mit der Schulterdystokie.[4]

Dies ist ein enormer Ressourcenverlust für das Gesundheitssystem im Allgemeinen, ungeachtet der unmittelbaren und langfristigen Belastung vieler Eltern und Familien.[5]

Jüngere Daten deuten darauf hin, dass das neonatale Outcome, einschließlich der Verletzung des Plexus brachialis (BPI), durch multi-professionelles Simulationstraining verbessert werden kann.[6,7] Allerdings scheint nicht jede Form des Trainings effektiv zu sein; einige Trainingskonzepte konnten keine Verbesserung erzielen,[8,9] andere zeigten sogar einen Anstieg der Plexusparesen.[10]

Es scheint wesentliche Unterschiede zwischen effektivem und ineffektivem Training in der Geburtshilfe zu geben.[11,12] Dies trifft insbesondere auf das Schulterdystokietraining zu. Außerdem geht man heute davon aus, dass die Verwendung von Eponymen (Eigennamen) und Gedächtnisstützen nicht so nützlich ist, wie bisher angenommen.[13,14] Zuletzt bestehen wahrscheinlich Unterschiede für die zum Training verwendeten Simulationspuppen.[6]

Die aktuelle RCOG-Guideline für die Schulterdystokie besagt:

> Ein mit Verbesserungen des klinischen Managements und des neonatalen Outcomes assoziiertes Schulterdystokietraining war multi-professionell, die Manöver wurden an einem qualitativ hochwertigen Model demonstriert und geübt. Für die Lehre wurde der RCOG-Algorithmus verwendet […] anstatt den Mitarbeitern Gedächtnisstützen (z.B. HELPERR) oder Eponyme (z.B. Rubin und Woods) beizubringen.[1]

Inzidenz

Für die berichtete Inzidenz der Schulterdystokie besteht eine breite Variation. Zwischen 1985 und 2016 veröffentlichte Studien berichteten über Inzidenzen zwischen 0,1% und 3,0% aller Geburten.[15] Jüngere Datensätze zeigen, dass es signifikante Unterschiede in der Häufigkeit der Schulterdystokie gibt, die aus den USA (1,4%) und von außerhalb der USA (0,6%) stammen.[16] Es ist unklar, warum die Häufigkeiten unterschiedlich sind, aber ein besseres Bewusstsein kann die gemeldeten Häufigkeiten erhöhen.[6]

Risikofaktoren der Schulterdystokie

Eine Reihe von antenatalen und intrapartalen Charakteristika sind in Zusammenhang mit der Schulterdystokie berichtet worden (Box 10.1). Alle Charakteristika weisen jedoch eine geringe Prädiktion auf, auch die Kombination der Faktoren hat eine geringe Prädiktion.[1] Konventionelle

Risikofaktoren konnten nur 16% der Schulterdystokien, die zu einer kindlichen Morbidität führten, vorhersagen. Daher sollte aus praktischen Gründen das gesamte Personal bei jeder vaginalen Geburt auf das Auftreten einer Schulterdystokie vorbereitet sein, da diese klinisch nicht vorhersehbar ist.

Box 10.1 Risikofaktoren für die Schulterdystokie

antepartal

vorausgegangene Schulterdystokie
Makrosomie
Schwangerschaftsalter
mütterlicher Diabetes mellitus
mütterliche Adipositas

intrapartal

protrahierte Eröffnungsperiode
protrahierte Austreibungsperiode
Wehenunterstützung
vaginal-operative Entbindung
(Forceps oder Vakuum)

Vorausgegangene Schulterdystokie

Eine vorausgegangene Schulterdystokie ist ein Risikofaktor für eine rekurrente Schulterdystokie. Die Vorgeschichte einer Entbindung mit Schulterdystokie führt zu einem 6-fach bis nahezu 30-fach erhöhtem Risiko einer Schulterdystokie in der folgenden vaginalen Entbindung, wobei die meisten Häufigkeiten zwischen 12% und 17% liegen.[17] Das Wiederholungsrisiko wird jedoch wahrscheinlich unterschätzt, da nach einer schweren Schulterdystokie mit Plexusparese häufiger eine Sektio durchgeführt wird.

Frauen sollten darüber informiert werden, dass bei der Geburt die Komplikation einer Schulterdystokie aufgetreten ist und sollten über ihre Entscheidungsmöglichkeiten für den Geburtsort sowie die Risiken in einer Folgeschwangerschaft beraten werden.[17]

Makrosomie

Ein makrosomer Fetus erhöht das Risiko einer Schulterdystokie; je höher das Geburtsgewicht, desto höher das Risiko einer Schulterdystokie und Plexusparese.[18,19] Ein Review von 14721 Geburten berichtete eine Häufigkeit der Schulterdystokie bei nicht-diabetischen Schwangeren von 1% bei Kindern < 4000 g, 10% bei einem Gewicht von 4000–4499 g und 23% bei einem Gewicht von mehr als 4500g.[20] Dennoch bleibt die fetale Makrosomie ein schwacher Prädiktor für eine Schulterdystokie.

Die große Mehrheit der Kinder mit einem Geburtsgewicht von über 4500 g entwickeln keine Schulterdystokie und bis zu 50 % der Fälle von Schulterdystokien treten bei einem Kindsgewicht von unter 4000 g auf.[1]

Die pränatale Vorhersagewahrscheinlichkeit der Makrosomie ist niedrig: Ultraschalluntersuchungen im dritten Trimenon haben mindestens eine 10 %ige Fehlerquote für das aktuelle Geburtsgewicht und erkennen nur 60 % der Kinder mit einem Gewicht von über 4500 g.[1] Einige Autoren vertreten sogar die Auffassung, dass die fetale Biometrie keinen Platz in der Entscheidungsfindung bezüglich des Geburtsmodus zur Vermeidung einer Schulterdystokie hat.[21] Außerdem ist die Evidenz für einen Nutzen von Interventionen basierend auf dem fetalen Schätzgewicht niedrig.

Schwangerschaftsalter

Eine kürzlich durchgeführte Studie mit mehr als 2 Millionen Geburten zeigte, dass die Wahrscheinlichkeit einer Schulterdystokie mit zunehmendem Gestationsalter ansteigt: 0,22 % zwischen 32–35 SSW, 0,42 % zwischen 36–37 SSW, 0,57 % zwischen 38–39 SSW, 0,83 % zwischen 40–41 SSW sowie 0,97 % zwischen 42–43 SSW. Dies hängt wahrscheinlich mit der zunehmenden fetalen Größe zusammen.[22]

Mütterlicher Diabetes mellitus

Ein mütterlicher Diabetes mellitus erhöht das Risiko einer Schulterdystokie. Kinder von diabetischen Müttern haben ein 2-fach erhöhtes Schulterdystokierisiko, im Vergleich zu Kindern des gleichen Geburtsgewichtes nicht-diabetischer Mütter.[16] Dies ist vermutlich auf die unterschiedliche Körperform der Kinder diabetischer Mütter zurückzuführen, d. h. sie sind auch breiter und nicht nur schwerer.

Instrumentelle Entbindung

Eine vaginal-operative Entbindung (Forceps oder vakuum-unterstützte Geburt) ist ebenfalls mit einer Schulterdystokie assoziiert. Dies liegt wahrscheinlich daran, dass vaginal-operativ geborene Kinder eher makrosom sind und/oder ihre Schultern eher direkt in den engeren direkten anteroposterioren Durchmesser gezogen werden.[15] Ein kürzlicher systematischer Review zeigte, dass eine vakuumunterstützte Geburt, sowohl in *fixed*- als auch in *random*-Modellen, mit einem höheren Risiko für eine Schulterdystokie, verglichen mit einer normalen Geburt, assoziiert ist (Odds-Ratio [OR] jeweils 2,87 bzw. 2,98). Die Häufigkeit der Schulterdystokie war bei Vakuum- und Forcepsentbindungen nicht unterschiedlich ($p > 0,05$).[23]

Adipositas

Frauen mit einem erhöhten Body-Mass-Index (BMI) haben ein höheres Risiko für Schulterdystokie als solche mit einem normalen BMI.[1] Jedoch haben Frauen mit Adipositas häufiger Diabetes und neigen zu großen Babys. Daher ist die Assoziation zwischen mütterlicher Adipositas und Schulterdystokie wahrscheinlich eher auf die fetale Makrosomie als auf die mütterliche Adipositas selbst zurück zu führen.

Schlüsselpunkte

- Die Mehrheit der Fälle von Schulterdystokie tritt bei Frauen ohne Risikofaktoren auf.
- Die Schulterdystokie ist daher ein unvorhersehbares und weitestgehend unvermeidbares Ereignis.
- Kliniker sollten sich der existierenden Risikofaktoren bewusst sein, aber sollten bei jeder Geburt stets an die Möglichkeit einer Schulterdystokie denken.

Prävention und pränatale Beratung

Sectio caesarea

Einer Schulterdystokie kann nur durch eine Sectio caesarea vorgebeugt werden. Allerdings wird nicht routinemäßig eine elektive Sektio empfohlen, um die potentielle Morbidität durch eine Schulterdystokie zu verringern. Schätzungen haben ergeben, dass etwa 2345 Kaiserschnitte durchgeführt werden müssten, um eine permanente Plexusparese durch Schulterdystokie zu vermeiden.[24]

Das jüngste Montgomery-Urteil des UK Supreme Court fordert von Geburshelfern, dass in Zusammenhang mit einer Schulterdystokie alle Frauen über angemessene Risiken aufgeklärt werden müssen, einschließlich der konkurrierenden Risiken einer vaginalen Entbindung gegenüber einer Sektio.[25] Die relativen Risiken sind in der RCOG-Patienteninformation zu einem elektiven Kaiserschnitt zusammengefasst.[26]

- Risiko einer Schulterdystokie und einer permanenten Plexusparese (BPI):[22]
    - ☐ Schulterdystokie: 1–2% Risiko
    - ☐ permanente BPI: 0,03%

- Risiken bei Kaiserschnittentbindung:[26]
    - Babys, die durch einen Kaiserschnitt geboren wurden, entwickeln im Kindesalter häufiger Asthma und werden häufiger übergewichtig.
    - Aus Gründen, die noch nicht verstanden sind, ist die Wahrscheinlichkeit einer Totgeburt in einer zukünftigen Schwangerschaft nach einem Kaiserschnitt (0,4%) höher als nach einer vaginalen Geburt (0,2%).
    - Nach vorherigem Kaiserschnitt besteht ein erhöhtes Risiko für eine abnormal invasive Plazenta.

Daher ist ein elektiver Kaiserschnitt nicht ohne Folgen, und das Risiko einer Totgeburt in einer zukünftigen Schwangerschaft ist zehnmal höher als das Risiko einer Verletzung des Plexus brachialis in der aktuellen Schwangerschaft. Natürlich gibt es noch weitere Vor- und Nachteile, die einer entsprechenden Diskussion bedürfen.

Die Option der Geburt durch einen elektiven Kaiserschnitt ist in der RCOG-Guideline zur Schulterdystokie[1] sowie im US-Äquivalent[27] für Frauen mit Diabetes und einem geschätzten Fetalgewicht von über 4500 g, oder bei einem geschätzten Fetalgewicht von mehr als 5000 g bei einer Frau ohne Diabetes, empfohlen. Dies ist auf die höhere Inzidenz von Schulterdystokie und BPI bei Schwangerschaften zurückzuführen, die von Diabetes betroffen sind.

In Deutschland wird auch ohne Diabetes bereits ab einem sonographischen Schätzgewicht von > 4500 g eine Sektio empfohlen, mindestens sollte jedoch eine alternative Aufklärung zum Kaiserschnitt erfolgen.[20]

Geburtseinleitung

Bis vor Kurzem schien die präventive Geburtseinleitung keinen Nutzen zu haben. Nun gibt es jedoch belastbare Daten, die eine frühe Einleitung als Strategie zur Verringerung des Schulterdystokierisikos für zwei Konstellationen unterstützen: 1. mütterlicher Diabetes und 2. Verdacht auf Makrosomie.

Eine Metaanalyse von randomisiert kontrollierten Studien zu den Auswirkungen der Behandlung von Frauen mit Schwangerschaftsdiabetes ergab, dass die Inzidenz der Schulterdystokie durch eine frühzeitige Einleitung bei diesen Frauen verringert wird.[28]

Darüber hinaus wurden in einer kürzlich veröffentlichten Studie 822 Frauen mit Einlingsschwangerschaften, mit einem Schätzgewicht über der 95. Perzentile, in entweder Einleitung zwischen $37^{+0} - 38^{+6}$ SSW oder abwartendes Management, randomisiert.[29] Die Weheninduktion verringerte das Risiko einer Schulterdystokie und die damit verbundene Morbidität signifikant, im Vergleich zu abwartendem Verhalten. Die Wahrscheinlichkeit einer spontanen vaginalen Geburt war bei Frauen in der Einleitungsgruppe höher als in der abwartenden Gruppe, obwohl der anschließende Cochrane-Review einen Anstieg der Häufigkeit schwerer Dammrisse in der Einleitungsgruppe berichtete.[30]

Daher bleibt eine genaue und transparente Beratung für Frauen und ihre Familien Priorität, damit sie die für sie richtige Entscheidung treffen können.

Management der Schulterdystokie

Aktuelle internationale Leitlinien empfehlen vier grundlegende Manöver zur Lösung einer Schulterdystokie: das McRoberts-Manöver/die Vierfüßler-Position, suprasymphysärer Druck, Lösung des hinteren Arms sowie die innere Rotation.[1,27] Ein Algorithmus zum Management der Schulterdystokie wird in Abbildung 10.2 dargestellt. Dies wird in den folgenden Absätzen ausführlich beschrieben.

Aktuelle Daten zeigen, dass das McRoberts-Manöver und/oder der suprasymphysäre Druck möglicherweise nicht so erfolgreich sind, wie bisher angenommen; sie waren nur bei 25,8% der Schulterdystokien erfolgreich, die anderen 74,2% benötigten entweder Rotationsmanöver oder Manöver am hinteren Arm, oder eine Kombination daraus.[31] Diese Beobachtungen wurden in einem US-Datensatz bestätigt.[31]

Einige Autoren empfehlen interne Rotationsmanöver als erste Option einzusetzen.[33] Interne Manöver sind jedoch äußerst invasiv; wir empfehlen daher, dass zunächst das McRoberts-Manöver mit suprasymphysären Druck versucht wird und gegebenenfalls auf interne Manöver zurückzugreifen. Zudem konnte eine Verringerung der Verletzungsrate erzielt werden, wenn der RCOG-Algorithmus verwendet wurde.[6] Variationen in der Reihenfolge der Maßnahmen können angemessen sein. Zum Beispiel kann es bei einer Frau mit morbider Adipositas schwierig sein, ein effektives McRoberts-Manöver durchzuführen oder effektiven suprasymphysären Druck auszuüben. Daher kann es sinnvoller sein, direkt zu einem internen Manöver überzugehen (z.B. der Lösung des hinteren Arms).

In Deutschland wird zwischen allgemeinen und speziellen Maßnahmen unterschieden.[20]

Modul 10 — Schulterdystokie

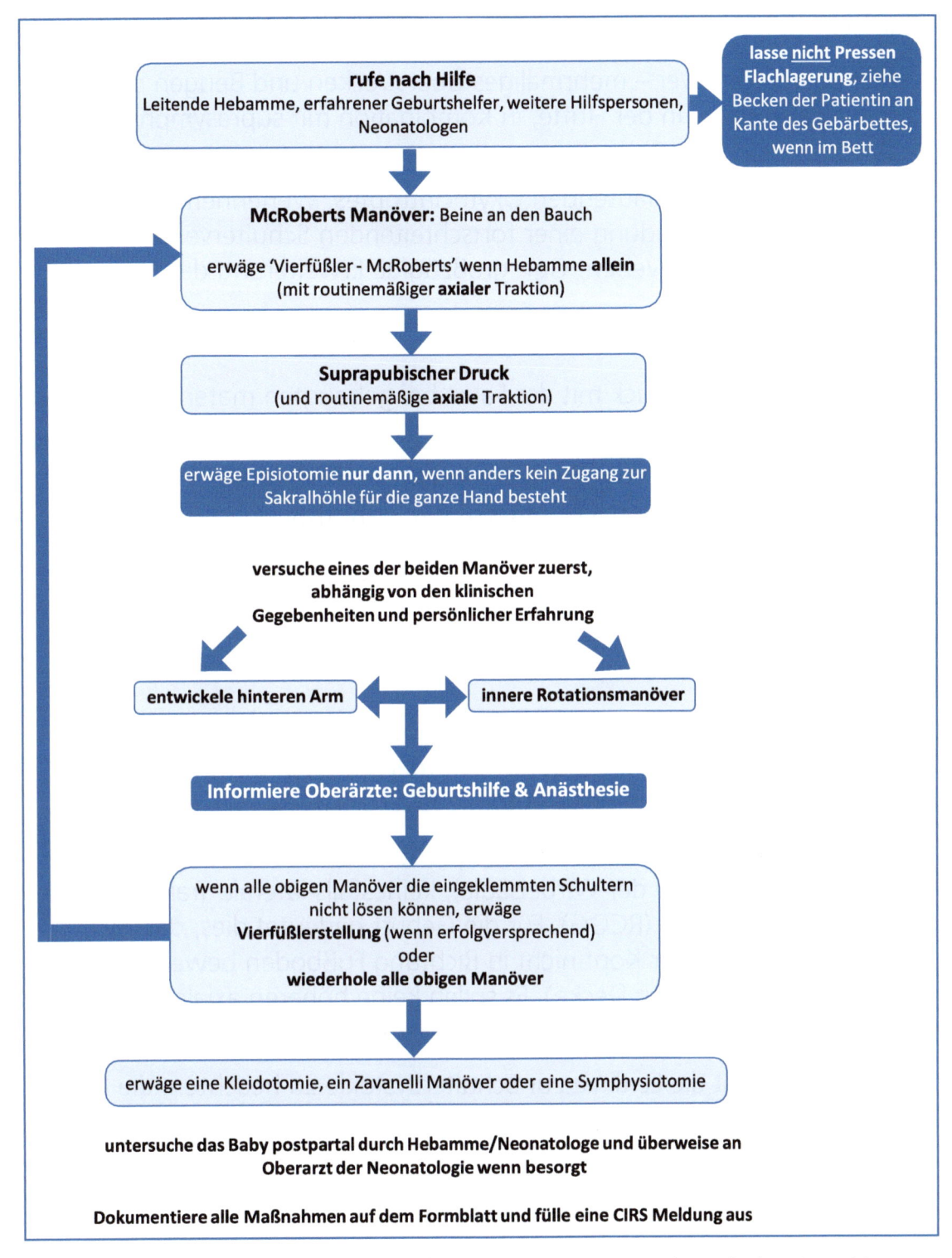

rufe nach Hilfe
Leitende Hebamme, erfahrener Geburtshelfer, weitere Hilfspersonen, Neonatologen

→ **lasse nicht Pressen**
Flachlagerung, ziehe Becken der Patientin an Kante des Gebärbettes, wenn im Bett

McRoberts Manöver: Beine an den Bauch
erwäge 'Vierfüßler - McRoberts' wenn Hebamme **allein**
(mit routinemäßiger **axialer** Traktion)

Suprapubischer Druck
(und routinemäßige **axiale** Traktion)

erwäge Episiotomie **nur dann**, wenn anders kein Zugang zur Sakralhöhle für die ganze Hand besteht

versuche eines der beiden Manöver zuerst, abhängig von den klinischen Gegebenheiten und persönlicher Erfahrung

- entwickele hinteren Arm
- innere Rotationsmanöver

Informiere Oberärzte: Geburtshilfe & Anästhesie

wenn alle obigen Manöver die eingeklemmten Schultern nicht lösen können, erwäge
Vierfüßlerstellung (wenn erfolgversprechend)
oder
wiederhole alle obigen Manöver

erwäge eine Kleidotomie, ein Zavanelli Manöver oder eine Symphysiotomie

untersuche das Baby postpartal durch Hebamme/Neonatologe und überweise an Oberarzt der Neonatologie wenn besorgt

Dokumentiere alle Maßnahmen auf dem Formblatt und fülle eine CIRS Meldung aus

Abbildung 10.2 Algorithmus für das Management der Schulterdystokie (basierend auf der RCOG-Green-top-Guideline 2012)

Allgemeine Maßnahmen:

- ☐ McRoberts-Manöver – mehrmaliges Überstrecken und Beugen der maternalen Beine in der Hüfte, in Kombination mit suprasymphysärem Druck,
- ☐ Abstellen eines evtl. laufenden Oxytocintropfes, Wehenhemmung mittels Tokolyse, zur Vermeidung einer fortschreitenden Schulterverkeilung durch übermäßige Wehen. Ggf. großzügige Erweiterung der Episiotomie.

Spezielle Maßnahmen:

- ☐ suprasymphysärer Druck mit der Faust bei gebeugten maternalen Beinen,
- ☐ Woods-Manöver – Eingehen der Hand zur Rotation der hinteren Schulter, vom Rücken oder von der Brust aus kommend (Analgesie erforderlich),
- ☐ Lösung des in Sakralhöhle stehenden hinteren Arms.

Vom RCOG werden die Entwicklung des posterioren Arms und innere Rotationsmanöver in ihrer Wertigkeit gleichgesetzt. In Deutschland folgt die Lösung des in der Sakralhöhle stehenden Arms nach dem Woods'schen Rotationsmanöver.

Vom RCOG wird die Erweiterung einer Episiotomie nur dann angestrebt, wenn nicht die ganze Hand eingeführt werden kann. In Deutschland wird die Anlage/Erweiterung einer Episiotomie favorisiert.

Wenn vorsichtige Traktion am Kopf ausgeübt wird, dann stets nur in axialer Richtung (in Längsachse der Wirbelsäule), keinesfalls laterale Traktionskräfte auf den Plexus ausüben (RCOG). Für die Geburt bedeutet dies, dass bei Steinschnittlagerung der Kopf nicht in Richtung Fußboden bewegt wird (aber auch nicht Richtung Decke). Es sollen keine höheren axialen Kräfte als bei einer normalen Geburt ohne Schulterdystokie angewendet werden.

Für Deutschland ist die Leitlinie zur Schulterdystokie zu beachten, die aktuell überarbeitet wird.[20]

Erkennung der Schulterdystokie

- ■ Die Geburt des Gesichts und Kinns kann schwierig sein.
- ■ Nachdem der Kopf geboren wurde, bleibt er der Vulva fest aufgepresst.
- ■ Das Kinn zieht sich zurück und drückt auf das Perineum – das Turtle-Neck-Zeichen.
- ■ Die vordere Schulter löst sich bei mütterlichem Pressen, und/oder wenn axial gezogen wird, nicht.

Modul 10 Schulterdystokie

Wenn eine Frau in der Gebärwanne entbindet, sollte sie gebeten werden, die Wanne zu verlassen, sobald die Hebamme eine Verzögerung bei der Geburt der Schultern feststellt. Eine Schulterdystokie ist in dieser Situation möglicherweise nicht sicher zu bestätigen, aber im Pool sollten keine Manöver versucht werden.

Rufe nach Hilfe

- Löse den Notsektio-Pieper aus.
- In einem Kreißsaal rufe:
    - eine zusätzliche erfahrene Hebamme,
    - Mitarbeiter der Geburtshilfe,
    - den erfahrensten verfügbaren Geburtshelfer,
    - die Neonatologen.
- In einem Geburtshaus oder bei einer Hausgeburt rufe einen Krankenwagen.
- Denk dran, den Neonatologen zu rufen – dies wird häufig vergessen.
- Erwäge, den Oberarzt für Geburtshilfe oder einen Anästhesisten zu rufen.

Benenne klar das Problem. Rufe ‚Schulterdystokie' aus, wenn Hilfe eintrifft.

Notiere die Zeit wenn der Kopf geboren wurde (starte die Stoppuhr am Resuscitaire oder markiere das CTG, wenn laufend).

Bitte die Mutter, nicht mehr zu pressen. Das Pressen sollte vermieden werden, da es den Druck auf die Schulter erhöht, wodurch das Risiko neurologischer und orthopädischer Komplikationen ansteigt, ohne Befreiung der Schulterdystokie.

McRoberts-Manöver

Das McRoberts-Manöver ist eine effektive Intervention, für die Erfolgsraten von bis zu 90% beschrieben wurden, obgleich aktuelle Erhebungen eine Erfolgsrate von weniger als 50% zeigen.[32,34] Das McRoberts-Manöver ist mit einer niedrigen Komplikationsrate assoziiert, stellt eines der am wenigsten invasiven Manöver dar und sollte daher, wenn möglich, als erstes angewendet werden.

Lagere die Mutter flach und entferne alle Kissen unter dem Rücken. Ein Assistent steht auf jeder Seite, es werden nun die Beine der Patientin gegen das mütterliche Abdomen geführt, in einer in der Hüfte stark gebeugten Position, sodass die Knie in Richtung der Ohren der Mutter zeigen

(Abbildung 10.3). Wenn sich die Mutter in Steinschnittlagerung befindet (wie für eine vaginal-operative Entbindung), müssen die Beine aus den Beinschalen genommen werden, um das McRoberts Manöver durchführen zu können.

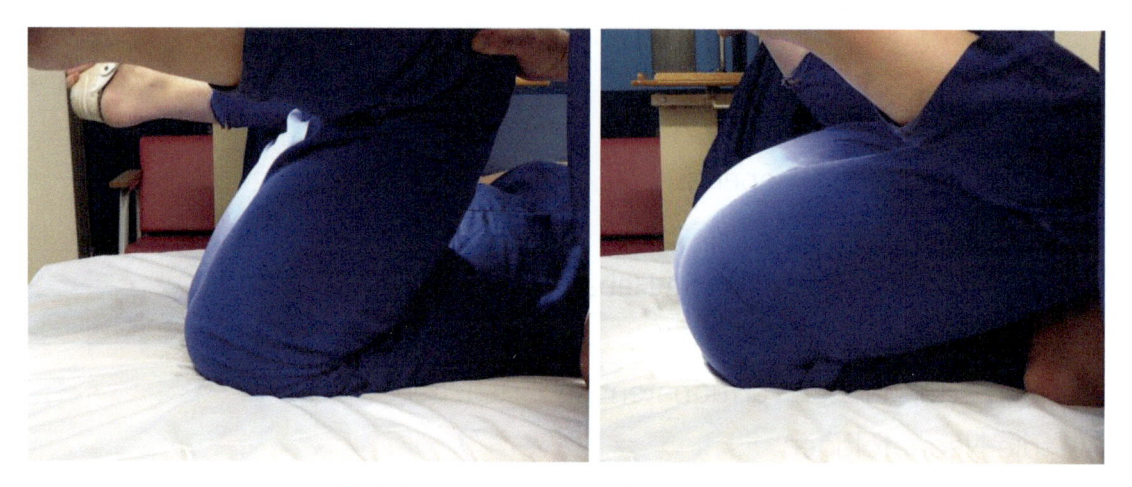

Abbildung 10.3 McRoberts-Manöver

Ein Merkmal eines effektiven McRoberts-Manövers ist, dass das mütterliche Gesäß während der Hyperflexion der Hüften vom Bett abgehoben wird, wodurch das Becken rotiert.[31]

Das McRoberts-Manöver erhöht den relativen anteroposterioren Diameter des Beckeneingangs, indem das mütterliche Becken kopfwärts rotiert und das Sakrum relativ gegenüber der lumbalen Wirbelsäule gestreckt wird.

Routinemäßige axiale Traktion: Der gleiche Grad an Zugkraft wie bei einer normalen Geburt, in einer axialen Richtung, d. h. in einer Linie mit der Achse der fetalen Wirbelsäule (Abbildung 10.4), sollte dann auf den Kopf des Babys ausgeübt werden, um zu überprüfen, ob die Schultern gelöst wurden.

Wenn die vordere Schulter durch das McRoberts-Manöver nicht gelöst wird, fahre mit dem nächsten Manöver fort. Setze nicht den Zug am Kopf des Babys fort.

> **Denk dran: Die Schulterdystokie ist ein ‚knöchernes Problem' bei dem die Schulter des Babys durch das Becken der Mutter blockiert wird. Wenn die Einklemmung nicht durch das McRoberts-Manöver befreit wird, müssen andere Manöver zur Anwendung kommen (kein Zug), um die Schulter zu befreien und die Geburt zu vollenden.**

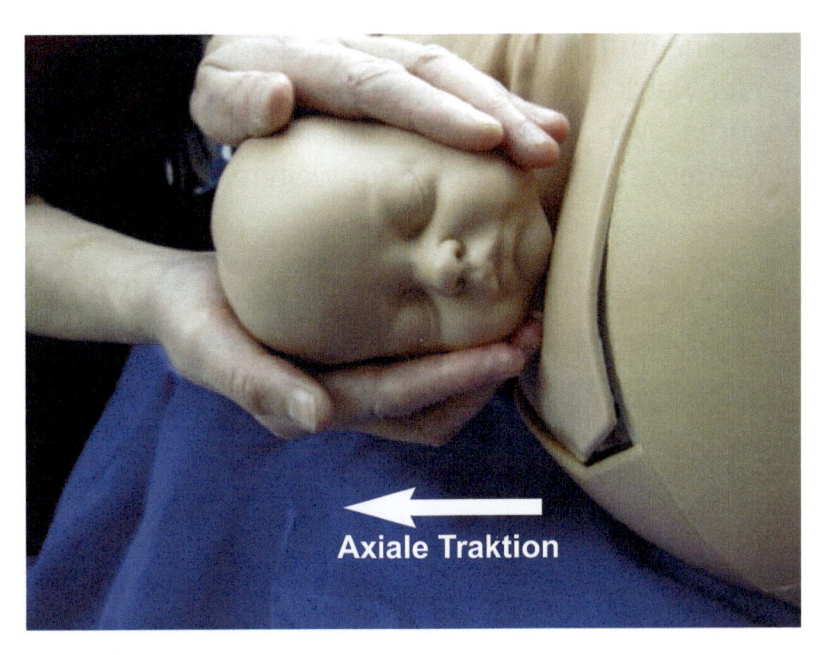

Abbildung 10.4 Routinemäßige axiale Traktion

Ein prophylaktisches McRoberts-Manöver **vor der Geburt des kindlichen Kopfes** ist ineffektiv und wird daher nicht empfohlen.[1] Wird das McRoberts-Manöver zudem prophylaktisch in Antizipation einer möglichen Schulterdystokie durchgeführt, bleibt es unklar, ob im Rahmen der Entbindung ein echtes Problem vorgelegen hat, was Auswirkungen für die Wahl des Geburtsortes der Mutter in einer Folgeschwangerschaft haben könnte.

Auf allen Vieren

Für den Vierfüßlerstand wurde in einer kleinen Fallserie eine Erfolgsrate von 83% beschrieben.[35] Das Positionieren einer Frau auf allen Vieren, in einer in den Hüften gebeugten Position, mit den Oberschenkeln gegen die Bauchdecke geführt, hat eine ähnliche Wirkung auf das mütterliche Becken wie das McRoberts-Manöver; die Vierfüßlerstellung ist im Wesentlichen die umgekehrte McRoberts-Lagerung. Für die Entscheidung zu dem McRoberts-Manöver oder der Vierfüßlerstellung sollten individuelle Umstände zur Anwendung kommen. Für eine schlanke, 'bewegliche Frau, mit einer **einzelnen Hebamme** vor Ort, ist das ‚all fours' Manöver wahrscheinlich sinnvoll, insbesondere bei einer Hausgeburt.

Bei einer weniger mobilen Frau mit Epiduralanästhesie ist das traditionelle McRoberts-Manöver mit der flach gelagerten Mutter wahrscheinlich besser.

Um in den Vierfüßlerstand zu kommen, bitte die Mutter, sich umzudrehen, um sich mit gebeugten Hüften und Knien auf Oberarmen und Knien abzustützen. Dieser einfache Lagewechsel kann zur Lösung der vorderen

PROMPT PRactical Obstetric Multi-Professional Training

Schulter führen. Eine routinemäßige axiale Traktion kann auf den fetalen Kopf angewendet werden, um festzustellen, ob die Schulterdystokie überwunden wurde. Wenn die Dystokie anhält, sollten interne Manöver durchgeführt werden (s.a. weiter unten für weitere Details).

> **Denk dran: Wenn sich die Frau in einer Vierfüßlerstellung befindet, sind sowohl die Sakralhöhle als auch die fetale posteriore Schulter an höchster Stelle.**

Suprasymphysärer Druck

Der suprasymphysäre Druck zielt darauf ab, die Schulterdystokie zu lösen durch 1. Verringerung des fetalen bi-sakromialen Diameters (Schulter zu Schulter) und 2. Rotation der fetalen anterioren Schulter in den größeren schrägen Diameter des Beckens. Die vordere Schulter wird befreit, um mithilfe der routinemäßigen axialen Traktion unter die Symphyse zu gleiten.

Ein Assistent sollte suprasymphysären Druck von der Seite des fetalen Rückens aus anwenden, was den Diameter der fetalen Schultern durch Zusammendrücken (Adduktion) in Richtung kindlichem Brustkorb verringert. Es sollte gerade oberhalb der mütterlichen Symphyse ein abwärts- und lateralgerichteter Druck ausgeübt werden, um den posterioren Anteil der vorderen Schulter in Richtung des fetalen Brustkorbs zu drücken (Abbildung 10.5). Wenn Unsicherheit bezüglich des fetalen Rückens besteht, sollte der suprasymphysäre Druck von derjenigen Seite aus ausgeübt werden, an der der fetale Rücken am wahrscheinlichsten steht. Sollte dies nicht erfolgreich bei der Lösung der Schulterdystokie sein, kann auch suprasymphysärer Druck von der anderen Seite versucht werden.

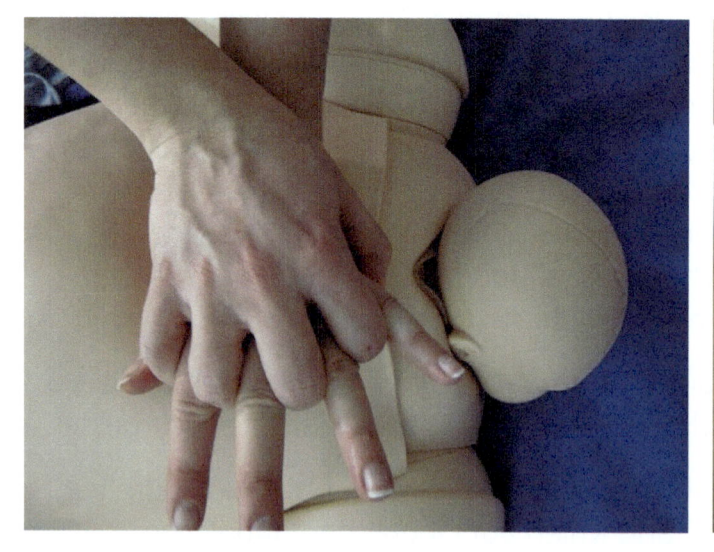

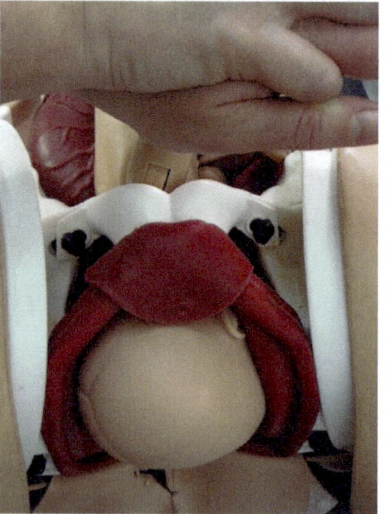

Abbildung 10.5 Anwendung des suprasymphysären Drucks

Es liegt keine Evidenz dafür vor, dass ruckartiger Druck besser als kontinuierlicher Druck für die Anwendung des suprasymphysären Drucks ist, oder dass er für 30 Sekunden ausgeübt werden sollte, um effektiv zu sein. Wenn sich die vordere Schulter nach der Anwendung des suprapubischen Drucks und des routinemäßigen axialen Zugs am fetalen Kopf nicht löst, sollte ein anderes Manöver versucht werden.

Evaluiere die Notwendigkeit einer Episiotomie

Eine Episiotomie wird nicht die knöcherne Obstruktion der Schulterdystokie lösen, kann jedoch notwendig sein, um dem Geburtshelfer den Raum zu geben, interne vaginale Manöver durchführen zu können, wie z.B. die Entwicklung des posterioren Arms oder die innere Rotation der Schultern. Ein vor kurzem publizierter Review fand keine Evidenz, um den Einatz der Episiotomie zur Prävention oder dem Management der Schulterdystokie zu unterstützen.[36]

Häufig ist es bereits zu einem Dammriss gekommen oder eine Episiotomie ist bereits vor der Geburt des Kopfes angelegt worden. Mit der richtigen Technik ist nahezu immer ausreichend Platz, um einen inneren Zugang zu erreichen, ohne eine Episiotomie durchzuführen.[37]

Die früher häufig durchgeführte äußere Überdrehung des kindlichen Köpfchens zur Prävention der Schulterdystokie wird nicht mehr empfohlen, da in der Vergangenheit die Anwendung des Manövers zu kindlichen Schäden geführt hat.[23]

Interne Manöver

Wenn das McRoberts-Manöver mit suprasymphysärem Druck oder die Vierfüßlerstellung nicht erfolgreich war, können zwei Arten von internen vaginalen Manövern durchgeführt werden: die Entwicklung des posterioren Arms und innere Rotationsmanöver. Es liegt keine Evidenz dafür vor, dass eines der Manöver dem anderen überlegen ist oder dass eines vor dem anderen versucht werden sollte. Die Entscheidung, welches Manöver versucht werden soll, sollte von den klinischen Umständen abhängig gemacht werden. Alle internen Manöver beginnen jedoch mit der gleichen Maßnahme: der posterioren Einführung der gesamten Hand in die Sakralhöhle. Sobald der Zugang erlangt wurde, kann eine pragmatische Entscheidung bezüglich der zuerst anzuwendenden Manöver getroffen werden, die auf den individuellen Umständen beruht.

Einen inneren vaginalen Zugang erzielen

Wenn die Schulterdystokie auftritt, besteht das Problem in der Regel am Beckeneingang: Die vordere Schulter ist oberhalb der Symphyse eingeklemmt. Wenn versucht wird, einen vaginalen Zugang für interne Manöver zu erzielen, besteht die Versuchung, die Hand anterior einzuführen. Wenn jedoch die anteriore fetale Schulter eingeklemmt ist, da zu wenig Platz ist, wird vorne auch zu wenig Platz sein, um eine Hand für Manöver einzuführen (Abbildung 10.6).

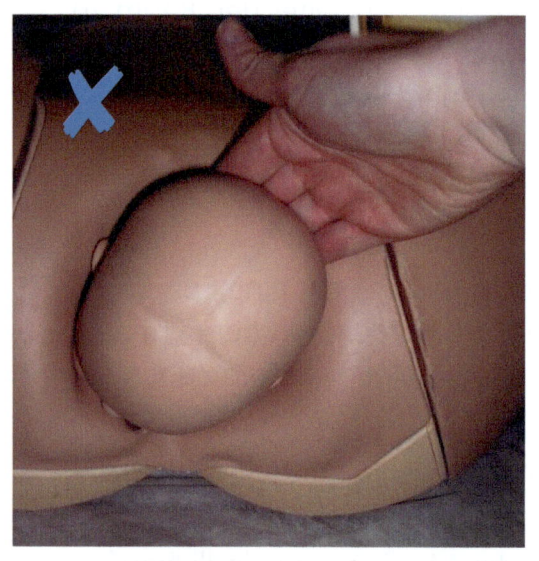

a. Versuch, vorne Zugang zu erreichen

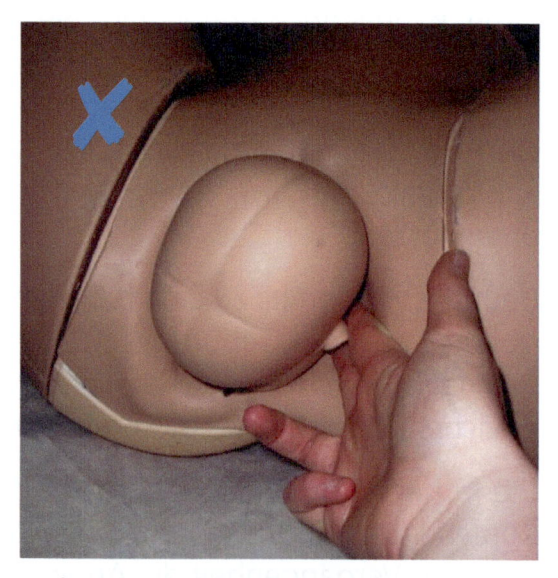

b. Versuch, lateral Zugang zu erreichen

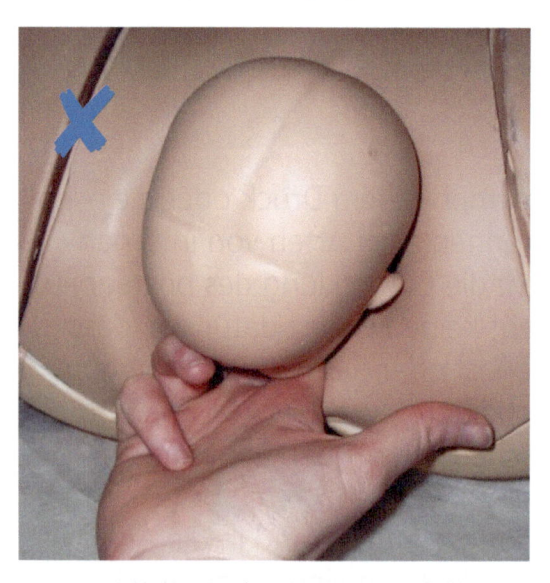

c. zwei Finger in die Vagina einzuführen wie bei einer normalen vaginalen Untersuchung

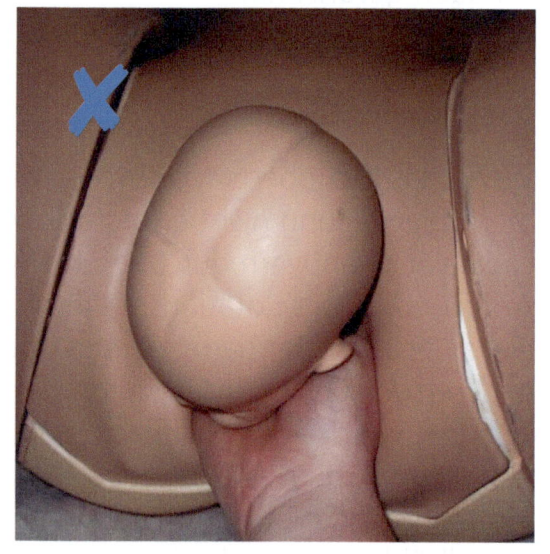

d. den Daumen außerhalb der Vagina lassen

Abbildung 10.6 Nicht-korrekte Versuche, einen vaginalen Zugang zu erzielen

Der geräumigste Teil des Beckens ist die Sakralhöhle. Daher kann ein vaginaler Zugang leichter posterior über die Sakralhöhle erreicht werden. Wenn der Geburtshelfer seine Hand spitzt, als ob er ein enges Armband anlegen würde, oder nach dem letzten Pringles®-Chip am Boden einer Dose greifen würde, kann die interne Rotation oder Entwicklung des posterioren Arms unter Einsatz der gesamten Hand versucht werden (Abbildung 10.7).

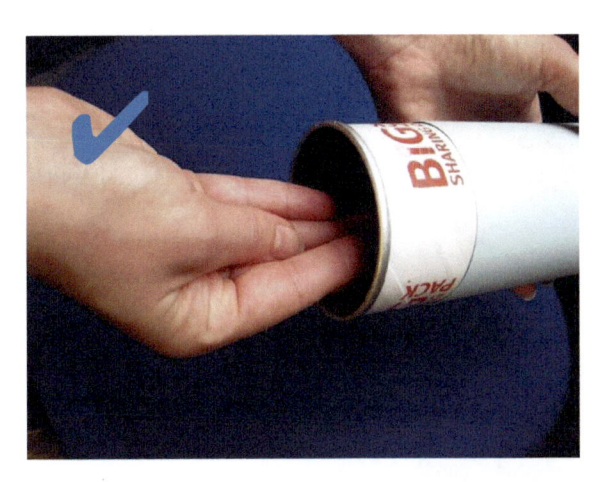

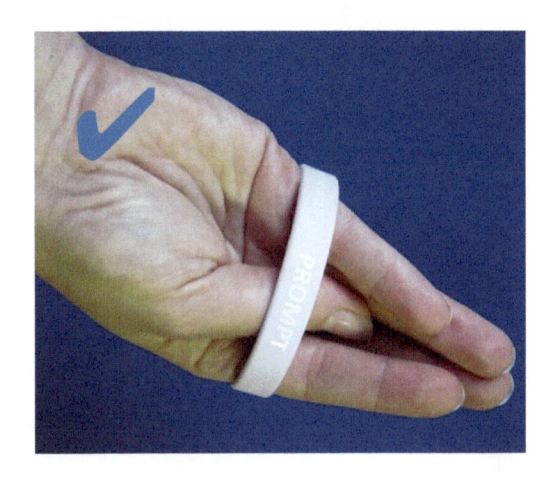

Abbildung 10.7 Richtiger vaginaler Zugang

Entwicklung des posterioren Arms

Die Entwicklung des posterioren Arms reduziert den Diameter der fetalen Schultern um die Breite des Arms. Dies liefert in der Regel ausreichend Platz, um die Schulterdystokie zu lösen.

Die Babys liegen häufig mit ihren Armen vor der Brust gekreuzt, sodass wenn die Hand posterior in die Vagina eingeführt wird, der Unterarm und die Hand ertastet werden können (Abbildung 10.8). Wenn dies der Fall ist, kann der Geburtshelfer mit Fingern und Daumen das fetale Handgelenk greifen und den hinteren Arm sanft in einer gestreckten Linie nach außen führen (Abbildung 10.9). Diese Bewegung des fetalen Arms ist vergleichbar mit dem Armhochstrecken beim ‚Melden in der Klasse'. Nachdem der hintere Arm entwickelt wurde (Abbildung 10.10), wende eine sanfte axiale Traktion am kindlichen Kopf an. Wenn sich die Schulterdystokie gelöst hat, kann das Baby leicht entbunden werden.

Wenn der posteriore fetale Arm gestreckt vor dem Bauch dem Körper anliegt, kann der Geburtshelfer mit einem Daumen Druck auf die Ellenbeuge des Babys ausüben und den hinteren Arm beugen, damit das Handgelenk gefasst und der Arm wie zuvor beschrieben entwickelt werden kann. Dies ist jedoch viel schwieriger und es kann einfacher sein, stattdessen eine interne Rotation der fetalen Schultern zu versuchen. Wenn der Geburtshelfer am Oberarm statt am Handgelenk zieht, wird dies wahrscheinlich zu einer Humerusfraktur führen.

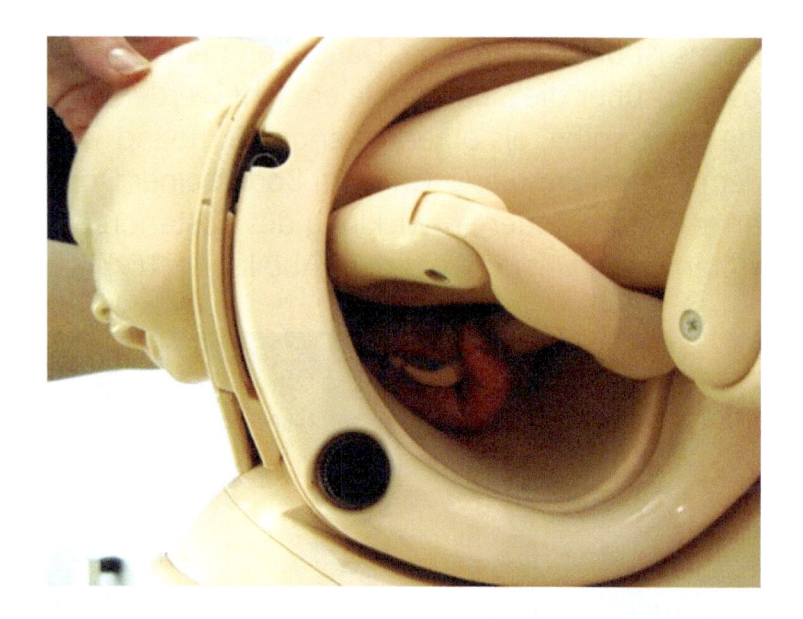

PROMPT PRactical Obstetric Multi-Professional Training

Abbildung 10.8 Lokalisation des posterioren Arms

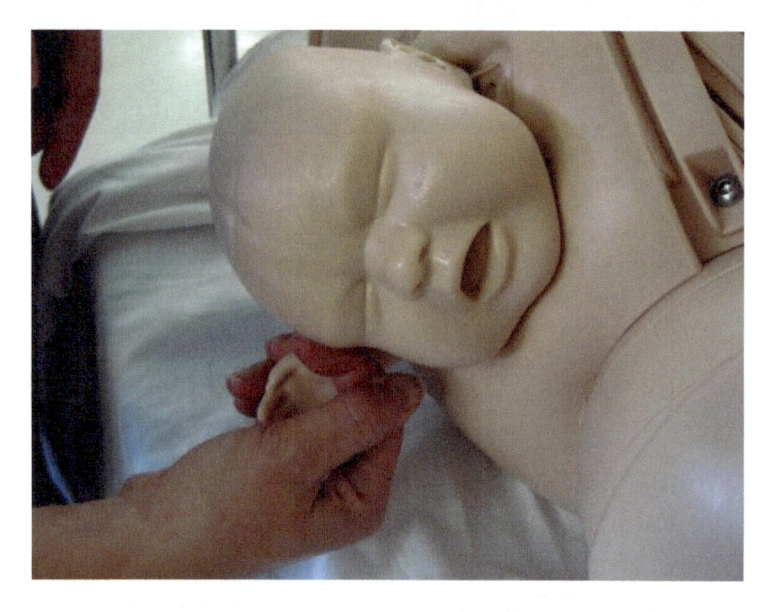

Abbildung 10.9 Sanfter Zug am posterioren Arm in einer geraden Linie

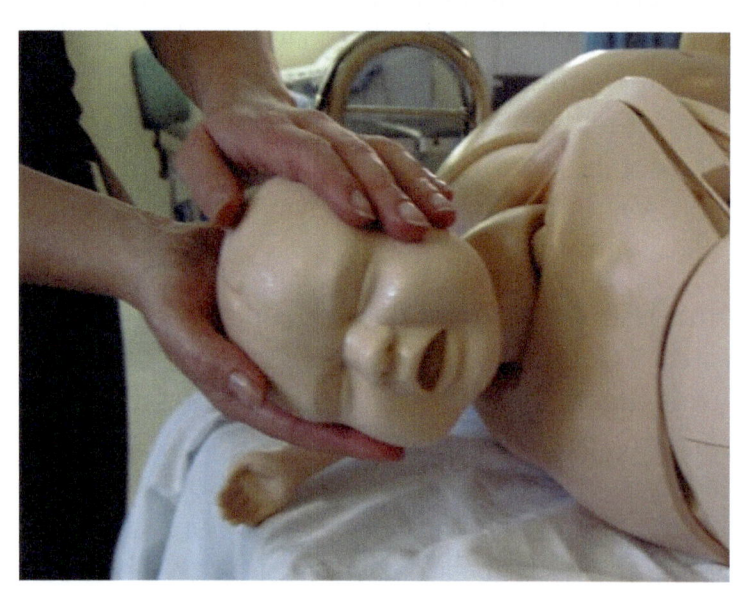

Abbildung 10.10 Routinemäßige axiale Traktion, um den Rest des Körpers zu entbinden

Interne Rotationsmanöver

Die Ziele der internen Rotationsmanöver sind:

- die fetalen Schultern (den bi-acromialen Diameter) aus dem engsten Diameter des mütterlichen Beckens (anterioposterioren Diameter) in einen weiteren – schrägen oder transversen – Beckendurchmesser zu bringen, und
- die Anatomie des mütterlichen Beckens zu verwenden, um das Tiefertreten der Schultern zu Erleichtern: Während die fetalen Schultern innerhalb des mütterlichen Beckens rotieren, treten die fetalen Schultern aufgrund der knöchernen Architektur des Beckens tiefer.

Eine interne Rotation kann am einfachsten erreicht werden, indem auf den anterioren (Brust) oder posterioren (Rücken) Teil der hinten an tiefsten stehenden Schulter gedrückt wird (Abbildung 10.11). Druck auf den posterioren Teil der posterioren Schulter hat den zusätzlichen Benefit der Reduktion des Schulterdiameters durch eine Adduktion der Schultern (die Schulter werden zusammengedrückt). Eine Rotation sollte die Schultern in den größeren schrägen Diameter überführen, was die Schulterdystokie löst und eine Entbindung mit einer routinemäßigen Traktion ermöglicht.

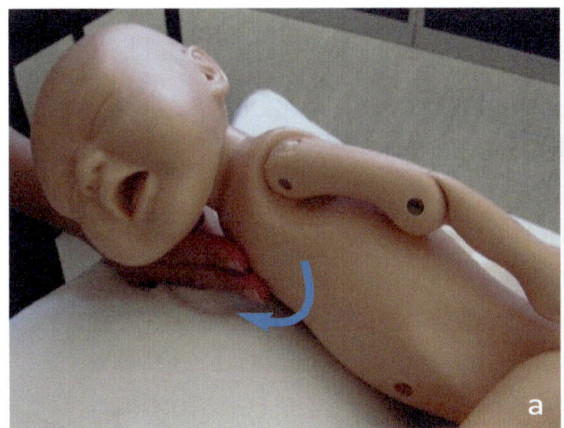

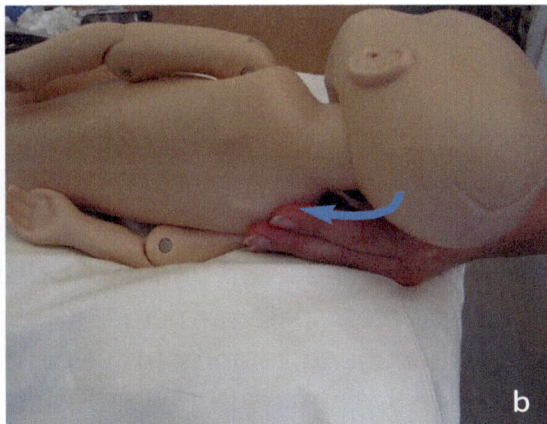

Abbildung 10.11 Interne Rotationsmanöver: (a) Druck auf den anterioren Teil (Brust) der posterioren Schulter, um eine Rotation zu erreichen; (b) Druck auf den posterioren Teil (Rücken) der posterioren Schulter, um eine Rotation zu erreichen

Es ist weder erforderlich, zu versuchen, die Finger beider Hände für eine interne Rotation in die Vagina einzuführen, noch ist es erforderlich, die Schultern um mehr als 20–30° zu drehen. Eine 180°-Drehung ist, wenn überhaupt, anatomisch sehr schwierig zu bewerkstelligen. Eine so hochgradige Drehung der Schultern ist normalerweise nicht erforderlich, um eine Lösung der Schultern zu erreichen.

Wenn der Druck in eine Richtung keine Wirkung hat, versuche die Schultern in die entgegengesetzte Richtung zu drehen, indem Du auf die andere Seite der posterioren fetalen Schulter drückst (das bedeutet ein Wechsel des Drucks von der Rückseite der fetalen Schulter auf die Vorderseite oder umgekehrt). Wenn dies Probleme macht, wechsle die Hand.

Während des Versuchs der internen Rotation der Schultern kann ein Kollege instruiert werden, suprapubischen Druck auszuüben, um die Rotation zu unterstützen. Stelle jedoch sicher, dass beide in die gleiche Richtung rotieren, nicht entgegengesetzt.

Zusätzliche Manöver

Es wurden mehrere letzte Rettungsversuche oder tertiäre Manöver für diejenigen Fälle beschrieben, die durch die Standardmaßnahmen nicht zu lösen sind. Sie werden sehr selten benötigt, wenn die o. g. Manöver richtig durchgeführt worden sind. In einer kürzlich veröffentlichten Publikation von mehr als 17000 aufeinanderfolgenden vaginalen Geburten ohne bleibende Verletzungen des Plexus brachialis waren keine tertiären Manöver erforderlich.[6]

Das Zurückschieben des Kopfes in die Scheide (Zavanelli-Manöver) und anschließende Entbindung durch Sektio ist mit unterschiedlichen Erfolgsraten beschrieben worden.[38] Die mütterlichen Langzeitschäden sind unbekannt, ein hoher Prozentsatz der Feten hatte jedoch zu dem Zeitpunkt, an dem Zavanelli versucht wurde, bereits eine irreversible Hypoxie und Azidosen erlitten. Da sich der Uterus nach der Entwicklung des kindlichen Kopfes zusammenzieht und damit kleiner ist als vor der Geburt des fetalen Kopfes, sollte vor dem Versuch, den Kopf zurück zu schieben, eine Wehenhemmung verabreicht werden, um das Risiko der Uterusruptur zu senken (z.B. 1 Amp. (1 ml) Partusisten intrapartal (= 25 µg Fenoterol) in 4 ml Glukose 5%; Bolusapplikation von 2–4 ml langsam i.v. (= 10–20 µg Fenoterol mit 10 µg/min). Die Einzeldosis kann nach 3 min noch einmal wiederholt werden.[21]

Die Symphysiotomie, die partielle chirurgische Durchtrennung des mütterlichen Symphysenbandes, ist als potentiell sinnvolle Maßnahme diskutiert worden. Es besteht jedoch eine hohe Inzidenz einer schweren mütterlichen Erkrankung und eines schlechten neonatalen Outcomes.[39]

Andere Techniken, einschließlich einer posterioren Axillarschlinge,[40] wurden berichtet, jedoch mit wenig verfügbaren Daten.

Wie viel Zeit habe ich?

Es ist nicht möglich, ein absolutes Zeitlimit für das Management der Schulterdystokie anzugeben, da das Kopf-zu-Körper-Geburtsintervall, dem jeder individuelle Fetus ohne Hypoxie widerstehen kann, von den klinischen Umständen und der fetalen Vulnerabilität abhängig ist. Der Zustand des Babys bei der Geburt hängt daher sowohl vom Kopf-zu-Körper-Geburtsintervall als auch vom fetalen Zustand zu Beginn der Dystokie ab.

Ein Review fatal verlaufender Fälle von Schulterdystokie im UK berichtete, dass 47 % der gestorbenen Babys bereits innerhalb von 5 Minuten nach der Entwicklung des Kopfes gestorben waren. Es hatte jedoch bei einem hohen Prozentsatz der Feten bereits ein pathologisches CTG vor der Schulterdystokie bestanden.[41] Zwei weitere Reviews berichteten niedrige Häufigkeiten einer hypoxisch-ischiämischen Enzephalopathie (HIE), wenn die Kopf-zu-Körper-Entbindungszeit unter 5 Minuten liegt.[42,43] Die Hongkong-Studie berichtete, dass der Abfall der Nabelschnur-pH-Werte, mit zunehmender Dauer des Kopf-zu-Köper-Geburtsintervalls, hauptsächlich auf das Vorhandensein einer abnormalen fetalen Herzfrequenz vor der Geburt zurückzuführen war.[42] Eine Verlängerung des Kopf-zu-Körper-Geburtsintervalls selbst war mit einem klinisch nicht-signifikanten Abfall des pH-Werts der Nabelschnurarterie von 0,01 pro Minute assoziiert.

Wenn sich ein Baby vor einer Schulterdystokie in einem guten Zustand befindet, wird das Risiko einer HIE aufgrund eines verlängerten Kopf-zu-Körper-Geburtsintervalls minimiert. Eine adäquate Überwachung des fetalen Wohlbefindens unter der Geburt ist von entscheidender Bedeutung (s.a. **Modul 5**).

Eine Schulterdystokie sollte effektiv (korrekte Manöver und Vermeidung übermäßiger und/oder nach unten gerichteter Traktion, um unnötige Traumata abzuwenden) und effizient (früh erkannt und rechtzeitig durchgeführte Manöver) behandelt werden, um Hypoxie zu vermeiden.

> **Eine Schulterdystokie sollte effektiv gemanagt werden (die richtigen Manöver verwendet und Vermeidung übermäßiger und/oder nach unten gerichteter Traktion, um unnötige Traumata abzuwenden) und effizient (früh erkannt und rechtzeitig durchgeführte Manöver) um Hypoxie zu vermeiden.**

Was zu vermeiden ist

Übermäßige und/oder nach unten gerichtete Traktionen

Es ist eine instinktive Reaktion, am Kopf des Kinds zu ziehen, um zu versuchen, das Baby zu entwickeln. Zug allein wird jedoch nicht die Dystokie überwinden und **übermäßige Ziehen muss unbedingt vermieden werden**, weil es direkt mit neonatalen Verletzungen assoziiert ist.[44] Abwärtsgerichteter Zug ist häufig mit geburtshilflichen Plexus-brachialis-Verletzungen assoziiert.[44] Ein **abwärtsgerichteter Zug am fetalen Kopf** sollte daher für das Management jeder Geburt vermieden werden.

> **Eine routinemäßige Traktion (wie bei einer normalen Entbindung ohne Schulterdystokie) sollte immer langsam und sanft in axialer Richtung erfolgen, nicht mit plötzlicher Krafteinwirkung oder in abwärtsgerichteter Richtung:**
>
> **ziehe nicht schnell, ziehe nicht fest, ziehe nicht nach unten.**

Es liegen auch einige Hinweise dafür vor, dass ein ‚Ruck', anstatt eines langsam und sanft durchgeführten Zugs, für die Nerven des Plexus brachialis schädigender ist (stelle Dir vor, ein Stück **Baumwolle** zu zerreißen; es geht viel leichter mit einem raschen Ruck als langsam).[45]

Fundusdruck

Der Fundusdruck (Kristellern) ist häufig mit einer Plexus-brachialis-Verletzung und Uterusruptur verbunden. Er sollte daher während der Schulterdystokie **nicht angewendet** werden.[1]

Dokumentation

Die genaue Dokumentation einer schwierigen und potentiell traumatischen Entbindung ist wesentlich. Es ist wichtig, die durchgeführten Manöver klar zu beschreiben, sodass jemand, der dies liest, diese Maßnahmen reproduzieren kann. Es ist besser, die durchgeführten Manöver zu beschreiben, anstatt die Namen der Manöver zu nennen. Es kann hilfreich sein, ein Formular zu verwenden, um genaue Aufzeichnungen zu erleichtern.[46] Ein Beispiel ist in Abbildung 10.12 dargestellt.

Modul 10 — Schulterdystokie

Schulterdystokie Dokumentation

Datum .... Uhrzeit ....
ausfüllende Person ....
Position ....
Unterschrift ....

Name der Mutter:
Geburtsdatum:
Krankenhaus No.:
Oberarzt:

Ruf nach Hilfe (Uhrzeit):		Notruf über Vermittlung (Uhrzeit):		
Personal z. Zeitpunkt des Kopfdurchtritts:		zusätzliches Personal, das der Befreiung der Schultern beiwohnt		
Name	Rolle	Name	Rolle	Ankunftszeit

Mütterliche Lagerung als die Schulterdystokie eintrat - kreise ein (zB vor jeder Maßnahme um zu assistieren)	Halb-liegend	Stein-schnitt	Seiten-lage	Vier-füßler	Knie-end	Steh-end	hock-end	andere

Maßnahmen, um der Geburt zu assistieren	durch wen	Uhr-zeit	Anord-nung	Details	Grund wenn nicht durchgeführt
McRoberts' Manöver:					
suprapubischer Druck:				von mütterlicher **linker / rechter Seite** (kreise ein)	
Episiotomie:				nicht nötig da ausreichend Platz für Zugang / Dammriss liegt vor /bereits für Kopfdurchtritt erfolgt (kreise ein)	
Entwicklung posteriorer Arm:				**linker / rechter** Arm (kreise ein)	
interne Rotations Manöver:					
Beschreibung der Rotation:					
Beschreibung der Traktion:	routine axiale (wie normale Geburt)	andere -	Grund wenn nicht routinemäßig durchgeführt		
andere verwendete Manöver:					
Geburtsmodus des Kopfes:	spontan		instrumentell – Vakuum / Fozceps		
Uhrzeit Kopfentwicklung:		Uhrzeit Geburt des Kindes:		Kopf-zu-Körper Geburtsintervall:	
Fetale Position während der Dystokie:	Gesicht kuckt zur mütterlichen **Linken** linke fetale Schulter ant.		Gesicht kuckt zur mütterlichen **Rechten** rechte fetale Schulter ant.		
Gewicht: kg	APGAR	1 Min :	5 Min :	10 Min :	
NS Blutgase:	Art pH :	Art BE:	Ven pH :	Ven BE :	
Erklärung an Eltern	Ja durch....................		CIRS Meldung ausgef.	Ja	Nein

Neonatologe gerufen: Ja / Nein   Uhrzeit eingetroffen: .... Name des Neonatologen: ....

Untersuchung des Babys bei Geburt (durch Hebamme?):			
Zeichen von Schwäche des Arms?	Ja	Nein	wenn irgendeine der Fragen Ja: review und organisiere follow up durch Oberarzt Neonatologie
Zeichen einer potentiellen knöchernen Fraktur?	Ja	Nein	
Baby in Neonatal Intensiv Care Unit verlegt?	Ja	Nein	

Untersuchung durch ....

Abbildung 10.12 Beispiel für ein Formular zur Dokumentation der Schulterdystokie

Folgende Aufzeichnungen sind wichtig:

- die Uhrzeit bei der Geburt des Kopfes,
- die durchgeführten Manöver sowie Timing und Reihenfolge,
- der angewendete Zug,
- die Uhrzeit bei der Geburt des Rumpfes,
- die anwesenden Mitarbeiter und ihre Ankunftszeit,
- der Zustand des Babys,
- Nabelschnur-Arterien- und -Venen Säure-Basen-Messungen (pH, BE, Laktat), sowie
- die Richtung, in die das Gesicht des Babys bei Geburt zeigt (welche fetale Schulter, die linke oder die rechte, zum Zeitpunkt der Dystokie die vordere Schulter (anterior) war).

Nach der Geburt

Die Schulterdystokie ist eine beängstigende und potentiell traumatische Erfahrung für die Mutter und die anwesende Familie. Es ist wichtig, den Eltern zeitnah zu erläutern, was passiert, was getan wird, um das Problem zu lösen und der Mutter während des Notfalls klare Instruktionen zu geben.[47] Wenn genügend Personal vorhanden ist, empfiehlt es sich, ein bestimmtes Teammitglied für die Kommunikation mit der Frau und ihre Verwandten zu beauftragen. Die Erläuterung der Gründe für den Notfall, den Zustand des Babys und der Sofortmaßnahmen und Behandlung wird der Patientin eher das Gefühl von Sicherheit und guter Kommunikation vermitteln.[47] Die Geburt und der Grund für den Einsatz der Manöver sollte ebenfalls später besprochen werden.

Ein Neonatologe sollte jedes Baby mit Verdacht auf eine Verletzung nach Schulterdystokie sofort untersuchen. Für Babys, bei denen der Verdacht auf eine Verletzung des Plexus brachialis besteht, ist eine frühzeitige Intervention der Schlüssel zu einem guten Outcome. Babys sollten im Alter von etwa 5 Tagen mit der Physiotherapie beginnen und die Fortschritte sollten regelmäßig überprüft werden. Wenn die Armfunktion bis zum Alter von 8 Wochen ungleich bleibt, sollte eine Überweisung an ein Zentrum zur Untersuchung erfolgen, um die Möglichkeit zukünftiger Behandlungen zu prüfen. Wenn ein Neugeborenes im Alter von 12 Wochen keine aktive Bizepsbewegung hat, ist es wahrscheinlich, dass die Verletzung schwerwiegend und dauerhaft ist und die Option einer Nerventransplantation sollte in Betracht gezogen werden. Idealerweise sollte eine Nerventransplantation vor 9 Lebensmonaten durchgeführt werden, da die Arm- und Handfunktionen um so besser werden, je früher eine Nerventransplantation durchgeführt wird.

Die ‚UK Erbs Palsy Group' ist eine sehr gute Informationsquelle und unterstützt Familien und Angehörige von Medizinberufen, die sich um Kinder mit Plexus-brachialis-Parese kümmern (www.erbspalsygroup.co.uk).

Eine Frau mit vorausgegangener Schulterdystokie sollte in einer Folgeschwangerschaft in einer Geburtsmodussprechstunde durch einen erfahrenen Oberarzt gesehen werden, um die Schwangerenvorsorge und den Geburtsmodus zu diskutieren (s.a. vorausgegangene Kommentare zum Wiederholungsrisiko).

Konsequenzen der Schulterdystokie

Die Schulterdystokie hat eine hohe perinatale Morbidität und Mortalität.[1] Die mütterliche Morbidität ist ebenfalls erhöht (Box 10.2).

Box 10.2 Perinatale Morbidität und Mortalität bei einer Schulterdystokie	
perinatal	**mütterlich**
Totgeburt	postpartale Hämorrhagie
Hypoxie	°III-/°IVige Dammrisse
Plexus-brachialis-Verletzung	Uterusruptur
Frakturen (Humerus, Clavicula)	psychologisches Leid

Azidose

Die Schulterdystokie ist ein akutes, lebensbedrohliches Ereignis. Ein gesunder Fetus kann eine Schulterdystokie kompensieren, jedoch nur für eine begrenzte Zeitspanne. Die Babys können mit einer schweren metabolischen Azidose geboren werden oder eine hypoxisch-ischiämische Enzephalopathie (HIE), mit oder ohne langfristige neurologische Schäden, entwickeln (s.a. oben unter *Wie viel Zeit habe ich?*). Die erforderliche Ausrüstung zur Wiederbelebung sollte daher vorgehalten und die Neonatologen so früh wie möglich nach der Diagnose ‚Schulterdystokie' gerufen werden, falls eine Wiederbelebung notwendig wird.

Verletzung des Plexus brachialis

Der Plexus brachialis ist eine der komplexesten Strukturen des peripheren Nervensystems und überträgt motorische, sensorische und sympathische Nervenfasern auf Arm und Schulter. Der Plexus brachialis hat 5 Wurzeln (C5-C8, T1), die in 5 peripheren Nerven enden. Sympathische Nervenfasern aus der ersten Brustwurzel liefern die autonome Nervenversorgung von Kopf, Hals und den oberen Gliedmaßen und steuern die Schweißdrüsen, die Pupillendilatation und die Augenlidbewegung. Verletzungen können in die obere (Erb'sche Lähmung), untere (Klumpke'sche Lähmung) oder totale Plexus-brachialis-Verletzung unterteilt werden.

- Die **Erb'sche Lähmung** ist die häufigste Verletzung. Der Oberarm ist schlaff, der Unterarm gestreckt und zum Körper hin rotiert, die Hand wird in der klassischen *waiter's-tip*-Haltung gehalten (gebeugt nach hinten außen). Bis zu 90% der Erb'schen Paresen erholen sich innerhalb von 12 Monaten.

- Die **Klumpke'sche Lähmung** ist seltener. Die Hand ist schlaff, ohne Fingerbewegungen. Die Erholungsrate ist niedriger; etwa 40% erholen sich innerhalb von 12 Monaten.

- Die **totale Brachialisverletzung** macht etwa 20% der Plexus-brachialis-Verletzungen aus. Es besteht ein totales sensorisches und motorisches Defizit des gesamten Arms, der komplett gelähmt ist, ohne Gefühl. Ein Horner-Syndrom ist Folge der Verletzung des Sympathikus und zeichnet sich durch eine Pupillenkontraktion und Ptose des Augenlids auf der betroffenen Seite aus. Eine vollständige Erholung ist ohne chirurgische Intervention selten. Die Prognose ist schlechter, wenn ein Horner-Syndrom vorliegt.

Der Plexus brachialis ist aufgrund seiner Größe, oberflächlichen Lage sowie Position zwischen Hals und Arm anfällig für Traumata. Es wird angenommen, dass der Hauptmechanismus für eine Verletzung des Plexus brachialis eine übermäßige Traktion des fetalen Kopfes während einer Schulterdystokie ist, obgleich noch weitere Verletzungsmechanismen vorgeschlagen wurden. Die Inzidenz der BPI in Großbritannien und der Republik Irland betrug in dem Zeitraum von 1998–99 0,43 pro 1000 Lebendgeburten.[48] Etwa 8% bis 12% der BPIs sind permanent, also länger als 12 Monate anhaltende Verletzungen.

Humerus- und Klavikulafrakturen

Humerus- und Klavikulafrakturen können ebenfalls nach einer Schulterdystokie auftreten und können mit einer inkorrekten Durchführung der Lösungsmanöver zusammenhängen. Die Inzidenz von Knochenbrüchen konnte nach einem entsprechenden Training reduziert werden.[6,49] Die Frakturen heilen normalerweise schnell ab und haben eine gute Prognose.[50]

Die Schulterdystokie ist ein unvorhersehbarer geburtshilflicher Notfall.

Problem	Benenne klar das Problem.
Pädiater	Rufe sofort den Pädiater/Neonatologen.
Position	McRoberts oder Vierfüßlerposition
Druck	suprapubischer (*nicht Fundus*) Druck
Posterior	vaginalen Zugang von posterior erzielen
Pringle®	Führe die ganze Hand ein.
Ziehen	Ziehe nicht weiter, wenn ein Manöver nicht funktioniert hat.
Formular	Die Dokumentation sollte klar und knapp sein, die Kommunikation und Erläuterungen für die **Eltern** sind wesentlich.

Wichtige Punkte

- Die Schulterdystokie ist eine Komplikation der Geburt, mit potenziell schwerwiegenden Folgen für Mutter und Kind.
- Die Schulterdystokie ist unvorhersehbar und daher nicht zu verhindern.

  Daher sollten alle Geburtshelfer & Hebammen vorbereitet sein, eine Schulterdystokie zu behandeln, wenn sie auftritt.
- Ein genaues und effizientes Management ist mit Verbesserungen der Outcomes verbunden, insbesondere der Verringerung der neonatalen Verletzungshäufigkeit.
- Einige Trainingsprogramme haben Verbesserungen der Outcomes gezeigt; das RCOG sagt dazu: ‚*Ein Schulterdystokie-Training, das mit Verbesserungen im klinischen Management sowie des neonatalen Outcomes verbunden ist, muss multi-professionell sein, die Manöver sollen an qualitativ hochwertigen Simulationspuppen vorgemacht und geübt werden.*'

Literaturstellen

1. Royal College of Obstetricians and Gynaecologists. *Shoulder Dystocia. Green-top Guideline No. 42*. London: RCOG, 2012. www.rcog.org.uk/en/guidelines-research-services/guidelines/gtg42 (aufgerufen Juni 2017).
2. Angelini D, Greenwald L. Closed Claims Analysis of 65 Medical Malpractice Cases Involving Nurse-Midwives. *J Midwifery Womens Health* 2005; 50: 454–60.
3. AlDakhil LO. Obstetric and Gynecologic Malpractice Claims in Saudi Arabia: Incidence and Cause. *J Forensic Leg Med* 2016; 40: 8–11.
4. NHS Litigation Authority. *Ten Years of Maternity Claims: An Analysis of NHS Litigation Authority Data*. London: NHSLA, 2012.
5. Fox R, Yelland A, Draycott T. Analysis of Legal Claims: Informing Litigation Systems and Quality Improvement. *BJOG* 2014; 121: 6–10.
6. Crofts J, Lenguerrand E, Bentham GL, et al. Prevention of Brachial Plexus Injury: 12 Years of Shoulder Dystocia Training: An Interrupted Time-Series Study. *BJOG* 2016; 123: 111–18.
7. Weiner CP, Collins L, Bentley S, Dong Y, Satterwhite CL. Multi-Professional Training for Obstetric Emergencies in a U.S. Hospital over a 7-Year Interval: An Observational study. *J Perinatol* 2016; 36: 19–24.
8. Fransen AF, van de Ven J, Schuit E, et al. Simulation-Based Team Training for Multi-Professional Obstetric Care Teams to Improve Patient Outcome: A Multicentre, Cluster Randomised Controlled trial. *BJOG* 2017; 124: 641–50.
9. Walsh JM, Kandamany N, Ni Shuibhne N, et al. Neonatal Brachial Plexus Injury: Comparison of Incidence and Antecedents between 2 Decades. *Am J Obstet Gynecol* 2011; 204: 324.e1–6.
10. MacKenzie I, Shah M, Lean K, et al. Management of Shoulder Dystocia: Trends in Incidence and Maternal and Neonatal Morbidity. *Obstet Gynecol* 2007; 110: 1059–68.
11. Siassakos D, Crofts J, Winter C, Weiner CP, Draycott T. The Active Components of Effective Training in Obstetric Emergencies. *BJOG* 2009; 116: 1028–32.
12. Draycott TJ, Collins KJ, Crofts JF, et al. Myths and Realities of Training in Obstetric Emergencies. *Best Pract Res Clin Obstet Gynaecol* 2015; 29: 1067–76.
13. Crofts J, Fox R, Ellis D, et al. Observations from 450 Shoulder Dystocia Simulations: Lessons for Skills Training. *Obstet Gynecol* 2008; 112: 906–12.
14. Jan H, Guimicheva B, Gosh S, et al. Evaluation of Healthcare Professionals' Understanding of Eponymous Maneuvers and Mnemonics in Emergency Obstetric Care Provision. *Int J Gynaecol Obstet* 2014 125: 228–31.
15. Ouzounian JG. Shoulder Dystocia: Incidence and Risk Factors. *Clin Obstet Gynecol* 2016; 59: 791–4.
16. Hansen A, Chauhan S. Shoulder Dystocia: Definitions and Incidence. *Semin Perinatol* 2014; 38: 184–8.
17. Gurewitsch Allen ED. Recurrent Shoulder Dystocia: Risk Factors and Counseling. *Clin Obstet Gynecol* 2016; 59: 803–12.
18. Chauhan SP, Chang KW, Ankumah NE, Yang LJ. Neonatal Brachial Plexus Palsy: Obstetric Factors Associated with Litigation. *J Matern Fetal Neonatal Med* 2016; Nov 16: 1–5. doi: 10.1080/14767058.2016.1252745.
19. Pondaag W, Allen RH, Malessy MJ. Correlating Birthweight With Neurological Severity of Obstetric Brachial Plexus Lesions. *BJOG* 2011; 118: 1098–103.
20. Acker DB, Sachs BP, Friedman EA. Risk Factors for Shoulder Dystocia in the Average-Weight Infant. *Obstet Gynecol* 1986; 67: 614–18.

21. Doty MS, Al-Hafez L, Chauhan S. Sonographic Examination of the Fetus Vis-À-Vis Shoulder Dystocia: A Vexing Promise. *Clin Obstet Gynecol* 2016; 59: 795–802.

22. Chauhan S, Blackwell SB, Ananth CV. Neonatal Brachial Plexus Palsy: Incidence, Prevalence, and Temporal Trends. *Semin Perinatol* 2014; 38: 210–18.

23. Dall'Asta A, Ghi T, Pedrazzi G, Frusca T. Does Vacuum Delivery Carry a Higher Risk of Shoulder Dystocia? Review and Meta-Analysis of the Literature. *Eur J Obstet Gynecol Reprod Biol* 2016; 204: 62–8.

24. Rouse DJ, Owen J. Prophylactic Cesarean Delivery for Fetal Macrosomia Diagnosed by Means of Ultrasonography: A Faustian Bargain? *Am J Obstet Gynecol* 1999; 181: 332–8.

25. Montgomery (Appellant) v Lanarkshire Health Board (Respondent) (Schottland). Supreme Court. 11. März 2015. www.supremecourt.uk/decided-cases/docs/UKSC_2013_0136_Judgment.pdf (aufgerufen Juni 2017).

26. Royal College of Obstetricians and Gynaecologists. *Choosing to Have a Caesarean Section*. London: RCOG, 2015. www.rcog.org.uk/en/patients/patient-leaflets/choosing-to-have-a-caesarean-section/ (aufgerufen Juni 2017).

27. Chauhan S, Gherman R, Hendrix NW, Bingham JM, Hayes E. Shoulder Dystocia: Comparison of the ACOG Practice Bulletin with Another National Guideline. *Am J Perinatol* 2010; 27: 129–36.

28. Horvath K, Koch K, Jeitler K, et al. Effects of Treatment in Women with Gestational Diabetes Mellitus: Systematic Review and Meta-Analysis. *BMJ* 2010; 340: c1395–5.

29. Boulvain M, Senat MV, Perrotin F, et al. Induction of Labour versus Expectant Management for Large-for-Date Fetuses: A Randomised Controlled Trial. *Lancet* 2015; 385: 2600–5.

30. Boulvain M, Irion O, Dowswell T, Thornton JG. Induction of Labour at or Near Term for Suspected Fetal Macrosomia. *Cochrane Database Syst Rev* 2016; 5: CD000938.

31. Lok ZL, Cheng YK, Leung TY. Predictive Factors for the Success of McRoberts' Manoeuvre and Suprapubic Pressure in Relieving Shoulder Dystocia: A Cross-Sectional Study. *BMC Pregnancy Childbirth* 2016; 16: 334.

32. Hoffman MK, Bailit JL, Branch DW, et al. A Comparison of Obstetric Maneuvers for the Acute Management of Shoulder Dystocia. *Obstet Gynecol* 2011; 117: 1272–8.

33. Gurewitsch E, Allen R. Fetal Manipulation for Management of Shoulder Dystocia. *Fetal Matern Med Rev* 2006; 17: 239–80.

34. Leung T, Stuart O, Suen S, et al. Comparison of Perinatal Outcomes of Shoulder Dystocia Alleviated by Different Type and Sequence of Manoeuvres: A Retrospective Review. *BJOG* 2011; 118: 985–90.

35. Bruner JP, Drummond SB, Meenan AL, Gaskin IM. All-Fours Maneuver for Reducing Shoulder Dystocia during Labor. *J Reprod Med* 1998; 43: 439–43.

36. Sagi-Dain L, Sagi S. The Role of Episiotomy in Prevention and Management of Shoulder Dystocia: A Systematic Review. *Obstet Gynecol Surv* 2015; 70: 354–62.

37. Johanson RB, Menon V, Burns E, et al. Managing Obstetric Emergencies and Trauma (MOET) Structured Skills Training in Armenia, Utilising Models and Reality Based Scenarios. *BMC Med Educ* 2002; 2: 5.

38. Vollebergh JH, van Dongen PW. The Zavanelli Manoeuvre in Shoulder Dystocia: Case Report and Review of Published Cases. *Eur J Obstet Gynecol* 2000; 89: 81–4.

39. Goodwin TM, Banks E, Millar LK, Phelan JP. Catastrophic Shoulder Dystocia and Emergency Symphysiotomy. *Am J Obstet Gynecol* 1997; 177: 463–4.

40. Cluver CA, Hofmeyr GJ. Posterior Axilla Sling Traction for Shoulder Dystocia: Case Review and a New Method of Shoulder Rotation with the Sling. *Am J Obstet Gynecol* 2015; 212: 784.e1–7.

41. Hope P, Breslin S, Lamont L, et al. Fatal Shoulder Dystocia: A Review of 56 Cases Reported to the Confidential Enquiry into Stillbirths and Deaths in Infancy. *Br J Obstet Gynaecol* 1998; 105: 1256–61.

42. Leung TY, Stuart O, Sahota DS, et al. Head-to-Body Delivery Interval and Risk of Fetal Acidosis and Hypoxic Ischaemic Encephalopathy in Shoulder Dystocia: A Retrospective Review. *BJOG* 2011; 118: 474–9.

43. Lerner H, Durlacher K, Smith S, Hamilton E. Relationship Between Head-to-Body Delivery Interval in Shoulder Dystocia and Neonatal Depression. *Obstet Gynecol* 2011; 118: 318–22.

44. Mollberg M, Lagerkvist AL, Johansson U, et al. Comparison in Obstetric Management on Infants with Transient and Persistent Obstetric Brachial Plexus Palsy. *J Child Neurol* 2008; 23: 1424–32.

45. Metaizeau J, Gayet C, Plenat F. Les Lesions Obstetricales du Plexus Brachial. *Chir Pediatr* 1979; 20: 159–63.

46. Crofts J, Bartlett C, Ellis D, Fox R, Draycott T. Documentation of Simulated Shoulder Dystocia: Accurate and Complete? *BJOG* 2008; 115: 1303–8.

47. Siassakos D, Bristowe K, Hambly H, et al. Team Communication with Patient Actors: Findings from a Multisite Simulation Study. *Simul Healthc* 2011; 6: 143–9.

48. Evans-Jones G, Kay S, Weindling A, et al. Congenital Brachial Palsy: Incidence, Causes, and Outcome in the United Kingdom and Republic of Ireland. *Arch Dis Child Fetal Neonatal Ed* 2003; 88: F185–9.

49. Draycott T, Crofts J, Ash JP, et al. Improving Neonatal Outcome through Practical Shoulder Dystocia Training. *Obstet Gynecol* 2008; 112: 14–20.

50. Crofts J, Bartlett C, Ellis D, et al. Management of Shoulder Dystocia: Skill Retention 6 and 12 Months after Training. *Obstet Gynecol* 2007; 110: 1069–74.

Modul 11
Nabelschnurvorfall

Wichtige Lerninhalte

- Erkennen der Risikofaktoren für Nabelschnurvorfall
- die nötige Hilfe zu rufen
- Kennen von Manövern, welche die Nabelschnurkompression verringern
- effektive Kommunikation mit der Frau, ihrem Partner und dem multiprofessionelen Team
- Verstehen der Bedeutung einer angemessenen Dokumentation

Häufige bei Übungen beobachtete Schwierigkeiten

- Erkennung eines okkulten Nabelschnurvorfalls, z.B. eine, neben dem präsentierenden Teil, eingeklemmte Nabelschnur, die jedoch nicht tastbar oder sichtbar ist
- unsachgemäßer Umgang mit der Nabelschnur
- Verzögerungen, die Frau so zu lagern, dass die Nabelschnur dekomprimiert wird
- nicht die erforderliche Hilfe zu rufen
- Zusammensetzen der Ausrüstung, um die Blase zu füllen
- Vergessen, postpartal pH und Blutgase zu bestimmen

PROMPT PRactical Obstetric Multi-Professional Training

Einführung

Der Nabelschnurvorfall kann nach vorzeitigem Blasensprung als das ‚Tiefertreten der Nabelschnur durch die Zervix' definiert werden, entweder neben (okkult) oder über den vorangehenden Teil (offen).

Ein Nabelschnurvorliegen ist die Gegenwart von Nabelschnur zwischen dem vorangehenden Teil und der mütterlichen Zervix, mit oder ohne Blasensprung.

Die Inzidenz des Nabelschnurvorfalls beträgt etwa 0,1% bis 0,6% aller Geburten, bei Beckenendlage ist sie etwa 1%.[1]

Risikofaktoren des Nabelschnurvorfalls

Ein Nabelschnurvorfall tritt am Häufigsten nach spontanem oder iatrogenem Blasensprung auf ohne dass der vorangehende Teil des Feten der mütterlichen Zervix fest aufsitzt. Die Nabelschnur kann dann unter den vorangehenden Teil treten und anschließend komprimiert werden, was die kindliche Blutversorgung gefährdet.

Die Anwesenheit von Risikofaktoren (Box 10.1) sollte das Bewusstsein dafür schärfen; das Auftreten eines Nabelschnurvorfalls ist jedoch unvorhersehbar. Ein gemeinsames Merkmal aller Risikofaktoren ist ein hochstehender, vorangehender Teil.

Eine Einleitung mit Prostaglandinen ist nicht mit einem erhöhten Risiko eines Nabelschnurvoralls assoziiert.[1]

Box 11.1 Risikofaktoren für den Nabelschnurvorfall

antenatal	intrapartal (inklusive eingriffsbezogener Interventionen)
■ Beckenendlage	Amniotomie (hochstehender, vorangehender Teil)
■ Multiparität	vorangehender Teil nicht ins Becken eingetreten
■ angeborene Fehlbildungen	Frühgeburt, Beckenendlage
■ mobile Lage	innere Wendung auf den Fuß bei II. Zwilling
■ Schräg- oder Querlage	nach oben abweichender Kopf bei rotierender operativer vaginaler Geburt, oder andere Manipulation am kindlichen Kopf

248

Box 11.1 Risikofaktoren für den Nabelschnurvorfall (fortgesetzt)	
antenatal	**intrapartal (inklusive eingriffsbezogener Interventionen)**
■ Polyhydramnion	Anlage einer Kopfschwartenelektrode
■ äußere Wendung	stabilisierende Geburtseinleitung
■ niedriges Geburtsgewicht (< 2500 g)	großer Ballonkatheter, Weheninduktion

Prävention

Das RCOG empfiehlt, dass Frauen ohne Schädellagen und vorzeitigem Blasensprung nach 37^{+0} SSW das Angebot einer elektiven Krankenhausaufnahme vor einer elektiven Sektio am Termin erhalten sollten (oder bereits früher, wenn Zeichen des Geburtsbeginns oder der Verdacht eines vorzeitigen Blasensprungs besteht).[5] Eine elektive Aufnahme kann den Nabelschnurvorfall nicht verhindern; wenn er jedoch auftritt, während die Patientin im Krankenhaus ist, kann eine sofortige Diagnose und Behandlung erfolgen, was das neonatale Outcome verbessert.[1]

Wenn die Nabelschnur während der vaginalen Untersuchung unter der Geburt, unterhalb des vorangehenden Teils, getastet werden sollte, ist eine Amniotomie zu vermeiden.[1]

Nach einem vorzeitigen Blasensprung besitzt jede geburtshilfliche Intervention, wie z.B. die Anlage einer Skalpelektrode, die manuelle Rotation des vorangehenden Teils und die innere Wendung auf dem Fuß, das Risiko eines Nabelschnurvorfalls. Ein Hochschieben des vorangehenden Teils sollte daher nach einem Blasensprung möglichst vermieden werden.

Eine Amniotomie sollte vermieden werden, solange der vorangehende Teil nicht fest dem Becken aufsitzt oder mobil ist. Wenn eine Amniotomie absolut notwendig ist, sollte sie nahe einem OP stattfinden, damit, falls nötig, die Möglichkeit einer Notsektio besteht. Zusätzlich kann Fundusdruck und/oder die Stabilisierung in einer Längslage das Risiko eines Nabelschnurvorfalls unter diesen Umständen verringern.

Perinatale Komplikationen

Die mütterliche Mortalität bei Nabelschnurvorfall ist im letzten Jahrhundert gefallen. Die perinatale Mortalität bei Nabelschnurvorfall bleibt jedoch hoch (91 pro 1000)[1] und Fälle von Nabelschnurvorfall werden in perinatalen Mortalitätsuntersuchungen anhaltend erwähnt.

Das Intervall zwischen der Diagnose und der Geburt ist signifikant mit Totgeburten und perinatalem Tod assoziiert. Ein Nabelschnurvorfall außerhalb eines Krankenhauses hat eine signifikant schlechtere Prognose, und das Risiko für einen perinatalen Tod ist 10-fach erhöht. Verzögerungen, die durch den Transport in das Krankenhaus entstehen, wurden als wichtige Faktoren identifiziert.[1,2,3]

Die Kinder können eine Geburtsasphyxie erleiden, was auf eine Kompression der Nabelschnur und/oder einen arteriellen Vasospasmus der Nabelschnur zurückzuführen ist. Eine Geburtsasphyxie kann zu hypoxisch-ischiämischer Enzephalopathie (HIE), infantiler Cerebralparese oder neonatalem Tod führen.[4] Ein perinataler Tod nach Nabelschnurvorfall hängt jedoch eher mit frühgeburtsassoziierten Komplikationen und dem geringem Geburtsgewicht zusammen (den prädisponierenden Faktoren) als mit intrapartualer Asphyxie.[5,6]

Initiales Management des Nabelschnurvorfalls

Eine Zusammenfassung des Managements des Nabelschnurvorfalls ist in Abbildung 11.1 dargestellt. Dies wird im Detail weiter unten dargestellt.

Erkenne den Nabelschnurvorfall

- Die frühzeitige Diagnose ist wichtig. Ein Nabelschnurvorfall ist offensichtlich, wenn sich eine Nabelschnurschlinge durch die Vulva vorwölbt. Ein Vorfall ist jedoch nicht immer erkennbar und kann ggf. nur durch eine vaginale Untersuchung festgestellt werden.
- Ein Nabelschnurvorfall sollte bei jeder vaginalen Untersuchung ausgeschlossen werden. Auskultiere die fetale Herzfrequenz, wenn kein CTG zur Verfügung steht – nach jeder vaginalen Untersuchung und nach spontanem oder artifiziellem Blasensprung.
- Ein Nabelschnurvorfall sollte vermutet werden, wenn nach vorzeitigem Blasensprung eine abnormale fetale Herzfrequenz besteht (z.B. eine Bradykardie oder Dezelerationen), inbesondere wenn sie in engem zeitlichen Zusammenhang nach einem Blasensprung auftritt.

Modul 11 — Nabelschnurvorfall

Erkenne den Nabelschnurvorfall
- sichtbare Nabelschnur / Nabelschnur wölbt sich aus Vagina vor
- Nabelschnur bei vaginaler Untersuchung palpierbar
- abnormale fetale Herzfrequenz bei Auskultation / im CTG

Rufe nach Hilfe
- Notsektio Pieper / Alarmknopf / Telefonische Alarmkette / Krankenwagen wenn außerhalb des Krankenhauses
- verringere Druck auf NS *
- bereite sofortige Entbindung vor – erfahrene Geburtshelfer & Hebammen, Anästhesisten, OP Personal, Neonatologe
- i.v. Zugang / Blutentnahmen
- Dauer CTG (im Krankenhaus)

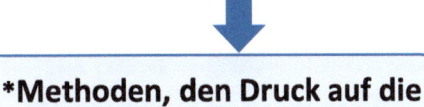

*Methoden, den Druck auf die Nabelschnur zu verringern
- Hochschieben des Kopfes
- Lagerung der Schwangeren:
  - übersteigerte Sims'sche Position – Linksseitenlagerung, Kopf tief, Kissen unter dem linken Becken **ODER**
  - Knie-Ellenbogen Lagerung
- erwäge Blasenauffüllig bei erwarteten Verzögerungen, lege **trockene** Vorlage vor um Nabelschnur innerhalb der Vagina zu halten (Versuch)
- erwäge Tokolyse

Geburtsplanung

Notfallverlegung in Kreißsaal eines Krankenhauses

untersuche/assistiere/bewerte schnellsten Geburtsmodus (keine Verzögerungen der Entbindung durc anderen Maßnahmen)

Dringlichkeit: hängt von fetaler Herzfrequenz und Schwangerschaftsalter ab (erwäge Kategorie 2 Sektio wenn FHR normal)

wenn Sektio nötig – erwäge Spinalanästhesie wenn möglich

erwäge späte Abnabellung wenn Kind in gutem Zustand

Neonatologe zur Geburt falls Reanimation nötig wird

Postpartal
- Nabelschnur Arterien / Venen pH und Blutgase
- Dokumentation (Formular) und CIRS Meldung
- Nachbesprechung mit Mutter und Angehörigen

untersuche das Baby postpartal durch Hebamme/Neonatologe und überweise an Oberarzt der Neonatologie wenn besorgt

Dokumentiere alle Maßnahmen auf dem Formblatt und fülle eine CIRS Meldung aus

Abbildung 11.1 Übersicht des Managements des Nabelschnurvorfalls (adaptiert aus der RCOG-Green-top-Guideline Nr. 50, 2014[1])

- Eine Spekulum und/oder digitale vaginale Untersuchung sollte erfolgen, wenn ein Nabelschnurvorfall vermutet wird, unabhängig vom Schwangerschaftsalter.
- Ein Missmanagement der abnormalen fetalen Herzfrequenz ist ein Aspekt, welcher bei perinatalem Tod bei Nabelschnurvorfall gefunden wird.[1]

Rufe nach Hilfe

- Sobald ein Nabelschnurvorfall diagnostiziert wurde, sollte notfallmäßig Hilfe gerufen werden, einschließlich einer erfahrenen Hebamme, einer zusätzlichen Hebamme, dem erfahrensten verfügbaren Geburtshelfer, einem Anästhesisten, den OP-Schwestern und dem neonatologischen Team.
- Sollte der Nabelschnurvorfall außerhalb eines Krankenhauses erfolgen, sollte sofort ein Krankenwagen gerufen werden, um die Frau in den nächstgelegenen ärztlich geleiteten Kreißsaal zu bringen. Selbst wenn die Geburt unmittelbar bevorsteht, sollte ein Krankenwagen gerufen werden, falls unter der Geburt eine kindliche Gefährdung eintreten sollte.
- Wenn Hilfe eintrifft, sollte ‚Nabelschnurvorfall' ausgerufen werden, sodass alle Anwesenden sofort das Problem verstehen. Medizinisches Personal außerhalb der geburtshilflichen Abteilung, z.B. Hebammen, Sanitäter des Krankenwagens und Hausärzte, sollten die geburtshilfliche Abteilung direkt kontaktieren und deutlich ankündigen, dass eine Frau mit Nabelschnurprolaps eingeliefert wird. Auch sollte die vermutete Ankunftszeit im Krankenhaus mitgeteilt werden. Dies stellt sicher, dass die benötigten Mitarbeiter unterrichtet sind und Vorbereitungen getroffen werden können, um eine zeitgerechte Entbindung bei Eintreffen im Krankenhaus durchführen zu können.

Entlaste Druck auf die Nabelschnur

Sobald ein Nabelschnurvorfall erkannt wurde, sollte die Nabelschnurkompression durch Hochschieben des führenden Teils minimiert werden. Dies kann durch eine Lagerung der Schwangeren, digitales Hochschieben des vorangehenden Teils oder die Füllung der Harnblase erreicht werden. Eine Wehenhemmung kann zusätzlich versucht werden.

Mütterliche Lagerung

Traditionell wird für die Lagerung bei Nabelschnurvorfall die Knie-Ellenbogen-Lagerung (*knee-chest, face-down position*) empfohlen. Diese Position ist jedoch für den Transport in einem Krankenwagen oder auf

Modul 11 — Nabelschnurvorfall

einer Liege weniger geeignet, weshalb die überhöhte ‚Sims'sche Position' (Linksseitenlage mit Kissen unter der linken Hüfte), mit oder ohne Trendelenburg (schräg, sodass der Kopf der Frau niedriger als das Becken ist), empfohlen wird (Abbildung 11.2).[1] Wenn die Frau zuhause in einem oberen Stockwerk ist, kann es schneller sein, sie die Treppen herunterlaufen zu lassen, anstatt zu versuchen, eine Liege das enge Treppenhaus herunter zu manövrieren.

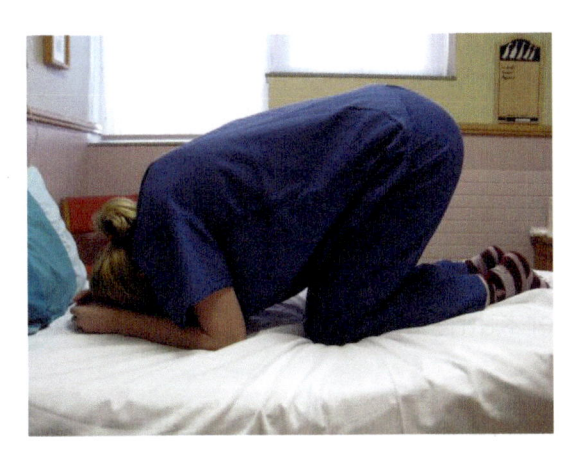

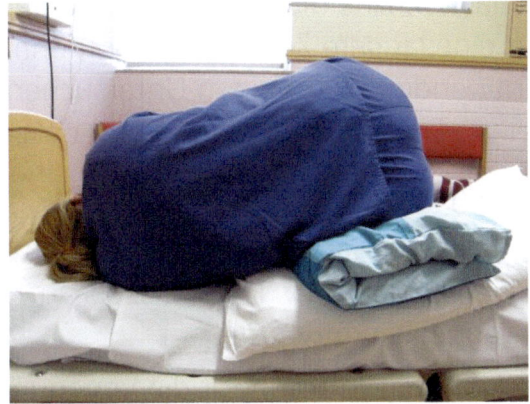

Abbildung 11.2 Mütterliche Lagerung, um den vorangehenden Teil anzuheben: (a) Knie-Brust; (b) überhöhte Sims'sche Position

Digitales Hochschieben des vorangehenden Teils

Wenn der Nabelschnurvorfall während des Blasensprungs erkannt wird, sollten die Finger des Untersuchenden, der einen Handschuh trägt, in der Vagina bleiben, um den vorangehenden Teil hochzuschieben. Dies reduziert die Kompression der Nabelschnur, insbesondere während der Wehen. Wenn die Nabelschnur vor die Vagina gefallen ist, kann versucht werden, sie mit einer **trockenen Vorlage** und unter *minimal handling* sanft in die Vagina zurückzuschieben. Jede Manipulation an der Nabelschnur kann einen Vasospasmus hervorrufen, weshalb die Reposition der Nabelschnur über den vorangehenden Teil nach oben nicht empfohlen wird. **Es besteht keine Evidenz dafür, welche die Praxis unterstützt, die exponierte Nabelschnur mit in warmer Kochsalzlösung getränkter steriler Gaze zu bedecken.**[1]

Verringere Wehen

Eine laufende Oxytocininfusion sollte sofort gestoppt werden. Eine Wehenhemmung ist bei Nabelschnurvorfall eingesetzt worden, um die Wehen zu hemmen und eine fetale Bradykardie zu verbessern (z.B. Fenoterol 10–20 μg langsam i.v.).[1]

PROMPT PRactical Obstetric Multi-Professional Training

Blasenauffüllung

Wenn das Entscheidungs-Entwicklungs-Intervall verlängert sein wird, besonders bei Krankenwagenverlegung in ein Krankenhaus, kann die Anhebung des vorangehenden Teils durch eine Blasenauffüllung erwogen werden.

Eine Blasenauffüllung wurde erstmalig von Vago in den 1970iger Jahren als eine Methode vorgeschlagen, die Kompression der Nabelschnur zu entlasten. Eine Blasenfüllung hebt den vorangehenden Teil des Feten für eine längere Zeit von der komprimierten Nabelschnur an, was die Notwendigkeit für einen Untersuchenden, den vorangehenden Teil mit seinen Fingern hochzuschieben, entbehrlich macht.[7,8]

- Lege einen Blasenkatheter in die Harnblase.
- Fülle die Harnblase mit steriler physiologischer 0.9%iger Kochsalzlösung mittels eines i.v. Infusionssets auf. Der Katheter sollte nach etwa 500 ml abgeklemmt werden.
- Lasse die Infusion für die Verlegung in ein Krankenhaus oder einen Kreißsaal angeschlossen (dies wird die Mitarbeiter daran erinnern, die Blase zu entleeren, nachdem die Frau im Kreißsaal/OP angekommen ist). **Es sollte dringend darauf geachtet werden, dass das Infusionsset auf den Blasenkatheter passt und dass Flüssigkeit über dieses System effektiv ohne wesentliches Leakage in die Harnblase infundiert werden kann.**
- Es ist essentiell, die Harnblase direkt vor jedem Versuch der Entbindung zu entleeren. Dies kann durch das Abstöpseln des Infusionssets vom Katheter erfolgen, die Blase kann dann spontan leerlaufen. Wenn der Blasenkatheter für die Sektio liegenbleibt, kann ein Beutel angeschlossen werden. Wenn jedoch eine vaginale Geburt angestrebt wird, sollte der Katheter entfernt werden.

Jede der oben beschriebenen Maßnahmen zur Verringerung des Drucks auf die Nabelschnur kann während der Vorbereitung zur Geburt des Babys hilfreich sein. Die Entbindung sollte jedoch nicht bei dem Versuch verzögert werden, diese Methoden anzuwenden.

Untersuchung des fetalen Wohlbefindens

Es sollte ein CTG angelegt werden. Wenn die fetalen Herzaktionen nicht hörbar sind, sollte ein Ultraschall durchgeführt werden.

Modul 11   Nabelschnurvorfall

Plane die Geburt

Ein Nabelschnurvorfall sollte in einer Abteilung mit vollständigem anästhesiologischem und neonatologischem Service erfolgen. Wenn der Nabelschnurvorfall außerhalb eines Kreißsaals auftritt, ist ein sofortiger Transport wesentlich.

Eine gute Kommunikation ist erforderlich, damit die entsprechenden Berufsgruppen die Mutter bei Ankunft empfangen können; der OP mit Personal sollte im Standby sein.

Wenn kein Zugang liegt, sollte ein großlumiger Zugang gelegt werden (14/16 G) und Blut für Blutgruppe, Kreuzblut und Blutbild entnommen werden.

Beurteilung vor Geburt

- Bei unvollständigem MM sollte eine Sektio durchgeführt werden.
- Es sollte so schnell wie möglich eine Notsektio durchgeführt werden, wenn der Nabelschnurvorfall mit einem suspekten oder pathologischen CTG assoziiert ist, jedoch ohne die Sicherheit der Mutter zu gefährden (eine mündliche Zustimmung zu der Sektio ist bei einer Notsektio ausreichend, sollte jedoch im OP-Bericht dokumentiert werden).
- Es sollte eine eilige Sektio erwogen werden, wenn die Herzfrequenz normal aber ein Dauer-CTG erforderlich ist. Ein Wechsel zu einer Notsektio sollte umgehend erfolgen, sobald das CTG Anlass zur Besorgnis bietet.
- Wenn der MM vollständig ist, kann eine operative vaginale Entbindung erwogen werden, solange davon ausgegangen werden kann, dass diese schnell und sicher durchführbar ist. Ein Vakuum oder eine Zange sollten nur Verwendung finden, wenn die Voraussetzungen für eine vaginal-operative Geburt vorliegen.
- Nach der Geburt kann eine verspätete Abnabelung erwogen werden, solange es dem Baby gut geht.
- Für Entbindungen an der Grenze der Lebensfähigkeit (23^{+0} bis 23^{+6} SSW) sollte zunächst ein expektatives Management mit den Eltern besprochen werden. Es sollten sowohl die Optionen der Fortsetzung der Schwangerschaft als auch ein Schwangerschaftsabbruch nach einem Nabelschnurvofall unter diesen Umständen diskutiert werden.[1]

- Eine ganze Extraktion bei BEL kann unter bestimmten Umständen durchgeführt werden, z.B. nach einer inneren Wendung auf den Fuß für den zweiten Zwilling.

Im Allgemeinen wird ein ungünstiges fetales Outcome häufiger beobachtet, wenn es schwierig ist, eine vaginale Geburt zu erzielen. Es sollte daran gedacht werden, dass jede Verzögerung dazu führen kann, dass eine Sektio notwendig wird, wenn der Versuch der instrumentellen Entbindung fehlgeschlagen ist.

Der Versuch vorübergehender Maßnahmen, wie weiter oben beschrieben, um den Druck auf die Nabelschnur zu entlasten, kann den Versuch einer Regionalanästhesie, wie eine Spinalanästhesie oder ein epidurales Top-Up, rechtfertigen. Verlängerte und wiederholte Versuche sollten jedoch vermieden werden.

Der vorangehende Teil sollte hochgeschoben bleiben, während die Spinalanästhesie gelegt wird. Eine klare Kommunikation ist bezüglich der Dringlichkeit des Notfalls und des Timings der Geburt zwischen Geburtshelfer, Hebamme und anästhesiologischem Team erforderlich, um sowohl für die Mutter als auch für das Kind die sicherste Anästhesiemethode zu wählen.

Neonatale Wiederbelebung

Ein erfahrenes neonatologisches Team muss bei der Entbindung anwesend sein, um sicherzustellen, dass für den Neonaten eine volle kardiorespiratorische Unterstützung gewährleistet ist, falls erforderlich.

Nach der Geburt

Postpartal sollte Blut für Blutgasbestimmungen sowohl aus der Nabelschnurarterie als auch der Nabelvene entnommen werden, um den Zustand des Neonaten zu bestimmen.

Dokumentation

Die Dokumentation sollte den Zeitpunkt des Nabelschnurvorfalls, des Rufens und des Eintreffens von Hilfe, die Methoden, welche für die Entlastung der Nabelschnurkompression verwendet wurden, den Zeitpunkt der Entscheidung zur Geburtsbeendigung und Methode sowie Zeitpunkt der Entbindung enthalten. Ein Formular kann bei der Dokumentation hilfreich sein; ein Beispiel ist in Abbildung 11.3 wiedergegeben. Ein Formular für das Risikomanagement sollte ebenfalls ausgefüllt werden.

Modul 11 — Nabelschnurvorfall

Patienten-Aufkleber | **Formular für Nabelschnurvorfall**

Bitte kreuze die relevanten Kästchen an:

Diagnose: zuhause ☐   Kreißsaal ☐   Klinikum ☐   Station ☐
Uhrzeit bei Diagnose: ....
MM Weite bei Diagnose: ....cm

wenn zuhause/Geburtszentrum
Krankenwagen gerufen?   Ja ☐   Nein ☐   Anruf Uhrzeit:.......... eingetroffen: ....
Klinikum kontaktiert?   Ja ☐   Nein ☐   Anruf Uhrzeit:.......... eingetroffen: ....

wenn im Klinikum/auf Station
erfahrene Hebamme angerufen Ja ☐   Nein ☐   Anruf Uhrzeit.......... eingetroffen..........
erfahrener Geburtshelfer gerufen Ja ☐   Nein ☐   Anruf Uhrzeit.......... eingetroffen..........
Dienstgrad/Funktion des Geburtshelfers: ....
Neonatologe gerufen   Ja ☐   Nein ☐   Anruf Uhrzeit.......... eingetroffen ....

Maßnahmen, die für das Management des Nabelschnurvorfalls verwendet wurden		
Manuelles Hochschieben des Kopfes	Ja ☐	Nein ☐
Auffüllen der Harnblase	Ja ☐	Nein ☐
übersteigerte Sims' (Li-Seitenlage)/Knie-Ellenbogen/Kopf gekippt/Liege/Bett (kreise ein)		
Tokolyse mit Partusisten oder andere	Ja ☐	Nein ☐
Entschluss-Entwicklungs Intervall: .... Minuten		

Geburtsmodus		Art der Anästhesie	
vaginale Spontangeburt	☐	Vollnarkose	☐
Forceps	☐	Spinale	☐
Vakuum	☐	Epidurale	☐
Sektio	☐		

Apgar Score		Geburtsgewicht:	
:1 min		NS pH	Base Excess:
:5 min		Venös:	
:10 min		Arteriell:	
Verlegung auf NICU? Ja ☐	Nein ☐		
CIRS-Meldung gemacht? Ja ☐			
bekannte Risikofaktoren? Ja ☐	Nein ☐	wenn Ja, benenne:	
Gespräch mit Mutter Ja ☐	Nein ☐		

Unterschrift:............................   Druckbuchstaben:......................

Funktion:............................   Datum:............................

Abbildung 11.3 Beispiel eines Formulars zur Dokumentation des Nabelschnurvorfalls

Nachbesprechung mit den Eltern

Ein Nabelschnurvorfall ist für die Eltern eine beängstigende Erfahrung. Es ist äußerst hilfreich, wenn ein Mitglied des Teams beauftragt werden kann, mit den Eltern zu kommunizieren; nicht nur, um bestimmte Instruktionen an die Mutter weiterzugeben falls benötigt, sondern auch, um laufend Kommentare zu den Ereignissen abzugeben, während sie sich entfalten – was der Mutter und ihrem Partner dabei helfen kann, mit der

Notfallsituation besser umzugehen. Die Möglichkeit, die Ereignisse nach der Geburt zu diskutieren, sollte der Mutter und den Verwandten ebenfalls eröffnet werden.[1]

Training

Alle Mitarbeiter in der Geburtshilfe sollten Training für das Management der Nabelschnurkompression erhalten. Das Training sollte multi-professionell sein und Teamübungen im Krankenhaus, Geburtshaus und bei Hausgeburten einschließen. Wenn ein regelmäßiges Training durchgeführt wird, können die Maßnahmen zur Verringerung einer Nabelschnurkompression effizient und ohne Verzögerung der Geburt durchgeführt werden. Eine retrospektive Studie hat die Auswirkungen des Teamtrainings auf das Mangement des Nabelschnurvorfalls untersucht und fand, dass die Einführung eines regelmäßigen Trainings sowohl mit häufigeren Maßnahmen, um die Nabelschnurkompression zu entlasten, als auch einem kürzeren Diagnose-bis-Geburts-Intervall assoziiert war. Vor allen Dingen war es jedoch auch mit einem besseren neonatalen Outcome assoziiert.[9]

Literaturstellen

1. Royal College of Obstetricians and Gynaecologists. *Umbilical Cord Prolapse. Green-top Guideline No. 50*. London: RCOG, 2014. www.rcog.org.uk/en/guidelines-research-services/guidelines/gtg50 (aufgerufen Juni 2017).
2. Confidential Enquiry into Stillbirths and Deaths in Infancy. *7th Annual Report*. London: Maternal and Child Health Research Consortium, 2000.
3. Johnson KC, Daviss BA. Outcomes of Planned Home Births with Certified Professional Midwives: Large Prospective Study in North America. *BMJ* 2005; 330: 1416.
4. MacLennan A. A Template for Defining a Causal Relation between Acute Intrapartum Events and Cerebral Palsy: International Consensus Statement. *BMJ* 1999; 319: 1054–9.
5. Murphy DJ, MacKenzie IZ. The Mortality and Morbidity Associated with Umbilical Cord Prolapse. *Br J Obstet Gynaecol* 1995; 102: 826–30.
6. Yla-Outinen A, Heinonen PK, Tuimala R. Predisposing and Risk Factors of Umbilical Cord Prolapse. *Acta Obstet Gynecol Scand* 1985; 64: 567–70.
7. Vago T. Prolapse of the Umbilical Cord: A Method of Management. *Am J Obstet Gynecol* 1970; 107: 967–9.
8. Caspi E, Lotan Y, Schreyer P. Prolapse of the Cord: Reduction in Perinatal Mortality by Bladder iInstillation and Caesarean Section. *Isr J Med Sci* 1983; 19: 541–5.
9. Siassakos D, Hasafa Z, Sibanda T, et al. Retrospective Cohort Study of Diagnosis-Delivery Interval with Umbilical Cord Prolapse: The Effect of Team Training. *BJOG* 2009; 116: 1089–96.

Modul 12
Vaginale Beckenendlagengeburt

> ## Wichtige Lerninhalte
>
> - Sicherstellen, dass die Geburtshelfer und Hebammen, die vaginale Beckenendlagengeburten durchführen, trainiert und kompetent sind
> - Sicherstellen, dass während der Geburt eine kontinuierliche CTG-Überwachung durchgeführt wird (selbst wenn die Entscheidung zu einer Sektio getroffen wurde), da dies das neonatale Outcome verbessern kann
> - erst bei vollständigem Muttermund mit dem Pressen beginnen
> - Abzuwarten, bis der Steiß einschneidet, bevor zum aktiven Pressen angeleitet wird
> - Vermeiden, am Steiß zu ziehen
> - so weit wie möglich Verfolgen eines *hands-off*-Ansatzes
> - Verstehen der Manöver, die für eine vaginale Beckenendlagengeburt erforderlich werden können

Häufige bei Übungen beobachtete Schwierigkeiten

- Unterlassen, den Steiß ohne Intervention tiefertreten zu lassen
- zu früher Beginn assistierender Beckenendlagenmanöver
- Druck auf den Bauch des Kindes, anstatt auf die knöchernen Prominenzen, während der Manöver
- während der Lösungsmanöver die Knie und Ellenbogen nicht in die richtige Richtung zu beugen
- Überstreckung des Halses bei der Entwicklung des Kopfes

Einführung

Die Inzidenz der Beckenendlage am Termin ist im UK 3–4%, obgleich die Häufigkeit zu einem früheren Zeitpunkt in der Schwangerschaft deutlich höher ist (20% um 28 SSW). Die Beckenendlage ist mit einer höheren perinatalen Morbidität und Mortalität als die Schädellage assoziiert, insbesondere bei einer vaginalen Geburt. Die Häufigkeit von Frühgeburt, angeborenen Fehlbildungen, Geburtsasphyxie und Trauma ist erhöht.[1] Diese Risikofaktoren sollten für das antenatale, intrapartale und neonatale Management beachtet werden.

Definition der Beckenendlage

Eine Beckenendlage besteht dann, wenn der vorangehende Teil des Feten das Gesäß oder die Füße sind. Sie kann gestreckt, gebeugt oder mit führenden Füßen vorkommen (Abbildung 12.1).

Prädisponierende Faktoren

Prädisponierende Faktoren für eine Beckenendlage sind in Box 12.1. aufgeführt.[1]

Box 12.1 Faktoren, die mit Beckenendlage assoziiert sind

vorausgegangene BEL	Uterusanomalien
Frühgeburt	mütterlicher Tumor im Becken oder Myome
Mehrgebärende	Plazenta praevia
Mehrlingsschwangerschaft	Hydrozephalus/Anenzephalus
Polyhydramnion	fetale neuromuskuläre Störungen
Oligohydramnion	fetale Kopf- und Halstumore

Die Häufigkeit der vaginalen Beckenendlagengeburt ist seit der Publikation des ‚Term Breech Trials' stark gesunken.[2,3,4] Dies macht es umso wichtiger, dass die Mitarbeiter im Management dieser Geburten trainiert werden und erfahren mit diesen Geburten sind, da auch weiterhin einige unentdeckte Beckenendlagen vor der Geburt vorkommen werden und einige Mütter

Modul 12 — Vaginale Beckenendlagengeburt

weiterhin die spontane Beckenendlage wünschen werden. Der ‚Term Breech Trial' hat die Ergebnisse der Beckenendlage nach geplanter vaginaler Geburt und geplanter Sektio verglichen und konnte zeigen, dass nach geplanter Sektio die Häufigkeit der perinatalen Morbidität und Mortalität signifikant reduziert ist (Verringerung der Mortalität um 75%). Außerdem zeigte sich nach geplanter Sektio keine signifikante Erhöhung der mütterlichen Morbidität oder Mortalität. Das 2-Jahres-Follow-up der Neugeborenen zeigte jedoch keine statistisch signifikanten Unterschiede für die neurologische Entwicklung zwischen beiden Gruppen.[5] Es ist daher ungewiss, ob der Langzeitnutzen für die Kinder nach geplanter Sektio bei Beckenendlage die mütterlichen Risiken der zusätzlichen Kaiserschnittentbindungen überwiegt.

In den Niederlanden stieg die Sektiorate bei bekannter Steißlage am Termin zwischen 1999 und 2007 von von 24% auf 60%, und die gesamte perinatale Mortalität sank von 1,3 auf 0,7 pro 1000 Geburten. Die perinatale Mortalität war für die geplanten vaginalen Beckenendlagengeburten stabil (1,6 pro 1000 Geburten). Die Zahl der Kaiserschnitte zur Verhinderung eines perinatalen Todesfalles war 338.[6]

Neuere Daten aus einem systematischen Review zu Beckenendlagengeburten, einschließlich Beobachtungsstudien und randomisierten Studien, quantifizierte sowohl die relativen als auch die absoluten Risiken für beide Geburtsmethoden.[7] Obwohl die relativen Risiken für die geplante vaginale quantifizierten Geburten höher waren, wurden die absoluten Risiken für perinatale Mortalität, neurologische Morbidität des Neugeborenen, Geburtstrauma, Apgar-Score unter 7 nach 5 Minuten sowie neonatale Asphyxie in dieser Gruppe als niedrig eingestuft (zwischen 0,3% und 3,3%). Unter der Voraussetzung, dass die Frauen über diese Risiken aufgeklärt werden und sie für akzeptabel halten, kann in geeigneten Fällen eine geplante vaginale Steißgeburt erfolgen. Die Editoren des BJOG stellten fest, dass das Risiko ernsthafter medizinischer Probleme für das Baby innerhalb des Bereiches der für eine Hausgeburt erwarteten Risiken liegt.[8]

Die Autoren argumentierten auch dahingehend, dass die Aufrechterhaltung der klinischen Fähigkeiten zur Durchführung einer vaginalen Beckenendlagengeburt von entscheidender Bedeutung ist, da sich immer wieder Frauen unter der Geburt mit Beckenendlage vorstellen (und ein Kaiserschnitt nicht mehr möglich ist), oder Frauen keine elektive Sektio wünschen.

Im UK hat das Royal College of Obstetricians and Gynaecologists (RCOG) kürzlich ein Update der Green-top-Guideline zum Management der Beckenendlage (Box 12.2) veröffentlicht.[1] Die Leitlinie besagt, dass die

Auswahl geeigneter Schwangerschaften, gemeinsam mit einer qualifizierten intrapartalen Versorgung, dazu führen kann, dass eine geplante vaginale Beckenendlagengeburt fast ebenso sicher ist wie eine geplante vaginale Enbindung aus Schädellage.

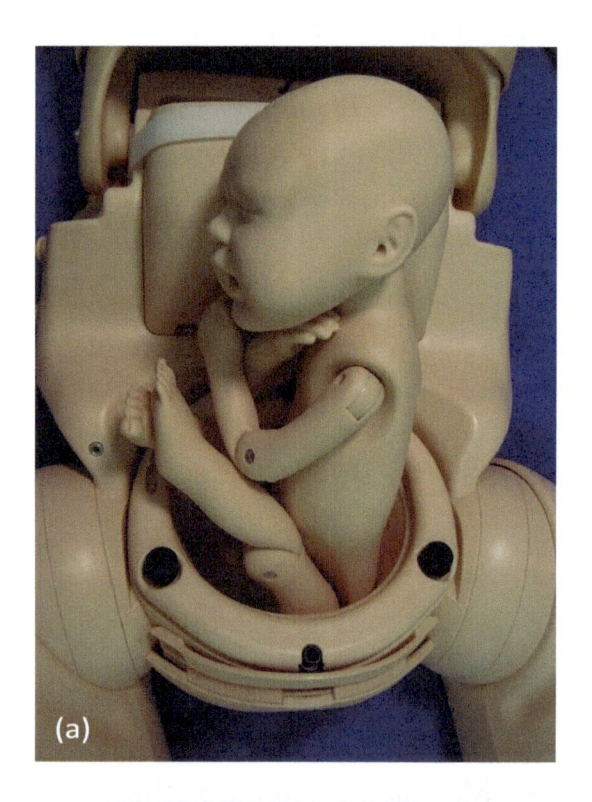

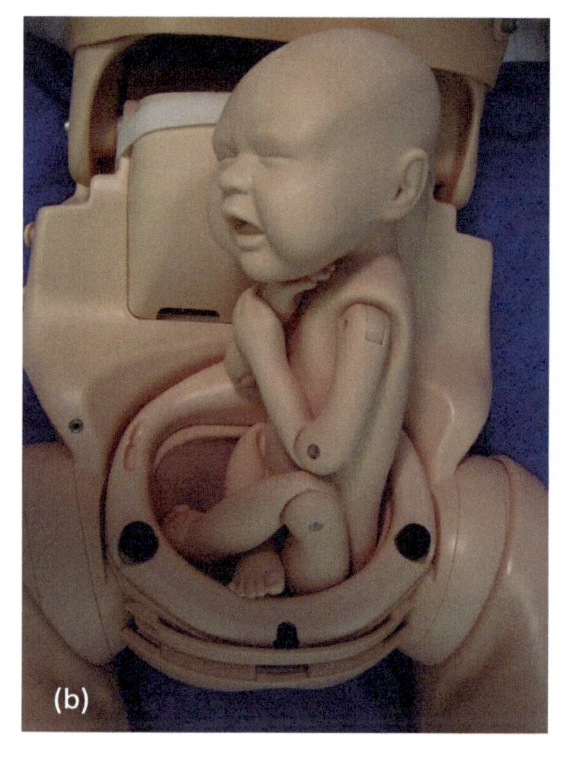

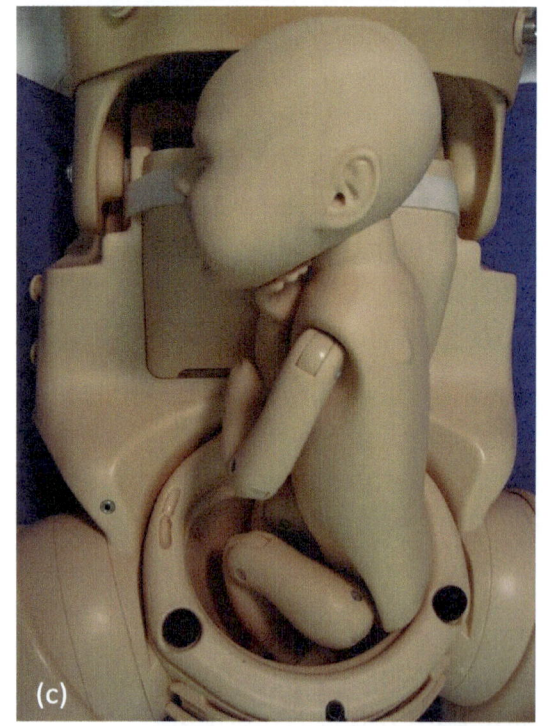

Abbildung 12.1 Formen der Beckenendlage und Inzidenz: (a) gestreckt (65%): Hüften gebeugt, Knie gestreckt; (b) gebeugt (10%): Hüften gebeugt, Knie gebeugt aber Füße nicht unterhalb des Gesäßes; (c) *footling* (25%): Füße oder Knie sind am tiefsten (entweder einzelne oder doppelte Fußlage)

Management der vaginalen Beckenendlagengeburt

Typen der vaginalen Beckenendlagengeburt

- **Spontane Beckenendlagengeburt**: Der Fetus darf ohne Assistenz oder Manipulation tiefer treten und geboren werden. Dies kommt bei einem kleinen Teil der Entbindungen vor, meist in der Frühgeburt.
- **Assistierte Beckenendlagengeburt**: Die häufigste Methode der vaginalen Beckenendlagengeburt. Der Fetus darf tiefer treten, der Geburtshelfer verfolgt den *hands-off*-Ansatz. Anerkannte Manöver können zum Einsatz kommen, um bei der Geburt zu assistieren, wenn erforderlich.

> ### Box 12.2 Zusammenfassung der Green-top-Guidelines und der aktuellen Evidenz[1]
>
> **Geburtsmodus bei Beckenendlage**
>
> - Bei der Planung einer vaginalen Steißgeburt sollten Frauen darüber informiert werden, dass das Risiko der perinatalen Mortalität bei einem Kaiserschnitt nach 39 Schwangerschaftswochen bei ca. 0,5/1000, und bei einer geplanten vaginalen Steißgeburt bei ca. 2,0/1000, liegt.
> - Frauen sollten darüber informiert werden, dass eine geplante vaginale Steißgeburt das Risiko niedriger Apgar-Werte und schwerwiegender kurzfristiger Komplikationen erhöht, jedoch nicht das Risiko einer langfristigen Morbidität.
> - Ein geplanter Kaiserschnitt führt zu einer mäßigen Verringerung der perinatalen Mortalität im Vergleich zu einer geplanten vaginalen Steißgeburt. Jede Entscheidung, einen Kaiserschnitt durchzuführen, muss gegen die möglichen nachteiligen Folgen abgewogen werden, die sich daraus ergeben können.
> - Die Anwesenheit eines qualifizierten Geburtshelfers ist für eine sichere vaginale Beckenendlagengeburt unerlässlich.
>
> **Management der Frühgeborenenpräsentation einer Steißgeburt**
>
> - Ein routinemäßiger Kaiserschnitt bei Steißlage und *spontanen vorzeitigen Wehen* wird nicht empfohlen. Die Art der Geburt sollte

> **Box 12.2 Zusammenfassung der Green-top-Guidelines und der aktuellen Evidenz (fortgesetzt)**
>
> individuell nach Schwangerschaftsalter, Stadium der Geburt, Art der Steißlage, fetalem Wohlbefinden und der Verfügbarkeit eines in vaginaler Steißgeburt erfahrenen Geburtshelfers erfolgen.
>
> **Management einer Zwillingsschwangerschaft mit Steißlage**
>
> - Es liegt nur begrenzte Evidenz dafür vor, jedoch wird empfohlen, bei einem in Beckenendlage liegenden präsentierenden Zwilling einen Kaiserschnitt durchzuführen.
>
> - Ein routinemäßiger Notkaiserschnitt bei einer Beckenendlage des ersten Zwillings bei *spontanem Geburtsbeginn* wird nicht empfohlen. Der Geburtsmodus sollte auf der Grundlage des Muttermundsbefundes, des Höhenstandes des vorangehenden Teils, der Art der Steißlage, des fetalen Wohlbefindens beider Zwillinge und der Verfügbarkeit eines in vaginaler Steißgeburt erfahrenen Geburtshelfers individualisiert werden.

- **Beckenendlagenextraktion**: Im Wesentlichen ist dieses Manöver für die Assistenz der Geburt des nicht in Schädellage liegenden zweiten Zwillings vorbehalten. Eine Beckenendlagenextraktion bedeutet, dass ein oder beide Füße in der Uterushöhle gefasst und nach unten in die Vagina geführt werden, bevor die Manöver fortgesetzt werden, welche für die assistierte Beckenendlagengeburt Verwendung finden.

Management der Eröffnungsperiode

Die jüngste Green-top-Guideline des RCOG empfiehlt, dass, bei einer ungeplanten vaginalen Steißgeburt, das Management von Schwangerschaftswoche, Stadium der Geburt, der Frage, ob Faktoren im Zusammenhang mit erhöhten Komplikationsraten gefunden werden, Verfügbarkeit geeigneter klinischer Expertise sowie der informierten Zustimmung der Mutter abhängig sein sollte. Es wird außerdem empfohlen, dass die Geburt in einem Krankenhaus mit der Möglichkeit der Notsektio stattfindet. Es ist jedoch routinemäßig nicht notwendig, die Mutter zur vaginalen Geburt in einen OP zu bringen.[1]

Vorbereitung

- Informieren Sie die leitende Hebamme, den leitenden Geburtshelfer, den Anästhesisten, das OP-Personal und den Neonatologen über

Modul 12   Vaginale Beckenendlagengeburt

die Aufnahme der Mutter und stellen Sie sicher, dass erfahrene Ärzte zur Verfügung stehen, die im Umgang mit der vaginalen Beckenendlagengeburt geschult sind.[1]

- Besprechen Sie erneut den Geburtsmodus und stellen Sie sicher, dass die Frau eine vaginale Beckenendlagengeburt wünscht.
- Besprechen Sie frühzeitig die Analgesie. Es liegt keine Evidenz zugunsten einer routinemässigen PDA vor, sie kann jedoch das Risiko einer Intervention erhöhen. Für eine Beckenendlagengeburt sollte eine Reihe von Analgetika angeboten werden.[1] Erwägen Sie einen Pudendusblock, wenn keine Periduralanästhesie verwendet wird.
- Erklären Sie alle Geburtstechniken und dass ein Neonatologe routinemäßig eine vaginale Steißgeburt begleitet.
- Legen Sie einen intravenösen Zugang, entnehmen Sie ein Blutbild, Blutgruppe und Kreuzblut.
- Bereiten Sie den Kreißsaal und die Gerätschaften zur Wiederbelebung für Neugeborene vor. Stellen Sie sicher, dass die Voraussetzungen für eine assistierte vaginale Steißgeburt gegeben sind: Packet für vaginal-operative Geburt, warme Handtücher, geburtshilfliche Zange, Beinhalter.

Elektronisches fetales Monitoring (EFM)(CTG)

Die kontinuierliche elektronische Überwachung des Feten (EFM) sollte Frauen mit Beckenendlage während und nach der Geburt empfohlen werden, da sie wahrscheinlich das Outcome des Neugeborenen verbessert.[1] Es ist zudem auch wichtig, dass das EFM bis zur Geburt fortgesetzt wird, selbst wenn die Entscheidung für einen Kaiserschnitt getroffen wurde.

Wenn das CTG vor der aktiven Austreibungsperiode als pathologisch angesehen wird, soll ein Kaiserschnitt empfohlen werden, es sei denn, der Steiß ist sichtbar oder der Fortschritt ist rasch. Eine fetale Blutentnahme wird nicht empfohlen.[1]

Fortschritt der Geburt

Eine Wehenaugmentation mit Oxytocin wird nicht empfohlen, aber die jüngste Green-top-Guideline schlägt vor, dass sie in Betracht gezogen werden kann, wenn eine PDA liegt und die Wehenhäufigkeit unter 4:10 beträgt.[1] Eine Amniotomie zur Augmentation der Wehen sollte mit Vorsicht durchgeführt werden.

Sobald es zu einem spontanen Blasensprung kommt, sollte eine vaginale Untersuchung durchgeführt werden, um einen Nabelschnurprolaps auszuschließen.[1]

Management der Austreibungsperiode

Es wird empfohlen, Frauen, die sich nahe oder in der aktiven Austreibungsperiode mit einer Beckenendlage vorstellen, nicht routinemäßig einen Kaiserschnitt anzubieten. Wenn es jedoch zu irgendeinem Zeitpunkt während der Austreibungsperiode zu einer Verzögerung des Tiefertretens des Steißes kommt, sollte ein Kaiserschnitt in Betracht gezogen werden, da dies ein Zeichen für ein relatives feto-pelvines Missverhältnis sein kann.[1]

Frauen, die unter einer vaginalen Beckenendlagengeburt sind, sollten von Ärzten und Hebammen begleitet werden, die über spezielle Erfahrungen und Fähigkeiten zur Durchführung und Unterstützung der Geburt verfügen. Es sollten bei Geburt eine erfahrene Hebamme, ein Geburtshelfer und ein Neonatologe anwesend sein (erfahrene Mitarbeiter können wertvolle Erfahrungen mit vaginalen Steißgeburten aufweisen). Ein Anästhesist sollte zum Zeitpunkt der Geburt im Kreißsaal anwesend und das OP-Personal sollte in Bereitschaft sein.

Es gibt nur wenig Daten bezüglich der Lagerung und dem Outcome einer vaginalen Beckenendlagengeburt. Einige erfahrene Geburtshelfer und Hebammen haben vorgeschlagen, dass eine aufrechte mütterliche Lagerung (z.B. in Vierfüßlerposition, sitzend auf einem Entbindungshocker oder im Stehen) einige physiologische Vorteile mit sich bringt und der Mutter mehr Wahlmöglichkeiten bezüglich der Gebärposition eröffnet.[9,10,11,12] Darüber hinaus kann die aufrechte Lagerung zu einer größeren mütterlichen Zufriedenheit bei der Geburt führen.[11] Pelvimetrische MRT-Untersuchungen des Beckens haben ergeben, dass eine aufrechte Positionierung mehr Platz im Becken schafft. Es liegen jedoch nur begrenzte vergleichende Daten zur Sicherheit vor.[12] Allerdings ist eine aufrechte Gebärposition bei einer vaginalen Beckenendlagengeburt vielen Geburtshelfern nicht sehr vertraut[13] und es bleibt der Verantwortung des Geburtshelfers überlassen, innerhalb der Limitationen seiner eigenen Fähigkeiten und Kompetenzen zu handeln (NMC und GMC).

> **Frauen, die unter einer vaginalen Beckenendlagengeburt sind, sollten von Ärzten und Hebammen begleitet werden, die über viel Erfahrungen und Fähigkeiten zur Durchführung und Unterstützung der Geburt verfügen.**

Die aktualisierte RCOG-Guideline empfiehlt, dass Frauen darauf aufmerksam gemacht werden sollten, dass bei der Geburt entweder eine halbliegende oder nach vorne gerichtete Hocke, oder eine Vierfüßlerposition, eingenommen werden kann. Die Lagerung sollte jedoch von der

Modul 12   Vaginale Beckenendlagengeburt

mütterlichen Vorliebe und der Erfahrung der Geburtshelfer abhängen. Wenn jedoch eine nach vorne gerichtete Vierfüßlerposition eingenommen wird, sollte die Frau darauf hingewiesen werden, dass ein Lagewechsel in die halbliegende Position notwendig werden kann, wenn Manöver erforderlich sind, da sich der Geburtshelfer möglicherweise sicherer fühlt, Manöver in einer halbliegenden Position durchzuführen.[1]

Vaginale Beckenendlagengeburt: assistierende Manöver

Alle Geburtshelfer und Hebammen sollten mit den Techniken vertraut sein, die zur Unterstützung der vaginalen Steißgeburt eingesetzt werden können. Die Wahl der Manöver, die gegebenenfalls angewendet werden, sollte von der individuellen Erfahrung/Präferenz des Geburtshelfers abhängen.[1]

Wenn der Steiß am Perineum sichtbar wird, sollte aktives Pressen gefördert werden. Sobald der Steiß den Damm passiert hat, tritt eine erhebliche Kompression der Nabelschnur auf. Anzeichen dafür, dass die Geburt unterstützt werden sollte, sind u. a. fehlender fetaler Tonus oder Farbe, oder eine Verzögerung, welche häufig auf hochgeschlagene Arme oder einen überstreckten Hals zurückzuführen ist. Im Allgemeinen ist ein Manöver zur Beschleunigung der Geburt erforderlich, wenn es Anzeichen dafür gibt, dass es dem Feten schlecht geht oder wenn zwischen der Geburt des Steißes und der Geburt des fetalen Kopfes eine Verzögerung von 5 Minuten liegt (oder mehr als 3 Minuten vom Nabel bis zum Kopf).[1]

> **Strebe einen ‚hands-off'-Ansatz bei der vaginalen Beckenendlagengeburt an. Beschränke Maßnahmen auf ein Minimum und vermeide Traktion. Wenn jedoch kein Geburtsfortschritt auftritt (z.B. nachdem der Nabel sichtbar geworden ist, wenn der Tonus schlecht ist, hochgeschlagene Arme oder ein überstreckter Nacken vorliegen) ist ein rechtzeitiges und angemessenes Eingreifen erforderlich.**

- Eine Episiotomie sollte in ausgewählten Fällen verwendet werden, um die Geburt zu erleichtern.[1]
- Die Spontangeburt der Extremitäten und des Rumpfes ist anzustreben (Abbildung 12.2a), aber es kann nötig werden, die Beine durch Druck in die Kniekehlen zu befreien (Abbildung 12.2b).
- Wenn das Baby angefasst wird, ist es wichtig, sicherzustellen, dass Unterstützung nur über die knöchernen Vorsprünge des Beckenkamms gewährt wird, um das Risiko von inneren Organverletzungen zu verringern.

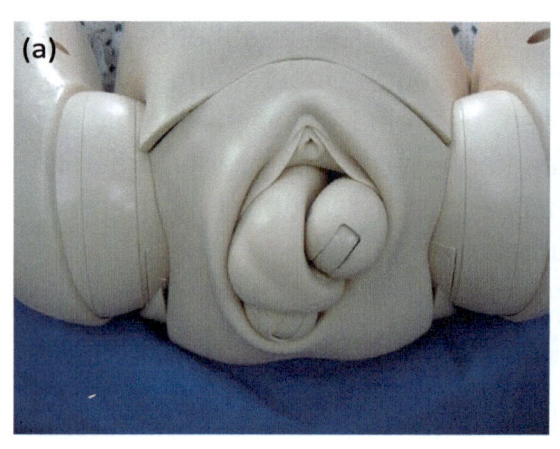

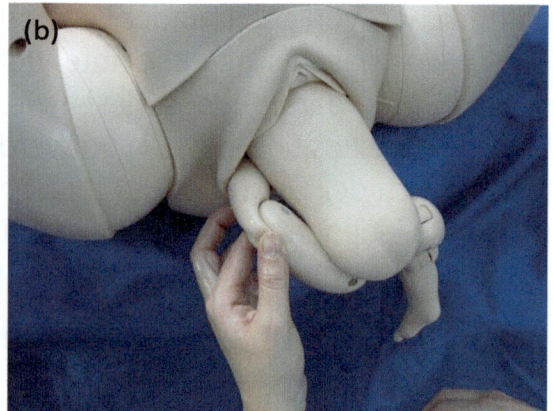

Abbildung 12.2 (a) spontane Geburt der Extremitäten und des Rumpfes; (b) Druck auf die Kniekehlen

- Stelle sicher dass das kindliche Gesäß vorne bleibt (sacroanterior). Eine kontrollierte Rotation kann erforderlich werden, wenn der Rumpf in eine sacroposteriore Position rotiert. Maßnahmen am Baby sollten jedoch nur über die knöchernen Vorsprünge erfolgen.
- Vermeide, die Nabelschnur anzufassen; dies erhöht das Risiko eines Vasospasmus.
- Ermutige die Spontangeburt; lasse die Mutter pressen, bis die Schulterblätter sichtbar werden.
- Zug am Rumpf des Kindes kann das Hochschlagen des Arms in den Nacken verursachen und sollte daher vermieden werden.
- Wenn die Arme nicht spontan herausfallen, verwende das Løvsett-Manöver, wie in Abbildung 12.3 dargestellt. Einfacher noch, und leichter zu erlernen, ist das Manöver nach Bickenbach, bei dem zunächst der hinten in der Sakralhöhle stehende Arm, und anschließend der vorne unter der Symphyse stehende, gelöst wird.

Eintreten des nachfolgenden Kopfes in das Becken

Nach der Armlösung unterstütze das Baby, bis die Haargrenze des Nackens sichtbar wird, verwende das Gewicht des Babys, um eine Flexion zu erzeugen (Abbildung 12.4). Wenn eine Spontangeburt des Kopfes nicht erfolgt, kann ein Assistent suprasymphysären Druck ausüben, um die Beugung des Kopfes zu verstärken.

Veit-Smellie-Manöver (Mauriceau–Smellie–Veit)

Das Veit-Smellie-Manöver kann erforderlich werden, um die Geburt des nachfolgenden Kopfes zu erleichtern (Abbildung 12.5). Wenn dieses Manöver durchgeführt wird, sollte der Körper des Babys auf der Innenseite

Modul 12　　　　　　　　　　　　　　Vaginale Beckenendlagengeburt

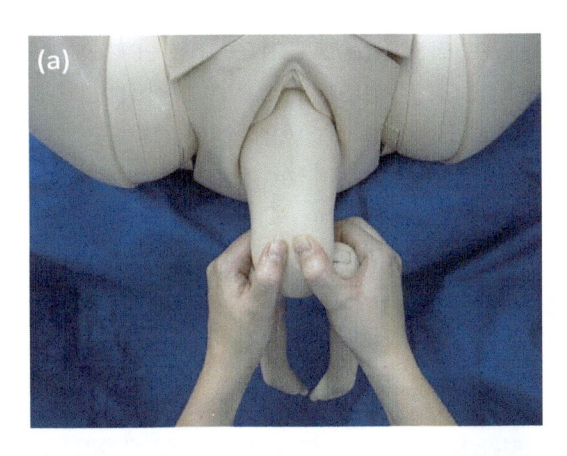

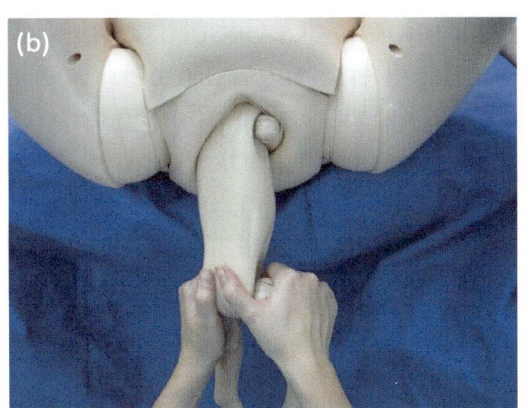

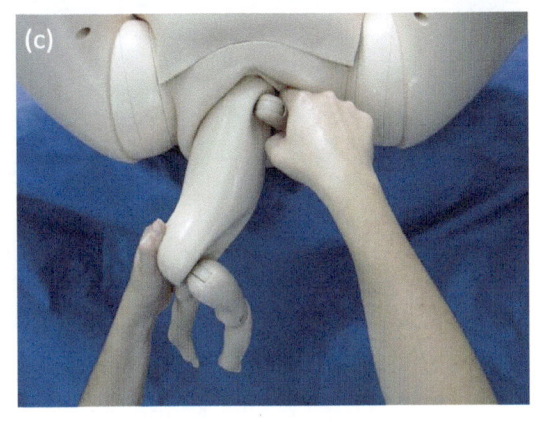

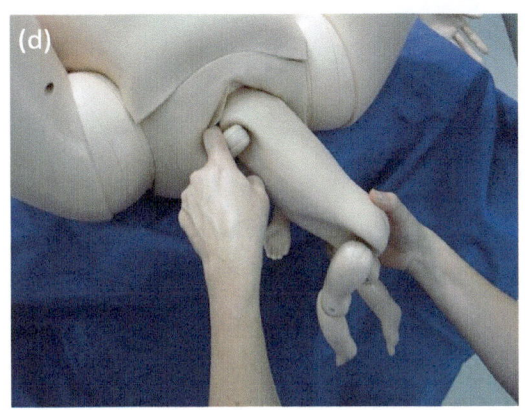

Abbildung 12.3 Das Løvset-Manöver: (a) Halte das Baby sanft an den knöchernen Vorsprüngen der Hüften und des Sakrums und rotiere das Baby, sodass ein Arm nach oben kommt (anterior). (b) Um den oben stehenden Arm (c) zu lösen, sollte ein Zeigefinger über der Schulter des Babys platziert werden und dem kindlichen Arm zur Ellenbeuge folgen. Der Arm sollte zur Geburt gebeugt werden. (d) Nach der Entwicklung des ersten Arms rotiere das Baby um 180° ‚vornüber'; der Rücken wird oben behalten, sodass nun der zweite Arm oben ist. Befreie den Arm wie in (b) beschrieben.

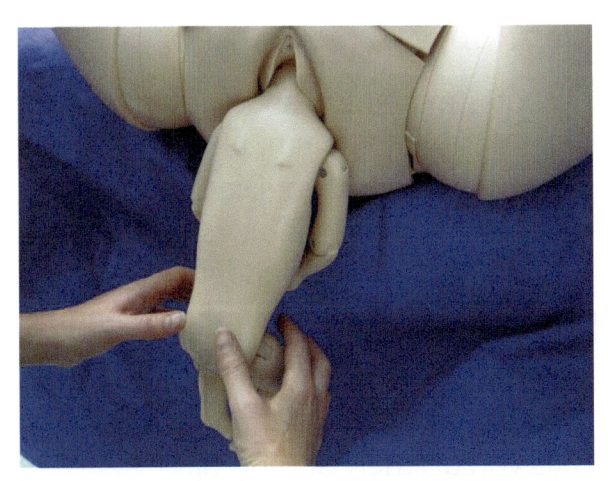

Abbildung 12.4 Haaransatz des Nackens sichtbar: Verwende des Gewicht des Babys, um eine Beugung zu unterstützen.

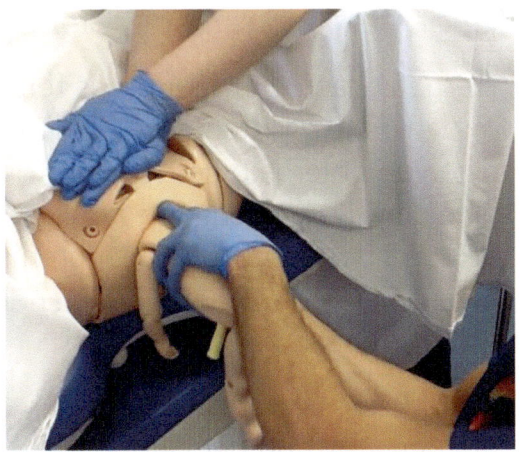

Abbildung 12.5 Anwendung von suprasymphysärem Druck, um die Flexion des Kopfes zu unterstützen

des Unterarms des Geburtshelfers reiten. Der erste und dritte Finger des Geburtshelfers sollten auf den Oberkieferknochen platziert werden (nicht mehr wie in der Vergangenheit im Mund des Babys, da Verletzungen berichtet worden sind). Wende Druck mit der anderen Hand auf dem Occiput des Babys an; platziere den Mittelfinger auf dem Occiput und die anderen Finger simultan auf den fetalen Schultern, um sie in eine Beugung zu bringen, mit dem Kinn auf der Brust (Abbildung 12.6).

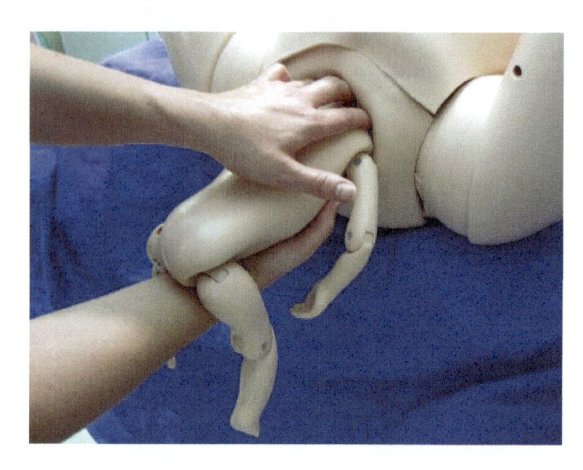

Abbildung 12.6 Das Veit-Smellie-Manöver (Mauriceau–Smellie–Veit) zur Entwicklung des nachfolgenden Kopfes

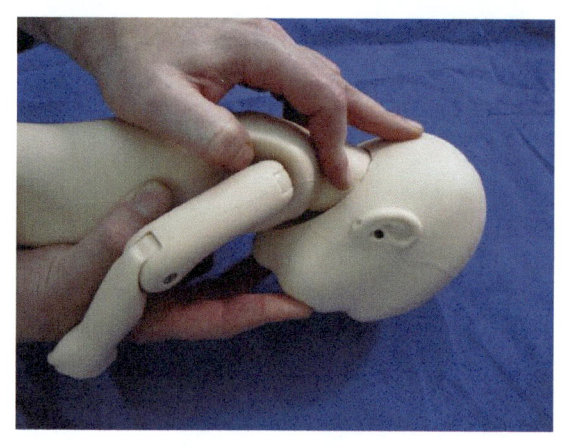

Abbildung 12.7 Position der Finger für das Veit-Smellie-Manöver

Burns–Marshall-Technik

Es wurden Bedenken hinsichtlich der Risiken der Burns-Marshall-Methode zur Unterstützung der Geburt des Kopfes geäußert, da sie zu einer Überstreckung des Nackens des Babys führen kann. Es wird daher davon abgeraten.[1]

Zange zur Assistenz der Geburt des Kopfes

Alternativ kann die Geburt des fetalen Kopfes mit einer Zange unterstützt werden. Eine Assistentin sollte den Körper des Babys halten, und die Zange sollte von unterhalb des fetalen Körpers angesetzt werden. Die Zugachse sollte darauf abzielen, den Kopf zu beugen (Abbildung 12.8). Es wird diskutiert, welche Art von Zange für dieses Verfahren verwendet werden sollten. Es wurde über die Verwendung der Kielland-, Rhodes-, Piper- und Wrigley-Zangen berichtet.[1]

Es gibt keine Anhaltspunkte dafür, welche der oben genannten Techniken zur Unterstützung der Geburt des Kopfes vorzuziehen ist, und die bisherige Erfahrung des Geburtshelfers ist ein sehr wichtiger Faktor bei der Entscheidung, welche Methode gewählt wird.

Modul 12 — Vaginale Beckenendlagengeburt

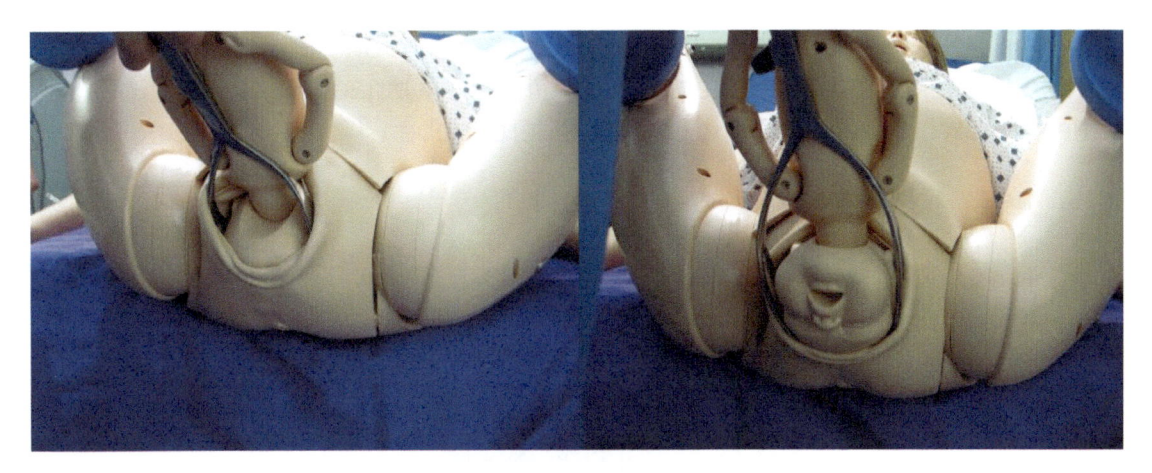

Abbildung 12.8 Die Kielland-Forceps, um der Geburt des Kopfes zu assistieren

Komplikationen und potentielle Lösungen

Einklemmung des Kopfes bei Frühgeburt

Die Hauptursache für das Einklemmen des Kopfes ist die Passage des Rumpfes durch eine unvollständig dilatierte Portio. Dies kommt bei etwa 14 % der vaginalen Steißgeburten vor.[1] In dieser Situation kann der Gebärmutterhals eingeschnitten werden, um den Kopf freizugeben. Das RCOG empfiehlt die Durchführung von Inzisionen im Gebärmutterhals an den Positionen 2, 6 und 10 Uhr, um die zervikalen neurovaskulären Bündel zu vermeiden, die seitlich im Gebärmutterhals, vorne zur Blase und hinten zum Rektum verlaufen. Vorsicht ist geboten, da es zu einem Weiterreißen in das untere Uterinsegment kommen kann.[14] Für die Kopfeinklemmung bei einem Kaiserschnitt kann es notwendig werden, den Uterus J-förmig oder als umgekehrten T-Schnitt zu erweitern.[1]

Arme im Nacken

Dies ist der Fall, wenn einer oder beide Arme gestreckt sind und hinter dem fetalen Kopf eingeklemmt werden (Abbildung 12.9). Arme im Nacken erschweren bis zu 5 % der Steißgeburten und können durch frühzeitigen Zug an einer Beckenendlage verursacht werden. Arme im Nacken weisen eine hohe Morbidität auf (25 % Risiko eines neonatalen Traumas, z.B. Plexus-brachialis-Verletzungen), weshalb jeder (frühe) Zug vermieden werden sollte.

Nabelschnurvorfall

Ein Nabelschnurvorfall ist bei allen Formen der Beckenendlage häufiger, insbesondere bei reiner Fußlage (10–25 %).[15] Der wichtigste Faktor des Nabelschnurvorfalls ist die Prävention. Eine Amniotomie sollte vorsichtig vorgenommen werden und erst dann, wenn der vorangehende Teil den Beckeneingang vollständig ausfüllt. Das Management des Nabelschnurvorfalls ist in **Modul 11** wiedergegeben.

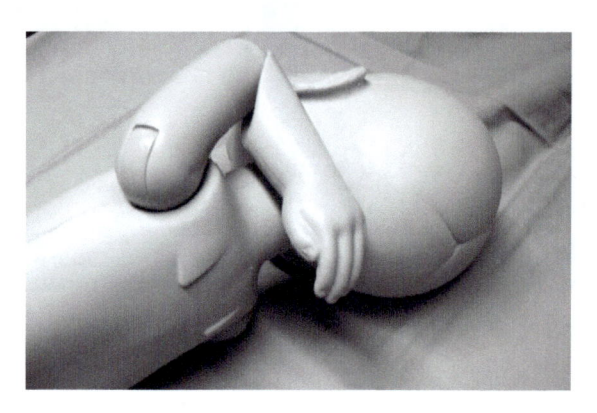

Abbildung 12.9 Arme im Nacken

Fetale Risiken bei vaginaler Beckenendlagengeburt

In Box 12.3 sind die Risiken wiedergegeben, die mit einer vaginalen Beckenendlagengeburt einhergehen. In Abbildung 12.10 sind die Manöver illustriert, die für eine vaginale Beckenendlagengeburt erforderlich werden können.

Box 12.3 Fetale Risiken bei vaginaler Beckenendlagengeburt

- intrapartualer Tod
- intrakranielle Hämorrhagie
- hypoxisch-ischiämische Enzephalopathie
- Plexus-brachialis-Verletzung
- Ruptur von Leber, Nieren oder Milz
- Dislokation von Nacken, Schulter oder Hüfte
- Frakturen von Clavicula, Humerus oder Femur
- Nabelschnurvorfall
- occipitale Diastase und Kleinhirnverletzungen

In Deutschland sollten folgende Punkte in dem Geburtsmodusgespräch vor einer spontanen BEL Erwähnung finden:[7]

- protrahierte Geburt mit dem Risiko einer sekundären Sectio caesarea von ca. 35%,
- Hochschlagen der Arme/Armlösungsmanöver,

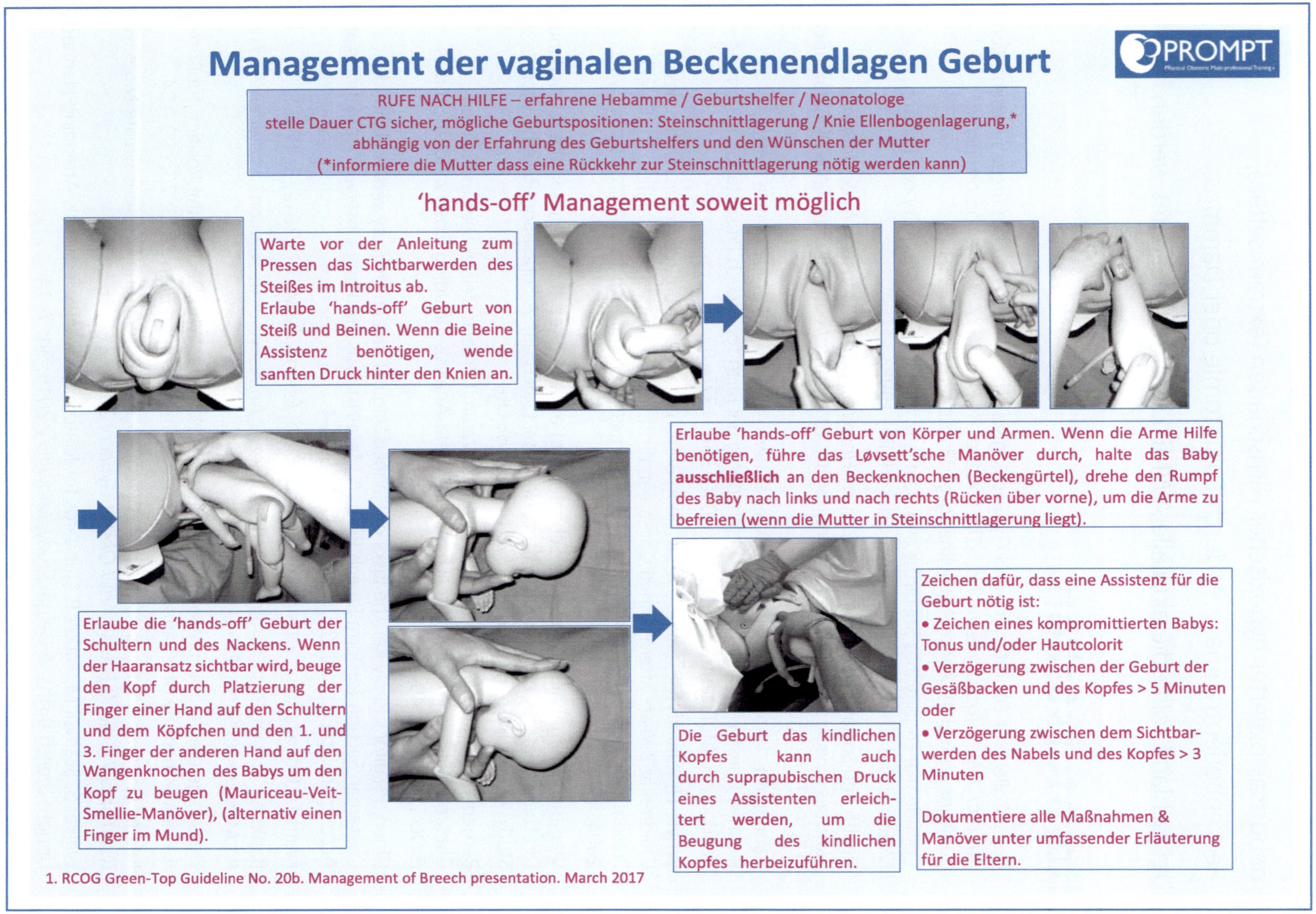

Modul 12 — Vaginale Beckenendlagengeburt

Abbildung 12.10 Management der vaginalen Beckenendlagengeburt

PROMPT PRactical Obstetric Multi-Professional Training

- Plexus-brachialis-Verletzung nach Armlösungsmanövern (Wahrscheinlichkeit < 1%),[16]
- schwierige Kopfentwicklung (sehr selten),
- geburtsassoziierter hypoxischer Hirnschaden (extrem selten),
- Beckenbodentrauma, z.B. durch Episiotomie oder Dammriss.

In Deutschland sollte die aktulelle AWMF LL zur BEL beachtet werden.[17]

Literaturstellen

1. Royal College of Obstetricians and Gynaecologists. *The Management of Breech Presentation, 4th edn. Green-top Guideline No. 20B*. London: RCOG, 2017. www.rcog.org.uk/en/guidelines-research-services/guidelines/gtg20B (aufgerufen Juni 2017).
2. Confidential Enquiry into Stillbirths and Deaths in Infancy. *5th Annual Report*. London: Maternal and Child Health Research Consortium, 1998.
3. Health and Social Care Information Centre. *Hospital Episode Statistics: NHS Maternity Statistics – England 2014–15*. London: HSCIC, 2015. http://content.digital.nhs.uk/catalogue/PUB19127 (aufgerufen Juni 2017).
4. Hannah ME, Hannah WJ, Hewson SA, et al. Term Breech Trial Collaborative Group. Planned Caesarean Section versus Planned Vaginal Birth for Breech Presentation at Term: A Randomised Multicentre Trial. *Lancet* 2000; 356: 1375–83.
5. Whyte H, Hannah ME, Saigal S, et al. Term Breech Trial Collaborative Group. Outcomes of Children at 2 Years after Planned Caesarean Birth versus Planned Vaginal Birth for Breech Presentation at Term: The International Randomized Term Breech Trial. *Am J Obstet Gynecol* 2004; 191: 864–71.
6. Vlemmix F, Bergenhenegouwen L, Schaaf JM, et al. Term Breech Deliveries in the Netherlands: Did the Increased Cesarean Rate Affect Neonatal Outcome? A Population-Based Cohort Study. *Acta Obstet Gynecol Scand* 2014; 93: 888-96.
7. Berhan Y, Haileamlak A. The Risks of Planned Vaginal Breech Delivery versus Planned Caesarean Section for Term Breech Birth: A Meta-Analysis Including Observational Studies. *BJOG* 2016; 123: 49–57.
8. Chien, P. Editor's Reply Re: The Risks of Planned Vaginal Breech Delivery versus Planned Caesarean Section for Term Breech Birth: A Meta-Analysis Including Observational Studies and Accompanying Editorial. *BJOG* 2016; 123: 1563–4.
9. Evans J. Understanding Physiological Breech Birth. *Essentially MIDIRS* 2012; 3: 17–21.
10. Banks M. Breech, Posterior and a Deflexed Head! An Active Birth Solution? *Midwifery Today Int Midwife* 2009; 91: 22–4.
11. Thies-Lagergren L, Hildingsson I, Christensson K, Kvist LJ. Who Decides the Position for Birth? A Follow-Up Study of a Randomised Controlled Trial. *Women Birth* 2013; 26: e99–104.
12. Reitter A, Daviss BA, Bisits A, et al. Does Pregnancy and/or Shifting Positions Create More Room in a Woman's Pelvis? *Am J Obstet Gynecol* 2014; 211: 662.e1–9.
13. Walker S, Scamell M, Parker P. Standards for Maternity Care Professionals Attending Planned Upright Breech Births: A Delphi Study. *Midwifery* 2016; 34: 7–14.
14. Robertson PA, Foran CM, Croughan-Minihane MS, Kilpatrick SJ. Head Entrapment and Neonatal Outcome by Mode of Delivery in Breech Deliveries from 28 to 36 Weeks of Gestation. *Am J Obstet Gynecol* 1996; 174: 1742–7.

15. Royal College of Obstetricians and Gynaecologists. *Umbilical Cord Prolapse. Green-top Guideline No. 50*. London: RCOG, 2014. www.rcog.org.uk/en/guidelines-research-services/guidelines/gtg50 (aufgerufen Juni 2017).
16. Schneider H, Husslein P, Schneider KTM. Die Geburtshilfe. 5. Auflage, Springer-Verlag Berlin Heidelberg, 2016.
17. AWMF LL 015/051 (S1). Geburt bei Beckenendlage (abgelaufen).

Weiterführende Literatur

James DK, Steer PJ, Weiner CP, Gonik B. *High Risk Pregnancy: Management Options*. 4. Ed. London: Saunders; 2011.

Modul 13
Zwillingsgeburt

Wichtige Lerninhalte

- Vorbereitung des Kreißsaals und der Ausrüstung für die Zwillingsgeburt
- intrapartales Dauer-CTG für beide Zwillinge
- Bedeutung der Stabilisierung der Lage des zweiten Zwillings
- Verstehen der verschiedenen Manöver, die erforderlich sind, um die Geburt des zweiten Zwillings zu erleichtern
- Versuchen, das Geburtsintervall zwischen beiden Zwillingen unter 30 Minuten zu halten
- Erkennen von Situationen, in denen eine Sektio notwendig sein kann
- Erkennen des erhöhten Risikos einer postpartalen Hämorrhagie
- Dokumentieren aller Details der Geburt: genau, klar und lesbar

Häufige bei Übungen beobachtete Schwierigkeiten

- nicht den Kreißsaal vor der Geburt mit den nötigen Gerätschaften auszustatten
- Versagen, die Längslage des zweiten Zwillings zu stabilisieren und beizubehalten, bis der vorangehende Teil ins Becken eingetreten ist
- zu frühe Amniotomie des zweiten Zwillings

Einführung

‚Nicht-identische' (dizygote) Zwillinge sind die häufigste Form der Zwillinge und resultieren aus der Fertilisation zweier Ovula (Eizellen). Dizygote Zwillinge sind genetisch nicht ähnlicher als Geschwister; jeder hat seine eigene plazentare Zirkulation und Fruchthöhle (dizygot, dichorial, diamnial).

‚Identische' (monozygote) Zwillinge sind seltener. Sie resultieren aus der Teilung eines einzelnen, sich entwickelnden Embryos und sind genetisch identisch. Der Grad der Teilung hängt davon ab, zu welchen Zeitpunkt der Entwicklung die Teilung stattgefunden hat und reicht von vollkommen getrennten Zirkulationen (monozygot, monochorial, diamnial) bis zu siamesischen Zwillingen.[1]

Mehrlingsgeburten machen derzeit 3% aller Lebendgeburten aus. Die Inzidenz von monozygoten Zwillingen ist ziemlich konstant. Die Rate der dizygoten Zwillinge variiert erheblich und ist in jüngster Zeit durch die assistierte Reproduktion bei älteren Müttern angestiegen.[2] Bis zu 24% der erfolgreichen IVF-Behandlungen führen zu Mehrlingsschwangerschaften. Im Jahre 1980 hatten 10 von 1000 Frauen, die in England und Wales entbunden haben, eine Mehrlingsgeburt. Bis zum Jahr 2013 ist diese Zahl auf 15,6 pro 1000 gestiegen.[3]

Alle Zwillinge haben ein erhöhtes Risiko für Frühgeburtlichkeit und fetale Wachstumsrestriktion, aber monochoriale (identische) Zwillinge haben das zusätzliche Risiko eines Zwillingstransfusionssyndroms, da sie von einer gemeinsamen Plazenta und umbilikalen Zirkulation abhängen. Sie haben auch ein höheres Risiko für einen intrauterinen Fruchttod sowie für eine neurologische Entwicklungsstörung als dichoriale Zwillinge.[4] Etwa ein Drittel aller Zwillingsschwangerschaften im UK haben eine monochoriale Plazenta.

Box 13.1 Risiken einer Zwillingsschwangerschaft

- angeborene Fehlbildungen
- Gestationsdiabetes
- Präeklampsie
- fetale Wachstumsrestriktion
- Zwillingstransfusionssyndrom (monochoriale Zwillingsschwangerschaften)
- Nabelschnurverwicklung (monochoriale, monoamniale)

> **Box 13.1 Risiken einer Zwillingsschwangerschaft (fortgesetzt)**
>
> - Frühgeburt (50% der Zwillinge sind Frühgeburten)
> - Lageanomalien
> - Nabelschnurvorfall
> - neonatale Krampfanfälle
> - erhöhte respiratorische Morbidität
> - erhöhtes Risiko für infantile Zerebralparese (4-fach höher als bei Einlingen)
> - postpartale Hämorrhagie bei der Mutter

Fast jede geburtshilfliche Komplikation (einschließlich niedrigem Geburtsgewicht, Frühgeburt, Präeklampsie, Totgeburt und Behinderung des Kindes) tritt häufiger bei Mehrlingsschwangerschaften auf. Die perinatale Mortalität bei Mehrlingen ist etwa fünfmal höher als bei Einlingen. Ein Großteil der perinatalen Mortalität ist auf pränatale Faktoren zurückzuführen; ein Teil der Sterblichkeit hängt jedoch mit Problemen während der Eröffnungsperiode und Geburt zusammen. Darüber hinaus ist die Müttersterblichkeit bei Mehrlingsgeburten zweieinhalb Mal so hoch wie bei Einlingsgeburten. In Box 13.1 sind einige der antepartalen und subpartalen Risiken von Zwillingsschwangerschaften aufgeführt.

Als Konsequenz daraus erfordern Zwillingsschwangerschaften eine spezialisierte pränatale und intrapartale Versorgung, in einer durch einen Spezialisten geführten Abteilung. Die Frau und ihr Partner sollten bezüglich des Geburtsmodus und des Managements ihrer Zwillingsschwangerschaft vor Beginn der Wehentätigkeit beraten werden.

Lage bei Geburt

Etwa 30% der Zwillinge liegen in Schädellage/Schädellage (Abbildung 13.1),[5] 35% der Zwillinge in Schädellage/Nicht-Schädellage (Abbildung 13.2)[6] und bei den verbleibenden 35% der Zwillinge liegt der führende Zwilling bei der Geburt nicht in Schädellage (Abbildungen 13.3 und 13.4).[6]

Geburtsmodus

Der optimale Geburtsmodus für Zwillinge ist teilweise unklar. Die ‚Twin Birth'-Studie zielte jedoch darauf ab, diese Frage zu beantworten.[7] Dies war eine internationale multizentrische, randomisierte kontrollierte Studie, mit dem führenden Zwilling in Schädellage, die die geplante Sektio mit der geplanten vaginalen Geburt bei Zwillingen zwischen 32–38 SSW verglichen hat. Die Studie kam zu dem Schluss, dass ein geplanter Kaiserschnitt das Risiko eines fetalen oder neonatalen Todesfalls, oder einer schweren neonatalen Morbidität, im Vergleich zur geplanten vaginalen Geburt, nicht signifikant verringert.[7] Darüber hinaus ergab eine Subgruppenanalyse, dass der geplante Kaiserschnitt für keine Untergruppe einen signifikanten Nutzen hatte, einschließlich monochoriale Zwillinge.

Die vaginale Geburt des zweiten Zwillings gilt als Zeitpunkt eines hohen Risikos. Ein retrospektiver Review von Zwillingsgeburten in England, Wales und Nordirland zwischen 1994 und 2003 kam zu dem Schluss, dass der zweite Zwilling ein mindestens 2-fach erhöhtes Risiko für perinatalen Tod in Zusammenhang mit der Geburt und ein mindestens 3-fach höheres Sterberisiko durch eine intrapartale Anoxie hat.[6]

Der geplante Geburtsmodus ist von der Lage, der Amnionizität und Chorionizität, dem geschätzten Fetalgewicht, dem Schwangerschaftsalter und dem fetalen und mütterlichen Wohlbefinden abhängig.[1]

Wenn der erste Zwilling in Schädellage liegt, sollte einer Frau mit einer ansonsten unkomplizierten Zwillingsschwangerschaft am Termin eine vaginale Geburt angeboten werden (vorausgesetzt, es liegen keine relativen oder absoluten Kontraindikationen für eine vaginale Geburt vor). Es ist jedoch wichtig, der Mutter gegenüber zu betonen, dass schwerwiegende, akute intrapartale Probleme nach der Geburt des ersten Zwillings auftreten können (z.B. Drehen des zweiten Zwillings in eine Querlage, Nabelschnurvorfall, verlängertes Intervall bis zur Geburt des zweiten Zwillings), welche zu einer Notsektio führen können. Außerdem kann es zu perinatalem Tod und neonataler Morbidität kommen, selbst bei Schädellage/Schädellage.

Die Evidenz ist limitiert, aber wenn der erste Zwilling in Beckenendlage liegt, sollte eine elektive Sektio angeboten werden.[8] Eine routinemäßige Notsektio bei Beckenendlage des ersten Zwillings bei *spontanem Geburtsbeginn* wird nicht empfohlen. Der Geburtsmodus sollte in diesem Fall individuell abhängig von dem Muttermundsbefund, dem Höhenstand des vorangehenden Teils, der Art der Beckenendlage, der Einstellung, dem

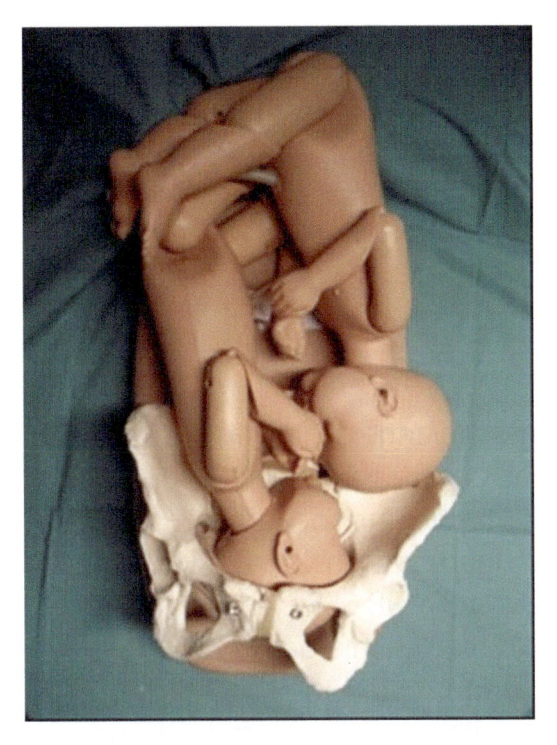

Modul 13 Zwillingsgeburt

Abbildung 13.1 Schädellage/Schädellage

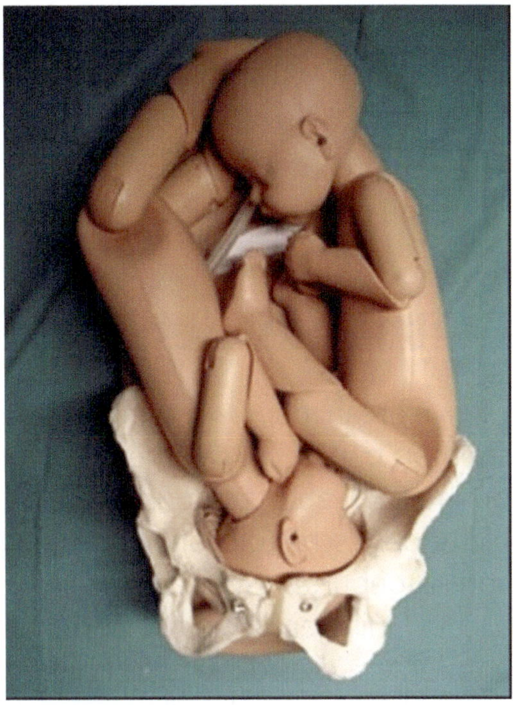

Abbildung 13.2 Schädellage/Nicht-Schädellage

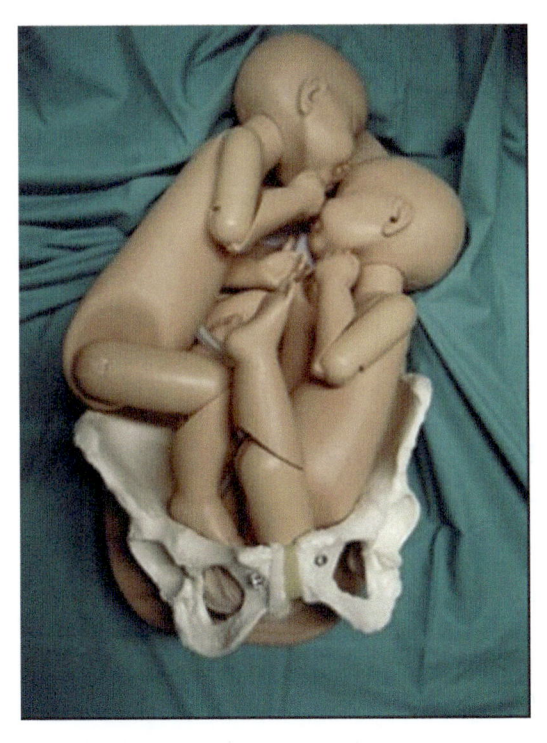

Abbildung 13.3 Beckenendlage/Nicht-Schädellage

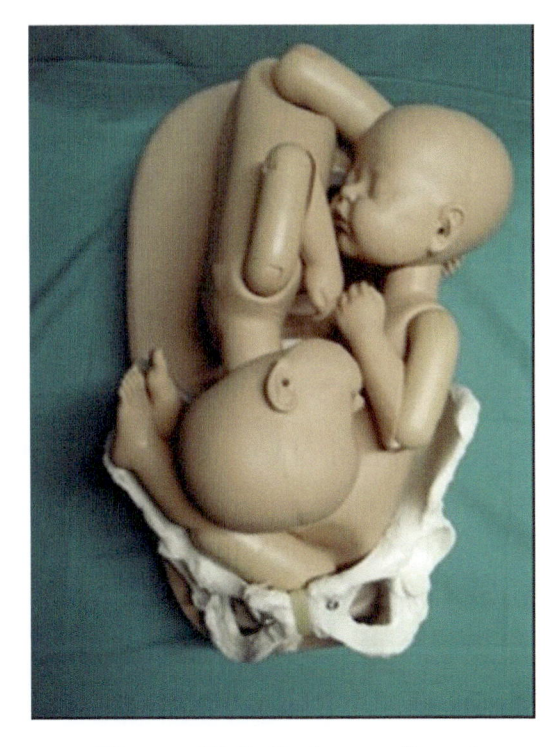

Figure 13.4 Beckenendlage/Schädellage

Befinden beider Zwillinge und der Verfügbarkeit eines Arztes welcher in der Entwicklung von vaginalen Beckenendlagengeburten geschult ist, festgelegt werden.[8]

Es besteht breiter Konsens darüber, dass monoamniale und siamesische Zwillinge durch elektive Sektio entbunden werden sollten.[9]

Zeitpunkt der Geburt

Die Mehrzahl der Frauen mit einer Zwillingsschwangerschaft entwickelt spontan bei 37 SSW Wehen. Es liegen keine zuverlässigen Daten für den optimalen Geburtszeitpunkt, weder für identische (monochoriale), noch für nicht-identische (dichoriale) Zwillingsschwangerschaften vor. Die Häufigkeit von Totgeburten ist bei Zwillingen jenseits von 37–38 SSW jedoch höher als bei Einlingen.[10] Die NICE-Guideline[11] und die Leitlinie des RCOG[4] empfehlen, dass die Entbindung bei einer Tragzeit von 36–37 SSW bei ansonsten unkomplizierter monochorialer Zwillingsschwangerschaft und bei einer Tragzeit von 37–38 SSW bei ansonsten unkomplizierter dichorialer Zwillingsschwangerschaft erfolgen sollte.[4,11]

Management der vaginalen Zwillingsgeburt

Alle Frauen, die Zwillinge erwarten, sollten bei einer Tragzeit von 32 Wochen mit einer Hebamme und einem erfahrenen Geburtshelfer ein Gespräch über den geplanten Geburtsmodus führen. Diese Gespräche sollten in der Krankengeschichte der Patientin dokumentiert werden.

Das Gespräch sollte erläutern:

- dass ein erhöhtes Risiko für Morbidität des zweiten Zwillings besteht,
- die Möglichkeiten der Analgesie (einschließlich der Vorteile und Nachteile der Periduralanästhesie),
- die Möglichkeit einer vermuteten fetalen Gefährdung des zweiten Zwillings,
- die Wichtigkeit einer Stabilisierung der Lage des zweiten Zwillings,
- die Verwendung von Oxytocin zur Wehenaugmentation nach der Geburt des ersten Zwillings,
- die Möglichkeit von Interventionen, um die Entbindung des zweiten Zwillings zu beschleunigen,

- das Risiko einer Sektio nach erfolgreicher vaginaler Geburt des ersten Zwillings,
- die Empfehlung eines aktiven Managements der Nachgeburtsperiode und den Einsatz eines Oxytocin-Perfusors, um das Risiko einer postpartalen Hämorrhagie zu verringern.

Eröffnungsperiode

Alle Frauen mit einer Mehrlingsschwangerschaft unter der Geburt sollten eine Eins-zu-eins-Betreuung durch eine erfahrene Hebamme erhalten und sollten durch den erfahrensten verfügbaren Geburtshelfer visitiert werden. Ein Anästhesist, Neonatologe und die neonatologische Intensivstation sollten über die Aufnahme der Patientin informiert werden. Die Hebamme und der Geburtshelfer sollten das bereits geführte Geburtsmodusgespräch erneut mit der Frau und ihrem Partner thematisieren. Idealerweise ist zu diesem Zeitpunkt bereits ein Geburtsmodusgespräch erfolgt und in der Krankenakte dokumentiert (s. o.). Ein eindeutiger Geburtsmodus sollte in der Krankengeschichte schriftlich festgehalten werden. Ein Beispiel für eine Checkliste zur Kreißsaalaufnahme ist in Abbildung 13.5 dargestellt.

Eine Fetalblutanalyse des führenden Zwillings kann durchgeführt werden, falls erforderlich. Falls Besorgnis bezüglich des Wohlbefindens des zweiten Zwillings besteht, ist eine Beschleunigung der Geburt oder ggf. eine Sektio indiziert, da dieser keiner Fetalblutanalyse zugängig ist.

Eine Wehenaugmentation mit Oxytocin ist bei Wehenschwäche nicht kontraindiziert, sollte jedoch immer mit einem erfahrenen Geburtshelfer diskutiert werden.

Austreibungsperiode

Eine Zwillingsgeburt sollte von einem erfahrenen Geburtshelfer beaufsichtigt werden. Zu den Fachdisziplinen, die die Geburt begleiten sollten, gehören:

- mindestens zwei Hebammen (vorzugsweise mit Erfahrung),
- mindestens ein erfahrener Geburtshelfer,
- mindestens zwei Mitglieder des neonatologischen Teams,
- ein Anästhesie- und OP-Team (im Kreißsaal verfügbar).

Bereite den Kreißsaal und das erforderliche medizinische Personal im Vorfeld vor, damit bei der Geburt ein ruhiger Ablauf in nicht-gehetzter Atmosphäre gewährleistet ist.

Zwillingsgeburt: Checkliste zur Aufnahme auf den Kreissaal		
	hake ab wenn erfüllt	Kommentar
stelle den Eltern das geburtshilfliche Team vor		
überprüfe Mutterpass und Krankenakte einschließlich des Geburtsmodusgespräches, um antenatale Risikofaktoren zu identifizieren		
erläutere den geplanten Geburtsverlauf		
lege einen i.v. Zugang, nimm Blut ab (BB, Blutgruppe, Kreuzblut), ggf. Klinische Chemie und Gerinnung		
sobald unter der Geburt nur noch klare Flüssigkeiten zu sich nehmen lassen, Magenschutz (z.B. Ranitidin 150 mg oral alle 6h)		
Bestätigung der Kindslagen beider Zwillinge durch Ultraschall.		
Dauer CTG wird empfohlen • eine Skalp-Elektrode kann beim ersten Zwilling verwendet werden, um die Herzfrequenz-Aufzeichnungen beider Feten besser differenzieren zu können. • Ultraschall kann verwendet werden, um die CTG-Transducer optimal zu platzieren. • Es sollte ein Zwillings-CTG-Gerät verwendet werden, das beide Herztonaufzeichnungen darstellt.		
Spreche die Schmerzbekämpfung an: Eine PDA ist hilfreich, da sie eine intrauterine Manipulationen des II. Zwillings vereinfacht und für eine Sektio verwendet werden kann.		
Der Geburtshelfer hält den Geburtsplans für die Zwillingsgeburt in der Krankengeschichte schriftlich fest.		

Datum: Name: Unterschrift: Funktion:

Abbildung 13.5 Beispiel für eine Checkliste ‚Aufnahme in den Kreißsaal für eine Zwillingsgeburt'

Bereite den Kreißsaal und die Mitarbeiter vor

Stelle sicher, dass die Grundvoraussetzungen für eine Zwillingsgeburt erfüllt sind. Eine örtliche Checkliste kann hilfreich sein. Eine Liste der erforderlichen Gerätschaften ist in Box 13.2 aufgeführt.

> **Box 13.2 Ausrüstung für eine Zwillingsgeburt**
>
> - Ultraschallgerät
> - Beinhalter für Steinschnittlage
> - Amniotomieset
> - Lokalanästhetikum (z.B. 20 ml 1% Lidocain), Spritze und Nadel
> - Sieb für vaginal-operative Entbindungen
> - Zange und Vakuum
> - Entbindungsset
> - ein weiteres Set mit Nabelschnurklemmen
> - 4 Spritzen für Nabelschnurblut (jeweils Arterie und Vene)
> - 2 Reanimationseinheiten
> - 2 Sets Babywäsche und Mützen
> - Oxytocin<u>perfusor</u> zur Wehenunterstützung (**3 I.E.** auf 50 ml NaCl) nach der Geburt des 1. Zwillings, falls nötig
> - Oxytocin **3 I.E. i.v.** nach der Geburt des 2. Zwillings
> - Oxytocin<u>perfusor</u> **20 I.E.** auf 50 ml NaCl (Perfusorspritze) zur Atonieprophylaxe **nach der Geburt der Plazenta/Plazenten, jedoch getrennt aufbewahrt vom Oxytocin-Perfusor, der zwischen dem 1. und 2. Zwilling verwendet wurde**.

Ein Oxytocin-Perfusor sollte bereitstehen, um die Wehen nach der Geburt des ersten Zwillings zu verstärken, da sie in diesem Stadium häufig nachlassen oder in ihrer Häufigkeit abnehmen.

Bereite die Mutter vor

Informiere die Mutter und die Angehörigen. Erläutere, wer bei der Zwillingsgeburt anwesend sein wird und was die Aufgaben sind.

Vorgehen bei Zwillingsgeburt

Die Entbindung des ersten Zwillings wird wie bei einer Einlingsgeburt durchgeführt. Die Hebamme, welche die Mutter betreut, kann bei der Entbindung des ersten (und des zweiten Zwillings) helfen, wenn es keine Probleme gibt.

Nachdem der erste Zwilling geboren wurde, sollte eine Assistenz (vorzugsweise ein erfahrener Geburtshelfer), die Lage des zweiten Zwillings stabilisieren, bis der vorangehende Teil in den Beckeneingang eingetreten ist. Dies kann erreicht werden, indem der Assistent beide Hände seitlich auf den Bauch auflegt und so den Feten in seiner Längslage hält. Die Lage des zweiten Zwillings und die optimale Stelle zur Überwachung seiner Herzfrequenz sollten durch Ultraschall identifiziert werden.

Nach der Geburt des ersten Zwillings sollte der zweite durch ein Dauer-CTG überwacht werden. Die Herzfrequenz des zweiten Zwillings kann auch intermittierend durch Ultraschall überprüft werden, um sicherzugehen, nicht die Mutter abzuleiten. Sollten CTG-Auffälligkeiten auftreten, muss die Geburt des zweiten Zwillings beschleunigt werden.

Nach der Geburt des ersten Zwillings können die Wehen aussetzen oder unregelmäßig werden. Sei daher darauf vorbereitet, mit einem Oxytocinperfusor kurz nach der Geburt des ersten Zwillings zu beginnen, z.B. Oxytocin 3 I.E. in 50 ml physiologischer Kochsalzlösung mit 1,5 ml/h starten; von 1,5 ml/h auf 3 ml/h steigern, dann in 3er Schritten steigern, bis auf eine Maximaldosis von 15-18 ml/h (*alternativ 4 mU/Min (4 ml/h) mit einer Verdopplungsrate von 5 Minuten, bis regelmäßige Wehen zurückkehren, bis zu einer Maximaldosis von 20 mU/Min (20 ml/h)*). Das Oxytocin sollte erst dann begonnen werden, wenn der zweite Fetus sicher in Längslage liegt. Sobald die Längslage des Feten bestätigt ist, warte auf das Tiefertreten des vorangehenden Teils. Eine Amniotomie sollte erst dann durchgeführt werden, wenn der vorangehende Teil tief und fest in das Becken eingetreten ist. Die Amniotomie kann am besten während einer Wehe erfolgen.

Solange das CTG normal ist, kann zugewartet, und der natürliche Geburtsfortschritt einer vaginalen Entbindung entweder aus Schädel- oder aus Beckenendlage abgewartet werden.

Das Ziel sollte sein, dass der zweite innerhalb von 30 Minuten nach dem ersten Zwilling geboren wird.[12] Wenn sich jedoch die Geburt verzögert und eine assistierte Geburt erforderlich wird, kann es trotzdem günstiger sein, auf ein spontanes Tiefertreten des vorangehenden Teils zu warten, bevor eine Amniotomie und Manöver durchgeführt werden, um das Kind zu entbinden.

Wenn sich die Geburt verzögert oder der Fetus gefährdet ist, ist eine assistierte Geburt indiziert. Wenn der zweite Zwilling quer liegt, bestehen zwei Optionen:

- äußere Wendung in Schädellage oder
- innere Wendung auf den Fuß.

Äußere Wendung in Schädellage

Wenn eine äußere Wendung in Schädellage versucht wird (Abbildung 13.6), kann der Ultraschallkopf als ‚Hand' verwendet werden, sodass die fetale Lage und Herzfrequenz kontinuierlich simultan gemonitort werden können.

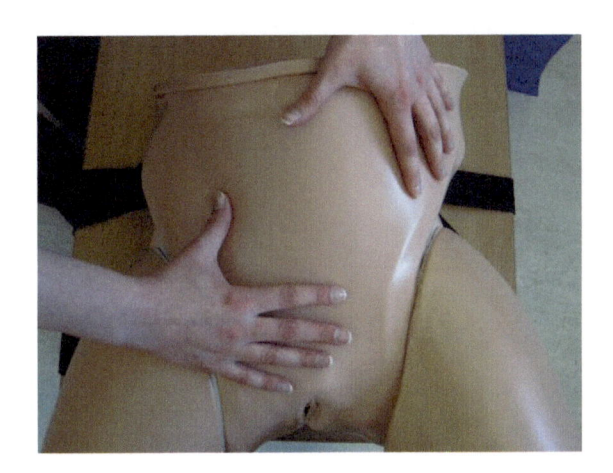

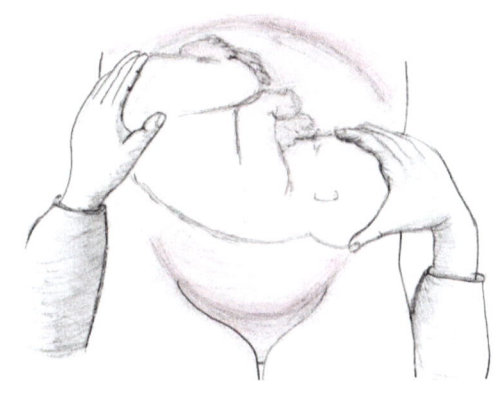

Abbildung 13.6 Äußere Wendung in Schädellage

Innere Wendung auf den Fuß

Bei der inneren Wendung auf den Fuß sollten einer oder beide Füße im Uterus gefasst werden, bevor zur ganzen Extraktion aus Beckenendlage übergegangen wird (Abbildung 13.7). Bevor gezogen wird, muss sich der Operateur vergewissern, dass er einen Fuß hält, indem er die Ferse erfühlt (diese hat einen 90°-Winkel). Hierbei ist es wichtig, nicht zu früh die Fruchtblase zu sprengen, um einen Nabelschnurvorfall zu vermeiden.

Es können die gleichen Manöver, die für eine assistierte Beckenendlagengeburt eingesetzt werden, nötig werden, um den zweiten Zwilling zu entbinden. Denk dran, dass Zwillinge eher kleiner als Einlinge sind. Für den Fall einer Frühgeburt kann sich die Zervix um den Kopf des in Beckenendlage liegenden Feten legen. Gelegentlich ist der zweite Fetus

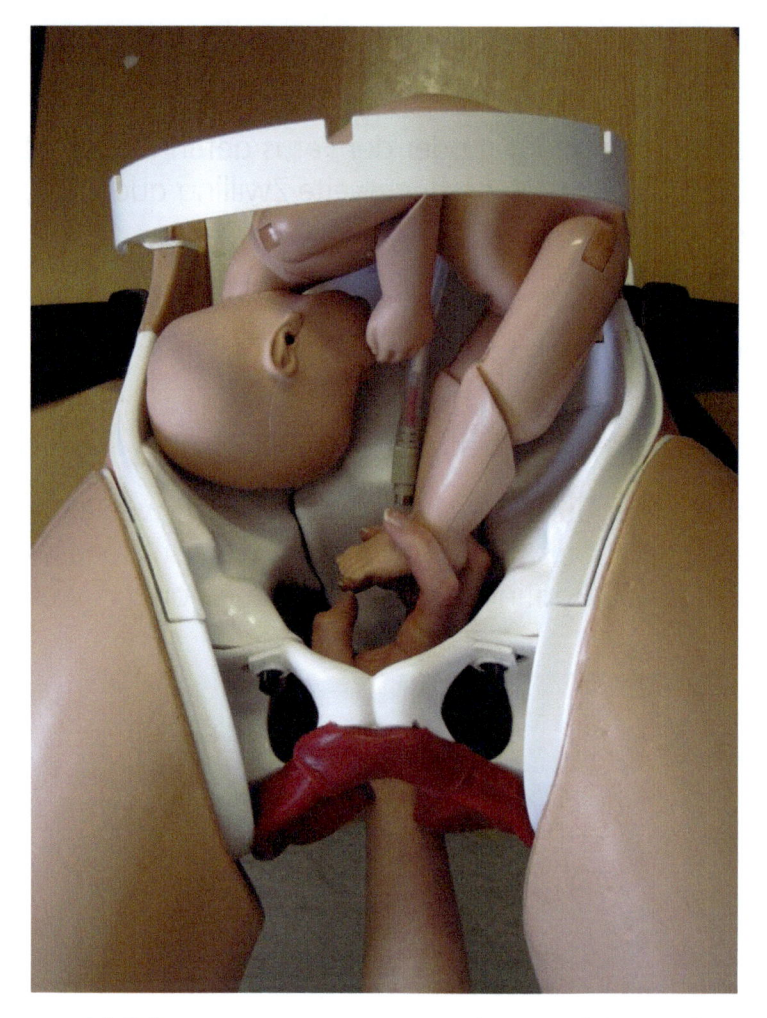

PROMPT PRactical Obstetric Multi-Professional Training

Abbildung 13.7 Interne Wendung auf den Fuß

erheblich größer als der erste, was ebenfalls Probleme unter der Geburt hervorrufen kann. Es ist daher sinnvoll, die Schätzgewichte aus der letzten routinemäßigen Ultraschalluntersuchung zu überprüfen, wenn die Geburt unmittelbar bevorsteht.

Einige Studien haben die Ergebnisse nach äußerer Kopfwendung mit der inneren Wendung auf den Fuß verglichen und keinen Unterschied für das neonatale oder mütterliche Outcome gefunden. Die innere Wendung auf den Fuß, gefolgt von ganzer Extraktion aus Beckenendlage, war jedoch häufiger mit erfolgreichen vaginalen Geburten und niedrigeren Sektioraten assoziiert.

Die Länge des Zeitintervalls zwischen den Zwillingen

Die Länge des Zeitintervalls zwischen beiden Zwillingen ist variabel. Obgleich ein längeres Geburtsintervall mit einem anhaltenden, langsamen Abfall des Nabelschnurarterien-pH-Werts vergesellschaftet ist, sind die geringen Unterschiede im pH-Wert zwischen 15 und 30 Minuten nicht groß genug, um Auswirkungen auf das klinische Management zu haben.[12] Es ist jedoch allgemein akzeptiert, dass das Intervall idealerweise nicht länger als 30 Minuten sein sollte.

Spätes Abklemmen der Nabelschnur

Obwohl es allgemein akzeptiert wird, dass das verzögerte Abklemmen der Nabelschnur bei Einlingsgeburten für das Neugeborene von Vorteil ist, gibt es derzeit keine ausreichende Evidenz dafür, um dies für Mehrlingsschwangerschaften zu empfehlen. Darüber hinaus gibt es theoretische Bedenken hinsichtlich des Risikos einer akuten interfetalen Transfusion bei monochorialen Zwillingen nach der Geburt des ersten Zwillings und daher könnte es, obwohl diese Risiken nicht belegt sind, ratsam sein, die Nabelschnur des ersten Zwillings so bald wie möglich nach der Geburt abzuklemmen.

Nachgeburtsperiode

Klemme die Nabelschnur doppelt ab, wie nach jeder Geburt üblich, aber platziere eine weitere Klemme am plazentaren Ende der Nabelschnur des zweiten Zwillings, sodass sie nach der Geburt identifiziert werden kann. Arterielle und venöse Blutgase aus der Nabelschnur sollten aus jeder der beiden Nabelschnüre bestimmt werden.

Aufgrund des hohen Risikos einer postpartalen Hämorrhagie sollte ein Oxytocinbolus unmittelbar nach der Geburt des zweiten Zwillings gegeben werden. Eine Atonieprophylaxe mit Oxytocinperfusor sollte begonnen und nach dem üblichen Standard dosiert werden. Die Mutter sollte dauerhaft auf Zeichen der peripartalen Hämorrhagie überwacht werden.

Wie bei allen komplizierten Entbindungen ist eine sorgfältige und genaue Dokumentation vorrangig. In Abbildung 13.8 ist ein Beispiel eines Formulars zur Dokumentation für Zwillingsgeburten dargestellt.

PROMPT PRactical Obstetric Multi-Professional Training

Zwillingsgeburt – Formular zur Dokumentation				
Name:	Krankenhaus Nummer:		Datum:	Bemer-kungen:
Schwangerschaftsalter:				~
Chorionizität:	dichorial/diamnial oder monochorial/diamnial			~
	Zwilling I	**Zwilling II**		~
Lage zu Beginn der Austreibungsperiode:	Schädellage Beckenendlage andere	Schädellage Beckenendlage andere		~
CTG:	normal suspekt pathologisch	normal suspekt pathologisch		~
Oxytocin-Infusion zur Wehen Augmentation?	ja nein	ja nein		~
Analgesie:	keine Lachgas PDA spinale ITN	keine Lachgas PDA spinale ITN		~
i.v. Zugang?	ja nein wenn 'nein', Begründung			~
Ranitidin?	ja oral i.v. nein			~
erfahrene Hebamme anwesend:	ja Name nein			~
Assistenzarzt anwesend:	ja Name nein			~
Facharzt anwesend:	ja Name ein			~
Oberarzt anwesend:	ja Name nein			~
erfahrener Neonatologe bei der Geburt anwesend:	ja Name nein			~
Geburtsmodus von **Zwilling I** Uhrzeit:	spontan vaginal Forceps Vakuum Sektio			~
Oxytocin zwischen Zwillingen?	ja nein			~
Geburtsmodus von **Zwilling II** Uhrzeit:	spontan vaginal Sektio Vakuum assistierte BEL Forceps ganze Extraktion aus BEL			~
	Zwilling I	**Zwilling II**		~
Kindslage bei der Geburt:	SL BEL andere	SL BEL andere		~
Innere oder äußere Manöver durchgeführt?	ja nein	ja nein		~
Nabelschnur pH / Blutgase bestimmt?	ja nein	ja nein		~
APGAR (nach 1, 5, 10 Minuten)				~
Plazenten vollständig? (sollten zur Histologie)	ja: nein:	ja: nein:		~
Oxytocin Infusion nach Plazentageburt begonnen?	ja: nein:			~
Datum: Name:	Unterschrift:		Funktion:	

Abbildung 13.8 Beispiel eines Formulars zur Dokumentation der Zwillingsgeburt

Literaturstellen

1. Hofmeyr GJ, Barrett JF, Crowther CA. Planned Caesarean Section for Women with a Twin Pregnancy. *Cochrane Database Syst Rev* 2015; 12: CD006553.

2. Australian Institute of Health and Welfare, *Australia's Mothers and Babies 2014: In Brief. Perinatal Statistics Series*. Canberra: AIHW, 2016. www.aihw.gov.au/publication-detail/?id=60129557656 (aufgerufen Juni 2017).

3. Office for National Statistics. *Maternity Data*, 2013. London: ONS.

4. Royal College of Obstetricians and Gynaecologists. *Management of Monochorionic Twin Pregnancy, 2nd edn. Green-top Guideline No. 51*. London: RCOG, 2016. www.rcog.org.uk/en/guidelines-research-services/guidelines/gtg51 (aufgerufen Juni 2017).

5. Grisaru D, Fuchs S, Kupferminc MJ, et al. Outcome of 306 Twin Deliveries According to First Twin Presentation and Method of Delivery. *Am J Perinatol* 2000; 17: 303–7.

6. Smith GC, Fleming KM, White IR. Birth Order of Twins and Risk of Perinatal Death Related to Delivery in England, Northern Ireland, and Wales, 1994–2003: Retrospective Cohort Study. *BMJ* 2007; 334: 576.

7. Asztalos EV, Hannah ME, Hutton EK, et al. Twin Birth Study: 2-Year Neurodevelopmental Follow-Up of the Randomized Trial of Planned Cesarean or Planned Vaginal Delivery for Twin Pregnancy. *Am J Obstet Gynecol* 2016; 214: 371.e1–e19.

8. Royal College of Obstetricians and Gynaecologists. *The Management of Breech Presentation, 4th edn. Green-top Guideline No. 20B*. London: RCOG, 2017. www.rcog.org.uk/en/guideines-research-services/guidelines/gtg20B (aufgerufen Juni 2017).

9. Tessen JA, Zlatnik FJ. Monoamniotic Twins: A Retrospective Controlled Study. *Obstet Gynecol* 1991; 77: 832–4.

10. Hartley RS, Emanuel I, Hitti J. Perinatal Mortality and Neonatal Morbidity Rates among Twin Pairs at Different Gestational Ages: Optimal Delivery Timing at 37 to 38 weeks' Gestation. *Am J Obstet Gynecol* 2001; 184: 451–8.

11. National Institute for Health and Care Excellence. *Multiple Pregnancy: Antenatal Care for Twin and Triplet Pregnancies. NICE Clinical Guideline CG129*. London: NICE, 2011. www.nice.org.uk/guidance/cg129 (aufgerufen Juni 2017).

12. McGrail CD, Bryant DR. Intertwin Time Interval: How it Affects the Immediate Neonatal Outcome of the Second Twin. *Am J Obstet Gynecol* 2005; 192: 1420–2.

Modul 14
Akute Uterusinversion

Wichtige Lerninhalte

- Erkennen eines invertierten Uterus sowie den begleitenden mütterlichen Schock
- angemessene Hilfe zu rufen und den mütterlichen Schock zu managen
- Umreißen der mechanischen Manöver um den Uterus zu replatzieren, einschließlich einer möglichst frühzeitigen manuellen Rückverlagerung
- Betonung, dass die Plazenta – wenn adhärent – nicht entfernt werden sollte, bis der Uterus replatziert wurde

Häufige bei Übungen beobachtete Schwierigkeiten

- Verzögerungen in der Erkennung der Inversion
- keine klare Benennung des Problems denjenigen gegenüber, die als Erste nach dem Hilferuf eintreffen
- Verzögerungen mit dem Beginn der Reanimation
- Verzögerungen, den Uterus manuell rückzuverlagern
- nicht auf eine anschließende postpartale Hämorrhagie vorbereitet zu sein

Einführung

Die akute Uterusinversion wurde erstmalig von Hippokrates beschrieben (400–370 v. Chr.). Die akute Uterusinversion ist eine seltene Komplikation der Kindsgeburt. Die Inzidenz variiert von 1:500 bis 1:20000 Geburten.[1,2] Es gibt keine randomisiert kontrollierten Studien zu den besten Managementstrategien, obgleich einige erfolgreich gemanagten Fallberichte die sofortige Rückverlagerung des Uterus empfehlen.[2]

Definition

Wenn der Uterus invertiert, deszendiert der Fundus des Uterus auf abnormale Weise durch den Genitaltrakt, wobei er sich ausstülpt. Es gibt vier Grade der Uterusinversion:

- Grad I: Der Fundus invertiert durch den Zervikalkanal.
- Grad II: Der Fundus invertiert bis in die Vagina.
- Grad III: Der Fundus ist im Introitus sichtbar.
- Grad IV: Der Fundus liegt unterhalb des Levels des Introitus.

Bekannte Risikofaktoren für die akute Uterusinversion sind in Box 14.1 beschrieben.[3,4]

Box 14.1 Risikofaktoren der Uterusinversion

- exzessiver Zug an der Nabelschnur
- unangemessener Fundusdruck
- kurze Nabelschnur
- Mehrgebärende
- abnormal adhärente Plazenta
- vaginale Geburt nach Sektio (VBAC)
- Uterusanomalien (z.B. Uterus unicornis)
- vorausgegangene Uterusinversion
- fetale Makrosomie
- Sturzgeburt
- Bindegewebsstörungen (z.B. Marfan-Syndrom, Ehlers–Danlos-Syndrom)

Diagnose

Eine Uterusinversion kann schwer zu diagnostizieren sein, insbesondere wenn der Fundus nicht außerhalb des Introitus sichtbar ist. Die Ausbildung eines plötzlichen mütterlichen Schocks ist häufig das erste Anzeichen einer Uterusinversion und tritt oft unerwartet auf, da der Blutverlust minimal ist.

Es sollte eine frühzeitige abdominale und vaginale Untersuchung durchgeführt werden. Eine viertgradige Uterusinversion kann durch die Ausstülpung des Uterus durch den Introitus leicht erkannt werden (Abbildung 14.1). Wenn der Uterusfundus bei der abdominalen Untersuchung nicht palpierbar ist, sollte der hochgradige Verdacht auf eine Uterusinversion geäußert werden, selbst wenn im Introitus nichts zu sehen ist.

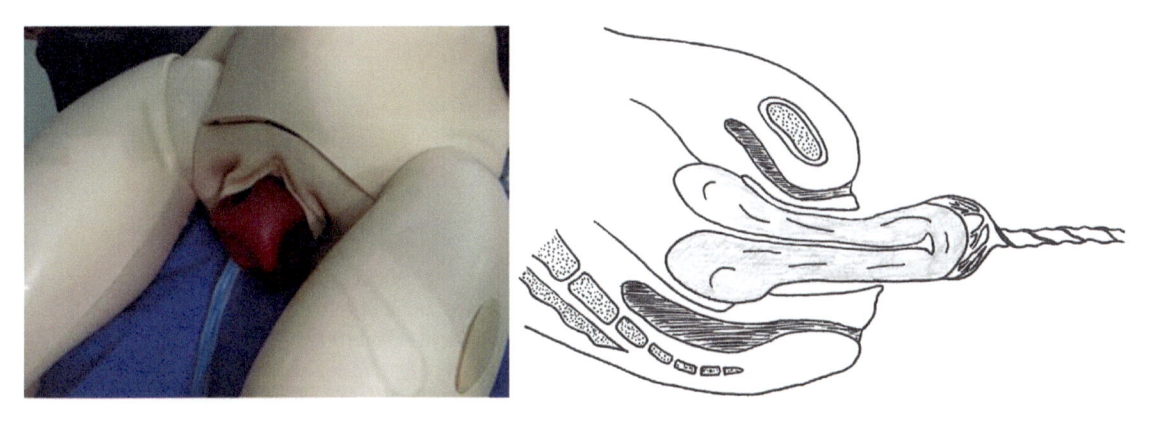

Abbildung 14.1 Eine viertgradige Uterusinversion

Die Uterusinversion ist mit einem vasovagalen (neurogenen) Schock assoziiert, der mit Bradykardie[3] und Hypotension einhergeht.[4]

Klinisch machen die Frauen oft den Eindruck, als ob sie ohnmächtig geworden wären, trotz eines geringen Blutverlusts. Ein hypovolämischer Schock mit Tachykardie und Hypotension kann jedoch auch als postpartale Hämorrhagie im Gefolge einer Uterusinversion auftreten. Alle Frauen sollten mit initialer Wiederbelebung nach Standard behandelt werden; der rascheste Weg jedoch, den neurogenen Schock zu beenden, ist den Uterus rückzuverlagern.[3]

> **Eine Uterusinversion ist bei über 90% der Fälle mit einer atonischen postpartalen Hämorrhagie assoziiert.[3,5] Diese tritt auf, nachdem der Uterus replatziert und die Plazenta entfernt worden ist. Ein besonderes Augenmerk sollte darauf gelegt werden, den Blutverlust genau zu messen, da dieser häufig unterschätzt wird.[6]**

Management

Sofortmaßnahmen

Die Abbildung 14.2 liefert einen Algorithmus für die Sofortmaßnahmen einer Uterusinversion.

Rufe nach Hilfe (Notsektio Pieper)
erfahrene Hebamme / Geburtshelfer / Anästhesist
benenne das Problem

Sofortmaßnahmen
- Flachlagerung
- Sauerstoffmaske 10 L/Minute
- Informiere Frau / Partner klar und ruhig
- alarmiere OP Personal
- Atemfrequenz, Herzfrequenz, RR und O_2 Sättigung

Wiederbelebung
- 2 große i.v. Zugänge (grau)
- Blutentnahmen: BB, Gerinnung, Kreuzblut, 4 EKs
- beginne 2 L Kristalloide i.v.

Rückverlagerung des Uterus
- versuche unmittelbare manuelle Rückverlagerung des Uterus
  – erwäge Verlegung in OP zur Analgesie, wenn Frau stabil und keine Schmerzerleichterung
- informiere Oberarzt Geburtshilfe
- alarmiere Anästhesist, OP Personal

Rückverlagerung erfolgreich
- die Uterusinversion ist in >90 % mit einer Uterusatonie assoziiert
- KEINE PLAZENTA-ENTFERNUNG bis im OP
- beuge PPH vor oder therapiere, z.B.
- gib Oxytocin Bolus (i.m. Oxytocin)
- beginne Oxytocin Infusion
- (40 I.E. Oxytocin in 500 ml NaCl nach Protokoll)
- bei **PPH** verabreiche Tranexamsäure (TXA) gemeinsamit mit Uterotonika
- erwäge weitere Kontraktiva nach Bedarf

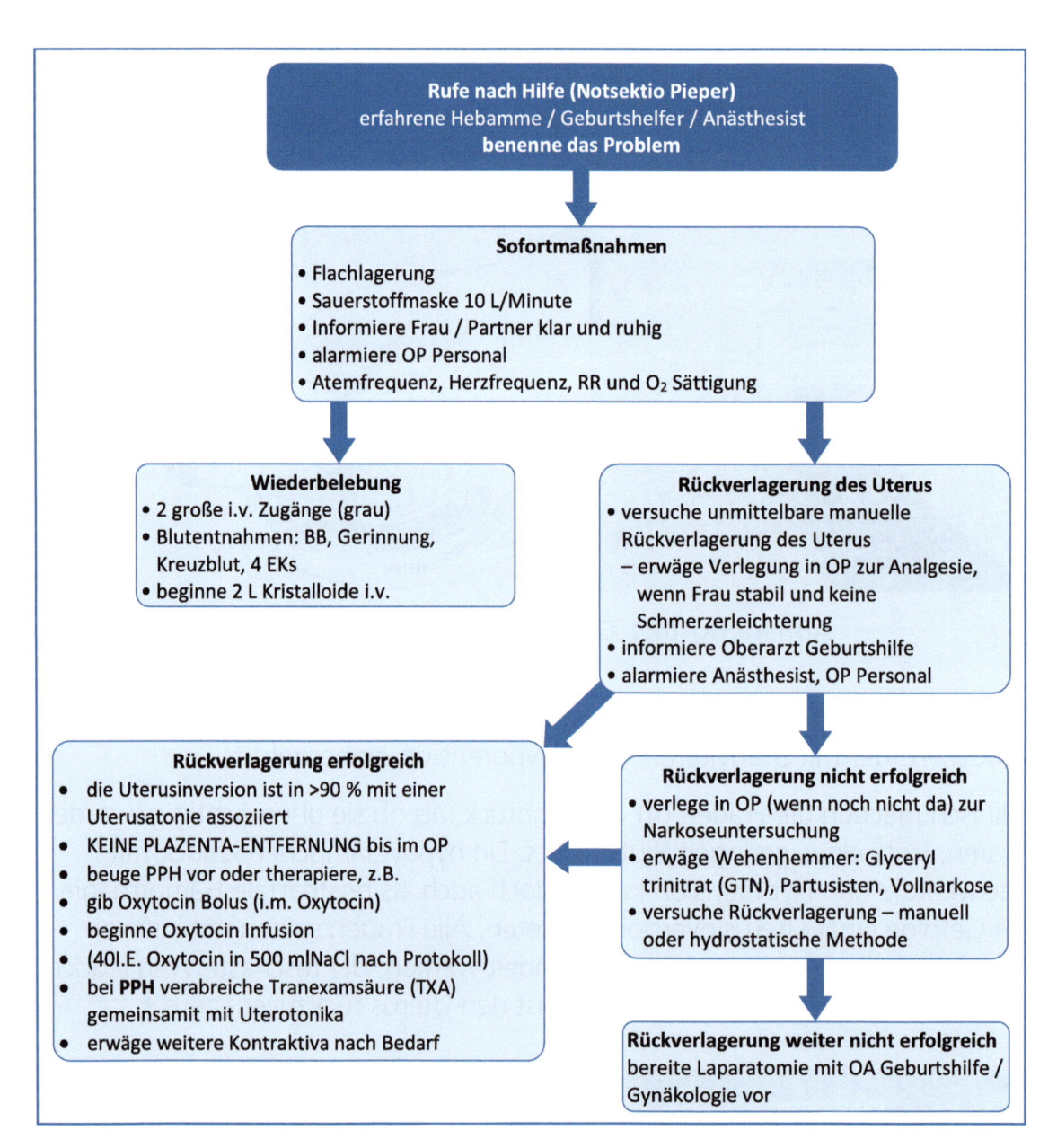

Rückverlagerung nicht erfolgreich
- verlege in OP (wenn noch nicht da) zur Narkoseuntersuchung
- erwäge Wehenhemmer: Glyceryl trinitrat (GTN), Partusisten, Vollnarkose
- versuche Rückverlagerung – manuell oder hydrostatische Methode

Rückverlagerung weiter nicht erfolgreich
bereite Laparatomie mit OA Geburtshilfe / Gynäkologie vor

Abbildung 14.2 Management-Algorithmus der akuten Uterusinversion

Modul 14 — Akute Uterusinversion

Die Behandlung des mütterlichen Schocks sollte unmittelbar begonnen und erforderliche Hilfe gerufen werden.

- Rufe nach Hilfe: dies sollte eine erfahrene Hebamme, den erfahrensten verfügbaren Geburtshelfer und einen Anästhesisten einschließen.
- Verabreiche High-Flow-Sauerstoff (10 L/Minute) über eine nicht-rückatmende Gesichtsmaske mit Reservoir.
- Informiere die Frau klar und ruhig darüber, dass der Fundus des Uterus sofort reponiert werden muss.
- Die Behandlung der Uterusinversion und die Wiederbelebung sollten gleichzeitig erfolgen.

Wiederbelebung

- Lege zwei großlumige i.v. Zugänge (14 oder 16 G).
- Beginne eine i.v. Infusion von 2000 ml Ringer-Laktat oder 0,9%iger NaCl-Lösung.
- Nimm Blut ab, lasse vier Konserven kreuzen, bestimme Blutbild und Gerinnung (die häufigste Komplikation der Uterusinversion ist die postpartale atonische Nachblutung).[7]
- Der schnellste Weg, den neurogenen Schock zu behandeln, ist die rasche Rückverlagerung des Uterus.

Behandlung

- Der Uterus sollte so schnell wie möglich rückverlagert werden.
- Wenn die Frau heftig blutet, hämodynamisch instabil ist oder bereits eine wirksame Analgesie hat, sollte der Geburtshelfer sowohl im Kreißsaal als auch zuhause sofort versuchen, den Uterus manuell rückzuverlagern.
- Wenn die Frau stabil ist und keine adäquate Analgesie hat, sollte die sofortige Verlegung in den Sektio-OP zum Zweck der Analgesie vor der Rückverlagerung des Uterus erwogen werden.
- Wenn die Rückverlagerung erfolgreich ist, verabreiche einen intravenösen Oxytocinbolus 3–5 I.E. in 10 ml 0,9% NaCl (langsam spritzen). Dies sollte von 10–40 I.E. Oxytocin in 500–1000 ml Ringer-Laktatlösung als Dauertropfinfusion gefolgt werden. Es können auch 20 I.E Oxytocin in eine Perfusorspritze mit 50 ml 0,9% NaCl aufgezogen werden und zwei dieser Spritzen mit 10 ml/h verabreicht werden.[8]
- Wenn die Rückverlagerung nicht erfolgreich ist, sollte die Patientin in den Sektio-OP gebracht werden.

- Wenn eine Uterusinversion außerhalb eines Krankenhauses eintritt:
  - ☐ sollte ein sofortiger Versuch der Rückverlagerung unternommen und notfallmäßig ein Krankenwagen gerufen werden.
  - ☐ Wenn der Uterus erfolgreich rückverlagert werden konnte, sollte Oxytocin verabreicht und die Frau dennoch in ein Krankenhaus gebracht werden.
  - ☐ Wenn der Uterus nicht rückverlagert wurde, sollte die Frau so schnell wie möglich in die nächstliegende Klinik für Geburtshilfe gebracht werden. Das Krankenhaus sollte vorab informiert werden, sodass ein OP-Team bei der Ankunft der Patientin bereitsteht.

Management der Inversion

Der Uterus kann dadurch manuell rückverlagert werden, dass eine Hand in die Vagina eingeführt und der Nabelschnur bis in den Fundus gefolgt wird. Während der invertierte Uterus in der Handfläche gehalten wird, hebe den Uterus in die Bauchhöhle an und replatziere ihn zurück in seine anatomische Position (Abbildung 14.3). Wenn die Plazenta noch adhärent ist, sollte sie nach der Rückverlagerung des Uterus entfernt werden.[2]

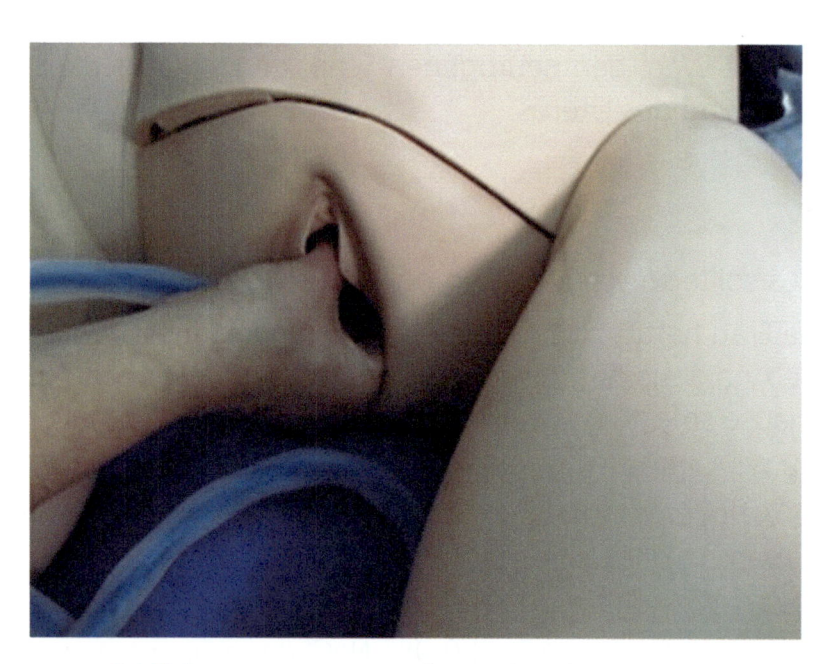

Abbildung 14.3 Manuelle Rückverlagerung des invertierten Uterus

Je früher die Rückverlagerung des Uterus versucht wird, desto wahrscheinlicher wird sie erfolgreich sein.[5] Wenn der Uterus prolabiert bleibt, wird er ödematöser, und ein Konstriktionsring kann sich entwickeln, was eine Rückverlagerung erschweren kann.[3]

Wehenhemmer

Eine Tokolyse kann dazu beitragen, dass eine Uterusrelaxation eintritt, was der manuellen Rückverlagerung der Inversion dienlich ist – insbesondere nach der Ausbildung eines Konstriktionsringes. Zu diesem Zweck können 10-20 µg Fenoterol langsam i.v. oder 1 Hub Nitroglycerinspray sublingual verwendet werden.[8] Eine Vollnarkose kann auch für eine Uterusrelaxation hilfreich sein und ist besonders dann nützlich, wenn wiederholte Versuche der Uterusrückverlagerung erforderlich sind.

> **Wehenhemmer sollten vorsichtig eingesetzt werden, da sie nach der Uterusrückverlagerung eine atonische Nachblutung begünstigen können.**

Hydrostatische Methoden für das Management des invertierten Uterus

Eine Uterusinversion kann dadurch korrigiert werden, dass ein hydrostatischer Druck angewendet wird, um die Vagina zu dehnen und den Fundus aufwärts in seine normale Position zu schieben. Diese Technik wurde ursprünglich durch einfaches Versiegeln des Scheideneingangs mithilfe der Hand eines Assistenten beschrieben.[9] Es kann jedoch auch eine Silastikkappe eines Vakuums verwendet werden, um ein besseres Siegel zu erzeugen, was den hydrostatischen Druck erhöht (Abbildung 14.4).[10]

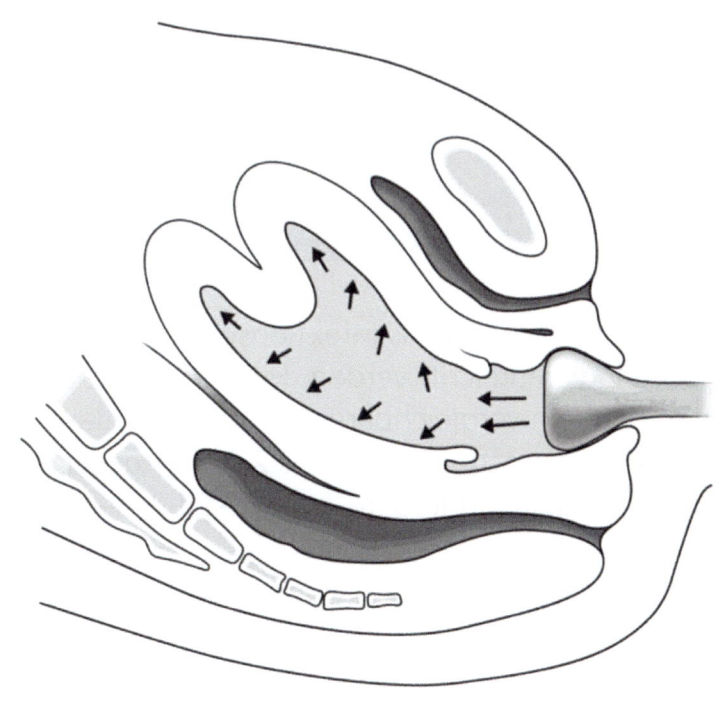

Abbildung 14.4 Hydrostatische Methode des Managements des invertierten Uterus

Erforderliche Ausstattung:

- Silastik-Vakuumkappe
- Transfusionsset, welches an die Silastikkappe angeschlossen werden kann
- 2 Liter einer leicht angewärmten physiologischen Kochsalzlösung

Die Silastik-Vakuumkappe wird in der Vagina plaziert um den Scheideneingang zu verschließen. Es werden 2 Liter einer leicht angewärmten physiologischen Kochsalzlösung rasch durch ein großlumiges Infusions- oder Transfusionsset infundiert, welches direkt an das Ende der Silastik-Vakuumkappe angeschlossen ist. Die Infusionsbeutel sollten 100–150 cm oberhalb des Levels der Vagina angebracht werden, um einen ausreichenden Insufflationsdruck zu erzielen. Eine Rückverlagerung der Inversion ist meist innerhalb von 5–10 Minuten nach Beginn der Technik zu erreichen.

Anhaltendes Management

Nachdem der Uterus erfolgreich rückverlagert wurde, sollte er manuell für einige Minuten in Position gehalten werden, um eine Uteruskontraktion zu ermöglichen und einer Re-Inversion vorzubeugen.[3] Die Verwendung eines Bakri Tamponade Balloon Catheter (Cook® Medical Incorporated, Bloomington, IN, USA) wurde beschrieben, um nach der Rückverlagerung des Fundus den Uterus in der richtigen Position zu halten und bei gleichzeitiger Behandlung einer Uterusatonie eine Re-Inversion zu vermeiden.[11] Dies sind jedoch nur Fallberichte. Oxytocin sollte in diesem Stadium in Hinblick auf das Risiko einer postpartalen Hämorrhagie gegeben werden, z.B. als initialer Bolus sowie eine Infusion über 4 Stunden.

> **Eine Plazenta adhärens sollte nach der Rückverlagerung des Uterus manuell entfernt werden.**

Antibiotika sollten in Hinblick auf das Infektionsrisiko bei der manuellen Uterusrückverlagerung verabreicht werden. Hierfür kann z.B. Amoxicillin und Clavulansäure oder ein vergleichbares Breitsprektrumantibiotikum zum Zeitpunkt des Eingriffs gegeben und für 24 h fortgesetzt werden, entsprechend lokaler Leitlinien und dem Allergiestatus der Patientin.

Chirurgisches Management

In seltenen Fällen kann eine Laparatomie erforderlich werden, wenn die oben beschriebenen Techniken nicht erfolgreich sind. Ein Aufwärtszug des Uterus aus der Bauchhöhle kann durch 2 Allis-Klemmen erreicht werden, die 2 cm unterhalb des Inversionsrings ansetzen und sequentiell unterhalb des Inversionsrings repositioniert werden, bis eine Korrektur der Inversion erreicht wurde (Huntington'sche Methode). Wenn diese Maßnahme nicht erfolgreich ist, ist die wahrscheinlichste Ursache der misslungenen Korrektur eine Konstriktion des Zervixringes. In diesem Fall kann die Haultain'sche Methode versucht werden, bei der eine vertikalen Inzision des zervikalen Rings von posterior erfolgt, um bei der Rückverlagerung des Uterus zu ermöglichen.[3] Sollten die abdominalen Manöver nicht erfolgreich sein, kann zuletzt eine chirurgische vaginale Methode versucht werden, die erstmalig von Spinelli 1897 beschrieben wurde. Diese Methode anzuwenden bedeutet, dass der Uterus durch einen vertikalen Schnitt von vaginal in zwei Hälften zerteilt wird. Die beiden Hälften des Uteruskörpers können dann von unten in die Bauchhöhle replatziert werden und der Uterus anschließend von abdominal repariert werden.[12]

Dokumentation

Es ist wichtig, dass alle beteiligten Mitarbeiter und die gesamte durchgeführte Behandlung so früh wie möglich nach dem Ereignis in der mütterlichen Krankengeschichte dokumentiert werden.

Nachbesprechung nach dem Notfall

Nachdem sich die klinische Situation der Frau stabilisiert hat und sie sich wohl fühlt, sollte sie über das plötzliche Ereignis unterrichtet werden. Dies kann am besten durch eines der Mitglieder des Teams erfolgen, welches das klinische Problem gemanagt hat. Es kann notwendig sein, der Frau zu sagen, dass:

- es schwierig ist, ein Wiederauftreten vorherzusagen, da es wenig Erfahrungen mit der Uterusinversion gibt.
- eine Klinikgeburt und ein aktives Management der Nachgeburtsperiode für Folgeschwangerschaften empfohlen wird.
- eine Uterusinversion außerhalb einer Schwangerschaft und Kindsgeburt vorkommen kann.

Literaturstellen

1. Hussain M, Jabeen T, Liaquat N, Noorani K, Bhutta SZ. Acute Puerperal Uterine Inversion. *J Coll Physicians Surg Pak* 2004; 14: 215–17.
2. Milenkovic M, Kahn J. Inversion of the Uterus: A Serious Complication at Childbirth. *Acta Obstet Gynecol Scand* 2005; 84: 95–6.

3. Bhalla R, Wuntakal R, Odejinmi F, Khan RU. Acute Inversion of the Uterus. *The Obstetrician & Gynaecologist* 2009; 11: 13–18.
4. Fox KA, Belfort MA, Dildy GA. Postpartum haemorrhage and other problems of the third stage. In James D, Steer PJ, Weiner CP, Gonik B, Robson SC (Hrsg.), *High-Risk Pregnancy: Management Options*, 5. Auflage. Cambridge: Cambridge University Press, 2017.
5. Watson P, Besch N, Bowes WA. Management of Acute and Subacute Puerperal Inversion of the Uterus. *Obstet Gynecol* 1980; 55: 12–16.
6. Beringer RM, Patteril M. Puerperal Uterine Inversion and Shock. *Br J Anaesth* 2004; 92: 439–41.
7. Baskett TF. Acute Uterine Inversion: A Review of 40 Cases. *J Obstet Gynaecol Can* 2002; 24: 953–6.
8. Schneider H, Husslein P, Schneider KTM, *Die Geburtshilfe*. 5. Auflage, Berlin und Heidelberg: Springer-Verlag, 2016.
9. O'Sullivan JV. Acute Inversion of the Uterus. *Br Med J* 1945; 2: 282–3.
10. Ogueh O, Ayida G. Acute Uterine Inversion: A New Technique of Hydrostatic Replacement. *Br J Obstet Gynaecol* 1997; 104: 951–2.
11. Soleymani Majd S, Pilsniak A, Reginald PW. Recurrent Uterine Inversion: A Novel Treatment Approach using SOS Bakri Balloon. *BJOG* 2009; 116: 999–1001.
12. Karaşahin KE, Gezginç K, Alanbay I, et al. A Historical Technique for Replacement of Postpartum Uterine Inversion: A Case Report. *Gynecol Obstet Reprod Med* 2008; 14: 55–7.

Modul 15
Erstversorgung und Neugeborenenreanimation

> ## Wichtige Lerninhalte
>
> - Entwickeln und Üben der erforderlichen Fähigkeiten des Einzelnen und des Teams, um bei der Reanimation von Früh- und Neugeborenen strukturiert vorzugehen
> - Verstehen, dass das primäre Ziel der Neugeborenenreanimation die Belüftung der Lungen mit Luft oder Sauerstoff ist: Initiale Atemhübe, gefolgt von weiterer Ventilation (unter Beachtung ausreichender Thoraxexkursionen) sollten bereits als einzelne Maßnahme zu einem Anstieg der Herzfrequenz führen
> - Verstehen der Bedeutung des frühen Hinzuziehens von Hilfe
> - Verstehen der Bedeutung, das Baby warm zu halten
> - effektive Kommuniktion mit allen Mitgliedern des geburtshilflichen und neonatologischen Teams
> - Fortsetzen der Kommunikation mit den Eltern während des Notfalls und Durchführung einer Nachbesprechung

Bei neonatalen Reanimationsübungen beobachtete Schwierigkeiten

- schlechtes Wärmemanagement während der Reanimation, insbesondere bei Frühgeborenen
- inadäquate Öffnung der kindlichen Atemwege, meist durch zu starkes Überstrecken im Nacken

- ineffektive Belüftung der Atemwege, insbesondere wenn simultan eine Herzmassage durchgeführt wird
- inadäquate Thoraxkompressionen in Bezug auf Frequenz und Tiefe
- schlechte Kommunikation und Führung innerhalb des multidisziplinären Teams

Einführung

Dieses Modul liefert einen Überblick über den Prozess der Neugeborenenreanimation und initialen Anpassung in der Erstversorgung, stellt jedoch keine vollständige Anleitung dar. Weiterführende Informationen sind über die Leitlinie des Resuscitation Council (UK, 2015) zur neonatalen Wiederbelebung verfügbar.[1]

Hintergrund

Alle Neugeborenen durchlaufen einen gewissen Grad an Hypoxie während der Wehen und unter der Geburt, da der Atemaustausch bei jeder Wehe während der gesamten Geburt etwa 50–75 Sekunden unterbrochen wird. Während die meisten Babys dies gut tolerieren, können einige es nicht und benötigen zusätzliche Hilfe, um eine normale Atmung nach der Geburt zu entwickeln.[1]

Der Fetus ist an den Stress unter der Geburt adaptiert, das neonatale Gehirn kann längeren Perioden ohne Sauerstoff standhalten als ein erwachsenes Gehirn. Zusätzlich kann ein neonatales Herz für 20 Minuten oder länger ohne Belüftung der Lungen schlagen, selbst wenn das Reservesystem der Schnappatmung aufgehört hat. Daher ist das primäre Ziel der Neugeborenenreanimation eine adäquate Ventilation der Lunge mit Luft oder Sauerstoff, damit die noch funktionierende Zirkulation oxygeniertes Blut zum Herzen und vom Herzen weg pumpen kann, um die Erholung einzuleiten.[1]

Physiologie der neonatalen Hypoxie

Für die Kontrolle der Atmung sind neurale Zentren im Hirnstamm zuständig. Bei zunehmender Hypoxie des Feten werden seine Atembewegungen in utero zunächst tiefer und häufiger und setzen dann aus, da die verantwortlichen neuralen Zentren des Gehirns aufgrund des

Modul 15   Erstversorgung und Neugeborenenreanimation

Sauerstoffmangels nicht mehr funktionieren. Dies wird auch als ‚primäre-Apnoe-Phase' bezeichnet.[1]

Nachdem der Fetus die primäre Apnoe erreicht hat, fällt die Herzfrequenz auf etwa die Hälfte der normalen Rate ab, da der Herzmuskel vom aeroben zu dem weniger effizienten anaeroben Metabolismus wechselt. Das Laktat steigt als Folge des anaeroben Metabolismus an und führt zur Azidose. Zudem kommt es zu einer Umverteilung der fetalen Zirkulation, weg von nicht-lebenswichtigen Organen.

Nach einer variablen Zeitspanne anhaltender Hypoxie wird eine unbewusste Schnappatmung mit Schaudern des gesamten Körpers und einer Frequenz von etwa 12 Atemzügen pro Minute initiiert.[2] Wenn diese Atemzüge die fetalen Lungen nicht ausreichend belüften, sistiert die Atmung komplett, was zur *sekundären* oder *terminalen Apnoe* führt. Zu diesem Zeitpunkt entwickelt der Fetus eine zunehmende Azidose; es kommt zur Herzinsuffizienz. Wenn zu diesem Zeiptunkt keine wirksame Intervention erfolgt, verstirbt das Baby (wenn ungeboren in utero, oder ex utero wenn bereits geboren) und kann sogar trotz Behandlung versterben.[1] Der gesamte Prozess dauert bei einem reifen Neugeborenen etwa 20 Minuten.[3]

Solange das Herz schlägt, ist daher das wichtigste Ziel der neonatalen Reanimation die adäquate Belüftung der Lungen. Dies ermöglicht die Oxygenierung des Herzens, des Gehirns und der Atemzentren. Leider ist es bei Geburt unmöglich zu sagen, ob ein Baby aus primärer Apnoe nicht mehr atmet und ggf. noch mit einer Schnappatmung beginnt, oder ob es sich in der Phase der terminalen Apnoe befindet. In den meisten Fällen wird sich jedoch das Kind rasch erholen und die normale Atmung einsetzen, sobald sich die Lungen mit Luft füllen. Wenige Babys benötigen eine Herzmassage und meistens nur für kurze Zeit.[1]

Vorbereitung der Reanimationseinheit

Eine erfolgreiche Reanimation hängt von vorausschauender Planung ab. Vor der Geburt ist es die Verantwortung der Hebamme und/oder des Neonatologen, die Reanimationseinheit vorzubereiten und zu überprüfen.

Es ist wichtig, folgende Punkte vorzubereiten und zu überprüfen:

- APGAR-Uhr und Beleuchtung
- Luft, Sauerstoff und Vakuum (Anschlüsse/Flaschen voll und Absaugeschlauch angeschlossen)

- Heizgerät (Resuscitaire) und vorgewärmte Handtücher und Mütze (Plastikfolie/-beutel bei Frühgeborenen < 30 SSW)
- Geräte für Beatmung (passende Gesichtsmasken, Beatmungsbeutel mit Reservoir, Ventil, Beatmungschläuche), Perivent im Standby-Betrieb
- neonatale Laryngoskope (passende Spatel, Größen, Licht funktioniert, Magill-Zangen)
- Pulsoximetrie und EKG-Monitoring mit Sensoren
- Equipment zur Anlage von venösen Zugängen (PVK, ZVK, NVK)
- Formulare/Krankengeschichte zur Dokumentation

Wenn eine Geburt vorbereitet wird, sollte die geburtshilfliche Vorgeschichte beachtet werden und ggf. das neonatologische Team und/oder zusätzliche Hebammen im Voraus gerufen werden. Es ist wichtig, den Eltern im Rahmen der Reanimation Informationen zu geben.

Verzögertes Abklemmen der Nabelschnur

Die Newborn-Life-Support-Guideline des Resuscitation Councils (UK) des Jahres 2015 empfiehlt, dass das Abklemmen der Nabelschnur bei einem gesunden Kind um mindestens 1 Minute nach der vollständigen Geburt verzögert wird.[1] Für gesunde Kinder am Termin verbessert das verzögerte Abnabeln nach mindestens 1 Minute oder dem postpartalen Auspulsierenlassen der Nabelschnur den Eisenstatus während der gesamten frühen Kindheit.[1] Die Höhe, auf der das Baby im Verhältnis zur Mutter gehalten werden soll, während das Abnabeln verzögert wird, um die optimale Geschwindigkeit und Menge an Bluttransfusion aus der Plazenta zu erreichen, ist in der Leitlinie nicht weiter spezifiziert. In der Studie von Andersson wurde das Baby für 30 Sekunden etwa 20 cm unterhalb der Mutter gehalten, bevor das Baby auf den Bauch der Mutter gelegt wurde.[4]

Aufgrund des hohen Wärmeverlustes bei Neugeborenen sollte das Baby trocken und warm gehalten werden und es sollte auf die Hautfarbe, den Muskeltonus, die Atmung und die Herzfrequenz geachtet werden, während auf die Abnabelung gewartet wird.

Derzeit liegt nur unzureichende Evidenz vor, um für den richtigen Zeitpunkt des Abnabelns bei Geburt schwer beeinträchtigter Babys Empfehlungen geben zu können. Daher sollten Babys, die eine Reanimation benötigen, sofort abgenabelt werden, damit Maßnahmen der Wiederbelebung

Modul 15   Erstversorgung und Neugeborenenreanimation

unverzüglich begonnen werden können. Ein Ausstreichen oder Melken der Nabelschnur zum Kind hin ist nach derzeitiger Datenlage nicht empfohlen und sollte nur in randomisiert-kontrollierten Studien durchgeführt werden.[1]

Beurteilung und Wiederbelebung

Wie grundsätzlich bei Notfällen, sollte frühzeitig Hilfe gerufen werden. Eine Übersicht der Basic-Neugeborenenreanimation ist in Abbildung 15.1 wiedergegeben, stellt jedoch keine vollständige Anleitung dar. Weiterführende Informationen können vom Resuscitation Council bezogen werden.[1]

1. Wärme und Beurteilung bei Geburt

Neugeborene Babys haben eine hohes Verhältnis von Körperoberfläche zu Masse und sind bei Geburt nass. Sie verlieren daher rasch Wärme, insbesondere wenn sie hypoxisch und/oder dystroph sind, und kühlen rasch aus.[6] Es wird daher noch einmal auf die Bedeutung hingewiesen, das Neugeborene bei einer Körpertemperatur von 36,5 °C und 37,5 °C zu halten, da die Hypothermie bei Babys mit einer erhöhten Morbidität und Mortalität einhergeht.[1] Selbst eine milde Hypothermie stellt ein Risiko dar. Siehe hierzu auch ‚Vorbereitungen bei Frühgeburtlichkeit' für spezifische Informationen zum Wärmemanagement. Bei Geburt:

- Starte die APGAR-Uhr und schreibe den Geburtszeitpunkt auf.
- Trockne das Baby ab, entferne alle nassen Handtücher und wickele es in ein warmes trockenes Handtuch und setze ihm im Verlauf eine Mütze auf. Das Abtrocknen des Babys stellt eine gute Atemstimulation dar. Währenddessen soll eine Beurteilung der Hautfarbe, des Muskeltonus, der Atembemühungen und der Herzfrequenz erfolgen (Abbildungen 15.2 und 15.3).
- Warte mit der Abnabelung bei gesunden Babys für mindestens 1 Minute nach der vollständigen Geburt des Kindes. Achte darauf, dass die Nabelschnur vollständig abgeklemmt ist, bevor sie durchtrennt wird.

> **Reanimationspflichtige Neugeborene sollen sofort abgenabelt werden, damit unverzüglich mit den Reanimationsmaßnahmen begonnen werden kann.**

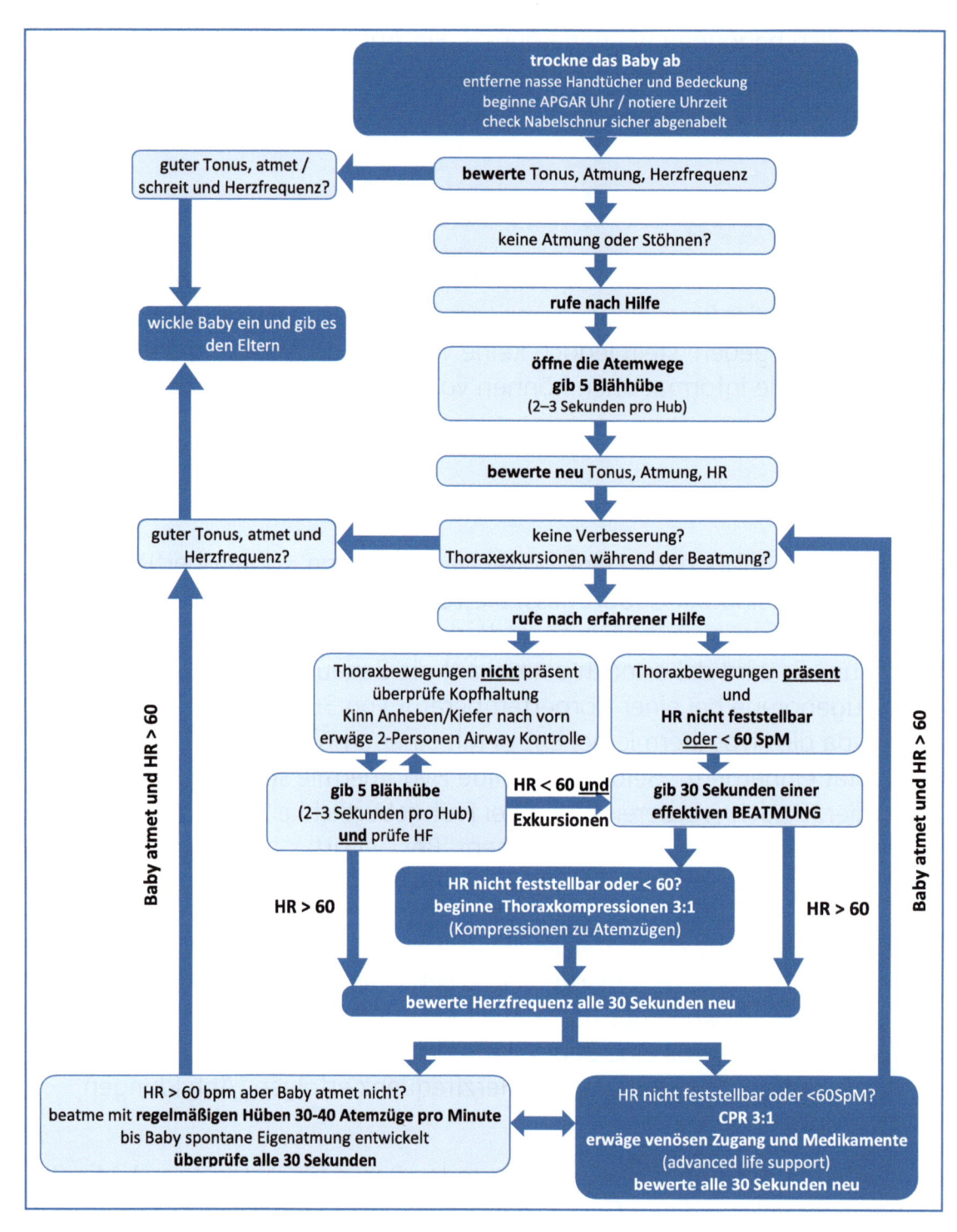

PROMPT PRactical Obstetric Multi-Professional Training

```
                          ┌─────────────────────────────────┐
                          │      trockne das Baby ab        │
                          │ entferne nasse Handtücher und   │
                          │         Bedeckung               │
                          │ beginne APGAR Uhr / notiere     │
                          │         Uhrzeit                 │
                          │ check Nabelschnur sicher        │
                          │         abgenabelt              │
                          └─────────────────────────────────┘
                                        ↓
  ┌────────────────────────┐   ┌────────────────────────────┐
  │ guter Tonus, atmet /   │←──│ bewerte Tonus, Atmung,     │
  │ schreit und Herzfrequenz?│ │      Herzfrequenz          │
  └────────────────────────┘   └────────────────────────────┘
              │                             ↓
              │               ┌────────────────────────────┐
              │               │ keine Atmung oder Stöhnen? │
              │               └────────────────────────────┘
              ↓                             ↓
  ┌────────────────────┐       ┌────────────────────────────┐
  │ wickle Baby ein    │       │      rufe nach Hilfe       │
  │ und gib es den     │       └────────────────────────────┘
  │       Eltern       │                    ↓
  └────────────────────┘       ┌────────────────────────────┐
                               │    öffne die Atemwege      │
                               │      gib 5 Blähhübe        │
                               │   (2–3 Sekunden pro Hub)   │
                               └────────────────────────────┘
                                             ↓
                               ┌────────────────────────────┐
                               │ bewerte neu Tonus,         │
                               │ Atmung, HR                 │
                               └────────────────────────────┘
              ↑                              ↓
  ┌────────────────────────┐   ┌────────────────────────────┐
  │ guter Tonus, atmet und │←──│ keine Verbesserung?        │←───────┐
  │     Herzfrequenz?      │   │ Thoraxexkursionen während  │        │
  └────────────────────────┘   │       der Beatmung?        │        │
                               └────────────────────────────┘        │
                                             ↓                       │
                               ┌────────────────────────────┐        │
                               │  rufe nach erfahrener Hilfe│        │
                               └────────────────────────────┘        │
                                     ↓              ↓                │
              ┌───────────────────────────┐ ┌──────────────────────┐ │
              │ Thoraxbewegungen nicht    │ │ Thoraxbewegungen     │ │
              │ präsent                   │ │ präsent              │ │
              │ überprüfe Kopfhaltung     │ │ und                  │ │
              │ Kinn Anheben/Kiefer nach  │ │ HR nicht feststellbar│ │
              │ vorn                      │ │ oder < 60 SpM        │ │
              │ erwäge 2-Personen         │ └──────────────────────┘ │
              │ Airway Kontrolle          │           │              │
              └───────────────────────────┘           ↓              │
                         ↓                 ┌──────────────────────┐  │
              ┌───────────────────────┐    │ gib 30 Sekunden einer│  │
   B          │ gib 5 Blähhübe        │    │ effektiven BEATMUNG  │  B
   a          │ (2–3 Sekunden pro Hub)│HR<60│                      │  a
   b          │ und prüfe HF          │und  └──────────────────────┘  b
   y          └───────────────────────┘Exkurs.       ↓                y
              HR>60   ↓               →  ┌──────────────────────┐    
   a       ┌──────────────────────────┐  │ HR nicht feststellbar│    a
   t       │ HR nicht feststellbar    │  │ oder < 60?           │    t
   m       │ oder < 60?               │  │ beginne Thoraxkompre-│    m
   e       │ beginne Thoraxkompressio-│  │ ssionen 3:1          │    e
   t       │ nen 3:1 (Kompressionen zu│  │ (Kompressionen zu    │    t
           │ Atemzügen)               │  │ Atemzügen)           │    
   u       └──────────────────────────┘  └──────────────────────┘    u
   n                        ↓               ↓        HR>60           n
   d       ┌────────────────────────────────────────┐                d
           │ bewerte Herzfrequenz alle 30 Sekunden  │                
   HR      │              neu                       │                HR
   >       └────────────────────────────────────────┘                >
   60            ↓                          ↓                        60
       ┌───────────────────────┐  ┌──────────────────────────────┐   
       │ HR > 60 bpm aber Baby │  │ HR nicht feststellbar oder   │   
       │ atmet nicht?          │←→│ <60SpM?                      │   
       │ beatme mit regelmäßigen│ │ CPR 3:1                      │   
       │ Hüben 30-40 Atemzüge  │  │ erwäge venösen Zugang und    │   
       │ pro Minute            │  │ Medikamente                  │   
       │ bis Baby spontane     │  │ (advanced life support)      │   
       │ Eigenatmung entwickelt│  │ bewerte alle 30 Sekunden neu │   
       │ überprüfe alle 30 Sek.│  └──────────────────────────────┘   
       └───────────────────────┘                                     
```

Abbildung 15.1 Neugeborenen-Life-Support-Algorithmus (adaptiert vom UK Resuscitation Council, 2015).

Modul 15   **Erstversorgung und Neugeborenenreanimation**

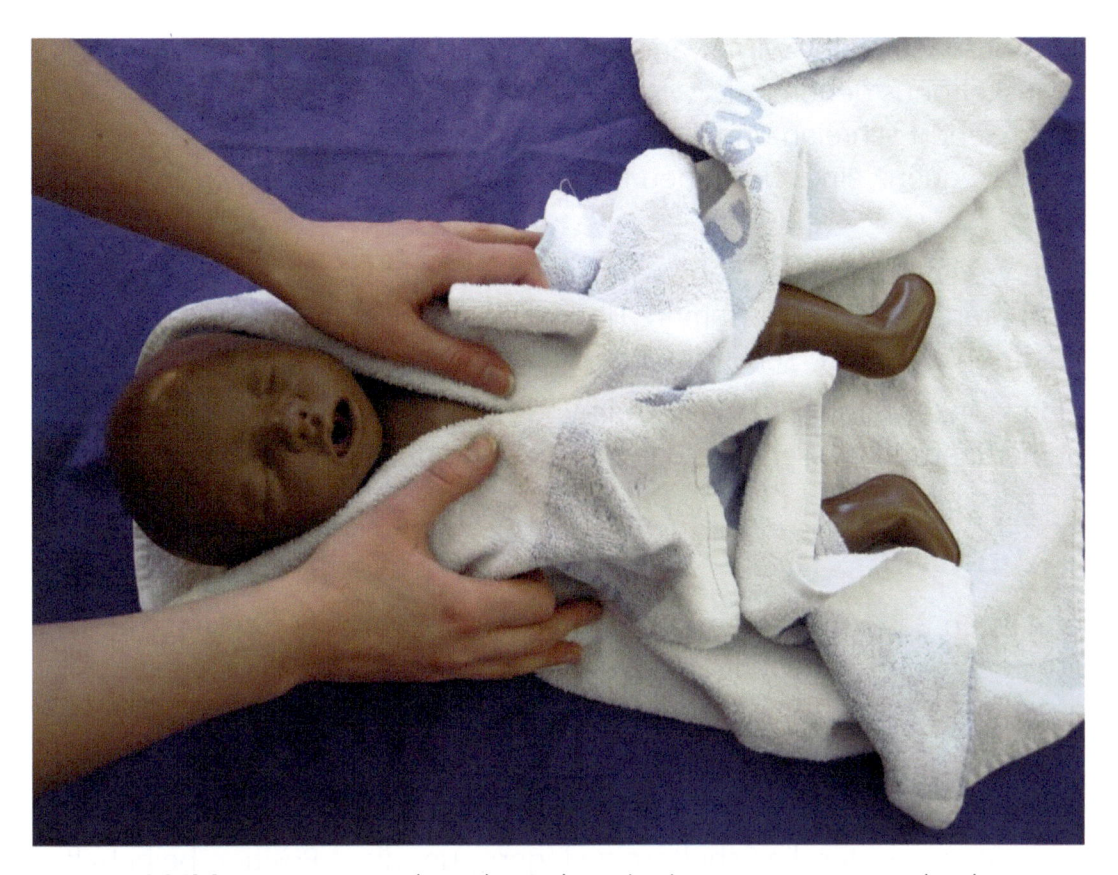

Abbildung 15.2 Trockne das Baby mit einem warmen Handtuch.

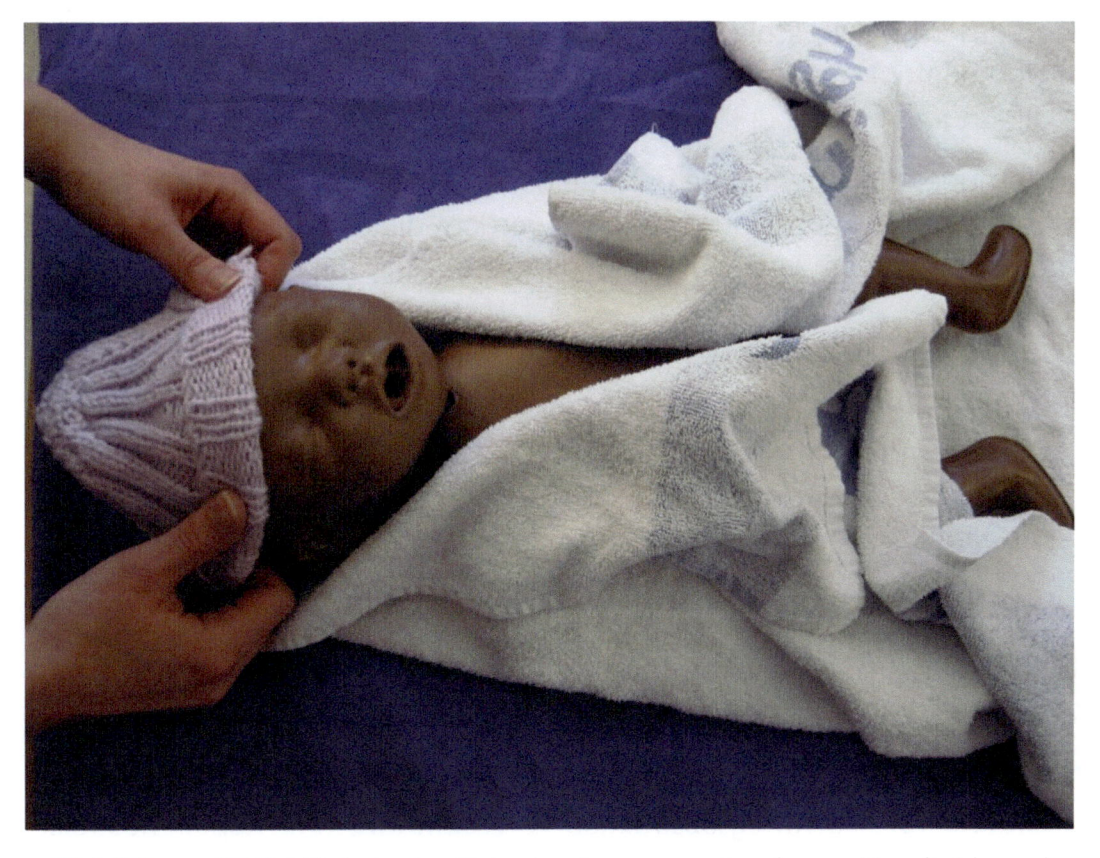

Abbildung 15.3 Wickele das Baby in ein warmes trockenes Handtuch und setze ihm eine Mütze auf.

PROMPT PRactical Obstetric Multi-Professional Training

- Ein gesundes Baby wird zyanotisch (blau), aber mit einem gutem Muskeltonus geboren. Es wird innerhalb einiger Sekunden nach der Geburt schreien und eine gute Herzfrequenz aufweisen. Die Herzfrequenz eines gesunden neugeborenen Babys ist etwa 120–150/Min.
- Ein weniger gesundes Baby wird zyanotisch mit schlechterem Tonus geboren, hat eine langsamere Herzfrequenz (< 100/Min) und zum Zeitpunkt 90–120 Sekunden keine adäquate Atmung haben.
- Ein krankes Baby wird blass und hypoton geboren, ohne Atmung und mit einer langsamen, sehr langsamen oder undetektierbaren Herzfrequenz.

2. Atemwege

Die meisten Babys haben bei Geburt einen sehr prominenten Hinterkopf, weswegen der Hals gebeugt ist, wenn sie flach auf den Rücken gelegt werden, was wiederum ihre Atemwege blockiert (Abbildung 15.4).

Um dies zu vermeiden, sollte in Rückenlage der Kopf in einer neutralen Position gehalten werden (Abbildung 15.5). Es kann hilfreich sein, eine Unterstützung unter die Schultern zu lagern, um diese Position beibehalten zu können.

Wenn das Baby sehr schlapp ist, kann ein Anheben des Kinns oder Zug am Unterkiefer notwendig werden, um die Atemwege offen zu halten (Abbildung 15.6).

Ein Absaugen der Atemwege unmittelbar nach der Geburt ist selten nötig und sollte nur bei Babys durchgeführt werden, die eine offensichtliche Verlegung der Atemwege aufweisen, welche nicht durch eine adäquate

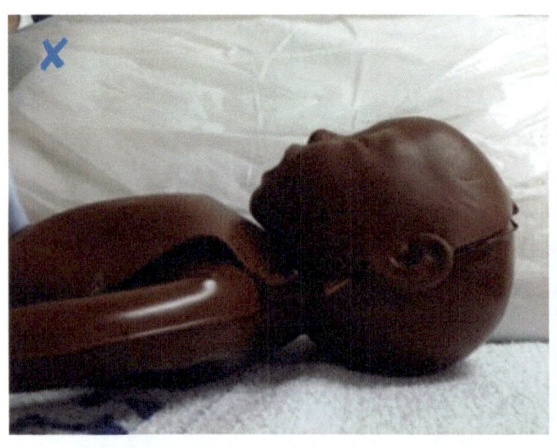

Abbildung 15.4 Atemwegsobstruktion durch prominenten Hinterkopf

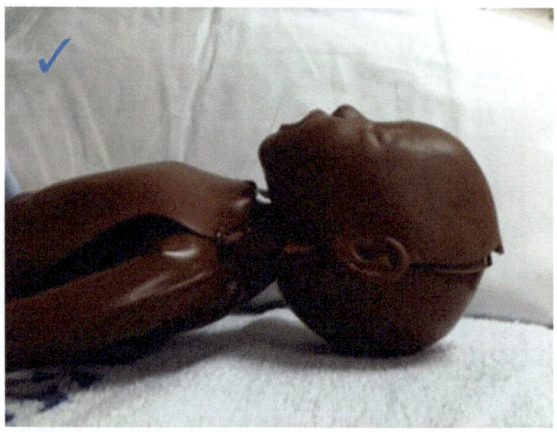

Abbildung 15.5 Kopf in neutraler Position, Öffnung der Atemwege

Modul 15   Erstversorgung und Neugeborenenreanimation

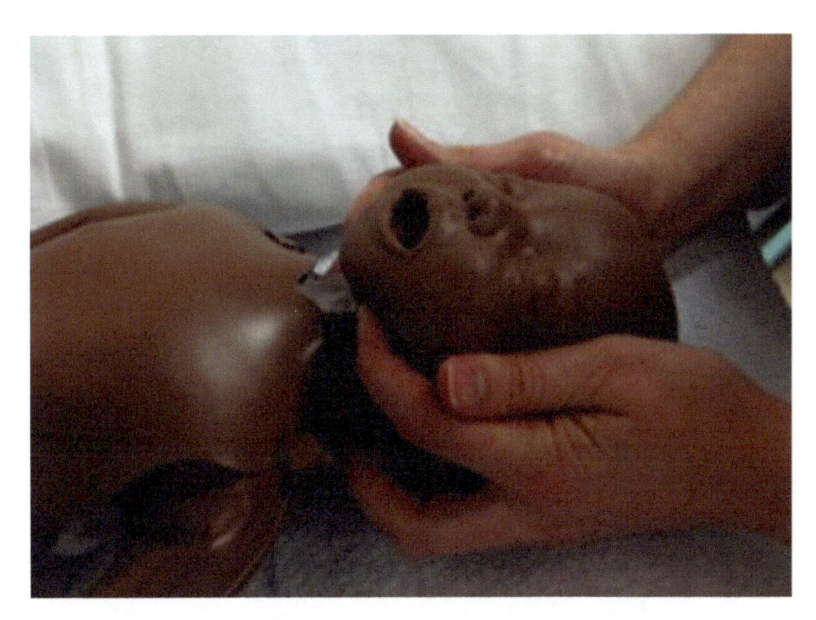

Abbildung 15.6 Anheben des Kinns und Zug am Unterkiefer um die Atemwege zu öffnen

Positionierung des Kopfes, wie oben dargestellt, behoben werden kann. Selten liegt eine Obstruktion des Oropharynx oder der Trachea vor. In dieser Situation sollte eine Inspektion und Absaugung des Oropharynx erfolgen. Bei einer Trachealobstruktion kann eine Intubation und Absaugung während der Extubation effektiv sein, sollte jedoch dem erfahrenen Neonatologen vorbehalten bleiben.

3. Atmung

Wenn das Baby nach 30 Sekunden Stimulation und Eröffnung der Atemwege nicht ausreichend atmet, sollten fünf intiale Beatmungshübe mit Raumluft erfolgen. Es ist wichtig, dass die richtige Maskengröße verwendet wird: das Kinn bedeckend, jedoch nicht über die Augen reichend oder die Nase einengend (Abbildung 15.7). Die Lungen des Babys sind bei Geburt mit Flüssigkeit gefüllt, sodass die Atemhübe die Flüssigkeit aus der Lunge austreiben und die Lungen mit Luft füllen. Der Druck, um initial die Lungen zu füllen, entspricht maximal 30 cm Wassersäule für 2–3 Sekunden/Atemzug.[1]

Werden die Lungen effektiv belüftet, zeigen sich sichtbare Thoraxbewegungen und die Herzfrequenz steigt als Folge des wieder verfügbaren Sauerstoffes an. Wenn die Herzfrequenz unter den Atemhüben ansteigt, das Baby aber noch nicht beginnt wieder selbst zu atmen, sollte die Beatmung mit einer Frequenz von 30–40/Minute solange fortgeführt werden, bis eine ausreichende Eigenatmung des Babys einsetzt.

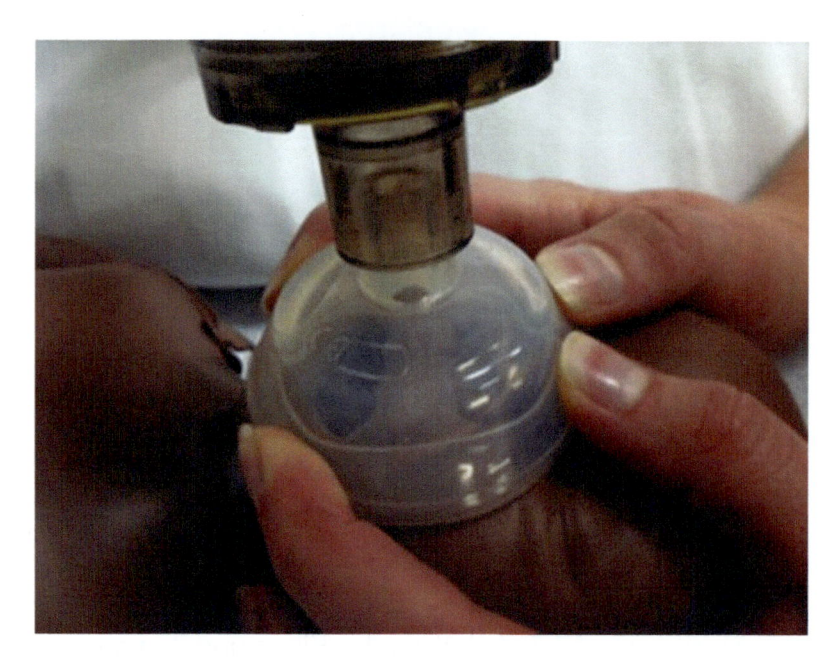

PROMPT PRactical Obstetric Multi-Professional Training

Abbildung 15.7 Beatmung mit passender Gesichtsmaske, Mund und Nase bedeckend

Wenn die Herzfrequenz unter Beatmung nicht ansteigt, kann dies daran liegen, dass das Baby mehr als nur die Beatmung benötigt. Die häufigste Ursache ist jedoch, dass die Lungen nicht effektiv beatmet wurden. Es soll daher von vorne begonnen werden, die Atemwege zu öffnen; der Kopf sollte in einer neutralen Position gelagert werden (ggf. mit Zug am Unterkiefer [Esmarch'scher Handgriff]) und es sollte eine Obstruktion im Oropharynx ausgeschlossen werden. Anschließend sollten erneut 5 Beatmungshübe appliziert weren. Wenn weiterhin keine Thoraxbewegungen vorliegen, sollte Hilfe gerufen und der Einsatz eines Rachentubus oder Guedel-Tubus erwogen werden.

Wenn die Herzfrequenz weiterhin langsam ist oder trotz 5 guter Beatmungshübe mit passiven Thoraxbewegungen fehlt, verabreiche 30 Sekunden einer effektiven Beatmung mit einer Frequenz von 30 SpM.[1] Bei einer Herzfrequenz von < 60/Minute ist eine Herzdruckmassage indiziert, es sollte sofort ein erfahrener Neonatologe angefordert werden, sofern noch nicht vor Ort. Mit Beginn der Herzdruckmassage sollte zusätzlicher Sauerstoff appliziert werden.

Pulsoximetrie und die Verwendung von Sauerstoff

Sofern verfügbar, sollte eine Pulsoximetrie für alle Kinder verwendet werden, die während der Erstversorgung Unterstützung/Reanimation benötigen. Die Sauerstoffsättigung kann während der ersten Lebensminuten zuverlässig mit einem modernen Pulsoximeter bestimmt werden. Bei gesunden, reifen Neugeborenen steigt die Sauerstoffsättigung schrittweise von 60% kurz nach der Geburt auf ca. 90% im Alter von 10 Minuten an. Liegt die Sauerstoffsättigung (gemessen via Pulsoximetrie) trotz effektiver Ventilation unterhalb der zu erwartenden Werte, sollte die Gabe einer höherprozentigen Sauerstoffkonzentration vom Neonatologen erwogen werden. Luft und Sauerstoff sollte sinnvoll gemischt und die Gabe mittels Pulsoximetrie überprüft werden.[1]

4. Herzdruckmassage/Kreislauf

Nahezu alle Babys, die bei Geburt eine Wiederbelebung benötigen, werden auf eine erfolgreiche Belüftung der Lunge mit einem Anstieg der Herzfrequenz sowie einer raschen Normalisierung der Atmung reagieren. In seltenen Fällen ist jedoch eine Herzdruckmassage erforderlich.

Es ist wichtig, dass eine Herzdruckmassage erst dann begonnen wird, wenn zuvor eine suffiziente Ventilation stattgefunden hat. Erfahrene neonatologische Unterstützung sollte sofort herbeigerufen werden, wenn nicht bereits anwesend.

Der effektivste Weg, eine Herzdruckmassage bei einem Kind durchzuführen, ist, den Brustkorb mit beiden Händen zu umfassen. Die Daumen drücken auf das untere Drittel des Sternums, ein Finger breit unterhalb der Brustwarzenlinie; die Finger liegen am Rücken über der Wirbelsäule (Abbildung 15.8).

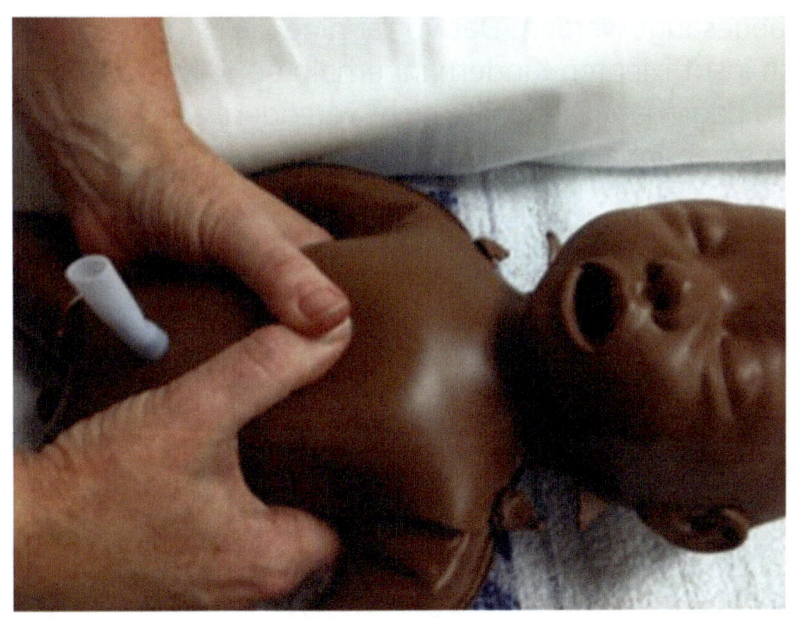

Abbildung 15.8 Positionierung für die Herzdruckmassage

Der Brustkorb wird schnell und fest auf eine Tiefe von etwa einem Drittel zwischen Sternum und Wirbelsäule komprimiert. Das empfohlene Verhältnis von Kompressionen zu Atemzügen bei einem neugeborenen Kind ist **3:1**, um 90 Kompressionen und 30 Atemzüge pro Minute zu erreichen.

Zwischen den Kompressionen muss der Brustkorb jeweils wieder in seine Ausgangsposition zurückkehren, damit oxygeniertes Blut mit einer Frequenz von 120/Minute von den Lungen zum Herz fließen kann. Es muss ebenfalls sichergestellt werden, dass sich der Brustkorb mit jedem Atemzug hebt. Bei einem sehr kleinen Anteil der Babys werden die Ventilation der Lungen und Thoraxkompressionen nicht ausreichen, um eine effektive Zirkulation zu erzielen; dann sind Medikamente indiziert.

5. Mekonium bei Geburt

Es liegt keine Evidenz dafür vor, dass das Absaugen von Mekonium aus Nase und Mund des Kindes, während der Kopf gerade durch den Damm getreten ist, eine Mekoniumaspiration verhindern kann, weshalb diese Praxis nicht mehr empfohlen wird.[6] Die Belüftung der Lungen innerhalb der ersten Lebensminute hat Priorität und sollte nicht verzögert werden. Außerdem haben sich die Versuche, Mekonium aus den Atemwegen eines heftig schreienden Kindes zu entfernen, als ineffektiv für die Prävention einer Mekoniumaspiration gezeigt.[7]

Wenn jedoch ein Kind nach der Geburt teilnahmslos ist und dickes Mekonium vorliegt, sollte der Oropharynx rasch inspiziert und vorliegendes Mekonium abgesaugt werden. Das vorrangige Ziel ist jedoch, bei respiratorisch insuffizienten Kindern innerhalb einer Minute mit einer Ventilation zu beginnen. Dies sollte nicht verzögert werden, insbesondere bei Vorliegen einer anhaltenden Bradykardie.[1]

6. Notfallmedikamente

Notfallmedikamente werden nur benötigt, wenn sich trotz effektiver Ventilation und Thoraxkompressionen keine signifikante Zirkulation einstellt. Ein erfahrener Neonatologe sollte zu diesem Zeitpunkt anwesend sein. Es ist seine Verantwortung, das Kind zu intubieren, einen Zugang zu legen und Medikamente zu verabreichen. Die Prognose dieser Kinder ist schlecht, obwohl ein kleiner Teil dieser Kinder nach Wiedereinsetzen eines Spontankreislaufs und Durchführung einer Hypothermie-Therapie ein gutes Outcome zeigt.[1]

Modul 15 Erstversorgung und Neugeborenenreanimation

Medikamente für die erweiterte Reanimation werden in der Regel gesondert gelagert und eindeutig gekennzeichnet ('Notfallmedikamente'), in einem Schrank oder Koffer in der Erstversorgung (Abbildung 15.9).

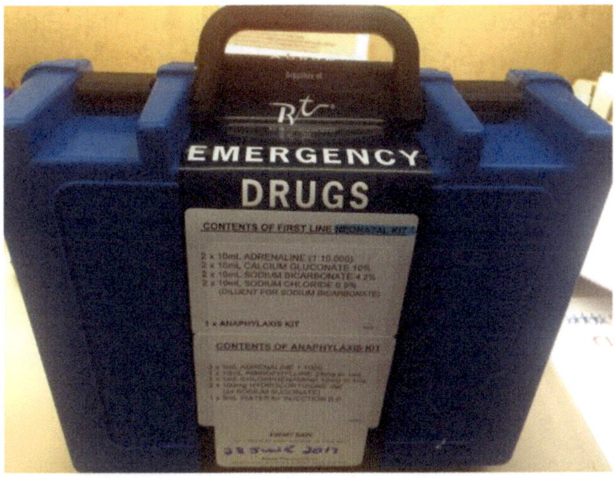

Abbildung 15.9 Beispiel für einen neonatalen Medikamenten-Notfallkoffer

Notfallmedikamente können umfassen:

- Adrenalin (Epinephrin/Suprarenin) (1:10000)
- Natriumbicarbonat (8,4% Lösung), ggf. nur im Verlauf längerer Reanimationen anzuwenden
- Glukose (10%)

Alle Notfallmedikamente sollten im Idealfall über einen Nabelvenenkatheter (NVK) verabreicht werden – sollte dies nicht möglich sein, alternativ über einen intraossären Zugang.[8,9] Grundsätzlich sollte jegliche Medikation nur von einem erfahrenen Neonatologen und von neonatologisch geschultem Pflegepersonal verabreicht werden.

Notfall-Erythrozytenkonzentrat (0-negativ)

In seltenen Fällen kann ein Baby bei Geburt sehr anämisch sein (z.B. bei vorzeitiger Plazentalösung/Vasa praevia) und die Transfusion eines 0 Rh-negativen Erythrozytenkonzentrates kann notwendig werden. Es ist wichtig, dass das geburtshilfliche Team das neonatologische Team frühzeitig darüber informiert, dass eine Anämie beim Kind vorliegen könnte. Alle beteiligten Personen sollten wissen, wo sich das Blut-Notfalldepot befindet und wie die 0 Rh-negativen Blutkonserven geholt werden können (Abbildung 15.10).

7. Post-Reanimationsbehandlung

Therapeutische Hypothermie

Eine perinatale Hypoxämie, die schwer genug ist, eine hypoxisch-ischämische Enzephalopathie (HIE) zu verursachen, hat eine Häufigkeit von etwa 1–6 pro 1000 Geburten.[1] Eine gezielte therapeutische Hypothermie kann in einem Teil der Fälle die neuromotorische Entwicklung der überlebenden Kindern verbessern.[10,11,12,13]

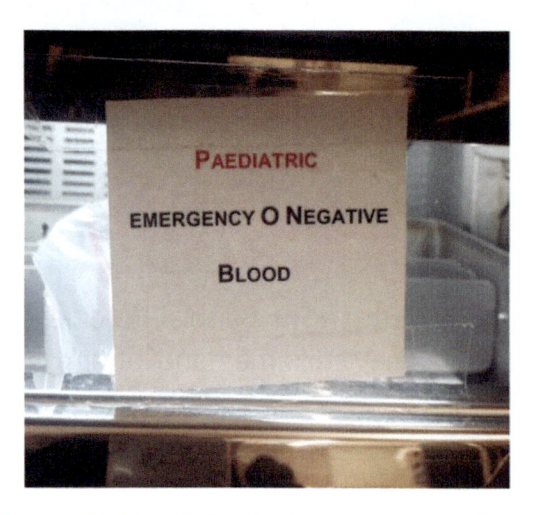

Abbildung 15.10 Pädiatrische 0 Rh-negative Notfall-Erythrozytenkonserve, in einem speziellen Fach im Kühlschrank

Bei einem reifen Neugeborenen (> 36^{+0} SSW) kann ein erfahrener Neonatologie eine Behandlung mit therapeutischer Hypothermie erwägen, wenn eine moderate oder schwere HIE besteht. In diesem Fall sollte die Wärmezufuhr an der Erstversorgungseinheit ausgeschaltet werden und die Hypothermie-Therapie nach einem definierten Protokoll durchgeführt werden.[1]

Glukose

Kinder, die erweiterte Reanimationsmaßnahmen benötigen, inklusive Frühgeborener, sollten nach der Erstversrogung engmaschig überwacht und die Blutglukoselevel in einem normalen Bereich gehalten werden. Die Blutzuckerwerte können zusammen mit allen anderen Werten und Beobachtungen, die erhoben werden, in einem Neonatal-Early-Warning-Score-Formular (NEWS-Formular) und in der Krankengeschichte dokumentiert werden (Abbildung 15.11). Bei Werten im gelben oder roten Bereich sollte ein erfahrener Neonatologe informiert werden.

Modul 15 Erstversorgung und Neugeborenenreanimation

Im Folgenden sind Maßnahmen aufgelistet, die zu einer Stabilisierung des Blutzuckers beitragen:

- früher Haut-zu-Haut-Kontakt
- frühes Anlegen an der Brust oder Ausstreichen der Brust
- Verhinderung einer Hypothermie (überprüfe Temperatur bei Geburt und entsprechend lokaler Leitlinien)
- auf Hypoglykämiesymptome achten (Lethargie, Zittern, Apnoen, Krämpfe)
- Monitoren des Blutzuckerspiegels im Alter von 3 Stunden und entsprechend lokaler Leitlinien
- Erwägen der Gabe von Dextrosegel 40% in die bukkale Mukosa – bzw. kontinuierliche, intravenöse Glukoseinfusion (10%) 3 ml/kg/h – und erneute Bestimmung der Blutglukose nach 30–60 Minuten entsprechend lokalen Leitlinien

Dokumentation

Es ist wichtig, dass alle Aktionen genau und umfassend in der Krankengeschichte dokumentiert (und archiviert) werden, insbesondere wenn eine Reanimation bei Geburt notwendig war, da die Aufzeichnungen noch viele Jahre später genauestens untersucht werden könnten. Abbildung 15.12 zeigt ein Beispiel einer neontalen Reanimationsdokumentation.

Vorbereitungen bei drohender Frühgeburt und die Betreuung im Kreißsaal optimieren

Die meisten Frühgeborenen sind bei der Geburt in einem akzeptablen Zustand und benötigen lediglich eine unterstützende Begleitung, keine Reanimation.[14] Trotzdem sind Frühgeborene < 30 SSW noch sehr zart und müssen vorsichtig gehandhabt und sanft unterstützt werden. Bei der Geburt sollte deshalb stets ein erfahrener Neonatologe anwesend sein.

Vorgeburtliche Gespräche mit Eltern bei drohender Frühgeburtlichkeit

Nach Möglichkeit sollte vor einer Frühgeburt ein erfahrener Neonatologe mit den Eltern sprechen. Mögliche Prognosen sollten objektiv und sachlich erklärt werden, ohne die notwendigen Maßnahmen im Vorhinein zu

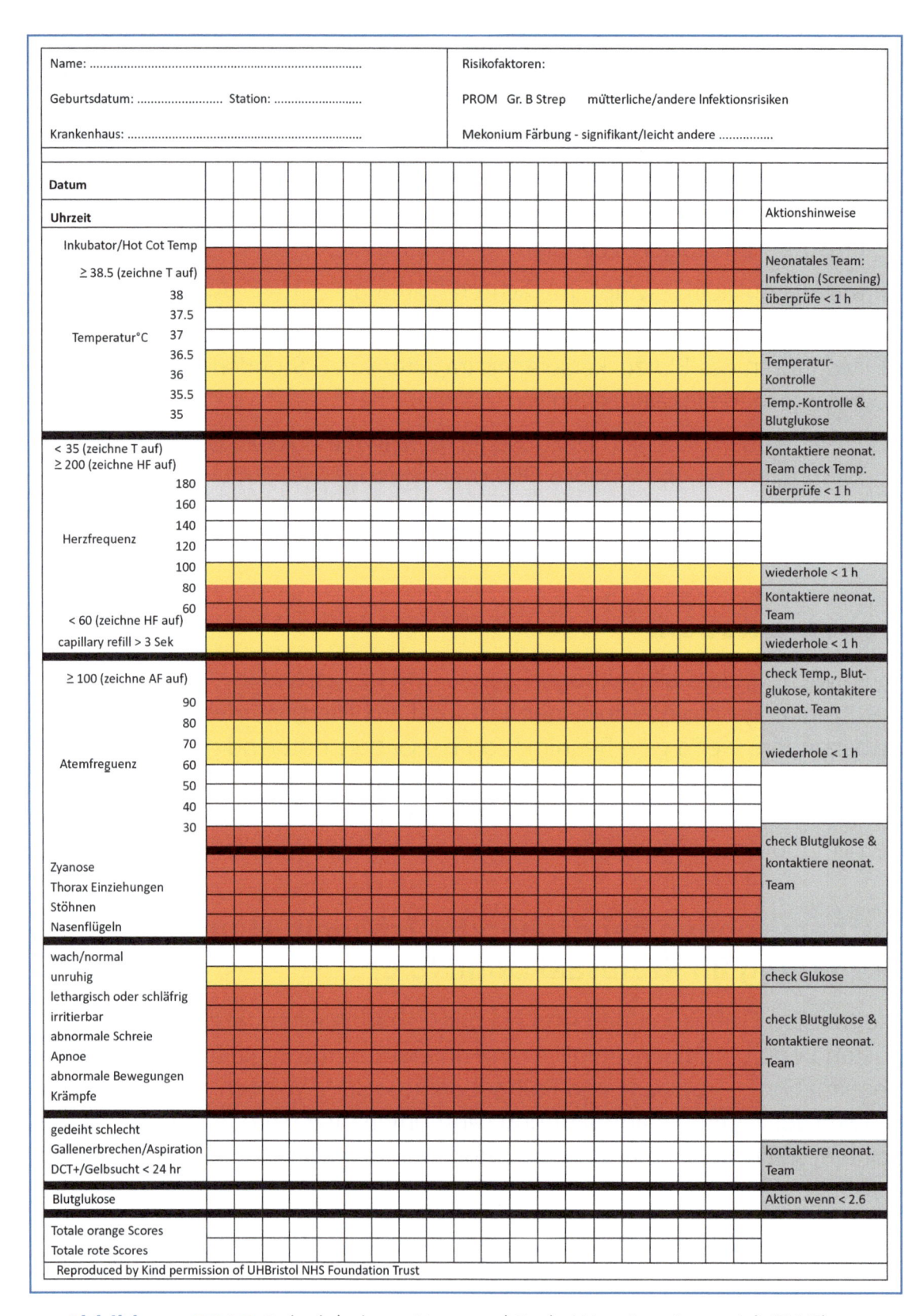

PROMPT PRactical Obstetric Multi-Professional Training

Abbildung 15.11 Beispiel eines ‚Neonatal Early Warning Scores' (NEWS) zur Dokumentation der Beobachtungen, Symptome und Werte

Modul 15 Erstversorgung und Neugeborenenreanimation

> Dieses Werkzeug leitet Hebammen bezüglich der Relevanz von Beobachtungen des Neugeborenen an.
> Es ersetzt nicht die klinsche Einschätzung oder Anwendung entsprechender Leitlinien.
> Sollte das Baby nicht gesund sein oder Besorgnis bestehen rufen Sie sofort das Neonatologische Team.
> Im Notfall rufen Sie den Oberarzt der Neonatologie an oder lösen den Notsektioalarm aus.

Gelbe Beobachtungen

Eine 'gelbe' Beobachtung: angestellte Mitarbeiter sollen Baby untersuchen und Untersuchung nach 1h wiederholen, wenn weiterhin 'gelb' bei Wiederholung: kontaktiere neonatologisches Team.

Zwei 'gelbe' Beobachtungen: angestellte Mitarbeiter sollen Baby untersuchen und neonatologisches Team rufen.

Rote Beobachtungen

Jede 'gelbe' Beobachtung: angestellte Mitarbeiter sollen Baby untersuchen und neonatologisches Team rufen.

Jede 'gelbe' oder 'rote' Beobachtung: stelle sicher dass das Baby vollständig untersucht wurde und der Blutglukosespiegel überprüft wurde, wenn indiziert.

Minimum/Routine Beobachtungen: (bitte beachten Sie die relvanten LL/SOPs)

- Überwachung des reifen Neugeborenen nach vorzeitigem Blasensprung über 24h
- Neonatale LL zur Prävention der GBS (B-streptokokken-Sepsis)
- Mekonium im Fruchtwasser
- Neonatale Hypoglykämie

Alternative Beobachtungskriterien:

In einigen Fällen (wie z.B einer neonatalen Abstinenz und Schmerzen vom Geburtstrauma) kann die Patientin einige der obigen Kriterien überschreiten, das die Patientin betreuende Team kann alternative akzeptable Parameter festlegen. Diese Parameter müssen unten eingetragen werden, nachdem das Baby durch ein Mitglied des neonatalen Teams untersucht wurde. Die Parameter sollten täglich überprüft werden. Die Mitarbeiter von Station, die das Baby betreuen, müssen die Parameter kennen.

Datum/Uhrzeit	Krankheit/Therapie	Alternative akzeptable Parameter	Unterschrift

Abbildung 15.11 (Forts.)

PROMPT PRactical Obstetric Multi-Professional Training

Women and Children's Health — **North Bristol NHS Trust**

NEONATALE REANIMATION - DOKUMENTATION

Datum .... Uhrzeit .... Mutter — kleiner Aufkleber (Name, Vorname, Geburtsdatum)

ausfüllende Person ....

Funktion .... Unterschrift ....: Baby — kleiner Aufkleber (Name, Vorname, Geburtsdatum)

nach Hilfe gerufen um:

Name anwesende Mitarbeiter:	Rolle:	Ankunftszeit:

APGAR Score	1min	5min	10min	15min
Atmung				
Puls				
Grundtonus				
Aussehen				
Reflexe				
Total				

Uhrzeit der Geburt: ....

Geburtsmodus: ....

Herzfrequenz bei Geburt: ....

Uhrzeit HR >100 SpM: ....

Uhrzeit Beginn regelmäßiger Atmung: ....

O2 Sättigung: ....

Risikofaktoren (GBS, PROM, Mekonium, mütterliches Fieber)

wenn Mutter aus Geburtshaus oder von zuhause verlegt, fülle aus:

wurde ein Krankenwagen benötigt	Uhrzeit Krankenwagen gerufen	Uhrzeit Ankuft Krankenwagen in Geburtshaus / zuhause	Uhrzeit Abfahrt Krankenwagen von Geburtshaus / zuhause	Uhrzeit Ankunft Krankenwagen im Krankenhaus

durchgeführte Maßnahmen	✓	Uhrzeit	durch wen	Kommentare / Details Ansprechen des Baby's (kommentiere HF, Hautfarbe oder Atmung)
NS abgeklemmt/durchtrennt				
Baby getrocknet, stimuliert				
5 Blähhübe				
Beatmungshübe				
Herzkompressionen				
andere Maßnahmen: Intubiert? zentraler Zugang?				

Abbildung 15.12 Beispiel für ein Formular zur neonatalen Wiederbelebung

Modul 15 Erstversorgung und Neugeborenenreanimation

Notfallmedikamente

(können nach Anordung eines Neonatologen gegeben werden)

Medikamente werden selten benötigt und nur, wenn kein suffizienter kardialer output besteht, trotz effektiver Beatmung der Lungen und Thoraxkompressionen.

Adrenalin: 0.1 ml/kg von 1:10.000
(kann auf eine Dosis von 30µg kg-1 (0.3 ml kg-1 von 1:10.000 Verdünnung) erhöht werden)

Natrium Bicarbonat 4.2%: **2-4 ml/kg** (1-2mmol/kg 4.2% Bicarbonat Lösung)

10% Dextrose 2.5 ml/kg

0.9% Natrium Chloride 10ml/kg von oder **0 negatives Blut**

Medikamente	Uhrzeit verabreicht

O Neg Blut gegeben?	J/N
Uhrzeit	

Bluttransfusion Labor informiert ☐

eAIMS ausgefüllt? ....

Blutgase: NS Art pH.......... NS Art BE............ NV pH............ NV BE.......... Laktat..........

Abbildung 15.12 (Forts.)

bewerten. Es sollte auch über lokale Outcome-Daten gesprochen werden. Jedes Aufklärungsgespräch sollte in der Krankengeschichte dokumentiert werden und wenn möglich sollten Mitglieder des geburtshilflichen Teams (Geburtshelfer, Hebamme) bei dem Gespräch mit anwesend sein, sodass allen die weitergegebenen Informationen bekannt sind.

Eltern sollten wissen, dass ihr Kind nach der Geburt unter einer Folie versorgt wird, um die Köpertemperatur zu stabilisieren, und auch darüber informiert sein, dass ihr Kind möglicherweise eine Intubation und invasive Beatmung benötigt. Es ist auch wichtig zu erwähnen, dass selbst bei bestmöglicher Versorgung durch das gesamte Team das Baby möglicherweise nicht überleben wird.

Wenn organisatorisch möglich und von den Eltern gewünscht, sollte ein Besuch auf der neonatologischen Intensivstation arrangiert werden, um den Eltern einen Eindruck eines Babys einer vergleichbar frühen Schwangerschaftswoche mit der intensivmedizinischen Versorgung und Beatmung zu vermitteln.

Wärmemanagement bei Frühgeborenen

Frühgeborene sind besonders anfällig für Wärmeverlust und Hypothermie aufgrund ihrer noch unreifen, dünnen Haut, des reduzierten subkutanen Fettgewebes und schlechter Vasokonstriktion sowie ihres ungünstigen Körperoberfläche-zu-Masse-Verhältnisses.

Für jedes 1 °C unter 36,5 °C steigt die Mortalität um 28%.[15,16,17] Selbst eine kurze Phase der Hypothermie ist mit einer beeinträchtigten Surfactantproduktion, pulmonaler Hypertension, Hypoxie und Gerinnungsproblemen assoziiert. Hypoxie und Azidose hemmen zusätzlich die Surfactantproduktion.[1]

Frühgeborene unter 30 SSW sollten direkt im Anschluss an die Geburt im Kreißsaal/Sektio-OP ohne weiteres Abtrocknen für die Erstversorgung (bis zum Hals) unter/in einer sterilen Plastikfolie oder -beutel gelagert werden (Abb. 15.13). Der Kopf sollte abgetrocknet werden, bevor eine Mütze aufgesetzt, und das Frühgeborene dann unter einer Wärmeeinheit weiterversorgt und stabilisiert wird. Dies ist eine sehr effektive Methode, um Frühgeborene warmzuhalten. Das Kind sollte im Anschluss in der Folie transportiert werden bis seine Temperatur nach Aufnahme auf die neonatale Intensivstation überprüft und dokumentiert wurde. Zudem sollten für frühgeborene Kinder die Raumtemperatur im Kreißsaal und der Erstversorgung mindestens 26 °C betragen.[1]

Modul 15   Erstversorgung und Neugeborenenreanimation

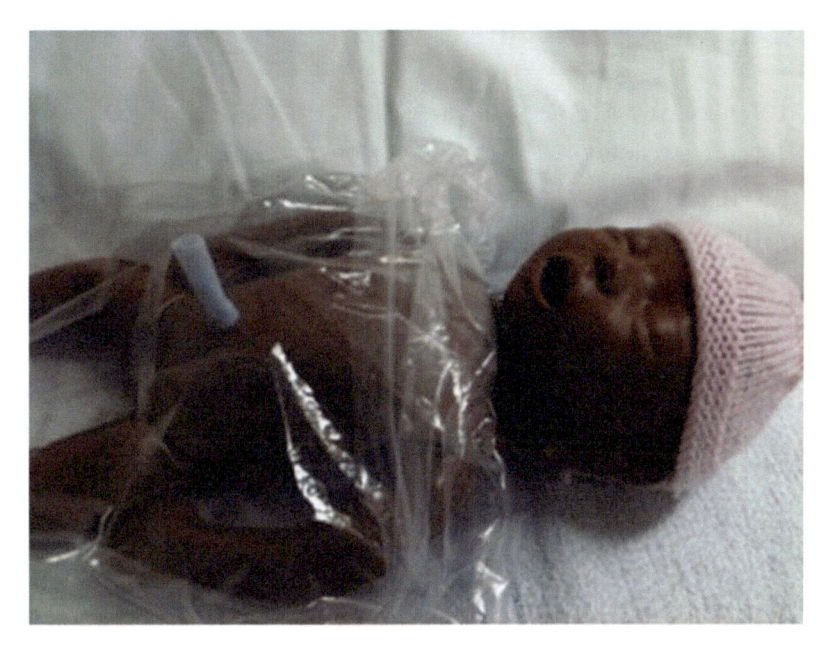

Abbildung 15.13 Ein frühgeborenes Baby in einem Polyethylen-Beutel

Verzögertes Abnabeln bei Frühgeborenen

Sofern das Baby warm gehalten wird, kann ein verzögertes Abnabeln nach mindestens einer Minute nach Geburt erwogen werden. Dies ermöglicht zahlreiche Vorteile für das Frühgeborene, z. B.:

- erhöhtes zirkulierendes Blutvolumen
- verbesserte Kreislaufstabilität
- vermindertes Risiko für intraventrikuläre Hirnblutungen
- vermindertes Risiko für nekrotisierende Enterokolitis

CPAP und PEEP für Frühgeborene

Die Erstversorgungseinheit (der Resuscitaire) sollte mit einem Beatmungssystem ausgestattet sein, welches es erlaubt, einen positiven endexspiratorischen Druck (PEEP) zu applizieren, und adäquat große Masken für das entsprechende Gestationsalter des Kindes sollten zur Verfügung stehen. Die Lungen eines Frühgeborenen sind sehr fragil, daher minimiert ein kontinuierlicher positiver Atemwegsdruck (CPAP) die Atemanstrengungen und hilft mit, den Alveolenkollaps in der Exspiration zu verhindern. Viele Frühgeborene können mit CPAP stabilisiert werden und müssen nicht intubiert werden.

Es sollten eine Pulsoximetrie sowie ein Sauerstoffmischer zur Verfügung stehen und die Erstversorgung sollte mit bis zu 30% Sauerstoff begonnen werden.

Surfactantgabe

Bei Babys unter 30 SSW besteht ein deutlich erhöhtes Risiko ein Atemnotsyndrom (*respiratory distress syndrome*, RDS) zu entwickeln, und es wurde nachgewiesen, dass die frühe prophylaktische Gabe von Surfactant Vorteile gegenüber einer nachträglichen Rescue-Gabe besitzt.[1] Es muss jedoch beachtet werden, dass ein Surfactantbolus kurzfristig die Ventilation verschlechtern kann, bevor eine gleichmäßige Verteilung des Surfactant innerhalb der Lungen stattgefunden hat.

Neuroprotektion mit Magnesiumsulfat

Die Inzidenz der Zerebralparese sinkt signifikant mit steigendem Gestationsalter. Die Leitlinie des National Institute for Health and Care Excellence (NICE) empfiehlt daher, die Gabe von Magnesiumsulfat bei drohender Frühgeburtlichkeit zur Neuroprotektion und zur Verbesserung des Langzeit-Outcomes.[18]

Die Gabe von Magnesiumsulfat sollte daher bei drohender Frühgeburtlichkeit allen Frauen bis 30 SSW angeboten werde, die wahrscheinlich innerhalb der nächsten 24 Stunden entbinden. Die Dosierung ist entsprechend den Empfehlungen für die Behandlung der Eklampsie. Der wichtigste Faktor ist, dass es bis zur Geburt verabreicht wird (Magnesiumsulfat sollte nach der Geburt nur dann weiter gegeben werden, wenn bei der Mutter eine schwere Präeklampsie vorliegt, sodass die Magnesiuminfusion dann für 24 Stunden postpartal fortgeführt wird). Trotzdem sollte in Situationen, in denen die Geburt aus mütterlicher oder kindlicher Indikation zeitnah durchgeführt werden muss, die Entbindung nicht ausschließlich für die Magnesiumgabe verzögert werden.

Literaturstellen

1. Resuscitation Council (UK). *Resuscitation and Support of Transition of Babies at Birth. Resuscitation Guidelines*, 2015. www.resus.org.uk/resuscitation-guidelines/resuscitation-and-support-of-transition-of-babies-at-birth (aufgerufen Juni 2017).
2. Dawes G. *Fetal and Neonatal Physiology*. Chicago, IL: Year Book, 1968, pp. 141–59.
3. Hey E, Kelly J. Gaseous Exchange during Endotracheal Ventilation for Asphyxia at Birth. *J Obstet Gynaecol Br Commonw* 1968; 75: 414–23.
4. Andersson O, Hellström-Westas L, Andersson D, Domellöf M. Effect of Delayed versus Early Umbilical Cord Clamping on Neonatal Outcomes and Iron Status at 4 Months: A Randomised Controlled Trial. *BMJ* 2011; 343: d7157.
5. Dahm LS, James LS. Newborn Temperature and Calculated Heat Loss in the Delivery room. *Pediatrics* 1972; 49: 504–13.

6. Vain NE, Szyld EG, Prudent LM, et al. Oropharyngeal and Nasopharyngeal Suctioning of Meconium-Stained Neonates before Delivery of their Shoulders: Multicentre, Randomised Controlled Trial. *Lancet* 2004; 364: 597–602.

7. Wiswell TE, Gannon CM, Jacob J, et al. Delivery Room Management of the Apparently Vigorous Meconium-Stained Neonate: Results of the Multicenter, International Collaborative Trial. *Pediatrics* 2000; 105: 1–7.

8. Ellemunter H, Simma B, Trawoger R, Maurer H. Intraosseous Lines in Preterm and Full Term Neonates. *Arch Dis Child Fetal Neonatal Ed* 1999; 80: F74–5

9. Engle WA. Intraosseous Access for Administration of Medications in Neonates. *Clin Perinatol* 2006; 33: 161–8.

10. Edwards AD, Brocklehurst P, Gunn AJ, et al. Neurological Outcomes at 18 Months of Age after Ischaemic Encephalopathy: Synthesis and Meta-Analysis of Trial Data. *BMJ* 2010; 340: c363.

11. Gluckman PD, Wyatt JS, Azzopardi D, et al. Selective Head Cooling with Mild Systemic Hypothermia after Neonatal Encephalopathy. *Multi-centre randomised trial. Lancet* 2005; 35: 663–70.

12. Shankaran S, Laptook AR, Ehrenkranz RA, et al. Whole Body Hypothermia for Neonates with Hypoxic-Ischaemic Encephalopathy. *N Engl J Med* 2005; 353: 1574–84.

13. Azzopardi DV, Strohm B, Edwards AD, et al. Moderate Hypothermia to Treat Perinatal Asphyxia Encephalopathy. *N Engl J Med* 2009; 361: 1349–58.

14. O'Donnell CP, Stenson BJ. Respiratory Strategies for Preterm Infants. *Semin Fetal Neonatal Med* 2008; 13: 401–9.

15. Wyllie J, Perlman JM, Kattwinkel J, et al. Neonatal Resuscitation Chapter Collaborators. Part 7: Neonatal resuscitation: 2015 International Consensus on Cardiopulmonary Resuscitation and Emergency Cardiovascular Care Science with Treatment Recommendations. *Resuscitation* 2015; 95: e169–201.

16. Wyllie J, Bruinenberg J, Roerhr CC, et al. European Resuscitation Council Guidelines for Resuscitation 2015: Section 7. Resuscitation and Support Transition of Babies at Birth. *Resuscitation* 2015; 95: 249–63.

17. Meyer MP, Hou D, Ishrar NN, Dito I, te Pas AB. Initial Respiratory Support with Cold, Dry Gas versus Heated Humidified Gas and Admission Temperature of Preterm Infants. *J Pediatr* 2015; 166: 245–50.e1.

18. National Institute for Health and Care Excellence. *Preterm Labour and Birth. NICE Guideline NG25.* London: NICE, 2015. www.nice.org.uk/guidance/ng25 (aufgerufen Juni 2017).

Modul 16
Messung von Qualität in der Geburtshilfe

> ## Wichtige Lerninhalte
> - Verstehen der facettenreichen Natur der Messung der Mütterversorgung
> - Verstehen der Verwendung von Prozessmaßnahmen, klinischen Outcomes und anderen Messungen der Versorgung

Generelle Herausforderungen

- Verwendung willkürlicher Outcome-Messungen und Schwellenwerten für Maßnahmen
- keine Messung von Patient-Reported Outcome Measures (PROMs)
- Probleme bei der Operationalisierung lokaler Dashboards

Einleitung

Eine nachhaltige Verbesserung der intrapartalen Outcomes erfordert einen integrierten Ansatz, der Anreize für Best Practice, Training und Instrumente zur bestmöglichen Versorgung und aussagekräftige Messungen kombiniert.[1]

Um dies zu erreichen, müssen wir die Messungen der Versorgung für alle Akteure des Systems, von der Regierung bis zu den Frauen selbst, einfacher, zeitnaher und verständlicher machen. Die Messung der Qualität kann jedoch schwierig sein – Qualität ist vielfältig: Wir müssen sicherstellen, dass die Messungen weit genug gefasst sind, um das einzubeziehen, was für alle Beteiligten wichtig ist, und nicht nur das, was leicht gemessen werden kann.[2]

Es wäre auch nützlich, den Fokus von weg von Fehlern zu verlagern und stattdessen positives abweichendes Verhalten zu untersuchen, z.B. in Abteilungen, die eine gute Leistung erbringen.[3,4] Der derzeitige Fokus auf seltene, wenn auch tragische Outcomes, wie intrapartale Totgeburten, bietet möglicherweise einen zu engen Blickwinkel für eine Systemverbesserung.

Schließlich müssen wir die Messung mit der Messbarmachung der Verbesserung verknüpfen: Wir messen zu viel und tun zu wenig.[5] Eines der erfolgreichsten Verbesserungsprogramme ist WeightWatchers, das in einer Reihe randomisiert kontrollierter Studien nachweislich den Gewichtsverlust verbesserte, viel besser als viele andere Programme.[6] Im Kern ist WeightWatchers ein Rahmenwerk, das Messung, Intervention und Unterstützung miteinander verbindet. Dieses Modell findet klar einen Nachhall in der medizinischen Versorgung, welche sinnvollerweise lokale Messungen und anonymisiertes Benchmarking sowie Hinweise zu wirksamen Interventionen, Peer-Unterstützung und kontinuierliche Überprüfung der Outcomes einschließen sollte.

Institutionen, die finanziell fördern, wünschen sich Evidenz für Verbesserung, obgleich Motivationsschemata basierend auf Outcomes fehlbar sind.[7] Ein Training ist nicht kostenfrei; die Kosten für eine Abteilung mit etwa 6500 Entbindungen pro Jahr betragen etwa 120000 £ jährlich.[8] Daher ist das Training nicht billig – es kann jedoch kosteneffektiv sein, vorausgesetzt, dass sich die Outcomes verbessern und sich gleichzeitig die Ausgaben für Haftpflichtfälle verringern.[9]

Die Messung der Qualität in der Geburtshilfe ist sowohl wichtig für das Gesundheitssystem und seine Mitarbeiter, als auch für die Frauen und ihre Familien. Der jüngste National Maternity Review (*Better Births*) des NHS England empfiehlt:

> Teams sollten routinemäßig Daten zur Qualität und Outcomes für ihren Service sammeln, ihre eigene Performance messen und sie mit anderen vergleichen, sodass sie sich verbessern können. Es sollte außerdem eine Anzahl von Qualitätsindikatoren geben, für die nationale Übereinkuft besteht, welche lokalen Geburtshilfeabteilungen helfen, die Qualität nachzuverfolgen, an Benchmarks zu messen und die Qualität der Geburtshilfe zu verbessern.[10]

Das Problem ist nicht das Ziel oder das Bestreben, sondern die Operationalisierung der lokalen Messung, insbesondere für kleinere Abteilungen, die möglicherweise nicht in der Lage sind, ihre routinemäßig gesammelten Daten einfach in nützliche Informationen umzuwandeln.[2]

Modul 16   Messung von Qualität in der Geburtshilfe

Wie definieren wir Qualität in der Versorgung?

Die Qualität der Versorgung wurde in vielen Bereichen des Gesundheitswesens und in vielen Dimensionen definiert.[11] Dies ist in der Geburtshilfe nicht anders, wo viele Forderungen nach einem umfassenden Ansatz für die Entwicklung eines Systems der Qualitätsmessung unter Berücksichtigung der vielfältigen Perspektiven der Perinatalmedizin,[12,13,14] inklusive Personal[15] und Frauen,[16] laut geworden sind.

Prozesse und *Ergebnisse* sind zwei Maße, die allgemein für die Geburtshilfe als relevant angesehen werden. Keines von beiden kann jedoch ein Gesamtbild liefern, da es kein einzelnes perfektes Maß für die Betreuung gibt.

Prozessmessungen

Prozess- (z.B. die Sektiorate) und System-Messgrößen (z.B. die Größe einer Abteilung) werden häufig bei der Qualitätsmessung verwendet, zumindest teilweise, weil sie leicht zu messen sind. Es wird meist auch von der Annahme ausgegangen, dass Krankenhäuser, welche die beste Prozeßqualität erzielen, auch die besten Outcomes für die Gesundheit erzielen.

Diese Annahme ist kürzlich in Frage gestellt worden. Eine US-amerikanische Forschungsgruppe hat gezeigt, dass die Krankenhäuser, die eine schlechte Prozessqualität aufwiesen, auch ungünstige Outcomes zeigten; Krankenhäuser mit guter Prozessqualität jedoch nicht notwendigerweise auch die besten risiko-adjustierten Häufigkeiten für geburtshilfliche Morbidität aufwiesen.[17]

Messungen der Prozessqualität können dennoch wertvolle Einblicke in den Service eines Krankenhauses liefern und können sinnvoll mit klinischen Qualitätsindikatoren (QI) kombiniert werden, um Ausgleichsmaßnahmen zu schaffen (Metrik, die ein Gesundheitssystem verfolgen muss, um sicherzustellen, dass eine Verbesserung in einem Bereich nicht einen anderen Bereich negativ beeinflusst), z.B. das beste Outcome für die geringste Intervention.

Es gibt auch die Möglichkeiten, Informationen auf Systemebene zu untersuchen, um Muster und Sicherheit auf nationaler Ebene zu evaluieren, z.B. Personalbestand versus Outcomes,[18,19] Einfluss des Qualifikationsmix auf Outcomes[20] und Auswirkungen eines stressigen Tages auf die perinatalen Outcomes.[21]

Outcome-Messungen: klinische Qualitätsindikatoren (QIs)

Die Verwendung einer Sammlung klinischer Indikatoren oder Outcomes ist eine Möglichkeit, die Qualität einer klinischen Dienstleistung zu messen. Historisch wurde die mütterliche Mortalität als erstes Maß für die Qualität der Geburtshilfe herangezogen.[22] Dies bleibt ein grober, aber wichtiger, Indikator, der bis heute in internationalen Vergleichen verwendet wird.

Der starke Rückgang der Müttersterblichkeit in den letzten Jahrzehnten in Großbritannien und vielen anderen Industrieländern schränkt jedoch seinen Wert ein.

Für die Geburtshilfe wurden eine Reihe von Instrumenten zur Qualitätsmessung vorgeschlagen: der Adverse-Outcome-Index (AOI, Prozentsatz der Geburten mit einem oder mehreren spezifischen unerwünschten Ereignissen), der Weighted-Adverse-Outcome-Score (WAOS),[23] und der Severity-Index (SI), der den Schweregrad der Outcomes beschreibt.[24] Diese wurden jedoch nicht breit eingeführt.

Legal-Claim-Analysen (LCAs) bieten eine wichtige, aber begrenzte Perspektive für ungünstige klinische Ergebnisse und könnten möglicherweise als Teil eines Portfolios von Indikatoren verwendet werden. Aufgrund ihrer Natur sind sie jedoch sehr eng fokussiert und leiden unter einer erheblichen Verzögerungszeit. Beide behindern ein sinvolles Feedback an klinische Dienstleistungen.[25]

Klinische Outcome-Messungen sind ansprechend, möglicherweise jedoch nicht intuitiv; die Patientenzufriedenheit korreliert nicht durchweg mit mit den klinischen Outcomes.[26,27] Darüber hinaus kann es Probleme mit einem angemessenen Case-Mix oder einer Anpassung des Risikos der Population geben. Es ist allgemein anerkannt, dass die Häufigkeit von Totgeburten sehr eng mit demographischen Daten der Müttern assoziiert ist,[28] was es schwierig macht, Abteilungen aus verschiedenen Regionen direkt miteinander zu vergleichen.

Trotz aller Probleme einer angemessenen Risikoanpassung beruht ein effektives Qualitätsmonitoring auf der Identifikation geeigneter Qualitätsindikatoren (QI) auf der Grundlage hochwertiger Daten. Ideale QIs sollten sein:[29]

- relevant für den zu überwachenden Versorgungsbereich,
- messbar mit routinemäßig gesammelten Daten,
- veränderbar durch Best Practice.

Obwohl viele QIs vorgeschlagen und in der Geburtshilfe verwendet wurden, gibt es keine standardisierten, einheitlich vereinbarten Indikatorensätze. Es wurden viele Versuche für die Standardisierung eines QI-Satzes gemacht, sowohl international[14,30,31,32] als auch im UK.[2,33] Der derzeitige Mangel an Struktur und Strenge hat jedoch zu einer enormen Variation der gemonitorten QIs und der verwendeten Definitionen geführt: 290 klinische Indikatoren wurden in 96 klinischen Kategorien mit bis zu 18 verschiedenen Definitionen in drei Sätzen von national empfohlenen intrapartalen QIs aus Großbritannien identifiziert.[33] Darüber hinaus gab es in einer britischen Region mit 10 Geburtsabteilungen 352 unterschiedliche QI-Definitionen, die 37 verschiedene QIs mit bis zu 39 verschiedenen Definitionen für jeden Indikator abdeckten.[34] Dies ist eine eindeutig unnötige Streuung und sollte vereinheitlicht werden. Es besteht die dringende Notwendigkeit für einen nationalen und internationalen Kernsatz von geburtshilflichen QIs.

Eine Reihe von Indikatoren wurde unter Verwendung robuster Methoden wie systematischen Reviews[32] und Delphi-Panels entwickelt.[33] In den USA hat das Nationale Qualitätsforum einen perinatalen Kernsatz zur Messung der perinatalen Versorgung entwickelt. Dies schließt fünf sehr begrenzte Qualitätsmessungen ein, die in der britischen Praxis relativ wenig ehrgeizig erscheinen.[24]

Nachdem einmal eine Reihe von QIs ausgewählt wurde, ist es unbedingt erforderlich, dass diese mit robusten statistischen Methoden analysiert werden. Leider ist dies nicht immer der Fall. In einem Review einer einzelnen britischen Gesundheitsregion verwendete die überwiegende Mehrheit der Geburtshilfeabteilungen willkürliche Schwellenwerte für unerwünschte Ergebnisse, ohne Benchmarking.[34] Eine Reihe von Forschern haben ein Kontrolldiagramm für die kumulative Summe (CUSUM) als geeignetste Methode zur Überwachung der relativ niederfrequenten Nebenwirkungen im Gesundheitswesen[35] und in der Geburtshilfe empfohlen.[13,36]

Quelldaten

Geburtshilfedatenbanken einzelner Abteilungen gehören zu den genauesten Datensätzen im NHS.[37] Seit 2015 haben Abteilungen für Geburtshilfe damit begonnen, standardisierte Auszüge daraus einzureichen, um einen nationalen Datensatz zur Geburtshilfe zu erstellen, der einen Großteil der perinatalen Informationen enthält, die derzeit nicht aus routinemäßigen HES-Daten (Hospital Episode Statistics) verfügbar sind.

Es scheint daher angemessen, lokale Datenbanken zu Datensätzen höherer Ordnung zusammenzufassen, um Qualitätsmessung durchzuführen, und – noch wichtiger – für Qualitätsmessungen zwischen Abteilungen ein Benchmarking einzuführen. Dies hat sich für die 10 Entbindungsstationen einer gesamten NHS-Region als machbar erwiesen.[34]

Das Royal College of Obstetricians and Gynaecologists (RCOG) hat das Projekt ‚Maternity Indicators System' ins Leben gerufen, das detaillierte Ergebnisse für Mütter und Babys aus ungefähr 17 Krankenhäusern enthält, die jährlich 100000 Geburten liefern und ebenfalls aus lokalen Datenbanken aggregiert werden.[38]

Versicherer könnten diese Outcome-Indikatoren auch verwenden, um Versicherungsprämien basierend auf der aktuellen klinischen Leistung jeder einzelnen Geburtshilfeabteilung sowie ihrer historischen Leistungen, basierend auf verlorenen Gerichtsverfahren oder erstatteten Haftpflichtsummen, zu modellieren.[39]

Schließlich können Abteilungen für Geburtshilfe Outcome-Indikatoren auch verwenden, um ihre eigene klinische Leistung zu überwachen und zu bewerten. Dies wird durch einige Vorarbeiten in Bristol gestützt, die gezeigt haben, dass die Daten vollständig sein können und nur 0,7% der Werte fehlen.[39] Darüber hinaus haben die fehlenden Daten die klinische Relevanz nicht verändert, wie durch eine Sensitivitätsanalyse gezeigt werden konnte; was darauf hinweist, dass bereits ein erster Satz der Daten korrekt und eine weitere Bereinigung wahrscheinlich nicht erforderlich ist.

Darüber hinaus sind einige wichtige Indikatoren breit anwendbar und daher besonders nützlich für das Benchmarking. Zum Beispiel der 5-Minuten-Apgar-Score, der ein guter Indikator für eine erhöhte Mortalität im ersten Lebensjahr[40] und ein relativ guter Prädiktor für perinatale Hirnschäden im Zusammenhang mit Asphyxie unter Geburt ist (96% negativer Vorhersagewert),[41] war von fast allen demographischen Daten der Mütter unabhängig.

Insgesamt sind messbare klinische Indikatoren, die mit Best Practice veränderbar sind, von wesentlicher Bedeutung für eine sinnvolle Qualitätsmessung. Es gibt mindestens ein Beispiel aus der Geburtshilfe, das gezeigt hat, dass die Überwachung von QIs sowohl machbar als auch vorteilhaft ist: Säuglinge mit einem niedrigen Apgar-Score hatten ein ungünstiges Outcome, wodurch zeitnahe Korrekturmaßnahmen und eine Verbesserung der perinatalen Outcomes ermöglicht wurden.[42]

Patientenberichtete Messungen der Outcomes

Qualitätsmaßnahmen müssen auch direkt für das Leben der Patienten relevant sein, einschließlich ihrer Erfahrung und Zufriedenheit mit der Versorgung, die sie erhalten.[43]

Die Zufriedenheit hängt nicht nur vom biomedizinischen Ergebnis selbst ab, sondern auch von den Werten, die auf unterschiedliche Ergebnisse

Modul 16   Messung von Qualität in der Geburtshilfe

übertragen werden, die zwischen verschiedenen Kulturen und Individuen stark variieren können.[31] Zum Beispiel kann ein Kaiserschnitt der bevorzugte Geburtsmodus in einer Bevölkerung brasilianischer Frauen sein, jedoch von bestimmten afrikanischen Bevölkerungsgruppen südlich der Sahara als höchst unerwünschtes Ergebnis angesehen werden.[31]

Es gibt verschiedene Umfragen und Tools, um die Sicht der Patienten auf die medizinischen Leistungen zu bewerten. Seit Oktober 2013 haben alle vom NHS finanzierten Abteilungen für Geburtshilfe Frauen gebeten, eine einzige Frage zu beantworten: wie wahrscheinlich es sei, dass sie die Versorgung, die sie erhalten haben, Freunden oder der Familie empfehlen würden (der Freunde- und Familientest), falls diese eine ähnliche Behandlung benötigen würden.

Die Care Quality Commission (CQC) des UK führt alle drei Jahre Umfragen unter Patienten geburtshilflicher Abteilungen in Großbritannien durch. In der jüngsten Umfrage wurden die Erfahrungen von über 20000 Frauen zusammengefasst, die zwischen Januar und Februar 2015 eine Lebendgeburt hatten.[44] In dem Bericht wurden Qualitätsprobleme bei der frauenzentrierten Betreuung vor und nach der Geburt, die Betreuung ihrer Babys, die Beachtung der Schmerzbehandlung und des Entlassungsmanagements sowie die Professionalität und Kompetenz des Personals gemessen.

Im Idealfall würden durch Patienten berichtete Messungen der Outcomes (PROMs), wie z.B. Ergebnisse der CQC-Umfrage zu den Erfahrungen von Frauen mit der Versorgung in der Geburtshilfe, in eine ganzheitliche Interpretation numerischer Indikatoren integriert.[45] Andere PROMs für die Geburtshilfe wurden ebenfalls vorgeschlagen.[46]

Kultur

Es ist derzeit sehr in Mode, auf die ‚Kultur' einer Abteilung als wichtigen Prädiktor für ein gutes Outcome zu verweisen. Kultur ist jedoch zu einem ‚Sammelbegriff' geworden, der eine beliebige Anzahl unterschiedlicher Prozesse, Elemente oder wirklich alles bedeutet, das mit der Funktionsweise eines Krankenhauses oder einer Abteilung zu tun hat.

Sicherheitskultur bezieht sich auf die Art und Weise, wie die Patientensicherheit in einer Organisation gedacht und umgesetzt wird, sowie auf die Strukturen und Prozesse, die vorhanden sind, um dies zu unterstützen. Das Sicherheitsklima ist eine Untergruppe einer breiteren Kultur und bezieht sich auf die Einstellungen der Mitarbeiter zur Patientensicherheit innerhalb der Organisation.[47] Die Sicherheitskultur wurde mit Verbesserungen der Prozessmaßnahmen[48], der Outcomes abhängig vom Level der Abteilung[49] und mit Verfahrensansprüchen[50] in Verbindung gebracht.

Der ‚Sexton-Safety-Attitudes-Questionnaire' ist ein validiertes Instrument zur Messung der Einstellungen bezüglich der Sicherheit und/oder des Klimas, das in der Geburtshilfe weit verbreitet ist,[47] und es gibt veröffentlichte Daten verschiedener Abteilungen für Geburtshilfe, die ein Benchmarking ermöglichen.[49]

Messungen der Sicherheitskultur werden jedoch nicht routinemäßig empfohlen oder in der Mutterschaftsvorsorge durchgeführt.

Präsentation der Information

Die Präsentation von Informationen für Stakeholder ist ein wesentlicher Bestandteil der Messung von Qualität. Es fehlen jedoch Daten, um über Best Practice zu informieren.

Beispiele für grafische Darstellungen und Werkzeuge zur Darstellung von Outcomes im Gesundheitssystem finden sich bereits im 19. Jahrhundert, als Florence Nightingale 1858 eine grafische Darstellung (,polar-area diagram') verwendete, um ihre Ergebnisse zu präsentieren, dass die meisten Todesfälle in Militärkrankenhäusern auf schlechte sanitäre Einrichtungen zurückzuführen waren und nicht auf Opfer in der Schlacht. Dies revolutionierte die Versorgung der Militärkrankenhäuser im Krimkrieg. Die Verwendung von visuellen Datenwerkzeugen und -anzeigen ist in modernen Gesundheitssystemen gleichermaßen leistungsfähig.

Häufig werden klinische Dashboards vorgeschlagen, um diesen Prozess innerhalb von Abteilungen für Geburtshilfe zu vereinfachen. Ein Dashboard wurde erstmalig im UK im Jahre 2005 in einer Abteilung für Geburtshilfe eingesetzt, in der mehrere vermeidbare mütterliche Todesfälle aufgetreten waren, um die Messungen und das Management durch graphische Darstellung einer ‚schwerwiegenden klinischen Standardunterschreitung' zu unterstützen.[51]

Im Jahre 2008 empfahl das RCOG allen Abteilungen für Geburtshilfe, ein Dashboard zu implementieren, um ‚den Service in ihrer Geburtshilfe zu planen und zu verbessern'.[52] In diese Anleitung fügte das RCOG ein Beispiel-Dashboard ein, welches ein RAG (*red, amber, green*)-Farbcodierungssystem verwendete, um Benutzer auf monatliche Änderungen der Häufigkeiten ausgewählter Ereignisse und Qualitätsindikatoren gegenüber lokal vereinbarten Standards aufmerksam zu machen.

Es gibt veröffentlichte Beispiele für lokale Dashboards,[53] jedoch gibt es derzeit weder ein nationales System noch einen nationalen Mindestdatensatz für die intrapartale Versorgung, um das Dashboard zu füllen.

Das PROMPT-Team, insbesondere Thabani Sibanda und Andrea Blotkamp, hat ein Excel-basiertes Dashboard entwickelt, das auf lokaler und regionaler Ebene in Großbritannien erfolgreich implementiert wurde (Abbildungen 16.1 und 16.2)[34] sowie in Entwicklungsländern.[54]

Zusammenfassung

Qualitativ hochwertige Gesundheitssysteme sind diejenigen, die mit den wenigsten Interventionen die besten Outcomes erzielen, zur Zufriedenheit ihrer Patienten und in einem kostengünstigen Rahmen.

Eine Kombination von Outcomes und Prozessen ist erforderlich, wenn möglich einschließlich der Wahrnehmung der Versorgung durch die Patientin. Es gibt wahrscheinlich einen ‚Sweet Spot' der besten Versorgung: die besten Outcomes, mit der geringsten Intervention und der besten Erfahrung.

Es sollte sich weniger auf die Selbsteinschätzung von Risikoprozessen verlassen und das, was am wichtigsten ist, stärker priorisiert werden: klinische Outcomes, Prozesse und Patientenerfahrung. Wir sollten einen relevanten Standardsatz von Qualitätsindikatoren sammeln und erstellen, idealerweise aus routinemäßig gesammelten Daten, und diese so präsentieren, dass eine kontinuierliche Qualitätsverbesserung möglich ist, wie im jüngsten ‚Better-Births'-Report empfohlen.[10] Idealerweise könnten diese Daten dann eingesetzt werden, um behördliche Besuche von Stellen wie dem CQC zu fokussieren und um Prioritäten für lokale Verbesserungs- und Sicherheitsinitiativen zu setzen.

Ein Excel-basiertes Dashboard, das dann auf regionaler und nationaler Ebene zusammengefasst werden kann, steht für Abteilungen lokal zur Verfügung. Kontaktieren Sie das PROMPT-Team unter info@promptmaternity.org, wenn Sie weitere Informationen wünschen.

NBT Maternity Dashboard 2014-2015

Category	Click on each indicator below for charts and further details	Target	Previous year monthly average	Apr-14	May-14	Jun-14	Jul-14	Aug-14	Sep-14	Oct-14	Nov-14	Dec-14	Jan-15	Feb-15	Mar-15	Year to date	Trend
Activity & staffing	Number of babies born (at >= 24 weeks gestation)		518	515	552	546	570	507	571	589	531	485	515	504	553	6438	
	Number of live births (any gestation)		516	510	551	543	567	504	566	585	529	484	514	504	553	6410	
	Number of live births at term		480	471	511	512	524	455	531	537	497	433	472	475	505	5923	
	Number of women who gave birth (all gestations)		509	503	543	540	561	494	562	573	522	472	506	498	539	6313	
	Number of women who gave birth (>=24 weeks)		508	501	539	540	559	489	561	567	521	471	505	496	534	6283	
	Number of bookings for antenatal care		614	617	579	608	645	568	624	609	554	619	633	637	697	7411	
	Number of bookings for antenatal care (in area)		592	595	561	582	611	545	600	587	542	600	633	615	679	7150	
	Midwife full-time equivalent		194.0	191.9	190.0	188.9	187.9	184.2	183.8	183.8	193.2	198.5	193.9	196.8		190.3	
	Midwife to births ratio		32.2	31.4	34.3	34.3	35.8	32.2	36.7	37.4	32.4	28.5	31.3	30.4		33.2	
Place of birth	Planned homebirth rate		1.1%	0.2%	0.7%	1.1%	1.1%	1.2%	1.8%	1.2%	1.7%	1.1%	0.6%	0.8%	0.9%	1.0%	
	Freestanding MLU birth rate		8.0%	6.0%	6.6%	6.5%	6.1%	6.1%	7.5%	7.2%	7.1%	5.3%	6.7%	6.0%	7.2%	6.5%	
	Alongside MLU birth rate		12.8%	13.1%	8.7%	12.8%	8.9%	8.5%	7.7%	11.7%	12.3%	7.8%	10.3%	9.2%	9.3%	10.0%	
	Delivery Suite birth rate		76.9%	79.3%	83.1%	78.9%	83.1%	83.4%	81.9%	79.1%	77.8%	84.7%	81.2%	82.9%	79.0%	81.2%	
	Other place of birth		1.2%	1.4%	0.9%	0.7%	0.9%	0.8%	1.2%	0.9%	1.1%	1.1%	1.2%	1.0%	3.5%	1.2%	
	All midwife-led environments birth rate		21.9%	19.3%	16.0%	20.4%	16.0%	15.8%	16.9%	20.1%	21.1%	14.2%	17.6%	16.1%	17.4%	17.6%	
Mode of birth	Normal birth rate	62.5%	60.7%	62.1%	58.3%	61.7%	57.6%	53.0%	58.1%	57.8%	62.6%	55.6%	60.0%	63.5%	56.9%	58.9%	
	Instrumental birth rate	12.5%	13.1%	13.6%	10.8%	12.4%	13.1%	18.0%	15.0%	14.1%	11.7%	13.2%	16.0%	11.1%	13.9%	13.5%	
	Caesarean section rate (overall)	25.0%	26.2%	24.4%	31.0%	25.9%	29.3%	29.0%	26.9%	27.9%	25.7%	31.2%	24.0%	25.4%	29.2%	27.5%	
	Elective CS rate (as % of all birth episodes)		10.4%	10.8%	11.3%	11.7%	12.3%	12.1%	11.9%	12.5%	11.3%	13.6%	8.9%	11.1%	12.0%	11.6%	
	Emergency CS rate (as % of all birth episodes)		15.8%	13.6%	19.7%	14.3%	17.0%	17.0%	15.0%	15.3%	14.4%	17.6%	15.0%	14.3%	17.2%	15.9%	
	Robson group 1 (as % of all birth episodes)		3.2%	2.4%	4.1%	2.8%	3.6%	2.2%	4.1%	3.2%	3.8%	3.0%	3.8%	2.4%	3.4%	3.2%	
	Robson group 2 (as % of all birth episodes)		5.8%	6.2%	7.6%	5.6%	5.4%	7.2%	4.8%	5.8%	4.6%	7.0%	6.7%	5.2%	6.0%	6.0%	
	Robson group 5 (as % of all birth episodes)		3.0%	2.8%	2.8%	2.4%	3.2%	2.7%	3.6%	3.4%	2.5%	5.5%	2.4%	4.0%	4.5%	3.3%	
Maternal indicators	Induction of labour rate	26.0%	26.1%	30.7%	29.7%	27.6%	25.0%	29.9%	23.7%	26.1%	28.0%	28.0%	28.9%	29.0%	27.9%	27.8%	
	3rd&4th degree tear rate as % of vaginal births	3.0%	5.7%	7.1%	3.0%	4.8%	4.1%	3.7%	6.6%	6.6%	4.4%	7.1%	6.3%	5.9%	7.4%	5.6%	
	3rd&4th degree tear rate in unassisted births	2.5%	4.1%	6.1%	1.3%	4.2%	3.1%	3.5%	4.3%	4.9%	3.4%	5.7%	4.0%	4.4%	4.9%	4.1%	
	3rd&4th degree tear rate in assisted births	4.5%	11.9%	10.8%	10.4%	6.9%	7.7%	4.3%	14.3%	13.4%	8.8%	12.1%	14.0%	13.3%	16.7%	11.1%	
	PPH >=1000 ml rate	4.6%	5.0%	9.7%	8.7%	7.6%	7.8%	7.3%	7.5%	9.1%	8.2%	11.2%	8.9%	10.4%	13.4%	9.1%	
	PPH >=1500 ml rate	1.8%	2.2%	3.8%	4.8%	3.1%	1.8%	3.8%	3.7%	3.3%	3.3%	3.4%	4.0%	4.6%	6.3%	3.8%	
	PPH >=2000 ml rate	0.8%	0.9%	0.8%	2.4%	1.5%	0.9%	2.0%	1.8%	1.4%	0.6%	0.6%	2.0%	2.0%	2.6%	1.6%	
	Rate of women requiring level 3 care	0.12%	0.1%	0.0%	0.2%	0.2%	0.0%	0.0%	0.0%	0.0%	0.0%	0.2%	0.2%	0.2%	0.2%	0.1%	
	Preterm birth rate <37 weeks		7.2%	7.8%	6.9%	6.0%	7.9%	9.5%	6.3%	8.5%	6.0%	10.7%	8.0%	5.4%	8.1%	7.6%	
	Preterm birth rate <34 weeks		2.8%	2.5%	1.3%	1.1%	2.5%	3.4%	2.8%	4.8%	2.3%	2.7%	3.5%	2.2%	3.1%	2.7%	

Abbildung 16.1 North Bristol NHS Trust Maternity Dashboard – Excel-basiert

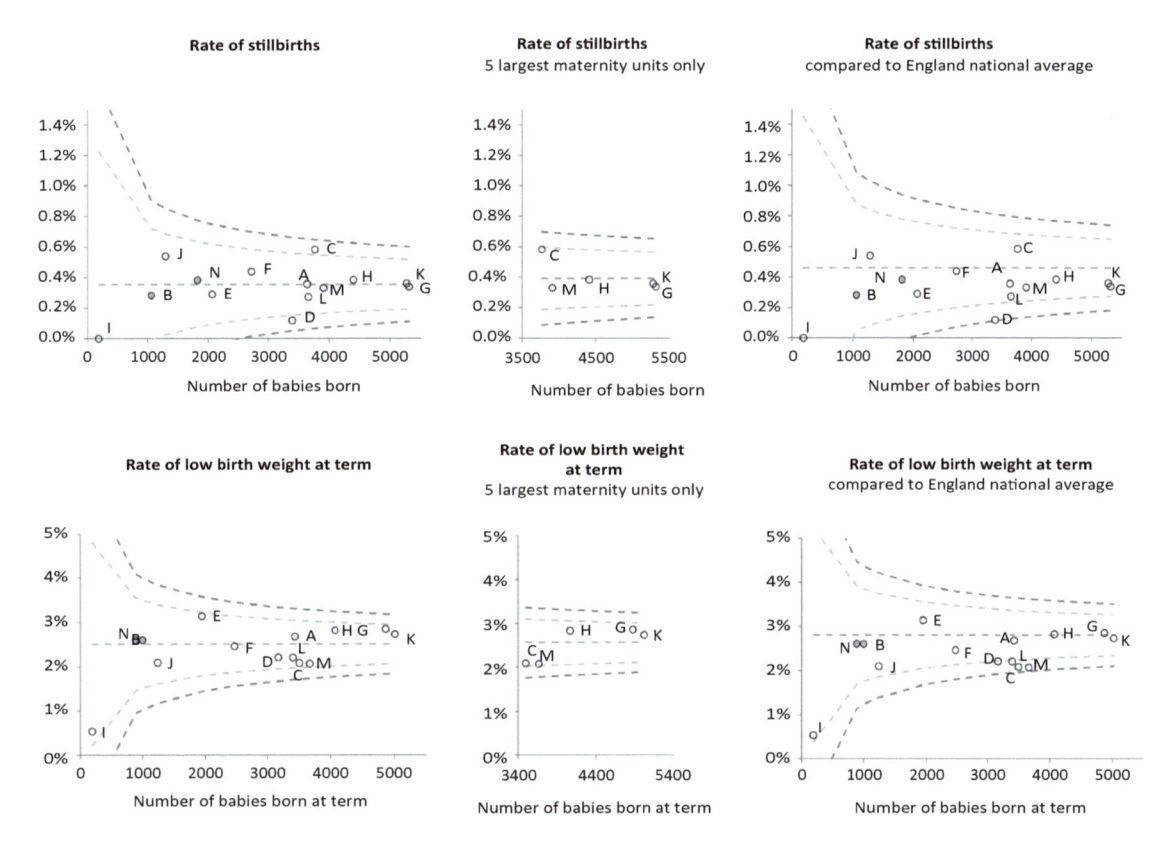

Abbildung 16.2 Beispiel eines anonymisierten regionalen Dashboards mit einem Funnel-Plot

Literaturstellen

1. Darzi A ; Department of Health. *High Quality Care for All: NHS Next Stage Review Final Report*. London: DoH, 2008. www.gov.uk/government/publications/high-quality-care-for-all-nhs-next-stage-review-final-report (aufgerufen Juni 2017).

2. Draycott T, Sibanda T, Laxton C, et al. Quality Improvement Demands Quality Measurement. *BJOG* 2010; 117: 1571–4.

3. Lawton R, Taylor N, Clay-Williams R, Braithwaite J. Positive Deviance: A Different Approach to Achieving Patient Safety. *BMJ Qual Saf* 2014; 23: 880–3.

4. Hollnagel E, Wears RL, Braithwaite J. *From Safety-I to Safety-II: A White Paper*. Resilient Health Care Net, 2015. www.england.nhs.uk/signuptosafety/wp-content/uploads/sites/16/2015/10/safety-1-safety-2-whte-papr.pdf (aufgerufen Juni 2017).

5. Macrae C. The Problem with Incident Reporting. *BMJ Qual Saf* 2016; 25: 71–5.

6. Jolly K, Lewis A, Beach J, et al. Comparison of Range of Commercial or Primary Care Led Weight Reduction Programmes with Minimal Intervention Control for Weight Loss in Obesity: Lighten Up Randomised Controlled Trial. *BMJ* 2011; 343: d6500–0.

7. Roland M, Dudley RA. How Financial and Reputational Incentives Can Be Used to Improve Medical Care. *Health Serv Res* 2015; 50 (S2): 2090–115.

8. Yau CW, Pizzo E, Morris S, et al. The Cost of Local, multiprofessional Obstetric Emergencies Training. *Acta Obstet Gynecol Scand* 2016; 95: 1111–19.

9. Draycott TJ, Collins KJ, Crofts JF, et al. Myths and Realities of Training in Obstetric Emergencies. *Best Pract Res Clin Obstet Gynaecol* 2015; 29: 1067–76.

10. National Maternity Review. *Better Births: Improving Outcomes of Maternity Services in England*. London: NHS England, 2016.
11. Vincent C, Burnett S, Carthey J. *The Measurement and Monitoring of Safety*. London: Health Foundation, 2013. www.health.org.uk/publication/measurement-and-monitoring-safety (aufgerufen Juni 2017).
12. Pettker CM, Grobman WA. Obstetric Safety and Quality. *Obstet Gynecol* 2015; 126:196–206.
13. Boulkedid R, Alberti C, Sibony O. Quality Indicator Development and Implementation in Maternity Units. *Best Pract Res Clin Obstet Gynaecol* 2013; 27: 609–19.
14. Escuriet R, White J, Beeckman K, et al. Assessing the Performance of Maternity Care in Europe: A Critical Exploration of Tools and Indicators. *BMC Health Serv Res* 2015; 15: 491.
15. Simms RA, Yelland A, Ping H, et al. Using Data and Quality Monitoring to Enhance Maternity Outcomes: A Qualitative Study of Risk Managers' Perspectives. *BMJ Qual Saf* 2014; 23: 457–64.
16. Raven J, van den Broek N, Tao F, Kun H, Tolhurst R. The Quality of Childbirth Care in China: Women's Voices: A Qualitative Study. *BMC Pregnancy Childbirth* 2015; 15: 113.
17. Grobman WA, Bailit JL, Rice MM, et al. Can Differences in Obstetric Outcomes be Explained by Differences in the Care Provided? The MFMU Network APEX Study. *Am J Obstet Gynecol* 2014; 211: 147.e1–e16.
18. Sandall J, Murrells T, Dodwell M, et al. *The efficient use of the maternity workforce and the implications for safety and quality in maternity care: a population-based, cross-sectional study. Health Services and Delivery Research, No. 2.38.* Southampton: National Institute for Health Research, 2014.
19. Yelland A, Winter C, Draycott T, Fox AR. Midwifery Staffing: Variation and Mismatch in Demand and Capacity. *Br J Midwifery* 2013; 21: 579–89.
20. Aiken LH, Sloane D, Griffiths P, et al. Nursing Skill Mix in European Hospitals: Cross-Sectional Study of the Association with Mortality, Patient Ratings, and Quality of Care. *BMJ Qual Saf* 2016; 26: 525–8.
21. Snowden JM, Kozhimannil KB, Muoto I, Caughey AB, McConnell KJ. A 'Busy Day' Effect on Perinatal Complications of Delivery on Weekends: A Retrospective Cohort Study. *BMJ Qual Saf* 2017; 26: e1.
22. Knight M, Kenyon S, Brocklehurst P, et al. (Hrsg.). MBRRACE-UK. *Saving Lives, Improving Mothers' Care: Lessons Learned to Inform Future Maternity Care from the UK and Ireland Confidential Enquiries into Maternal Deaths and Morbidity 2009–12*. Oxford: National Perinatal Epidemiology Unit, University of Oxford, 2014.
23. Mann S, Pratt S, Gluck P, et al. Assessing Quality in Obstetrical Care: Development of Standardized Measures. *Jt Comm J Qual Patient Saf* 2006; 32: 497–505.
24. Gee RE, Winkler R. Quality Measurement: What it Means for Obstetricians and Gynecologists. *Obstet Gynecol* 2013; 121: 507–10.
25. Fox R, Yelland A, Draycott T. Analysis of Legal Claims: Informing Litigation Systems and Quality Improvement. *BJOG* 2014; 121: 6–10.
26. Kennedy GD, Tevis SE, Kent KC. Is There a Relationship between Patient Satisfaction and Favorable Outcomes? *Ann Surg* 2014; 260: 592–600.
27. Howell EA, Zeitlin J, Hebert PL, Balbierz A, Egorova N. Association Between Hospital-Level Obstetric Quality Indicators and Maternal and Neonatal Morbidity. *JAMA* 2014; 312: 1531–41.
28. Smith G, Fretts RC. Stillbirth. *Lancet* 2007; 370: 1715–25.
29. NHS Institute for Innovation and Improvement. *The Good Indicators Guide: Understanding How to Use and Choose Indicators*. Coventry: NHS Institute for Innovation and Improvement, 2008.

30. Boulkedid R, Sibony O, Goffinet F, et al. Quality Indicators for Continuous Monitoring to Improve Maternal and Infant Health in Maternity Departments: A Modified Delphi Survey of an International Multidisciplinary Panel. *PLoS One* 2013; 8: e60663.

31. Pittrof R, Campbell OM, Filippi VG. What is Quality in Maternity Care? An International Perspective. *Acta Obstet Gynecol Scand* 2002; 81: 277–83.

32. Bonfill X, Roqué M, Aller MB, et al. Development of Quality of Care Indicators from Systematic Reviews: The Case of Hospital Delivery. *Implement Sci* 2013; 8: 42.

33. Sibanda T, Fox R, Draycott T, et al. Intrapartum Care Quality Indicators: A Systematic Approach for Achieving Consensus. *Eur J Obstet Gynecol Reprod Biol* 2012; 166: 23–9.

34. Simms RA, Ping H, Yelland A, et al. Development of Maternity Dashboards across a UK Health Region; Current Practice, Continuing Problems. *Eur J Obstet Gynecol Reprod Biol* 2013; 170: 119–24.

35. Spiegelhalter D, Sherlaw Johnson C, Bardsley M, et al. Statistical Methods for Healthcare Regulation: Rating, Screening and Surveillance. *J R Stat Soc Ser A Stat Soc* 2012; 175: 1–47.

36. Sibanda T, Sibanda N. The CUSUM Chart Method as a Tool for Continuous Monitoring of Clinical Outcomes Using Routinely Collected Data. *BMC Med Res Methodol* 2007; 7: 46.

37. Cleary R, Beard RW, Coles J, et al. The Quality of Routinely Collected Maternity Data. *Br J Obstet Gynaecol* 1994; 101: 1042–7.

38. Knight HE, van der Meulen JH, Gurol-Urganci I, et al. Birth 'Out-Of-Hours': An Evaluation of Obstetric Practice and Outcome According to the Presence of Senior Obstetricians on the Labour Ward. *PLoS Med* 2016; 13: e1002000–15.

39. NHS Litigation Authority. *Report on the Clinical Negligence Scheme for Trusts (CNST) Consultation*. London: NHSLA, 2016.

40. Iliodromiti S, Mackay DF, Smith GC, Pell JP, Nelson SM. Apgar Score and the Risk of Cause-Specific Infant Mortality: A Population-Based Cohort Study. *Lancet* 2014; 384: 1749–55.

41. Ruth VJ, Raivio KO. Perinatal Brain Damage: Predictive Value of Metabolic Acidosis and the Apgar Score. *BMJ* 1988; 297: 24–7.

42. Sibanda T, Sibanda N, Siassakos D, et al. Prospective Evaluation of a Continuous Monitoring and Quality-Improvement System for Reducing Adverse Neonatal Outcomes. *Am J Obstet Gynecol* 2009; 201: 480.

43. Mountford J, Shojania KG. Refocusing Quality Measurement to Best Support Quality Improvement: Local Ownership of Quality Measurement by Clinicians. *BMJ Qual Saf* 2012; 21: 519–23.

44. Care Quality Commission. *Maternity Services Survey 2015*. London: CQC, 2016. www.cqc.org.uk/publications/surveys/maternity-services-survey-2015 (aufgerufen Juni 2017).

45. Chappell LC, Calderwood C, Kenyon S, Draper ES, Knight M. Understanding Patterns in Maternity Care in the NHS and Getting it Right. *BMJ* 2013; 346: f2812.

46. Mahmud A, Morris E, Johnson S, Ismail KM. Developing Core Patient-Reported Outcomes in Maternity: PRO-Maternity. *BJOG* 2014; 121: 15–19.

47. Health Foundation. *Measuring Safety Culture*. London: Health Foundation, 2011. www.health.org.uk/sites/health/files/MeasuringSafetyCulture.pdf (aufgerufen Juni 2017).

48. van der Nelson HA, Siassakos D, Bennett J, et al. Multiprofessional team simulation training, based on an obstetric model, can improve teamwork in other areas of health care. *Am J Med Qual* 2014; 29: 78–82.

49. Siassakos D, Fox R, Hunt L, et al. Attitudes toward Safety and Teamwork in a Maternity Unit with Embedded Team Training. *Am J Med Qual* 2011; 26: 132–7.

50. Cox L. *Towards a Safety Culture: The Relationship Between Workplace Culture and Medical Indemnity Claims in the Victorian Health Sector*. VMIA Occasional Paper. Melbourne: VMIA, 2012. www.vmia.vic.gov.au/learn/patient-safety/towards-a-safety-culture (aufgerufen Juni 2012).

51. Healthcare Commission. *Investigation into 10 Maternal Deaths at, or Following Delivery at, Northwick Park Hospital, North West London Hospitals NHS Trust, Between April 2002 and April 2005*. London: Healthcare Commission, 2006.
52. Royal College of Obstetricians and Gynaecologists. *Maternity Dashboard: Clinical Performance and Governance Scorecard. Good Practice No. 7*. London: RCOG, 2008. www.rcog.org.uk/en/guidelines-research-services/guidelines/good-practice-7 (aufgerufen Juni 2017).
53. Muhammad S, Chandraharan E. The Maternity Dashboard: How Effective Is It in Improving Maternity Care? *Obstetrics* 2016; 26: 276–9.
54. Crofts J, Moyo J, Ndebele W, et al. Adaptation and Implementation of Local Maternity Dashboards in a Zimbabwean Hospital to Drive Clinical Improvement. *Bull World Health Organ* 2013; 92: 146–52.

Übersetzung & Anpassung an den deutschsprachigen Raum

Modul 1 Team Working

keine Kommentare

Modul 2 Basic Life Support und mütterlicher Kollaps

Generell ist der Begriff ‚*collapse*' im Deutschen mit ‚Kollaps' eher populärwissenschaftlich übersetzt. In notfallmedizinischen Kontext würde man eher von ‚Synkope' sprechen, ‚Kreislaufzusammenbruch' wäre auch möglich.

- ‚Rea-Team' ist die Bezeichnung der MHH, in der deutschen Reanimations-Leitlinie ‚innerklinisches Notfallteam' oder ‚Rapid-Response-Team'. Im Kliniksetting wird in der Regel ein ‚richtiger' Defibrillator verfügbar sein, spätestens das Rea-Team bringt einen mit. Eine ‚Anaphylaxiebox' ist unüblich.

- Intermediäre Reanimationsfähigkeiten fehlen im deutschen Sprachgebrauch. Man unterscheidet Basismaßnahmen und erweiterten Maßnahmen (Advanced Life Support). ‚*Community staff*' ist für Deutschland nicht gebräuchlich. Ambulanter Bereich? Telefonnummern Niedergelassener? Weichen ab. Begriff auf deutsch nicht üblich, eher ‚Rea-Team', ‚innerklinisches Notfallteam' oder ‚Rapid-Response-Team'.

- Englische Begriffe belassen, da die ABC-Regel so erklärt wird. Aus ‚*escalation*' im Originaltext wurde ‚Erweiterung der Maßnahmen'.

- Hier sind die Gegebenheiten im Originaltext deutlich anders als z.B. in der MHH: Im Text wird der Reanimationsalarm ausgelöst (mit bei uns nicht gebräuchlichen Nummern), bei uns würden zunächst die KRS-Dienstärzte bzw. die Anästhesie gerufen. In anderen Häusern wird die Meldekette wieder anders aussehen.

- Deutsche Leitlinien betonen noch die vollständige Entlastung des Thorax. Im Originaltext: ‚*if safe*'. In der deutschen Leitlinie: Falls Sie nicht trainiert sind oder nicht im Stande sind zu beatmen, führen Sie nur Thoraxkompressionen durch.

- Krampfanfälle fehlen in Box 2.3. ‚Besteht beidseits eine gute Luftfüllung?' ist auf Deutsch nicht gebräuchlich. Symptome der TVT: das wären Ödeme, gerötete oder livide Haut, Überwärmung, Spannungsgefühl oder Schmerzen in Fuß oder Wade.

- Die direkte Übersetzung liefert eine missverständliche Formulierung: ‚ZVK und Arterie dienen in erster Linie zur Therapiesteuerung (ZVK zur Applikation von Katecholaminen, Arterie zur suffizienten und „Online"-RR-Messung) und nicht zum verbesserten Monitoring. Der Wert alleine nützt ja nichts, wenn daraus nichts folgt! Der Stellenwert eines einzelnen zentralvenösen Druckwerts geht sehr deutlich zurück. ‚*Pause and further*' kann man in diesem Kontext nicht sinnvoll übersetzen. In der deutschen Zwischenfallsmanagement-Kultur wird eine Pause gemacht und alle Informationen laut zusammengetragen. Vorschlag daher ‚Sammle Informationen und wäge Optionen ab'.

- ‚Jugulärer Druck': Auf Deutsch wäre das der zentralvenöse Druck oder gestaute Halsvenen. Das ist der Goldstandard in Deutschland, alternativ V/Q-Scan oder Sono. ‚*Pulse pressure*': Dieser Wert spielt in der deutschen Notfalldiagnostik keine Rolle. Da die Patientinnen sowieso stark hypoton sind (z.B. 70/40 mmHg), hat das keine Aussagekraft. Deutsche LL Thrombose und LAE: **AWMF S2 k LL 065–002 Diagnostik und Therapie der Venenthrombose und der Lungenembolie** (gültig bis 9.10.2020).

- ‚Ereignisse' und die Abkürzung ‚CVE' gibt es im deutschen Sprachgebrauch nicht. Wenn eine kardiale Ischiämie vermutet wird, sollen 75–250 mg Aspirin i.v. oder 150–300 mg Aspirin oral sowie 70 I.E. Heparin/kgKG (5000 I.E.) oder Enoxaparin 0,5 mg/kgKG verabreicht werden, sofern es keine Kontraindikationen gibt, und ein kardiologisches Konsil mit Echokardiographie und ggf. Herzkatheteruntersuchung mit perkutaner Coronarintervention (PCI) veranlasst werden.

- Hypoglykämie ab 60 mg/dl oder 3,3 mmol/l, **AWMF S3 LL Diabetes und Schwangerschaft** (erstellt 11/2021, überprüfung vorgesehen

Übersetzung & Anpassung an den deutschsprachigen Raum

11/2026). Warum hier eine Unterscheidung zwischen Notaufnahme und anderen Situationen? ‚Orthopnoe' ist Dyspnoe im Liegen – der Begriff ist vielleicht nicht jedem bekannt.

■ Allgemein: Der Abschnitt ‚Herzerkrankungen' ist unscharf formuliert, er geht von allg. Herzerkrankungen bzw. Herzfehlern über zur koronaren Herzkrankheit (*ischemic heart disease*). *‚Urgent senior medical review'* entspricht im deutschen Setting dem Anfordern eines Konsils oder Rufen des Dienstarztes, in dessen Folge die weiterführende Diagnostik erfolgt. https://leitlinien.dgk.org/files/2005Pocket-LeitlinienAkutesKoronarsyndrom.pdf

■ Änderungen zu den deutschen Leitlinien bei Diagnostik und Therapie:
  o Es wird unterschieden zwischen dem ‚akuten Koronarsyndrom mit und ohne ST-Hebung', und der ‚instabilen Angina'.
  o Es erfolgen Bestimmung von CK-MB und Troponin I und T sowie ein sofort 2-Kanal-EKG, dann Beurteilung der ST-Strecke.
  o EKG wird vom Notarzt geschrieben, bei Ankunft im KH und nach jeder weiteren Schmerzepisode, oder nach 6–12 Stunden.
  o Ein einzelner negativer Troponinwert hat keine Aussagekraft, erhöhte Werte finden sich frühestens nach 3–4 Stunden. Bei erstem negativen Wert muss eine zweite Messung nach 6–12 Stunden erfolgen. Die Troponinwerte müssen zusammen mit der Klinik und dem EKG interpretiert werden. Falsch-positive Troponinwerte sind bei Niereninsuffizienz möglich.
  o In Deutschland wird ASS ≥ 50 mg i.v. verabreicht + 70 I.E. Heparin/kgKG (5000 iE) oder Enoxaparin, wenn Koronarangiographie, auch Clopidogrel *(cave Gabe von gerinnungshemmenden Substanzen vor Entbindung oder Sectio!)*.
  o Weitere Details, s. o. g. LL.

■ Cave: Das Risiko für die Aspiration bleibt bestehen. Der pH-Wert des Magensafts wird jedoch durch die H2-Antagonisten weniger sauer und richtet daher in in der Lunge weniger Schaden an. Dosierung von Adrenalin genauer formuliert. Andere Medikamente: **AWMF S2 LL 061–025 Leitlinie zu Akuttherapie und Management der Anaphylaxie**. *‚Waterwheel murmur'* ist ‚Mühlradgeräusch' auf deutsch. Für die Auskulation muss man allerdings sehr schnell sein, da die Luft innerhalb der nächsten Herzschläge bereits weiterverteilt wird. Ohne Online-Monitoring (präkordiales Stethoskop, TTE) wird man dieses im Kreißsaal nicht finden!

Modul 3 Mütterlicher Herzstillstand und Advanced Life Support

Keine wesentlichen Änderungen oder Wechsel von Medikamenten.

Weiterführende Literaturstellen:

DGAInfo, aus dem Wissenschaftlichen Arbeitskreis Regionalanästhesie, ‚Empfehlungen zur Lipidbehandlung bei der Intoxikation mit Lokalanästhetika'. ‚Recommendations for the treatment of local anaesthetic toxicity with lipids'. Volk T, Graf BM, Gogarten W, Kessler P, Wulf H. Anästh Intensivmed 2009; 50:698–702.

Modul 4 Mütterliche anästhesiologische Notfälle

‚*failed intubation*' würde im Deutschen eher mit dem Begriff ‚schwieriger Atemweg' übersetzt werden, weil er sich ja nicht nur auf die tatsächlich fehlgeschlagene Intubation, sondern auch auf Vermeidung, Warnhinweise usw. bezieht.

In Deutschland ist das Management des schwierigen Atemweges grundsätzlich in der **AWMF S1 LL 001–028 Atemwegsmanagement** geregelt und wird in der **AWMF S1 LL 001–038 Die geburtshilfliche Analgesie und Anästhesie** der Deutschen Gesellschaft für Anästhesiologie und Intensivmedizin in Zusammenarbeit mit der Deutschen Gesellschaft für Gynäkologie und Geburtshilfe für die geburtshilfliche Anästhesie spezifiziert.

Dies ist der Masteralgorithmus aus der der **AWMF S1 LL 001–038 Die geburtshilfliche Analgesie und Anästhesie**.

Absatz vor Box 4.4: Dieser Abschnitt ist fachlich kaum nachvollziehbar:

1. Ist die Patientin in der Regel bereits relaxiert, wenn das Problem der schwierigen Intubation auftritt,
2. wäre eine Spontanatmung in der Regel kein Problem, bei der Spinalanästhesie atmet die Patientin ja auch spontan,
3. wird bei allen Allgemeinnarkosen zur Sektio Narkosegas eingesetzt. Das Risiko einer Uterusrelaxation ist bekannt und besteht auch in Routinesituationen.

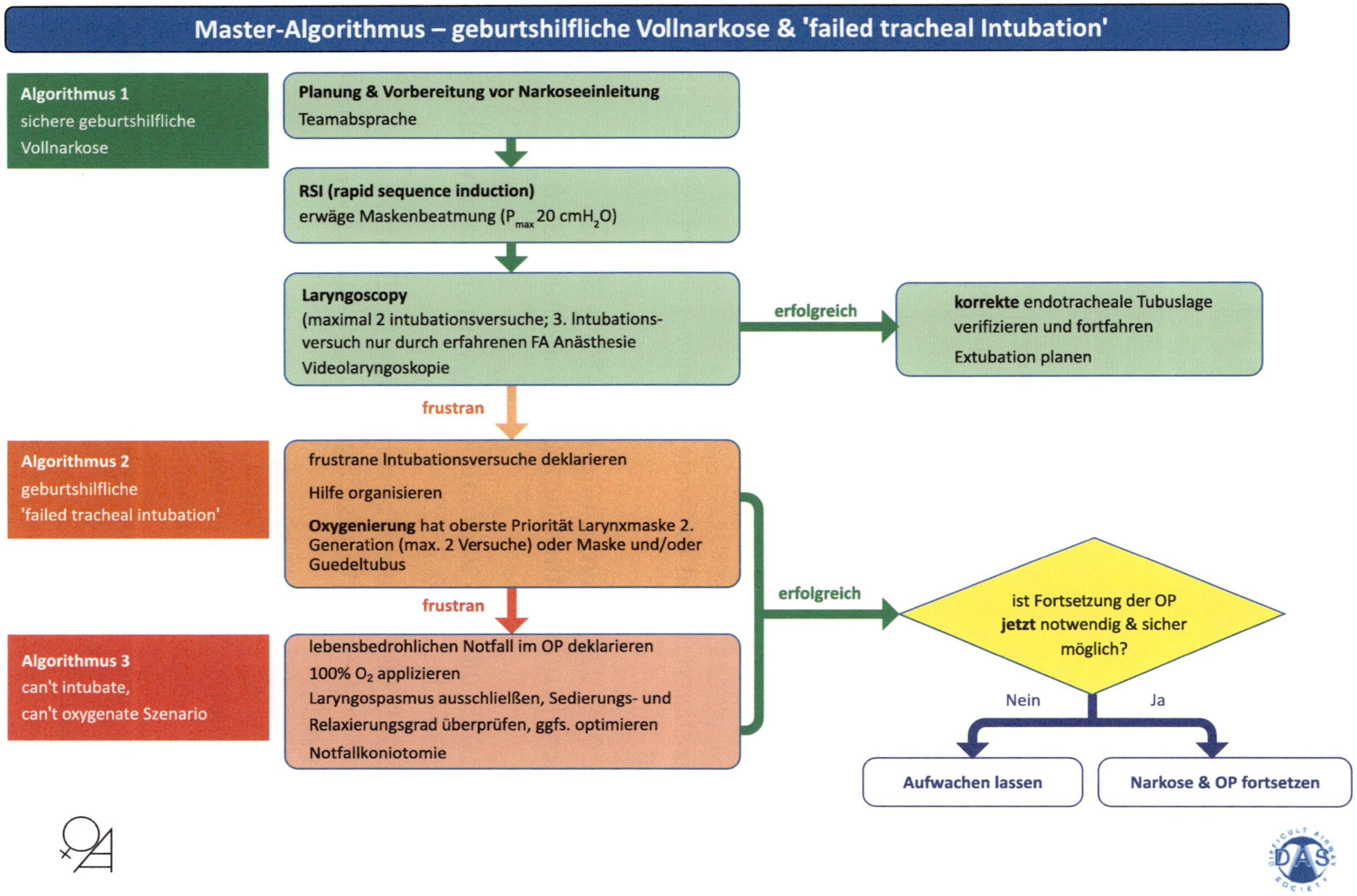

Master-Algorithmus – geburtshilfliche Vollnarkose & 'failed tracheal Intubation'

Algorithmus 1
sichere geburtshilfliche Vollnarkose

- **Planung & Vorbereitung vor Narkoseeinleitung**
  Teamabsprache

- **RSI (rapid sequence induction)**
  erwäge Maskenbeatmung (P_{max} 20 cmH_2O)

- **Laryngoscopy**
  (maximal 2 Intubationsversuche; 3. Intubationsversuch nur durch erfahrenen FA Anästhesie
  Videolaryngoskopie

→ *erfolgreich* → **korrekte endotracheale Tubuslage verifizieren und fortfahren**
Extubation planen

→ *frustran*

Algorithmus 2
geburtshilfliche 'failed tracheal intubation'

- frustrane Intubationsversuche deklarieren
- Hilfe organisieren
- **Oxygenierung hat oberste Priorität** Larynxmaske 2. Generation (max. 2 Versuche) oder Maske und/oder Guedeltubus

→ *erfolgreich* → **ist Fortsetzung der OP jetzt notwendig & sicher möglich?**
- Ja → Narkose & OP fortsetzen
- Nein → Aufwachen lassen

→ *frustran*

Algorithmus 3
can't intubate, can't oxygenate Szenario

- lebensbedrohlichen Notfall im OP deklarieren
- 100% O_2 applizieren
- Laryngospasmus ausschließen, Sedierungs- und Relaxierungsgrad überprüfen, ggfs. optimieren
- Notfallkoniotomie

→ *erfolgreich* → (Entscheidungsraute)

Abbildung 4.3 OAA/DAS-Tableau als Entscheidungshilfe, ob die Patientin bei einer schwierigen Atemwegssituation im Tahmen einer Sectio caesarea aufwachen gelassen wird oder ob mit der Operation fortgefahren werden soll (adaptiert von **AWMF S1 LL 001–038 Die geburtshilfliche Analgesie und Anästhesie**)[6,8]

Hohe regionale Blockade

Sie ist eine seltene Komplikation der Periduralanästhesie und Spinalanästhesie mit einer Inzidenz von etwa 1 zu 16000.[10,11]

Dies ist das empfohlene spezifische Vorgehen der **AWMF S1 LL 001–044 Prävention & Therapie der systemischen Lokalanästhetika-Intoxikation (LAST)** (Abbildung 4.4).

Spezifische Behandlung der Lokalanästhetikaintoxikation

In Deutschland verfügbare Lipidlösungen, z.B. Beispiel: ClinOleic® 20%; Deltalipid® LCT 20%; Lipofundin® MCT 20%; Lipovenoes® 20%; Lipovenoes® MCT 20%; SMOFlipid® 20%.

Modul 5 Fetales Monitoring unter der Geburt

In Deutschland existieren derzeit folgende Leitlinien zum fetalen Monitoring unter der Geburt:

- **AWMF S1 LL 015–036 Anwendung des CTG während Schwangerschaft und Geburt** (letzte Überarbeitung 8/2013, abgelaufen)
- **AWMF S3 LL 015–083 Die Vaginale Geburt am Termin** (verabschiedet 22.12.2020, gültig bis 21.12.2025).
- **AWMF S3 LL 015–089 Fetale Überwachung (Indikation und Methodik zur fetalen Zustandsdiagnostik in der Schwangerschaft)** wird derzeit erstellt.

Insbesondere die letzten beiden Leitlinien sowie PROMPT beziehen sich auf die NICE ‚Intrapartum Care for Healthy Women and Babies – Clinical Guideline [CG190]', zuletzt 2017 aktualisiert.

Wesentliche Unterschiede sollten daher nicht bestehen.

Die generelle Meinung ist heute, dass das CTG nur noch indikationsbezogen eingesetzt werden sollte. Zudem sollten vermieden werden, dass eine Kaskade von Ereignissen getriggert wird, die in einer Sektio enden und

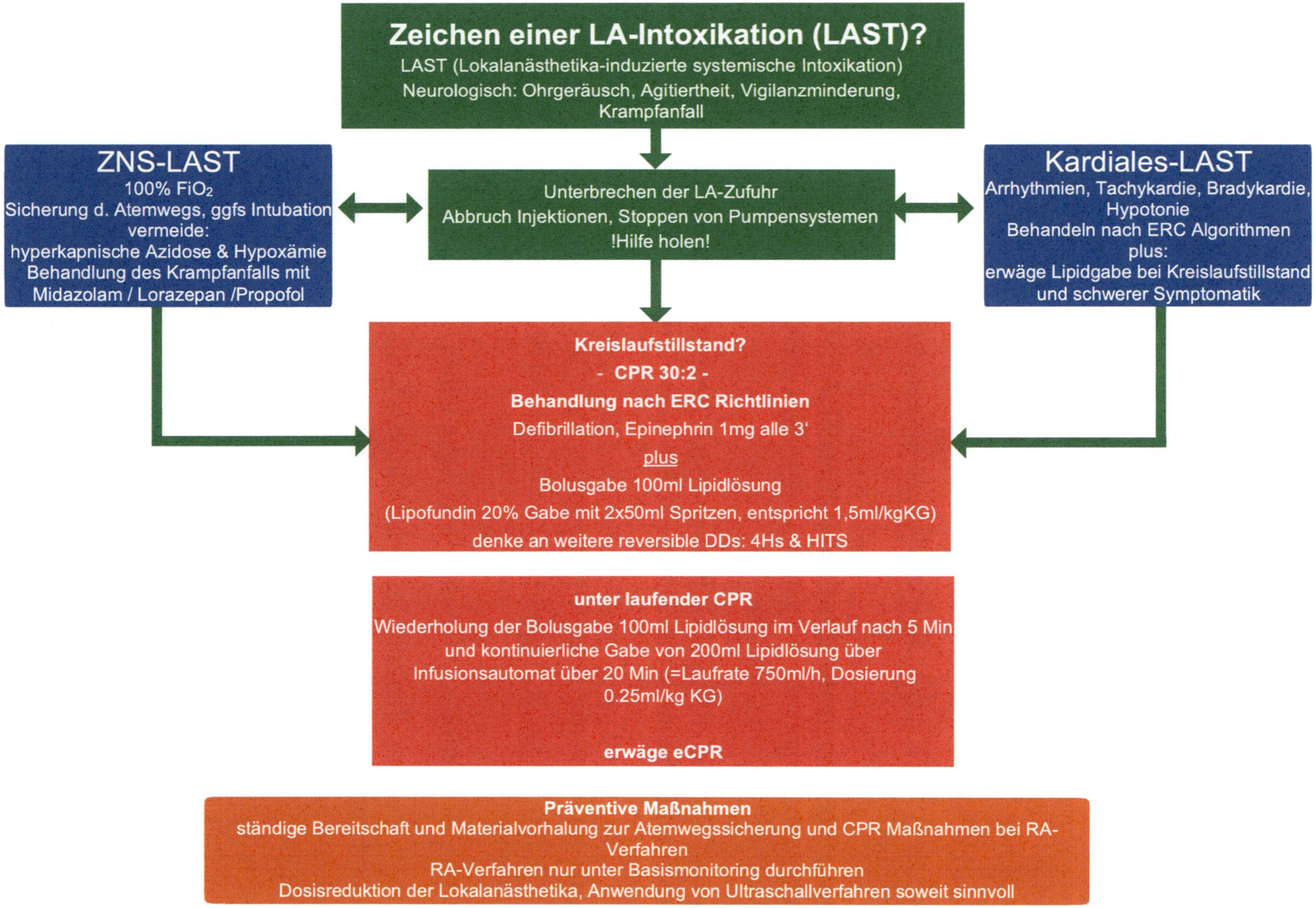

Zeichen einer LA-Intoxikation (LAST)?
LAST (Lokalanästhetika-induzierte systemische Intoxikation)
Neurologisch: Ohrgeräusch, Agitiertheit, Vigilanzminderung, Krampfanfall

Unterbrechen der LA-Zufuhr
Abbruch Injektionen, Stoppen von Pumpensystemen
!Hilfe holen!

Kardiales-LAST
Arrhythmien, Tachykardie, Bradykardie, Hypotonie
Behandeln nach ERC Algorithmen
plus:
erwäge Lipidgabe bei Kreislaufstillstand und schwerer Symptomatik

ZNS-LAST
100% FiO$_2$
Sicherung d. Atemwegs, ggfs Intubation
vermeide:
hyperkapnische Azidose & Hypoxämie
Behandlung des Krampfanfalls mit Midazolam / Lorazepan /Propofol

Kreislaufstillstand?
- CPR 30:2 -
Behandlung nach ERC Richtlinien
Defibrillation, Epinephrin 1mg alle 3'
plus
Bolusgabe 100ml Lipidlösung
(Lipofundin 20% Gabe mit 2x50ml Spritzen, entspricht 1,5ml/kgKG)
denke an weitere reversible DDs: 4Hs & HITS

unter laufender CPR
Wiederholung der Bolusgabe 100ml Lipidlösung im Verlauf nach 5 Min und kontinuierliche Gabe von 200ml Lipidlösung über Infusionsautomat über 20 Min (=Laufrate 750ml/h, Dosierung 0.25ml/kg KG)

erwäge eCPR

Präventive Maßnahmen
ständige Bereitschaft und Materialvorhaltung zur Atemwegssicherung und CPR Maßnahmen bei RA-Verfahren
RA-Verfahren nur unter Basismonitoring durchführen
Dosisreduktion der Lokalanästhetika, Anwendung von Ultraschallverfahren soweit sinnvoll

Abbildung 4.4 AWMF S1 LL 001–044 Prävention & Therapie der systemischen Lokalanästhetika-Intoxikation (LAST)

negative Auswirkungen auf die Geburtserfahrung der Frau haben. Sowohl PROMPT als auch NICE und die deutsche Leitlinie zur vaginalen Geburt am Termin verwenden den FIGO-Score.

Modul 6 Präeklampsie und Eklampsie

Notfalldosierung Magnesiumsulfat: 4–6 g $MgSO_4$ über 15–20 min als Kurzinfusion oder als Bolus (Perfusorspritze gibt es nur als 50 ml).

‚Wiederholte Krampfanfälle unter Magnesiumsulfat' sollte komplett gestrichen werden, da in Deutschland nicht vorgesehen; hier würde eher entbunden.

Sedierung mit Thiopental/ Propofol etc. entspricht nicht der deutschen Vorgehensweise.

Auswahl des Antihypertensivums: Labetalol nicht in Deutschland gebräuchlich, eindeutige Empfehlungen der Leitlinie hier übernommen und weit entfernt vom originalen Text.

Invasive Flüssigkeits- und Druckmessung erfolgt in Deutschland nur auf einer Intensivstation. Eine Verlegung der Patientin dorthin sollte erwogen werden.

Austreibungsphase: Bzgl. Management der PDA mit Verzicht auf Preload ist Rücksprache mit Anästhesie zu halten (siehe LL, dort so nicht empfohlen).

Nachgeburtsperiode: In Deutschland Gabe von 3 I.E. Oxytocin.

Algorithmen zur Therapie der hypertensiven Schwangerschaftserkrankung/ Behandlungsregime/schwere Präeklampsie entspricht nicht der neuen deutschen Leitlinie. Für dieses Kapitel ist die **AWMF S2 k LL 015–018 Hypertensive Schwangerschaftserkrankungen: Diagnostik und Therapie** (verabschiedet 1.5.2019, gültig bis 30.4.2022) maßgeblich und sollte befolgt werden.

Modul 7 Mütterliche Sepsis

Für dieses Kapitel sollte die **AWMF S3 LL 079–001 Sepsis – Prävention, Diagnose, Therapie und Nachsorge** (verabschiedet 31.12.2018, gültig bis 30.12.2023) Beachtung finden.

Übersetzung & Anpassung an den deutschsprachigen Raum

Modul 8 Schwere geburtshilfliche Blutung

Für dieses Kapitel ist die **AWMF S2 k LL 015–063 Peripartale Blutungen, Diagnostik und Therapie** (verabschiedet 1.4.2016 [in Überarbeitung], gültig bis 31.3.2020) zu beachten.

Syntometrin (Oxytocin & Ergometrin) und Ergometrin sind in Deutschland nicht mehr zugelassen und sollten nicht verwendet werden.

Nach **AWMF S2 k LL 015–063 Peripartale Blutungen, Diagnostik und Therapie** (verabschiedet 1.4.2016, gültig bis 31.3.2020, in Überarbeitung) erfolgt nach Geburt des Kindes und nach Einsetzen der Atmung die prophylaktische Gabe von Oxytocin (Syntocinon 3–5 I.E. langsam i.v. oder als Kurzinfusion).

In der **AWMF S3 LL 015–063 Vaginale Geburt am Termin** (verabschiedet XII 2020, gültig bis XI 2025) wird zwischen aktivem und passivem Management der Nachgeburtsphase unterschieden.

Beim aktiven Management der Nachgeburtsperiode sollten 3–5 I.E. Oxytocin als Kurzinfusion oder langsam i.v. verabreicht werden, nach der Geburt der vorderen Schulter des Neugeborenen oder unmittelbar nach dessen Geburt, aber bevor die Nabelschnur abgeklemmt und durchtrennt wird. Für Frauen mit erhöhtem Blutungsrisiko kann für das aktive Plazentamanagement alternativ auch die Gabe von Carbetocin erwogen werden.

Modul 9 Mütterliche Intensivpflege

Die mütterliche Intensivpflege wird in Deutschland meist in anästhesiologisch, kardiologisch oder chirurgisch geführten Intensivstationen durchgeführt. Geburtshilflich geführte Intensivstationen gibt es bisher nicht. In Modul 9 wird dargestellt, wie – in Zusammenarbeit mit der Anästhesie und Intensivmedizinern – Frauen auch im Kreißsaal/kreißsaalnah intensivmedizinisch versorgt werden können. Dies hätte Vorteile, da insbesondere Nachblutungen aus dem Uterus und der Krankheitskomplex Präklampsie/Eklampsie/HELLP-Syndrom in der Geburtshilfe gut bekannt und überwachbar sind. Hierzu gibt es jedoch zwischen den Fachgesellschaften noch keine festen Absprachen.

Die **AWMF S1 LL 113 – 002 Intensivpflegerische Versorgung erwachsener Intensiv und Intermediate Care (IMC) Patienten (Anmeldedatum: 3.8.2020)** wird derzeit erstellt.

Modul 10 Schulterdystokie

Die hierfür wichtige **AWMF S1 LL 015–024 Empfehlungen zur Schulterdystokie: Erkennung, Prävention und Management** ist abgelaufen (Erstellung 1998, letztes Update 2010).

Unter ‚McRoberts' wird im deutschsprachigen Raum verstanden, dass die Patientin mit dem Becken an die Kante des Bettes gezogen wird. Die Beine werden dann parallel an den Brustkorb herangeführt und dann in der Hüfte gestreckt und gesenkt, dies wird mehrfach wiederholt. Dies kann mit suprasymphysärem Druck kombiniert werden.

Modul 11 Nabelschnurvorfall

Für dieses Modul gibt es im Deutschen keine Leitlinie. Wahrscheinlich würde in Deutschland entweder eine Notsektio durchgeführt werden, oder der Fetus sehr rasch vaginal entbunden werden, wenn dies schneller ist. Die Maßnahmen zum Hochschieben des Kopfes können für eine außerklinische Entbindung hilfreich sein.

Modul 12 Vaginale Beckenendlagengeburt

Die **AWMF S1 LL 015–051 Geburt bei Beckenendlage** ist abgelaufen (Erstellung 2001, letzte Version 2010).

Von der Burns-Marshall-Technik wird in Deutschland abgeraten; die Zange am nachfolgenden Kopf wird in Deutschland selten verwendet, kann jedoch in Einzelällen notwendig werden.

Es wird in Deutschland unter Einhaltung der Ein- und Ausschlusskriterien in einer Klinik mit adäquater Infrastruktur davon ausgegangen, dass eine vaginale Beckenendlagengeburt akzeptabel hohe Risiken hat und daher durchgeführt werden kann, falls gewünscht.

Modul 13 Zwillingsgeburt

Die AWMF S2e LL 015–087 Überwachung und Betreuung von Zwillingsschwangerschaften (verabschiedet 1.5.2020, gültig bis 30.4.2025) sollte beachtet werden. Sie orientiert sich jedoch weitestgegehend an internationalen Leitlinien.

Übersetzung & Anpassung an den deutschsprachigen Raum

Modul 14 Akute Uterusinversion

- Anpassung an die deutsche Leitlinie:

  Es wird die explizite Empfehlung gegeben, die Gabe von Uterotonika vor Reposition zu beenden. Eine abdominale Sonographie wird zur Diagnosesicherung empfohlen. Hydrostatische Manöver werden nicht beschrieben/empfohlen.

- Anpassung an ‚die Geburtshilfe':

  Es werden keine Grade eingeteilt, nur komplett/inkomplett unterschieden. Eine abdominale Sonographie wird zur Diagnosesicherung empfohlen. Eine Prostaglandininfusion und nicht Oxytocingabe wird nach Reposition empfohlen.

- Anpassung an in Deutschland übliche Geräte/Medikamente (bereits in Text integriert):

  Glyceryltrinitrat = Nitroglycerin. Wenn die Rückverlagerung erfolgreich ist, verabreiche einen intravenösen Oxytocinbolus 3–5 I.E. in 10 ml 0,9% NaCl (langsam spritzen). Dies sollte von 10–40 I.E. Oxytocin in 500–1000 ml Ringer-Laktatlösung als Dauertropfinfusion gefolgt und über 4 Stunden verabreicht werden. In Deutschland ist Folgendes zu empfehlen: 2 × 20 I.E Oxytocin a.uf je 50 ml NaCl in zwei Perfusorspritzen füllen, auf 10 ml/h Laufrate einstellen und nacheinander verabreichen (insgesamt über 4 Stunden).

Modul 15 Erstversorgung und Neugeborenenreanimation

Alternativer Übersetzungsvorschlag:

‚Hintergrund: Die überwiegende Mehrzahl der Kinder benötigt daher lediglich eine unterstützende Begleitung während der Geburt und keine Reanimationsmaßnahmen im engeren Sinne. Das primäre Ziel jeder Neugeborenenreanimation ist daher eine adäquate Ventilation der Lungen, um die Zirkulation oxygenierten Blutes sicherzustellen und die Erholung einzuleiten.'

Alternativer Übersetzungsvorschlag:

‚Physiologie der Neonatalen Hypoxie: Ist die kardiale Funktion jedoch kritisch eingeschränkt, benötigen einige wenige Babys eine Herzmassage, meist jedoch nur für eine kurze Zeitspanne. Zusätzlich zu Beatmung und

PROMPT PRactical Obstetric Multi-Professional Training

Herzmassage können bei sehr wenigen Kindern Medikamente nötig werden, um den Kreislauf wiederherzustellen. In diesem Stadium sollte ein erfahrener Neonatologe anwesend sein und die Reanimation leiten. Wenn Medikamente benötigt werden, kann die Prognose für das Kind ungünstig sein.'

Notfallmedikamente:

- Adrenalin (Epinephrin/Suprarenin) (1:10000)
- Natriumbicarbonat (8,4% Lösung), ggf. nur im Verlauf längerer Reanimationen anzuwenden
- Glukose (10%)

Sollen hier NAbic und Gluc aufgeführt werden? NaCl 0,9% als Volumen?

NAbic/Glukose sollten eher nicht als Notfallmedikamente aufgeführt werden.

40%ige Dextrose wird in Deutschland eher nicht in die Wangenschleimhaut appliziert.

Modul 16 Messung von Qualität in der Geburtshilfe

In Deutschland wird die Qualität durch die Qualitätssicherung des IQTIG geprüft: https://iqtig.org

Hierfür kommen Qualitätsindikatoren zur Anwendung. Ergebnisse werden sowohl mit Perinatalzentren des gleichen Levels im gleichen Bundesland als auch mit nationalen Ergebnissen verglichen. Bei Defiziten wird mit den Ärztekammern ein strukturierter Dialog geführt, um Verbesserungen zu erzielen. Abteilungen für Geburtshilfe können sich auch extern qualitätssichern und zertifizieren lassen, z.B. durch PeriZert oder durch ein Peer-Review-Verfahren der Ärztekammern.

Index

Fettgedruckte Seitenzahlen beziehen sich auf Kästen und Tabellen. *Kursiv* gedruckte Seitenzahlen beziehen sich auf Bilder.

AA (Allgemeinanästhesie). *siehe* Allgemeinanästhesie (AA)
Adipositas, mütterliche, 222
Adrenalin (Epinephrin), 46
Adverse Outcome Index (AOI), 330
AEDs (automatisierte externe Defibrillatoren), 46, *47*
Akzeleration, Herzfrequenz, 92
Algorithmen
    Anaphylaxie, *30*
    Basic Life Support (BLS), 16–18, *17*
    Blockade, regionale, *66*
    Hämorrhagie, antepartale, *167*
    Hämorrhagie, postpartale, *177*
    Herzstillstand, *37*
    Hypertonie, *123*
    Newborn Life Support, *308*
    Schulterdystokie, *225*
    schwieriger Atemweg, *60*
    Uterusinversion, *296*
Allgemeinanästhesie (AA). *siehe auch* anästhesiologische Notfälle, mütterliche
    Einleitung, 59
    Erholung, 62–63
    Extubation, 62
    Indikationen, 54
    Intubation, 54–62
    Risikofaktoren, 55–57
Anämie, 161
Anaphylaxie, 29–30
Anästhesie; *siehe* Allgemeinanästhesie (AA); anästhesiologische Notfälle, mütterliche; Lokalanästhesie
anästhesiologische Notfälle, mütterliche; *siehe auch* Allgemeinanästhesie (AA)
    allgemein, 53–54
    Kommentare, 344–46
    Lerninhalte, 53–54
    regionale Blockade, 63–67
    schwieriger Atemweg, 54–63, 344
Angina pectoris, 28
Antibiotika, Breitspektrum, 146
Antihypertensivum, 122–24
AOI (Adverse Outcome Index), 330
APH (antepartale Hämorrhagie). *siehe* Hämorrhagie, antepartale (APH)
Arme, Fetus, 233, *234*
Aspiration, Mageninhalt, 28–29, 36, 57
Asystolie, 48, *48*
Atemweg
    Eklampsie, 114–15
    Reanimation, neonatale, *310*, 310–11, *311*
    schwieriger, 54–63, *60*, 344
    Sepsis, 144
Atmung
    Eklampsie, 114–15
    Sepsis, 144

Index

Auskultation (IA)
　Dokumentation, *85*
　Empfehlungen bei Besonderheiten,
　Maßnahmen bei abnormale Zeichen, *86*
　Monitoring des Feten (EFM), 85–86
　Praxisempfehlung, 83–84, *84*
　Standards, 81
　Timing, 83
Ausrüstung
　Eklampsie, 115, *116*
　Intensivpflege, mütterliche, 208–13
　Kaiserschnitt, **42**
　Reanimation, neonatale, 305–6
　Zwillingsgeburt, 285
automatisierte externe Defibrillatoren (AEDs), 46, *47*
Azidose, 241

Babys. *siehe* Neugeborene
Basic Life Support (BLS)
　Algorithmus, 16–18, *17*
　Lerninhalte, 15
　bei Übungen beobachtete Schwierigkeiten, 16
Beatmung
　Neugeborene, 311–13, *312*
Beckenendlage
　Definition, 260
　normale Geburt; *siehe* Beckenendlagengeburt
　Zwillingsgeburt, 280–82, *281*
　　Management, 264
　　Manöver, 287, *288*
Beckenendlagengeburt
　allgemein, 260
　Kommentare, 350
　Lerninhalte, 259
　Management, 262–74, *273*
　　Austreibungsperiode, 267–72
　　Eröffnungsperiode, 264–65

　　Geburtsmodus, 263
　　Geburtsmodusgespräch, 272–74
　　Green-top-Leitlinien, 263
　　Komplikationen, 270–72
　　Manöver, 267–70, *268*
　　Typen, 263
　　prädisponierende Faktoren, 260–62, *262*
　　Risikofaktoren, 272
　　bei Übungen beobachtete Schwierigkeiten, 259
Belastbarkeit, 4
Blasenauffüllung, 254
Blockade, regionale
　allgemein, 63–64
　Kommentare, 344–46
　Lokalanästhesie, 63–67
　Management, 65–67, *66*
　Risikofaktoren, 65
　Symptome, 64–65
　Warnzeichen, 64
Blutdruck; *siehe* Hypertonie
Blutdruckmessungen, 122
Blutfluss, Redistribution, 79
Blutgasanalyse, 146
Blutungen; *siehe* Hämorrhagien
Blutuntersuchungen, Sepsis, 144–46
Blutverlust
　Körpergewicht, mütterliches, 161, **162**
　Schätzung, **156**, *157*
　Volumen, **154–55**
Blutzuckerspiegel, 316–17
B-Lynch-Nahttechnik, 187, *188*
Burns-Marshall-Technik, 270

Carbetocin, 185
Carboprost, 183–84
Care Quality Commission (CQC), 333
cell salvage, 160–61
cerebrovaskuläre Erkrankungen, 25

354

Index

Clavicula, Frakturen, 242–43
Cochrane-Review, 75
CPAP (kontinuierlicher positiver Atemwegsdruck), 323
CQC (Care Quality Commission), 333
C-reaktives Protein, 146
CTG (Kardiotokographie); *siehe* Kardiotokographie (CTG), antenatale; Kardiotokographie (CTG), intrapartale

Defibrillatoren, 44–45–46; *siehe auch* automatisierte externe defibrillatoren (AEDs)
Definitionen
    Beckenendlage, 260
    Hämorrhagie, mütterliche, 152–53
    Kollaps, mütterlicher, 18
    Qualität, 329
    Teamworking, 3
    Uterusinversion, 294
Dezeleration, Herzfrequenz
    frühe, 92–93
    protrahierte, 94–95
    späte, 93
    variable, 94–95
Diabetes mellitus, 221
disseminierte intravaskuläre Koagulation (DIC), 26, 128, 146
Dokumentation
    Auskultation (IA), *85*
    Eklampsie, 118, *119*
    Hämorrhagie, postpartale (PPH), *191*
    Kardiotokographie (CTG), antenatale, *107*
    Kardiotokographie (CTG), intrapartale, *98*
    Nabelschnurvorfall, 256, *257*
    Postpartale Hämorrhagie (PPH), 190
    Reanimation, neonatale, 317, *320*
    Schulterdystokie, 238–40, *239*
    Sepsis, mütterliche, *143*
    Uterusinversion, 301
    Zwillingsgeburt, *290*

EFM (Fetal Heart Rate Monitoring); *siehe* elektronisches fetales Herzfrequenz-Monitoring (EFM)
EKG-Elektroden, *44*
Eklampsie
    allgemein, 113–14
    Kommentare, 348
    Krampfanfälle, 25
    Lerninhalte, 111
    Management, 114–30
        am Anfang, *115*
        Atemwege, Atmung, Kreislauf, 115
        Dokumentation, 118, *119*
        Eklampsie-Box, 115, *116*
        Hilfe anfordern, 114
        Kontrolle der Krämpfe, 116–18, 124
        Medikamente, 116–18
        Monitoring, 124–30
    Symptome, 114
    bei Übungen beobachtete Schwierigkeiten, 111
Embolien; *siehe* Fruchtwasserembolien; Luftembolien; Thromboembolien
Entbindung
    beschleunigte, 35–36
    instrumentelle, 221
    Planung bei Präeklampsie, 128–29
Epinephrin (Adrenalin), 46
Episiotomie, 231
Erythrozytenkonzentrat, 315, *316*
Evaluation, Mutter und Fetus, 169, 178–79

Fetal Heart Rate Monitoring (EFM); *siehe* elektronisches fetales Herzfrequenz-Monitoring (EFM)

355

Index

Fetus
  Arme
    im Nacken, 271, *272*
    Schulterdystokie, 233, 234
  Kopfhaut-Stimulation (FSS), 100–2
  Makrosomie, 220–21
  Mikroblutuntersuchung (MBU), 74, 100–1, 102–5
  Nabelschnurblut, **103**
  Präeklampsie, 113
  Reanimation, intrauterine, **57**
  Sauerstoffversorgung, 79–80
Flüssigkeitswiederbelebung; *siehe auch* Reanimation, mütterliche
  Hämorrhagie, mütterliche, 155–58
  Sepsis, 147
Formulare; *siehe* Dokumentation
Föten
  Herzfrequenz; *siehe* Herzfrequenz, elektronisches fetales Herzfrequenz-Monitoring (EFM); *siehe* elektronisches fetales Herzfrequenz-Monitoring (EFM)
  Schulterdystokie; *siehe* Schulterdystokie
Fruchtwasser, grünes, 86–87
Fruchtwasserembolien, 30–31
Frühgeborene
  Blutzuckerspiegel, 316–17
  kontinuierlicher positiver Atemwegsdruck (CPAP), 323
  Medikamente, 323–24
  positiver endexspiratorischer Druck (PEEP), 323
  Wärmemanagement, 322, *323*
Frühgeburt, Management, 317–24
FSS (Kopfhautstimulation, fetale), 100–2
Führung, Rollen und Verantwortlichkeiten, 9
Fundusdruck, 238

Geburt
  Beckenendlage; *siehe* Beckenendlagengeburt
  Frühgeburt-Management, 317–24
  Nabelschnurvorfall; *siehe* Nabelschnurvorfall
  Präeklampsie, 128–29
  Schulterdystokie; *siehe* Schulterdystokie
  Steißgeburt; *siehe* Beckenendlagengeburt
  Zwillinge; *siehe* Zwillingsgeburt
Geburtseinleitung, präventive, 223–24
Geburtskanal, Risse, 182
Genitaltraktsepsis
  allgemein, 134–35
  Lerninhalte, 133
  Prävention, 135–36
  Symptome, 136–38
  Todesfälle, **134**
  bei Übungen beobachtete Schwierigkeiten, 133–34
Gerinnungsstörungen
  Hämorrhagie, mütterliche, 162
  Präeklampsie, 128
  Sepsis, mütterliche, 146
Gespräche
  Beckenendlagengeburt, 272–74
  Frühgeburt, 317–22
  Zwillingsgeburt, 282–83
Glykogenolyse, 80

Hämorrhagie, antepartale (APH)
  allgemein, 163
  Management, 165–70
    Algorithmus, *167*
    Blutung stoppen, 169–70
    Evaluation Mutter und Fetus, 169
    Hilfe anfordern, 165–67
    Sofortmaßnahmen, 167–68
  Symptome, **166**

Ursachen, 163–65, **166**
Hämorrhagie, mütterliche
   allgemein, 152
   antepartale; *siehe* Hämorrhagie, antepartale (APH)
   Definitionen, 152–53
   Kommentare, 348–49
   Lerninhalte, 151
   Pathophysiologie, 153–54
   postpartale; *siehe* Hämorrhagie, postpartale (PPH)
   Protokoll, 155
   Risikoeinschätzung, 161–63
   Schock, **154–55**
   bei Übungen beobachtete Schwierigkeiten, 152
Hämorrhagie, postpartale (PPH)
   allgemein, 170
   Management, 174–90
     Algorithmus, *177*
     Behandlungen, 181–83
     Blutung stoppen, 179
     chirurgische Maßnahmen, 188–89
     Dokumentation, 190, *191*
     Evaluation Mutter, 178–79
     Hilfe anfordern, 176
     mechanische Maßnahmen, 186–88
     Medikamente, 179–81, 183–86
     Nachsorge, 190
     Notfall Box / Wagen, 176, *178*
     Schlüsselpunkte, 189
     Sofortmaßnahmen, 176–78
   Risikofaktoren, 170, 171
   Situationsbewusstsein, 190–93
   Symptome, **173**
   Ursachen, 170–74, **173**
Herzdruckmassage, 313–14, *313*
Herzfrequenz, fetale
   Akzeleration, 92
   Baseline, 91–95
   Dezeleration, 92–95
   Oszillation, 91–92
   Perioden fetaler Ruhe, 95–96
   sinusoidales Muster, 95, *96*
Herzkrankheiten
   allgemein, 27
   Angina pectoris, 28
   ischämische, 27–28
Herzrhythmen, 43–48
   nicht-schock-fähige, 44, *47–48*
   schock-fähige, 45, 46
Herzstillstand, mütterliche
   allgemein, 34
   außerklinisch, 36
   Kommentare, 343–44
   Lerninhalte, 33
   Management, 37–51
     Algorithmus, *37*
     Herzrhythmen, 43–48
     Medikamente, **42**, 46, 50
     Nachwirkungen, 51
     reversible Gründe, 48–50
     Teamleader, 41–42
   bei Übungen beobachtete Schwierigkeiten, 33–34
HES-Daten (Hospital Episode Statistics), 331
HIE (hypoxisch-ischämische Enzephalopathie), 316
Hinterkopf, 310
Hormone, 79
Humerus, Frakturen, 242–43
Hyperglykämie, 26
Hyperkaliämie, 49
Hypermagnesiämie, 49
hypertensive Störungen, 112
Hypertonie, 122–24, *123*
Hypocalziämie, 49
Hypoglykämie, 26, 48
Hypothermie, 49, 316
Hypotonie, 147

Index

Hypovolämie, 24–25, 48
Hypoxie, 48, 304–5
hypoxisch-ischämische Enzephalopathie (HIE), 316
Hysterektomie, 189

IA (Auskultation); siehe Auskultation (IA)
Information, Präsentation, 334–35, *336*, *337*
Intensivpflege, mütterliche
  allgemein, 198–99
  Ausrüstung, 208–13
  Beispiele, **206**
  Kommentare, 349
  Lerninhalte, 197
  Monitoring, **210**
  Nachsorge, 214
  vs. normale Intensivpflege, 199–200
  Notwendigkeit, 200, **201**
  Ort
    allgemein, 202–5
    Intensivstation, 208–14
  strukturierte Reviews, 205–8, *209*
  bei Übungen beobachtete Schwierigkeiten, 198
Intubation
  Aspiration von Mageninhalt, 36, 57
  fehlgeschlagene, 61–59
  Komplikationen, Management und Reduktion, 56–62
  Lagerung, 58
  Risikofaktoren, 56
  Vorgehen, 62

Kaiserschnitt
  allgemein, 222–23
  Ausrüstung, **42**
  Material, *43*
  ohne Vollnarkose, 59–62
  Vollnarkose, 54

  Zellrettung, 160
Kammerflimmern (VF), *45*
kardiale Tamponade, 50
kardio-respiratorische Änderungen, 34–36
Kardiotokographie (CTG), antenatale
  Dokumentation, *107*
  Interpretation, 106
  Klassifikation, **107**
Kardiotokographie (CTG), intrapartale
  allgemein, 74–79
  Aufkleber, *88*
  Dokumentation, *98*
  Interpretation, 97, *99*
  Leitlinien, 76
  Merkmale, *89*, 89–90
  Risiko Management, 76–77
  suspekte, 97–105, *101*, *104*
Kielland Forceps, 270, *271*
klinische Qualitätsindikatoren (QIs), 330–31
Koagulation, disseminierte intravaskuläre (DIC), 26, 128, 146
Kollaps, mütterlicher
  allgemein, 16
  Definition, 18
  Kommentare, 341–43
  Lerninhalte, 15
  Management, 18–21
  Notfallmaßnahmen, 18
  bei Übungen beobachtete Schwierigkeiten, 16
  Ursachen, 19, 23–31
Koma, 25
Kommunikation
  allgemein, 5–8
  Familie, 8–9; *siehe auch* Gespräche
Komplikationen
  Beckenendlagengeburt, 270–72
  Intubation, 56–62

Index

Nabelschnurvorfall, 249–50
Präeklampsie, 112, 113
kontinuierlicher positiver
 Atemwegsdruck (CPAP), 323
Kopfhautstimulation, fetale (FSS),
 100–2
Körpergewicht, mütterliches, 161, **162**,
 222
Krämpfe, 25, 116–18, 124
Kreislauf, 114–15, 144
Kreißsaal
 Aufnahme, 283, *284*
 Optimierung, 317
 Vorbereitung, 283–85

Lagerung
 Intubation, *58*
 Laryngoskopie, 57–58
 Nabelschnurvorfall, 252–53, *253*
 Schulterdystokie, 229–30
Laparotomie, 187
Laryngoskopie, *57–58*, *58*
LAST (Prävention & Therapie der
 systemischen Lokalanästhetika-
 Intoxikation), 70, 346
LCAs (Legal Claim Analyses), 330
Le Goust, Phillipe, 74
Leberfunktion, 145–46
Legal Claim Analyses (LCAs), 330
Lerninhalte
 anästhesiologische Notfälle,
  mütterliche, 53–54
 Basic Life Support, 15
 Beckenendlage, 259
 Eklampsie, 111
 Genitaltraktsepsis, 133
 Hämorrhagie, mütterliche, 151
 Herzstillstand, mütterliche, 33
 Intensivpflege, mütterliche, 197
 Kollaps, mütterliche, 15

Nabelschnurvorfall, 247
 Präeklampsie, 111
 Qualität Messungen, 327
 Reanimation, neonatale, 303
 Schulterdystokie, 217
 Teamworking, 1
 Uterusinversion, 293
 Zwillingsgeburt, 277
Ligaturen, A. uterina und A. iliaca
 interna, 188–89
Lokalanästhesie, 63–67
Lokalanästhetikaintoxikation
 Medikamente, 69–71, *70*
 Symptome, 67–68
Løvset-Manöver, *269*
Luftembolien, 31
Lungenödem, *127*, 127

Mageninhalt, Aspiration, 28–29, 36,
 57
Magnesiumsulfat, 116–18, 324
Makrosomie, 220–21
Management
 Beckenendlage Geburt, 262–74
 Beckenendlage Zwillingsgeburt,
  264
 Blockade, regionale, 65–67, *66*
 Eklampsie, 114–30
 Frühgeburt, 317–24
 Hämorrhagie, antepartale (APH),
  165–70
 Hämorrhagie, postpartale (PPH),
  174–90
 Herzstillstand, mütterlicher, 37–51
 Intubations Komplikationen,
  56–62
 Kollaps, mütterlicher, 18–21
 Lokalanästhetikaintoxikation, 68–**69**,
  68–71
 Nabelschnurvorfall, 250–56, *251*

359

Index

Management (Forts.)
    Präeklampsie, 120–30
    Reanimation, neonatale, 305–17
    Schulterdystokie, 224–40
    Sepsis, mütterliche, 141–48
    Transfusionen, 157–61
    Uterusinversion, 296–301
    Zwillingsgeburt, 282–89
Manöver; *siehe auch* Løvset-Manöver; Veit-Smellie-Manöver
    Beckenendlage
        normale Geburt, 267–70, *268*
        Zwillingsgeburt, 287, *288*
    Schulterdystokie, 227–28, *228*, 231–36, *235*
McRoberts-Manöver, 227–28, *228*
Medikamente
    zur Behandlung von
        Eklampsie, 116–18
        Frühgeborene, 323–24
        Herzstillstand, **42**, 46, 50
        Hypertonie, 122–24
        Lokalanästhetikaintoxikation, 69–71, *70*
        Notfälle bei Neugeborenen, 314–15
        Sepsis, mütterliche, 146
    Überdosierung, 50
Mekonium, 86–87, 314
Messungen von Qualität; *siehe* Qualität Messungen
Mikroblutuntersuchung (MBU), fetale, 74, 100–1, 102–5
Misoprostol, 185
Modified Obstetric Early Warning System (MOEWS), 163, *164*, 202, *203*
Monitoring Feten (EFM)
    allgemein, 74–76, 265
    Aufnahmeuntersuchung, *82*
    Auskultation (IA), 81–86
    Kommentare, 346–48
    Lerninhalte, 73
    Probleme, 73–74
    Standards, 87–89
    Technische Überlegungen, 87
Monitoring Mütter
    Intensivpflege, **210**
    Präeklampsie und Eklampsie, 124–30
Mütter; *siehe auch* Schwangere, kritisch-kranke
    Blutungen; *siehe* Hämorrhagie, mütterliche
    Diabetes mellitus, 221
    Eklampsie; *siehe* Eklampsie
    Herzstillstand; *siehe* Herzstillstand, mütterlicher
    Kollaps; *siehe* Kollaps, mütterlicher
    Körpergewicht, 161, **162**, 222
    Lagerung
        Nabelschnurvorfall, 252–53, *253*
        Schulterdystokie, 229–30
    Monitoring; *siehe* Monitoring Mütter
    Präeklampsie; *siehe* Präeklampsie
    Reanimation; *siehe* Reanimation, mütterliche
    Sepsis; *siehe* Sepsis, mütterliche
    Vorbereitung, 285

Nabelschnur; *siehe auch* Nabelschnurvorfall
    Abklemmen
        spätes, 289
        verzögertes, 306–7, 323
    Blutungen, 103
Nabelschnurvorfall
    allgemein, 247–48
    Beckenendlage, 271–72
    Kommentare, 350
    Lerninhalte, 247
    Management, 250–56, *251*
        Dokumentation, 256, *257*
        Entlastung Druck auf Nabelschnur, 252–54

Index

    Erkennung, 251–50
    Geburtsbeurteilung, 255–56
    Geburts Planung, 254–55
    Hilfe anfordern, 252
    Nachsorge, 256–58
    Training, 258
  neonatale Wiederbelebung, 256
  perinatale Komplikationen, 249–50
  Prävention, 249
  Risikofaktoren, 248–49
  bei Übungen beobachtete
    Schwierigkeiten, 247
Nachsorge
  Hämorrhagie (PPH), 190
  Intensivpflege, mütterliche, 214
  Lokalanästhetikaintoxikation, 71
  Nabelschnurvorfall, 256–58
  Schulterdystokie, 240–41
Nalador (Sulproston), 184–85
Neonatal Early Warning Score (NEWS), 316, *318*
Neugeborene
  Atemwege, *310*, 310–11, *311*
  Beatmung, 311–13, *312*
  Blutzuckerspiegel, 316–17
  Herzdruckmassage, 313–14
  Hinterkopfcheck, 310
  Notfallmedikamente, 314–15, *315*
  Reanimation; *siehe* Reanimation, neonatale
  Untersuchungen, 105–7
  Wärmemanagement, 307–10, *309*
NICE Guideline
  Antihypertensivum, 123
  Auskultation, 83
  hypertensive Schwangerschaften, 122
  Mekonium, 86
  Präeklampsie, 120
Nierenfunktion, 145–46
North Bristol NHS Trust Maternity Dashboard, *336*
Notfallbox/-wagen, 115, 176, *178*

Opiate, 50
Oszillation, Herzfrequenz, 91–92
Outcome-Messungen, 330–31

Patient-Reported Outcome Measures (PROMs), 333
PEA (pulslose elektrische Aktivität), 47
PEEP (positiver endexspiratorischer Druck), 323
Pexus brachialis, 242
Plasma-Volumen, 157
Plazenta accreta, 162, 172
Plazenta praevia, 162, 172
Point-of-Care-Tests, 160
Positionen; *siehe* Lagerung
positiver end-exspiratorischer Druck (PEEP), 323
Präeklampsie
  allgemein, 112
  Kommentare, 348
  Komplikationen, fetale, 113
  Komplikationen, mütterliche, 112
  Lerninhalte, 111
  Management, 120–30
    Geburt, 128–29
    Kontrolle der Hypertonie, 122
    Leitlinie, 120
    Lungenödem, 127
    Verlegung nach Klinik, 120–21
    Versorgung Mutter nach der Geburt, 129–30
  Monitoring, 124–30
    Flüssigkeitsbalance, 125–26, *126*
    Gerinnungsstörungen, 128
    Lungenödem, 126–27
  prädisponierende Faktoren, 113
  bei Übungen beobachtete Schwierigkeiten, 111
Präoxygenierung, 59

361

Index

Prävention
    Genitaltraktsepsis, 135–36
    Nabelschnurvorfall, 249
    Schulterdystokie, 222–24
Prävention & Therapie der systemischen Lokalanästhetika Intoxikation (LAST), 70, 346
PROMs (Patient-Reported Outcome Measures), 333
Prozessmessungen, 329
pulslose elektrische Aktivität (PEA), 47
Pulsoximetrie, 312–13

Qualitätsmessungen
    allgemein, 327–28, 335
    Definition Qualität', 329
    Herausforderungen, 327
    Kommentare, 352
    Kultur, 333–34
    Lerninhalte, 327
    Outcome-Messungen, 330–31
    Patienten-berichtete Messungen, 332–33
    Präsentation der Information, 334–35, *336*, *337*
    Prozess-Messungen, 329
    Quelldaten, 331–32
Qualität, Definition, 329
Quelldaten, 331–32

Radiologie, interventionelle, 188
Reanimation, mütterliche
    Uterusinversion, 297
    Versorgung, nach, 50–51
Reanimation, neonatale
    Algorithmus, *308*
    allgemein, 304
    Ausrüstung, 305–6
    Kommentare, 351–52
    Lerninhalte, 303
    Management, 305–17
        Atemwege, *310*, 310–11
        Beatmung, 311–13
        Dokumentation, 317, *320*
        Herzdruckmassage, 313–14, *313*
        Mekonium, 314
        Notfall Medikamente, 314–15
        Postreanimationsbehandlung, 316–17
        Reanimationseinheit, 305–6
        verzögertes Abklemmen der Nabelschnur, 306–7
        Wärmemanagement, 307–10, *309*
    Nabelschnurvorfall, 256
    bei Übungen beobachtete Schwierigkeiten, 303–4
Reanimationseinheit (Resuscitaire), 305–6, 323
rekombinanter Faktor VIIa (rFVIIa), 185–86
rFVIIa (rekombinanter Faktor VIIa), 185–86
Risikofaktoren
    Allgemeinanästhesie (AA), 55–57
    Beckenendlagengeburt, 272
    Blockade, regionale, 65
    Hämorrhagie, postpartale (PPH), 170, 171
    Intubation, 56
    Nabelschnurvorfall, 248–49
    Schulterdystokie, 219–22
    Sepsis, mütterliche, 139, 140
    Uterusinversion, 294
    Zwillingsgeburt, 278–79
Risse, Geburtskanal, 182
routinemäßige axiale Traktion, 228–29, *229*

Schädellage
    Zwillingsgeburt, *281*
        Wendungen, 287–88, *287*
Schock, klinische Merkmale, **154–55**
Schulterdystokie
    allgemein, 217–19, *218*, 243

Dokumentation, 238–40, *239*
Inzidenz, 219
Kommentare, 349–50
Konsequenzen, 241–43
Lerninhalte, 217
Management, 224–40
    Algorithmus, *225*
    allgemein, 224–26
    Episiotomie, 231
    Erkennung, 226–27
    Hilfe anfordern, 227
    Manöver, 231–36
    McRoberts-Manöver, 227–28, *228*
    Nachsorge, 240–41
    Rotationsmanöver, 235–36, *235*
    routinemäßige axiale Traktion, 228–29, *229*
    suprasymphysärer Druck, *230*, 230
    zu vermeidende Traktionen, 238
    Vierfüßlerstellung der Mutter, 229–30
    Zeitlimit, 236–37
Morbidität und Mortalität, 241
Prävention, 222–24
Risikofaktoren, 219–22
bei Übungen beobachtete Schwierigkeiten, 217
wichtige Punkte, 222, 243
Wiederholungsrisiko, 220
Schwangere, kritisch-kranke
    Erkennung, 200–1
    Intensivpflege; *siehe* Intensivpflege, mütterliche
    Untersuchungen, 202
Sectio caesarea; *siehe* Kaiserschnitt
Sektioset, **42**
Semmelweis, Ignaz, 139
Sepsis, mütterliche
    allgemein, 26
    Atemwege, Atmung und Kreislauf, 144
    Beschreibung, 135

Genitaltraktssepsis; *siehe* Genitaltraktsepsis
Kommentare, 348
Management, 141–48
    'Sepsis-Sechs', 141–48
    Bildgebung, 148
    Blutuntersuchungen, 144–46
    Dokumentation, *143*
    Flüssigkeitswiederbelebung, 147
    Hilfe anfordern, 141–44
    Medikamente, 146–47
    Monitoring, 147–48
    prophylaktiche Therapien, 148
    Risikoassessment, *142*
nicht-geburtshilfliche, 139
Risikofaktoren, 139
Ursachen, 140
Serumlaktat, 145
Sexton Safety Attitudes Questionnaire, 334
Sicherheitskultur, 333
sinusoidales Muster, 95, *96*
Sinusrhythmus, *47*
Situationsbewusstsein
    allgemein, 10
    behalten/wiedergewinnen, 11–12
    Hämorrhagie, postpartale (PPH), 190–93
    Verlust, 11
Spannungspneumothorax, 49–50
Steißgeburt; *siehe* Beckenendlagengeburt
Streptokokken, 137, *138*, 138
Sulproston (Nalador), 184–85
suprasymphysärer Druck, 230–31, *230*
Surfactantgabe, 323–24
Symptome
    antepartale Hämorrhagie (APH), **166**
    Blockade, regionale, 64–65
    Eklampsie, 114
    Genitaltraktsepsis, 136–38

Index

Symptome (Forts.)
    Hämorrhagie, postpartale (PPH), **173**
    Lokalanästhetikaintoxikation, 67–68
    Lungenödem, 127

Tachykardie, ventrikuläre (VT), *45*
Teamleader, 41–42
Teammitglieder, 9, 10–12, 59
Teamworking; *siehe auch* Team-
      Mitglieder; Teamleader
    Definition, 3
    unter Druck, 12
    Lerninhalte, 1
    Training, 1–5
Thoraxkompressionen, 20
Thromboembolien, 23–24, 49
Toxizität
    Lokalanästhetika, 67–71
    Magnesium Sulfat, 118
Training
    allgemein, 1–2
    Kosten, 4–5
    lokales, 3–4
    Probleme, 1
Traktionen
    routinemäßige axiale, 228–29, *229*,
      234
    zu vermeidende, 238
Tranexamsäure, 180–81
Transfusion Management, 157–61
Transfusionsprodukte
    ablehnen von, 162–63
    gerinnungsfördernde, 158–59

Überdosierung
    Magnesiumsulfat, 118
    Opiate, 50
Untersuchungen
    Blut, 144–46
    Fetus
      Aufnahmeuntersuchung, *82*

      Mikroblutuntersuchung (MBU), 74,
        100–1, 102–5
    Nabelschnurvorfall, 254
    geburtshilfliche
      primäre, 21–22
      sekundäre, 22–23
    Neugeborene, 105–7
    Schwangere, kritisch-kranke, 202
    Sepsis-Manangement, 144
Ursachen
    Hämorrhagie, anteparte (APH),
      163–65, **166**
    Hämorrhagie, postpartale (PPH),
      170–74, **173**
    Kollaps, mütterliche, 19, 23–31
    Sepsis, mütterliche, 140
Uterus; *siehe auch* Uterusinversion
    Atonie, 172, 182
    Ballon-Tamponade, 186–87
    bimanuelle Kompression, 181–82,
      181
    Kompressionstechniken, 187
    manuelle Linksverlagerung, 19–31,
      35
    Massage, 179
    Ruptur, 172
Uterusinversion, *295*
    allgemein, 293–94
    Definition, 294
    Diagnose, 295
    Kommentare, 350–51
    Lerninhalte, 293
    Management, 296–301
      Algorithmus, *296*
      Chirurgische Intervention,
        300–1
      Dokumentation, 301
      hydrostatische Methoden, 299–
        300, *299*
      manuelle Rückverlagerung, 298–
        99, *298*

Nachbesprechung, 301
Sofortmaßnahmen, 296–98
Risikofaktoren, 294
bei Übungen beobachtete Schwierigkeiten, 293

Vagina, Zugang, 231–33, *232*
Veit-Smellie-Manöver, *270*, 270
VF (Kammerflimmern), *45*
Vollnarkose; *siehe* Allgemeinanästhesie (AA)
VT (Tachykardie, ventrikuläre), *45*

WAOS (Weighted Adverse Outcome Score), 330
Wärmemanagement, Neugeborenen, 307–10, *309*
Wehen
   Augmentation, 265
   Hemmung, 253, 299
   Muster, 96–97
Weighted Adverse Outcome Score (WAOS), 330
Wiederbelebung; *siehe* Flüssigkeitswiederbelebung; Reanimation, mütterliche; Reanimation, neonatale

Zellrettung, 160–61
Zuverlässigkeit, 4–9
Zwillingsgeburt
   allgemein, 277–78
   Geburtsmodus, 280–82
   Kommentare, 350
   Lage
      allgemein, 279
      Beckenendlage, 264, 280–82, *281*
      Schädellage, *281*
   Lerninhalte, 277
   Management, 282–89
      Ausrüstung, 285
      Austreibungsperiode, 283–89
      Dokumentation, *290*
      Eröffnungsperiode, 283, *284*
      Geburtsmodus Gespräch, 282–83
      Kreissaal Vorbereitung, 283–85
      Nachgeburtsperiode, 289
      Vorgehen, 285–89
      Zeitintervall zwischen Zwillingen, 288–89
   Risikofaktoren, 278–79
   bei Übungen beobachtete Schwierigkeiten, 277
   Zeitpunkt, 282